现代护理学规范与护理实践

主编　徐桂新　刘培培　王清芳　张洪香
田儒丽　侯蓓蓓　孙志普　赵迎春

中国海洋大学出版社
·青岛·

图书在版编目（CIP）数据

现代护理学规范与护理实践 / 徐桂新等主编.
青岛：中国海洋大学出版社，2024.6. -- ISBN 978-7-5670-3898-1

Ⅰ. R47

中国国家版本馆CIP数据核字第2024AG6329号

Modern Nursing Norms and Nursing Practice

出版发行	中国海洋大学出版社		
社　　址	青岛市香港东路23号	**邮政编码**	266071
出 版 人	刘文菁		
网　　址	http://pub.ouc.edu.cn		
电子信箱	369839221@qq.com		
订购电话	0532-82032573（传真）		
责任编辑	韩玉堂	**电　　话**	0532-85902349
印　　制	日照报业印刷有限公司		
版　　次	2024年6月第1版		
印　　次	2024年6月第1次印刷		
成品尺寸	185 mm×260 mm		
印　　张	32.75		
字　　数	829千		
印　　数	1～1000		
定　　价	208.00元		

发现印装质量问题，请致电0633-8221365，由印刷厂负责调换。

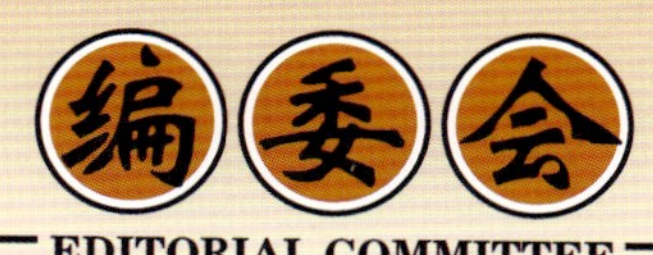

EDITORIAL COMMITTEE

主　编　徐桂新　刘培培　王清芳　张洪香
田儒丽　侯蓓蓓　孙志普　赵迎春

副主编　朱晓艳　李　艳　李丽丽　李西翠
刘淼波　张　颖　周　丹　李晓燕

编　委（按姓氏笔画排序）

王清芳　山东省淄博市中心医院
田儒丽　山东省菏泽市牡丹人民医院
朱晓艳　山东省邹平市黄山街道办事处
刘培培　山东省聊城市传染病医院
刘淼波　江苏省常州市武进人民医院
孙志普　山东省淄博一四八医院
李　艳　山东省烟台市莱州经济开发区医院
　　　　山东省莱州市城港路街道社区卫生服务中心
李西翠　山东省菏泽市定陶区人民医院
李丽丽　山东中医药大学附属医院
李晓燕　浙江省江山市人民医院
杨　洋　湖南省永州市中心医院
张　颖　山东省邹平市人民医院
张洪香　山东省淄博市沂源县人民医院
周　丹　湖北省恩施州优抚医院
赵迎春　山东省济南市章丘区人民医院
侯蓓蓓　山东颐养健康集团肥城医院
徐桂新　山东省济宁市第一人民医院
隋丽娟　中国人民解放军陆军第八十集团军医院

前　言

随着科学技术的飞速发展和医学的不断进步，护理学科发生了根本性的变化，现代临床护理学对护理人员有了更高的要求。特别是医药卫生体制改革方案中提出，护理工作要坚持“以患者为中心”，以患者安全为重点，护理服务要让患者满意、让社会满意。要达到这些要求，护理人员必须掌握扎实的护理学基础知识、熟练的专业技能、规范的技术操作，做到默契的医护配合，从而保证患者安全和医疗护理质量。为此，编者们在参考大量书籍资料的基础上编写了此书。

本书全面、系统地介绍了临床各科常见疾病的护理知识，包括疾病基础知识、护理评估、护理诊断、护理目标、护理措施和健康教育等。同时，编者还把优质护理服务理念和精髓融入具体操作中，充分体现了临床护理的基本理论、基本知识和基本技能，可操作性强，易于理解和掌握，方便查阅。

本书内容丰富、重点突出，既有理论性指导，又有实操性分享，集科学性、先进性和实用性于一体，是一本对护理工作者大有裨益的专业书籍，可作为护理人员科学、规范、合理地进行临床护理的参考用书。

由于篇幅有限，本书难以将所有疾病全部列入。虽然在编写过程中各位编者精益求精，对稿件进行了多次认真的修改，但由于编写经验不足，加之水平有限，书中若存在不足之处，敬请广大读者提出宝贵的修改意见和建议，以期再版时修正完善。

《现代护理学规范与护理实践》编委会

2024 年 4 月

目　录

第一章 常用护理操作技术

第一节 口服给药技术

口服是一种最常用的给药方法。它既方便又经济且较安全，药物经口服后，通过胃肠黏膜吸收进入血液循环，起到局部或全身的治疗作用。口服法的缺点：吸收慢而不规则；有些药物到达全身循环前要经过肝脏，使药效受到破坏；有的药物在肠内不吸收或具有刺激性而不能口服。病危、昏迷或呕吐不止的患者不宜应用口服法。因此，护士应根据病情、用药目的及药物吸收的快慢，掌握用药的时间。

一、摆药

（一）病区摆药

1.用物

药柜（内有各种药物、量杯、滴管、乳体、药匙、纱布或小毛巾），发药盘或发药车，药杯，小药牌，服药单（本），小水壶内备温开水。

2.操作方法

（1）操作前应洗手、戴口罩，打开药柜将用物备齐。

（2）按服药时间挑选小药牌，核对小药牌及服药单，无误后依床号顺序将小药牌插入发药盘内配药，注意用药的起止时间，先配固体药，后配水剂及油剂。

（3）摆固体药片、药粉、胶囊时应用药匙分发，同一患者的数种药片可放入同一个杯内，药粉或含化药须用纸包。

（4）摆水剂用量杯计量，左手持量杯，拇指置于所需刻度，右手持药瓶先将药液摇匀，标签朝上，举量杯使所需刻度与视线平行，缓缓倒入所需药量（图 1-1）。倒毕，以湿纱布擦净瓶口放回原处。同时服用几种水剂时，须分别倒入几个杯内。更换药液品种应洗净量杯。

（5）药液不足 1 mL，须用滴管测量，1 mL＝15 滴，滴时须稍倾斜。为使患者得到准确的药量，避免药液蘸在杯内，应滴入已盛好冷开水的药杯。

（6）药摆毕，应将药物、小药牌与服药单全部核对一遍；发药前由别人再查对一次，无误后方可发药。

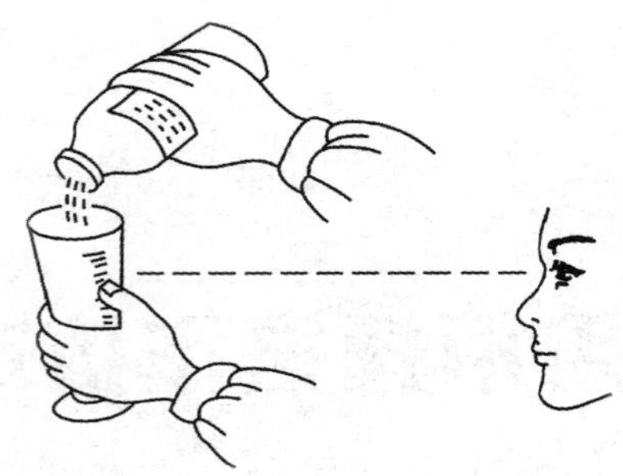

图 1-1　倒药液法

(二)中心药站

有的医院设有中心药站,为住院患者集中摆药。中心药站具有全院宏观调控药品的作用,避免积压浪费,减少病区摆药、取药、退药、保管等烦琐工作。

病区护士每天查房后,将药盘及小药牌一起送到中心药站,由药站专人负责摆药、核对。摆药一次备一天的量(三次用量),之后由病区护士核对取回,按时发给患者。

各病区可另设一小药柜,存放少量的常用药、抢救药、针剂和极少量的毒、麻、限制药品等,以备夜间及临时急用。

二、发药

(1)备好温开水,携带发药车或发药盘,服药单进病室。

(2)按规定时间送药至床前,核对患者的床号、姓名,并呼唤患者无误后再发药物,待患者服下后方可离开。

(3)对危重患者护士应予喂服,鼻饲患者应由胃管注入。若患者不在或因故不能当时服药者,护士将药品带回保管。护士换药或停药应及时告诉患者,如患者提出疑问,应耐心解释。

(4)抗生素及磺胺类药物需在血液内保持有效浓度,必须准时给药。

三、注意事项

(1)某些刺激食欲的健胃药宜在饭前服,因为刺激舌的味觉感受器,使胃液大量分泌。

(2)某些磺胺类药物经肾脏排出,尿少时即析出结晶引起肾小管堵塞,服药后指导患者多饮水,而对呼吸道黏膜起保护性作用的止咳合剂,服后则不宜立即饮水,以免冲淡药物降低药效。

(3)服用强心苷类药物如洋地黄、地高辛等,应先测脉率、心率,并注意其节律变化,脉率低于60次/分钟或节律不齐时则不可继续服用。

(4)某些药物对牙齿有腐蚀作用或使牙齿染色的药物如酸类或铁剂,服用时避免与牙齿接触,可将药液由饮水管吸入,服后再漱口。

四、发药后处理

药杯用肥皂水和清水洗净,消毒擦干后,放回原处备用。油剂药杯应先用纸擦净后清洗再消毒,同时清洁药盘或发药车。

(刘淼波)

第二节 静脉注射技术

一、目的

(1)所选用药物不宜口服、皮下注射、肌内注射,又需迅速发挥药效时。

(2)注入药物进行某些诊断性检查,如对肝、肾、胆囊等造影时需静脉注入造影剂。

二、评估

(一)评估患者

(1)双人核对医嘱。

(2)核对患者的床号、姓名、住院号和腕带(请患者自己说出床号和姓名)。

(3)了解患者的病情、意识状态、配合能力、药物过敏史、用药史。

(4)评估患者穿刺部位的皮肤状况、肢体活动能力、静脉充盈度和管壁弹性。选择合适静脉注射的部位,评估药物对血管的影响程度。

(5)向患者解释静脉注射的目的和方法,告知所注射药物的名称,取得患者配合。

(二)评估环境

安静整洁,宽敞明亮。

三、操作前准备

(一)人员准备

仪表整洁,符合要求。洗手,戴口罩。

(二)物品准备

1.操作台

治疗单、静脉注射所用药物、注射器。

2.检查

按要求检查所需用物,符合要求方可使用。

(1)双人核对药物的名称、浓度、剂量、有效期、给药途径。

(2)检查药物的质量、标签,液体有无沉淀和变色,有无渗漏、浑浊和破损。

(3)检查注射器和无菌棉签的有效期、包装是否紧密无漏气,安尔碘的使用日期是否在有效期内。

3.配制药液

(1)安尔碘棉签消毒药物瓶口,掰开安瓿,瓿帽弃于锐器盒内。

(2)打开注射器,将外包装袋置于生活垃圾桶内,固定针头,回抽针栓,检查注射器,取下针帽置于生活垃圾桶内,抽取安瓿内药液,排气,置于无菌盘内。在注射器上贴上患者的床号、姓名,药物名称,用药方法的标签。

(3)再次核对空安瓿和药物的名称、浓度、剂量、用药方法和时间。

4.备用物品

治疗车上层治疗盘内放置备用注射器一支、安尔碘、无菌棉签，无菌盘内放置配好的药液、垫巾。以上物品符合要求，均在有效期内。治疗车下层放置生活垃圾桶、医疗废物桶、锐器盒，含有效氯 250 mg/L 消毒液桶。

四、操作程序

(1)携用物推车至患者床旁，核对患者的床号、姓名、住院号和腕带(请患者自己说出床号和姓名)。

(2)向患者说明静脉注射的方法、配合要点、注射药物的作用和不良反应。

(3)协助患者取舒适体位，充分暴露穿刺部位，放垫巾于穿刺部位下方。

(4)在穿刺部位上方 5～6 cm 处扎压脉带，末端向上，以防污染无菌区。

(5)安尔碘棉签消毒穿刺部位皮肤，以穿刺点为中心向外螺旋式旋转擦拭，直径＞5 cm。

(6)再次核对患者的床号、姓名和药名。

(7)嘱患者握拳，使静脉充盈，左手拇指固定静脉下端皮肤，右手持注射器与皮肤成 15°～30°自静脉上方或侧方刺入，见回血可再沿静脉进针少许。

(8)保留静脉通路者安尔碘棉签消毒静脉注射部位三通接口，以接口处为中心向外螺旋式旋转擦拭。

(9)静脉注射过程中，观察局部组织有无肿胀，严防药液渗漏，如出现渗漏，应立即拔出针头，按压局部，另行穿刺。

(10)拔针后，指导患者按压穿刺点 3 min，勿揉；凝血功能差的患者适当延长按压时间。

(11)再次核对患者的床号、姓名和药名。

(12)将压脉带与输液垫巾对折取出，输液垫巾置于生活垃圾桶内，压脉带放于含有效氯 250 mg/L消毒液桶中。整理患者的衣物和床单位，观察有无不良反应，并向患者讲明注射后注意事项。用快速手消毒剂消毒双手，推车回治疗室，按医疗废物处理原则整理用物。

(13)洗手，在治疗单上签名并记录时间。按护理级别书写护理记录单。

五、注意事项

(1)严格执行查对制度，需双人核对医嘱。

(2)严格遵守无菌操作原则。

(3)了解注射目的、药物对血管的影响程度、给药途径、给药时间和药物过敏史。

(4)选择粗直、弹性好、易固定的静脉，避开关节和静脉瓣。常用的穿刺静脉为肘部浅静脉：贵要静脉、肘正中静脉、头静脉。小儿多采用头皮静脉。

(5)根据患者的年龄、病情和药物性质掌握注入药物的速度，并随时听取患者主诉，观察病情变化。必要时使用微量注射泵。

(6)对需要长期注射者，应有计划地由小到大、由远心端到近心端选择静脉。

(7)根据药物特性和患者肝肾或心脏功能，采用合适的注射速度。随时听取患者主诉，观察体征和其病情变化。

(李　艳)

第三节 肌内注射技术

一、目的

注入药物,用于不宜或不能口服或静脉注射且要求比皮下注射更快发生疗效时。

二、评估

(一)评估患者

(1)双人核对医嘱。

(2)核对患者的床号、姓名、住院号和腕带(请患者自己说出床号和姓名)。

(3)评估患者的病情、治疗情况、意识状态、用药史、药物过敏史、不良反应史、肢体活动能力和合作程度。

(4)向患者解释操作目的和过程,取得患者配合。

(5)查看注射部位皮肤情况(皮肤颜色,有无皮疹、感染和皮肤划痕阳性)。

(6)协助患者取舒适坐位或卧位。

(二)评估环境

安静整洁,宽敞明亮,必要时遮挡。

三、操作前准备

(一)人员准备

仪表整洁,符合要求。洗手,戴口罩。

(二)按医嘱配制药液

(1)操作台:注射盘、无菌盘、2 mL 注射器、5 mL 注射器、医嘱所用药液、安尔碘、无菌棉签。如注射用药为油剂或混悬液,需备较粗针头。

(2)双人核对药物标签、药名、浓度、剂量、有效期、给药途径。

(3)检查瓶口有无松动、瓶身有无破裂、药液有无浑浊、变质。

(4)检查无菌注射器、安尔碘、无菌棉签等,包装无破裂,在有效期内。

(5)按正规操作抽吸药液,并贴好标识,置于无菌盘内。

(6)再次核对药液,记录时间并签名。

(三)物品准备

治疗车上层放置无菌盘(内置抽吸好药液)、安尔碘、注射单、无菌棉签、快速手消毒剂。以上物品符合要求,均在有效期内。治疗车下层放置生活垃圾桶、医疗废物桶、锐器盒。

四、操作程序

(1)携用物推车至患者床旁,核对患者的床号、姓名、住院号和腕带(请患者自己说出床号和姓名)。

(2)协助患者取舒适体位,暴露注射部位,注意保暖,保护患者隐私,必要时可遮挡。

(3)选择注射部位(臀大肌、臀中肌、臀小肌、股外侧和上臂三角肌)。

(4)常规消毒皮肤,待干。

(5)再次核对患者的床号、姓名和药名。

(6)拿取药液并排尽空气,取干棉签,夹于左手示指与中指之间,以一手拇指和示指绷紧局部皮肤,另一手持注射器,中指固定针栓,将针头迅速垂直刺入,深度约为针梗的2/3。

(7)松开紧绷皮肤的手,抽动活塞。如无回血,缓慢注入药液,同时观察反应。

(8)注射毕,用无菌干棉签轻按进针处,快速拔针,按压片刻。

(9)再次核对患者的床号、姓名和药名。

(10)协助患者取舒适体位,整理床单位,注射后观察用药反应。

(11)用快速手消毒剂消毒双手,记录时间并签名。

(12)推车回治疗室,按医疗废物处理原则处理用物。

(13)洗手,根据病情书写护理记录单。

五、常用肌内注射定位方法

(一)臀大肌肌内注射定位法

注射时应避免损伤坐骨神经。

1.十字法

从臀裂顶点向左或右侧画一水平线,然后从髂嵴最高点作一垂线,将一侧臀部被划分为4个象限,其外上象限并避开内角为注射区。

2.连线法

从髂前上棘至尾骨作一连线,其外1/3处为注射部位。

(二)臀中肌、臀小肌肌内注射定位法

(1)以示指尖和中指尖分别置于髂前上棘和髂嵴下缘处,在髂嵴、示指、中指之间构成一个三角形区域,示指与中指构成的内角为注射部位。

(2)髂前上棘外侧三横指处(以患者手指的宽度为标准)。

(三)股外侧肌肌内注射射定位法

在股中段外侧,一般成人可取髋关节下10 cm至膝关节的范围。此处大血管、神经干很少通过且注射范围广,可供多次注射,尤适用于2岁以下的幼儿。

(四)上臂三角肌肌内注射定位法

取上臂外侧,肩峰下2～3横指处。此处肌肉较薄,只可作小剂量注射。

(五)体位准备

1.卧位

臀部肌内注射时,为使局部肌肉放松,减轻疼痛与不适,可采用以下姿势。

(1)侧卧位:上腿伸直,放松,下腿稍弯曲。

(2)俯卧位:足尖相对,足跟分开,头偏向一侧。

(3)仰卧位:常用于危重和不能翻身的患者,采用臀中肌、臀小肌肌内注射法较为方便。

2.坐位

为门诊患者接受注射时常用体位。可供上臂三角肌或臀部肌内注射时采用。

六、注意事项

(1)遵医嘱和药品说明书使用药品。

(2)药液要现用现配,在有效期内,剂量要准确。选择两种药物同时注射时,应注意配伍禁忌。

(3)注射时应做到"两快一慢"(进针、拔针快,推注药液慢)。

(4)选择合适的注射部位,避免刺伤神经和血管,无回血时方可注射。

(5)注射时切勿将针梗全部刺入,以防针梗从根部衔接处折断。若针头折断,应先稳定患者的情绪,并嘱患者保持原位不动,固定局部组织,以防断针移位,同时尽快用无菌血管钳夹住断端取出;如断端全部埋入肌肉,应速请外科医师处理。

(6)对需长期注射者,应交替更换注射部位,并选择细长针头,以避免减少硬结的发生。如因长期多次注射出现局部硬结时,可采用热敷、理疗等方法予以处理。

(7)2 岁以下的婴幼儿不宜选用臀大肌注射,因其臀大肌尚未发育好,注射时有损伤坐骨神经的危险,最好选择臀中肌和臀小肌注射。

(李　艳)

第四节　皮内注射技术

一、目的

(1)进行药物过敏试验,以观察有无变态反应。

(2)预防接种。

(3)局部麻醉的起始步骤。

二、评估

(一)评估患者

(1)双人核对医嘱。

(2)核对患者的床号、姓名、住院号和腕带(请患者自己说出床号和姓名)。

(3)评估患者的病情、意识状态、配合能力、用药史、药物过敏史、不良反应史。

(4)向患者解释操作目的和过程,取得患者配合。

(5)查看注射部位皮肤情况(皮肤颜色,有无皮疹、感染和皮肤划痕阳性)。

(6)协助患者取舒适坐位或卧位。

(二)评估环境

安静整洁,宽敞明亮,必要时遮挡。

三、操作前准备

(一)人员准备

仪表整洁,符合要求。洗手,戴口罩。

(二)按医嘱配制药液

(1)操作台(治疗室):注射盘、无菌治疗巾、无菌镊子、1 mL 注射器、药液、安尔碘、75%的乙醇、无菌棉签等。

(2)双人核对药液标签、药名、浓度、剂量、有效期、给药途径。

(3)检查瓶口有无松动、瓶身有无破裂、药液有无浑浊、沉淀、絮状物和变质。

(4)检查注射器、安尔碘、75%乙醇、无菌棉签、包装无破裂、是否在有效期内。

(5)按正规操作抽吸药液并贴好标识,置于无菌盘内。

(6)再次核对皮试液并签名。

(三)物品准备

治疗车上层放置无菌盘(内置已抽吸好的药液)、治疗盘(75%的乙醇、无菌棉签)、备用(1 mL注射器 1 支、0.1%盐酸肾上腺素 1 支,变态反应时用)、快速手消毒剂、注射单。以上物品符合要求,均在有效期内。治疗车下层放置生活垃圾桶、医疗废物桶、锐器盒。

四、操作程序

(1)携用物推车至患者床旁,核对患者的床号、姓名、住院号、腕带和药物过敏史(请患者自己说出床号和姓名)。

(2)选择注射部位(过敏试验选择前臂掌侧下 1/3;预防接种选择上臂三角肌下缘;局部麻醉则选择麻醉处)。

(3)75%乙醇常规消毒皮肤。

(4)二次核对患者的床号、姓名和药名。

(5)排尽空气,药液至所需刻度且药液不能外溢。

(6)一手绷紧局部皮肤,一手持注射器,针头斜面向上,与皮肤成 5°刺入皮内。

(7)待针头斜面完全进入皮内后,放平注射器,固定针栓并注入 0.1 mL 药液,使局部形成一个圆形隆起的皮丘(皮丘直径为 5 mm,皮肤变白,毛孔变大)。

(8)迅速拔出针头,勿按揉和压迫注射部位。

(9)20 min 后观察患者局部反应,做出判断。

(10)协助患者取舒适体位,整理床单位。

(11)快速手消毒剂消毒双手,签名。

(12)推车回治疗室,按医疗废物处理原则处理用物。

五、20 min 后判断结果

(1)核对患者的床号、姓名、住院号和腕带(请患者自己说出床号和姓名)。

(2)须经两人判断皮试结果,并将结果告知患者及其家属。

(3)洗手,皮试结果记录在病历、护理记录单和病员一览表等处。阳性用红笔标记"+",阴性用蓝色或黑笔标记"-"。

(4)如对结果有怀疑,应在另一侧前臂皮内注入 0.1 mL 生理盐水进行对照试验。

六、皮内试验结果判断

(一)阴性

皮丘无改变,周围无红肿,并无自觉症状。

(二)阳性

局部皮丘隆起,局部出现红晕、硬块,直径>1 cm 或周围有伪足;或局部出现红晕,伴有小水疱者;或局部发痒者为阳性。严重时可出现过敏性休克。观察反应的同时,应询问有无头晕、心慌、恶心、胸闷、气短、发麻等不适症状。如出现上述症状时,不可使用青霉素。

七、注意事项

(1)皮试药液要现用现配,剂量准确。

(2)备好相应抢救设备与药物,及时处理变态反应。

(3)行皮试前,尤其行青霉素过敏试验前必须询问患者的家族史、用药史和药物过敏史,如有药物过敏史者不可进行试验。

(4)药物过敏试验时,患者体位要舒适,不可采取直立位。

(5)选择注射部位时应注意避开瘢痕和皮肤红晕处。

(6)皮肤试验时禁用碘剂消毒,对乙醇过敏者可用生理盐水消毒,避免反复用力涂擦局部皮肤。

(7)拔出针头后,注射部位不可用棉球按压揉擦,以免影响结果观察。

(8)进针角度以针尖斜面全部刺入皮内为宜,进针角度过大易将药液注入皮下,影响结果的观察和判断。

(9)如需进行对照试验,应用另一注射器和针头,抽吸无菌生理盐水,在另一前臂相同部位皮内注射0.1 mL,观察 20 min 进行对照。告知患者皮试后 20 min 内不要离开病房。

(10)正确判断试验结果,对皮试结果阳性者,应在病历、床头或腕带、门诊病历和患者一览表上醒目标记,并将结果告知医师、患者及其家属。

(11)特殊药物皮试,按要求观察结果。

(徐桂新)

第五节　生命体征的观察与护理

生命体征是体温、脉搏、呼吸及血压的总称,是机体生命活动的客观反映,是评价生命活动状态的重要依据,也是护士评估患者身心状态的基本资料。

在正常情况下,生命体征在一定范围内相对稳定,相互之间保持内在联系;当机体患病时,生命体征可发生不同程度的变化。护士通过对生命体征的观察,可以了解机体重要脏器的功能状态,了解疾病的发生、发展、转归,并为疾病预防、诊断、治疗和护理提供依据;同时,可以发现患者现存的或潜在的健康问题,以正确制订护理计划。因此,患者生命体征的测量及护理是临床护理工作的重要内容之一,也是护士应掌握的基本技能。

一、体温

体温由三大营养物质氧化分解而产生。50%以上迅速转化为热能,50%贮存于 ATP 内,供机体利用,最终仍转化为热能散发到体外。正常人体的温度是由大脑皮质和丘脑下部体温调节中枢所调节(下丘脑前区为散热中枢,下丘脑后区为产热中枢),并通过神经、体液因素调节产热和散热过程,保持产热与散热的动态平衡,所以正常人有相对恒定的体温。

(一)正常体温及生理性变化

1.正常体温

通常说的体温是指机体内部的温度,即胸腔、腹腔、中枢神经的温度,又称体核温度,较高且稳定。皮肤温度称体壳温度。临床上通常用口温、肛温、腋温来代替体温。在这3个部位测得的温度接近身体内部的温度,且测量较为方便。3个部位测得的温度略有不同,口腔温度居中,直肠温度较高,腋下温度较低。同时在3个部位进行测量,其温度差一般不超过1 ℃。这是由于血液在不断地流动,将热量很快地由温度较高处带往温度较低处,因而机体各部的温度一般差异不大。

体温的正常值不是一个具体的点,而是一个范围。机体各部位由于代谢率的不同,温度略有差异,常以口腔、直肠、腋下的平均温度为标准,个体体温可以较正常的平均温度增减0.3 ℃～0.6 ℃,健康成人的平均温度波动范围见表1-1。

表1-1 健康成人不同部位温度的波动范围

部位	波动范围
口腔	36.2 ℃～37.0 ℃
直肠	36.5 ℃～37.5 ℃
腋窝	36.0 ℃～36.7 ℃

2.生理性变化

人的体温在一些因素的影响下,会出现生理性的变化,但这种体温的变化,往往是在正常范围内或是一闪而过的。

(1)时间:人的体温24 h内的变动为0.5 ℃～1.5 ℃,一般清晨2～6时体温最低,下午2～8时体温最高。这种昼夜的节律波动,可能与人体活动代谢的相应周期性变化有关。如长期从事夜间工作的人员,可出现夜间体温上升、日间体温下降的现象。

(2)年龄:新生儿因体温调节中枢尚未发育完全,调节体温的能力差,体温易受环境温度影响而变化;儿童由于其代谢率高,体温可略高于成人;老年人代谢率较低,血液循环变慢,加上活动量减少,因此体温偏低。

(3)性别:一般来说,女性比男性有较厚的皮下脂肪层,维持体热能力强,故女性体温较男性高约0.3 ℃。并且女性的基础体温随月经周期出现规律变化,即月经来潮后逐渐下降,至排卵后,体温又逐渐上升。这种体温的规律性变化与血中孕激素及其代谢产物的变化相吻合。

(4)环境温度:在寒冷或炎热的环境下,机体的散热受到明显的抑制或加强,体温可暂时性地降低或升高。另外,气流、个体暴露的范围大小亦影响个体的体温。

(5)活动:任何需要耗力的活动,都使肌肉代谢增强,产热增加,可以使体温暂时性上升1 ℃～2 ℃。

(6)饮食:进食的冷热可以暂时性地影响口腔温度,进食后,由于食物的特殊动力作用,可以使体温暂时性地升高0.3 ℃左右。

另外,强烈的情绪反应、冷热的应用以及个体的体温调节机制都对体温有影响,在测量体温的过程中要加以注意并能够作出解释。

3.产热与散热

(1)产热过程:机体产热过程是细胞新陈代谢的过程。人体通过化学方式产热,即食物氧化、骨骼肌运动、交感神经兴奋、甲状腺素分泌增多,以及体温升高均可提高新陈代谢率,而增加产热量。

(2)散热过程:机体通过物理方式进行散热。机体大部分的热量通过皮肤的辐射、传导、对流、蒸发来散热;一小部分的热量通过呼吸、尿、粪便而散发于体外。

当外界温度等于或高于皮肤温度时,蒸发就是人体唯一的散热形式。

1)辐射:热由一个物体表面通过电磁波的形式传至另一个与它不接触物体表面的一种形式。在低温环境中,它是主要的散热方式,安静时的辐射散热所占的百分比较大,可达总热量的60%。其散热量的多少与所接触物质的导热性能、接触面积和温差大小有关。

2)传导:机体的热量直接传给同它接触的温度较低的物体的一种散热方法。

3)对流:传导散热的特殊形式。对流是指通过气体或液体的流动来交换热量的一种散热方法。

4)蒸发:由液态转变为气态,同时带走大量热量的一种散热方法。

(二)异常体温的观察

人体最高的耐受热温度为40.6 ℃～41.4 ℃,低于34 ℃或高于43 ℃,则极少存活。升高超过41 ℃,可引起永久性的脑损伤;高热持续在42 ℃以上24 h常导致休克及严重并发症。所以对于体温过高或过低者应密切观察病情变化,不能有丝毫的松懈。

1.体温过高

体温过高又称发热,是由于各种原因使下丘脑体温调节中枢的调定点上移,产热增加而散热减少,导致体温升高超过正常范围。

(1)原因:①感染性如病毒、细菌、真菌、螺旋体、立克次体、支原体、寄生虫等感染引起的发热,最多见。②非感染性如无菌性坏死物质的吸收引起的吸收热、变态反应性发热等。

(2)以口腔温度为例,按照发热温度的高低将发热分为以下几类。低热:37.5 ℃～37.9 ℃;中等热:38.0 ℃～38.9 ℃;高热:39.0 ℃～40.9 ℃;超高热:41 ℃及以上。

(3)发热过程:发热的过程常依疾病在体内的发展情况而定,一般分为3个阶段。①体温上升期:特点是产热大于散热。主要表现:皮肤苍白、干燥无汗,患者畏寒、疲乏,体温升高,有时伴寒战。方式:骤升和渐升。骤升指体温在数小时内升至高峰,如肺炎球菌导致的肺炎;渐升指体温在数小时内逐渐上升,数天内达高峰,如伤寒。②高热持续期:特点是产热和散热在较高水平上趋于平衡。主要表现:体温居高不下,皮肤潮红,呼吸加深加快,脉搏增快并有头痛、食欲缺乏、恶心、呕吐、口干、尿量减少等症状,甚至惊厥、谵妄。③体温下降期:特点是散热增加,产热趋于正常,体温逐渐恢复至正常水平。主要表现:大量出汗、皮肤潮湿、温度降低。老年人易出现血压下降、脉搏细速、四肢厥冷等循环衰竭的症状。方式:骤降和渐降。骤降指体温在数小时内降至正常,如大叶性肺炎、疟疾;渐降指体温在数天内降至正常,如伤寒、风湿热。

(4)热型:将不同时间测得的体温绘制在体温单上,互相连接就构成体温曲线。各种体温曲线形状称为热型。有些发热性疾病有特殊的热型,通过观察体温曲线可协助诊断。但需注意,药物的应用可使热型变得不典型。常见的热型如下。①稽留热:体温持续为39 ℃～40 ℃,达数天或数周,24 h波动范围不超过1 ℃。常见于大叶性肺炎、伤寒等急性感染性疾病的极期。②弛张热:体温多为39 ℃以上,24 h体温波动幅度可超过2 ℃,但最低温度仍高于正常水平。常见于化脓性感染、败血症、浸润性肺结核等疾病。③间歇热:体温骤然升高达高峰后,持续数小时又迅速降至正常，经过一天或数天间歇后，体温又突然升高，如此有规律地反复发作，常见于疟疾。④不规则热：发热不规律，持续时间不定。常见于流行性感冒、肿瘤等疾病引起的发热。

2.体温过低

体温过低是指由于各种原因引起的产热减少或散热增加，导致体温低于正常范围。当体温低于 35 ℃时，称为体温不升。体温过低的原因如下。

(1)体温调节中枢发育未成熟：如早产儿、新生儿。

(2)疾病或创伤：见于失血性休克、极度衰竭等患者。

(3)药物中毒。

(三)体温异常的护理

1.体温过高

降温措施有物理降温、药物降温及针刺降温。

(1)观察病情：加强对患者生命体征的观察，定时测量体温，一般每天测温 4 次，高热患者应每4 h测温 1 次，待体温恢复正常 3 d 后，改为每天 1～2 次，同时观察脉搏、呼吸、血压、意识状态的变化；及时了解有关各种检查结果及治疗护理后病情好转还是恶化。

(2)饮食护理：①补充高蛋白、高热量、高维生素、易消化的流质或半流质饮食，如粥、鸡蛋羹、面片汤、青菜、新鲜果汁等。②多饮水，每天补充液量 3 000 mL，必要时给予静脉滴注，以保证入量。

由于高热时，热量消耗增加，全身代谢率加快，蛋白质、维生素的消耗量增加，水分丢失增多，同时消化液分泌减少，胃肠蠕动减弱，所以宜及时补充水分和营养。

(3)使患者舒适：①安置舒适的体位让患者卧床休息，同时调整室温和避免噪声。②每天早、晚刷牙，饭前、饭后漱口，不能自理者，可行特殊口腔护理。由于发热患者唾液分泌减少，口腔黏膜干燥，机体抵抗力下降，极易引起口腔炎、口腔溃疡，因此口腔护理可预防口腔及咽部细菌繁殖。③发热患者退热期出汗较多，此时应及时擦干汗液并更换衣裤和大单等，以保持皮肤的清洁和干燥，防止皮肤继发性感染。

(4)心理调护：注意患者的心理状态，对体温的变化给予合理的解释，以缓解患者的紧张和焦虑情绪。

2.体温过低

(1)保暖：①给患者加盖衣被、毛毯、电热毯等或放置热水袋，注意小儿、老人、昏迷者，热水袋温度不宜过高，以防烫伤。②暖箱适用于体重低于 2 500 g，胎龄不足 35 周的早产儿、低体重儿。

(2)给予热饮。

(3)监测生命体征：每小时测体温 1 次，直至恢复正常且保持稳定，同时观察脉搏、呼吸、血压、意识的变化。

(4)设法提高室温：以 22 ℃～24 ℃为宜。

(5)积极宣教：教会患者避免导致体温过低的因素。

(四)测量体温的技术

1.体温计的种类及构造

(1)水银体温计：又称玻璃体温计，是最常用的、最普通的体温计。它是一种外标刻度为红线的真空玻璃毛细管。其刻度范围为 35 ℃～42 ℃，每小格 0.1 ℃，在 37 ℃刻度处以红线标记，以示醒目。体温计一端贮存水银，当水银遇热膨胀后沿毛细管上升；因毛细管下端和水银槽之间有一凹陷，所以水银柱遇冷不致下降，以便检视温度。

根据测量部位的不同可将体温计分为口表、肛表、腋表。口表的水银端呈圆柱形，较细长；肛表的水银端呈梨形，较粗短，适合插入肛门；腋表的水银端呈扁平鸭嘴形。临床上口表可代替腋表使用。

(2)其他：如电子体温计、感温胶片、可弃式化学体温计等。

2.测体温的方法

(1)目的：通过测量体温，了解患者的一般情况及疾病的发生、发展规律，为诊断、预防、治疗提供依据。

(2)用物准备：①测温盘内备体温计(水银柱甩至35 ℃以下)、秒表、纱布、笔、记录本。②若测肛温，另备润滑油、棉签、手套、卫生纸、屏风。

(3)操作步骤：①洗手、戴口罩，备齐用物，携至床旁。②核对患者并解释目的。③协助患者取舒适卧位。④根据病情选择合适的测温方法。测腋温：擦干汗液，将体温计放在患者腋窝，紧贴皮肤屈肘臂过胸，夹紧体温计。测量10 min后，取出体温计用纱布擦拭。测口温法：嘱患者张口，将口表汞柱端放于舌下热窝。嘱患者闭嘴用鼻呼吸，勿用牙咬体温计。测量3～5 min。嘱患者张口，取出口表，用纱布擦拭。测肛温法：协助患者取合适卧位，露出臀部。润滑肛表前端，戴手套用手垫卫生纸分开臀部，轻轻插入肛表3～4 cm。测量3～5 min。用卫生纸擦拭肛表。检视读数，放体温计盒内，记录。⑤整理床单位。⑥洗手，绘制体温于体温单上。⑦消毒用过的体温计。

(4)注意事项：①测温前应注意有无影响体温波动的因素存在，如30 min内有无进食、剧烈活动、冷热敷、坐浴等。②如体温值与病情不符，应重复测量。③腋下有创伤、手术或消瘦夹不紧体温计者不宜测腋温；腹泻、肛门手术、心肌梗死的患者禁测肛温；精神异常、昏迷、婴幼儿等不能合作者及口鼻疾病或张口呼吸者禁测口温；进热食或面颊部热敷者，应间隔30 min后再测口温。④对小儿、重症患者测温时，护士应守护在旁。⑤测口温时，如不慎咬破体温计，应立即清除玻璃碎屑，以免损伤口腔黏膜；口服蛋清或牛奶，以保护消化道黏膜并延缓汞的吸收；病情允许者，进粗纤维食物，以加快汞的排出。

3.体温计的消毒与检查

(1)体温计的消毒：为防止测体温引起的交叉感染，保证体温计清洁，用过的体温计应消毒。先将体温计分类浸泡于含氯消毒液内30 min后取出，再用冷开水冲洗擦干，放入清洁容器中备用。集体测温后的体温计，用后全部浸泡于消毒液中。①5 min后取出清水冲净，擦干后放入另一消毒液容器中进行第二次浸泡，半小时后取出清水冲净，擦干后放入清洁容器中备用。②消毒液的容器及清洁体温计的容器每周进行2次高压蒸汽灭菌消毒，消毒液每天更换1次，若有污染随时消毒。③传染病患者应设专人体温计，单独消毒。

(2)体温计的检查：在使用新的体温计前，或定期消毒体温计后，应对体温计进行校对，以检查其准确性。将全部体温计的水银柱甩至35 ℃以下，同一时间放入已测好的40 ℃水内，3 min后取出检视。若体温计之间相差0.2 ℃以上或体温计上有裂痕者，取出不用。

二、脉搏

(一)正常脉搏及生理性变化

1.正常脉搏

随着心脏节律性收缩和舒张，动脉内的压力也发生周期性的波动，这种周期性的压力变化可引起动脉血管发生扩张与回缩的搏动，这种搏动在浅表的动脉可触摸到，临床简称为脉搏。正常人的脉搏节律均匀、规则，间隔时间相等，每搏强弱相同且有一定的弹性，每分钟搏动的次数为60～100次（即脉率）。脉搏通常与心率一致，是心率的指标。

2.生理性变化

脉率受许多生理性因素影响而发生一定范围的波动。

(1)年龄：一般新生儿、幼儿的脉率较成人快。

(2)性别：同龄女性比男性快。

(3)情绪：兴奋、恐惧、发怒时脉率增快，忧郁时则慢。

(4)活动：一般人运动、进食后脉率会加快；休息、禁食则相反。

(5)药物：兴奋剂可使脉搏增快，镇静剂、洋地黄类药物可使脉搏减慢。

(二)异常脉搏的观察

1.脉率异常

(1)速脉：成人脉率在安静状态下大于100次/分钟，又称为心动过速。见于高热、甲状腺功能亢进（甲亢，由于代谢率增加而使脉率增快）、贫血或失血等患者。正常人可有窦性心动过速，为一过性的生理现象。

(2)缓脉：成人脉率在安静状态下低于60次/分钟，又称心动过缓。颅内压增高、病态窦房结综合征、二度以上房室传导阻滞，或服用某些药物如地高辛、普尼拉明、利血平、普萘洛尔等可出现缓脉。正常人可有生理性窦性心动过缓，多见于运动员。

2.脉律异常

脉搏的搏动不规则，间隔时长时短，称为脉律异常。

(1)间歇脉：在一系列正常均匀的脉搏中出现一次提前而较弱的脉搏，其后有一较正常延长的间歇（即代偿性间歇），亦称期前收缩。见于各种心脏病或洋地黄中毒的患者；正常人在过度疲劳、精神兴奋、体位改变时也偶尔出现间歇脉。

(2)脉搏短绌：同一单位时间内脉率少于心率。绌脉是由于心肌收缩力强弱不等，有些心排血量少的搏动可发出心音，但不能引起周围血管搏动，导致脉率少于心率。特点：脉律完全不规则，心率快慢不一、心音强弱不等。多见于心房纤颤者。

3.强弱异常

(1)洪脉：当心排血量增加，血管充盈度和脉压较大时，脉搏强大有力。见于高热、甲状腺功能亢进、主动脉关闭不全等患者；运动后、情绪激动时也常触到洪脉。

(2)细脉或丝脉：当心排血量减少，动脉充盈度降低时，脉搏细弱无力，扪之如细丝。见于大出血、主动脉瓣狭窄和休克、全身衰竭的患者，是一种危险的脉象。

(3)交替脉：节律正常而强弱交替时出现的脉搏。交替脉是左心衰竭的重要体征。常见于高血压性心脏病、急性心肌梗死、主动脉关闭不全等患者。

(4)水冲脉：脉搏骤起骤落，有如洪水冲涌，主要见于主动脉关闭不全、动脉导管未闭、甲亢、严重贫血患者，检查方法是将患者前臂抬高过头，检查者用手紧握患者手腕掌面，可明显感知。

(5)奇脉：在吸气时脉搏明显减弱或消失。其产生主要与吸气时左心室的搏出量减少有关。常见于心包腔积液、缩窄性心包炎等患者，是心包压塞的重要体征之一。

4.动脉壁异常

由于动脉壁弹性减弱，动脉变得迂曲不光滑，有条索感，如按在琴弦上，多见于动脉硬化的患者。

(三)测量脉搏的技术

1.部位

临床上常在靠近骨骼的动脉测量脉搏。最常用、最方便的是桡动脉，患者也乐于接受。其次为颞动脉、颈动脉、肱动脉、腘动脉、足背动脉和股动脉等。如怀疑患者心搏骤停或休克时，应选择大动脉为诊脉点，如颈动脉、股动脉。

2.测脉搏的方法

(1)目的：通过测量脉搏，可间接了解心脏的情况，观察相关疾病发生、发展规律，为诊断、治疗提供依据。

(2)准备：治疗盘内备带秒的表、笔、记录本及听诊器。

(3)操作步骤：①洗手、戴口罩，备齐用物，携至床旁。②核对患者，解释目的。③协助患者取坐位或半坐卧位，手臂放在舒适位置，腕部伸展。④以示指、中指、无名指的指端按在桡动脉表面，压力大小以能清楚地触及脉搏为宜，注意脉律，强弱动脉壁的弹性。⑤一般情况下所测得的数值乘以 2，心脏病患者、脉率异常者、危重患者则应以 1 min 记录。⑥协助患者取舒适体位。⑦将脉搏绘制在体温单上。

(4)注意事项：①诊脉前患者应保持安静，剧烈运动后应休息 20 min 后再测。②偏瘫患者应选择健侧肢体测量。③脉搏细、弱难以测量时，用听诊器测心率。④脉搏短细的患者，应由 2 名护士同时测量，一人听心率，另一人测脉率，一人发出“开始”“停止”的口令，记数 1 min，以分数式记录：心率/脉率，若心率每分钟 120 次，脉率 90 次，即应写成 120/90 次/分钟。

三、呼吸

(一)正常呼吸及生理变化

1.正常呼吸的观察

在安静状态下，正常成人的呼吸频率为 16～20 次/分钟。正常呼吸表现为节律规则，均匀无声且不费力。

2.生理性变化

(1)年龄：一般年龄越小，呼吸频率越快，小儿比成年人稍快，老年人稍慢。

(2)性别：同龄的女性呼吸频率比男性稍快。

(3)运动：运动后呼吸加深加快，休息和睡眠时减慢。

(4)情绪：强烈的情绪变化会刺激呼吸中枢，导致呼吸加快或屏气，如恐惧、愤怒、紧张等都可引起呼吸加快。

(5)其他：环境温度过高或海拔增加，均会使呼吸加深加快，呼吸的频率和深浅度还可受意识控制。

(二)异常呼吸的评估及护理

1.异常呼吸的评估

(1)频率异常。①呼吸过速或气促：在安静状态下，成人呼吸频率超过 24 次/分钟，见于高热、疼痛、甲亢、缺氧等患者，因血液中二氧化碳积聚，血氧不足，可刺激呼吸中枢，使呼吸加快。

发热时，体温每升高1 ℃，每分钟呼吸增加 3～4 次。②呼吸过缓：在安静状态下，成人呼吸频率少于 10 次/分钟。常见于呼吸中枢抑制的疾病，如颅内压增高、麻醉剂及安眠药过量等患者。

(2)节律异常。

1)潮式呼吸：又称陈-施呼吸，一种周期性的呼吸异常，周期为0.5～2 min，需观察较长时间才能发现。特点表现为开始时呼吸浅慢，以后逐渐加深加快，又逐渐由深、快变为浅、慢，然后呼吸暂停 5～30 s，再重复上述状态的呼吸，如此周而复始，呼吸运动呈潮水涨落样，故称潮式呼吸(图 1-2)。发生机制：当呼吸中枢兴奋性减弱或高度缺氧时，呼吸减弱至暂停，血中二氧化碳增高到一定程度时，通过颈动脉和主动脉的化学感受器反射性地刺激呼吸中枢，使呼吸恢复。随着呼吸的由弱到强，二氧化碳不断排出，使其分压降低，呼吸中枢又失去有效的刺激，呼吸再次减弱至暂停，从而形成了周期性呼吸。常见于中枢神经系统疾病，如脑炎、颅内压增高、酸中毒、巴比妥中毒等患者。

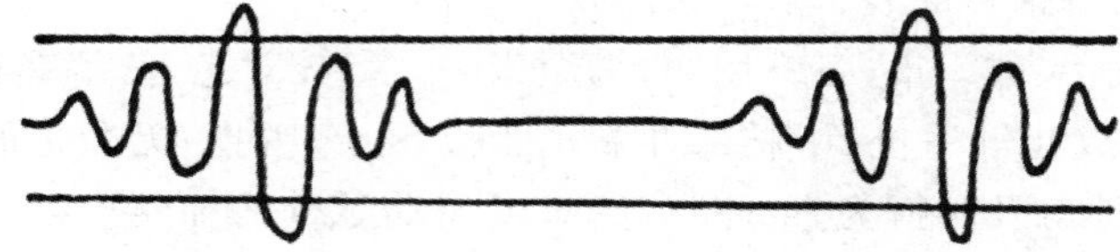

图 1-2　潮式呼吸

2)间断呼吸：又称比奥呼吸，表现为呼吸和呼吸暂停现象交替出现的呼吸。特点是有规律地呼吸几次后，突然暂停呼吸，间隔时间长短不同，随后又开始呼吸，然后反复交替出现(图 1-3)。其发生机制同潮式呼吸，是呼吸中枢兴奋性显著降低的表现，但比潮式呼吸更为严重，多在呼吸停止前出现，预后不佳。常见于颅内病变、呼吸中枢衰竭等患者。

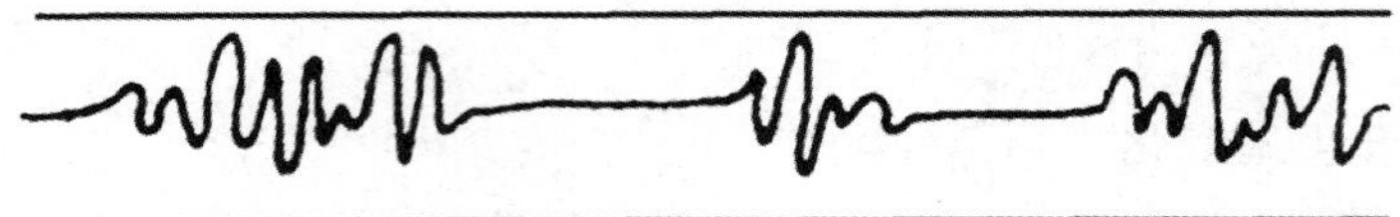

图 1-3　间断呼吸

(3)深浅度异常。①深度呼吸又称库斯莫呼吸，是一种深而规则的大呼吸。见于尿毒症、糖尿病等引起的代谢性酸中毒等患者。②浮浅性呼吸是一种浅表而不规则的呼吸。有时呈叹息样，见于呼吸肌麻痹或濒死的患者。

(4)音响异常。①蝉鸣样呼吸：吸气时有一种高音调的音响，声音似蝉鸣。其发生机制多由于声带附近有阻塞，使空气进入发生困难所致。见于喉头水肿、痉挛、喉头有异物等患者。②鼾声呼吸：呼气时发出粗糙的呼声。其发生机制由于气管或支气管内有较多的分泌物蓄积，多见于深昏迷等患者。

(5)呼吸困难是指呼吸频率、节律和深浅度都有异常。呼吸困难的患者主观上表现空气不足、呼吸费力；客观上表现用力呼吸、张口耸肩、鼻翼翕动、发绀，辅助呼吸肌也参与呼吸运动，在呼吸频率、节律、深浅度上出现异常改变，根据临床表现可分为以下几种。

1)吸气性呼吸困难是由于上呼吸道部分梗阻，使得气体进入肺部不畅，肺内负压极度增高所致，患者感觉吸气费力，吸气时间显著长于呼气时间，辅助呼吸肌收缩增强，出现明显的三凹征(胸骨上窝、锁骨上窝和肋间隙及腹上角凹陷)。多见于喉头水肿或气管、喉头有异物等患者。

2)呼气性呼吸困难是由于下呼吸道部分梗阻,使得气体呼出肺部不畅所致,患者呼气费力,呼气时间显著长于吸气时间,多见于支气管哮喘和阻塞性肺气肿患者。

3)混合性呼吸困难:呼气和吸气均感费力,呼吸的频率加快而表浅。多见于重症肺炎、大片肺不张或肺纤维化的患者。

(6)形态异常。①胸式呼吸渐弱,腹式呼吸增强:正常女性以胸式呼吸为主。当胸部或肺有疾病或手术时均使胸式呼吸渐弱,腹式呼吸增强。②腹式呼吸渐弱,胸式呼吸增强:正常男性及儿童以腹式呼吸为主。当有腹部疾病时,如腹膜炎、腹部巨大肿瘤、大量腹水等,使膈肌下降,腹式呼吸渐弱,胸式呼吸增强。

2.异常呼吸的护理

(1)观察:密切观察呼吸状态及相关症状、体征的变化。

(2)吸氧:酌情给予氧气吸入,必要时可用呼吸机辅助呼吸。

(3)心理护理:根据患者的反应,有针对性地对患者做好心理护理,合理解释及安慰患者,以消除患者的紧张、恐惧心理,有安全感,主动配合治疗和护理。

(4)卧床休息:调节室内温度和湿度,保持空气清新,禁止吸烟;根据病情安置舒适体位,以保证患者的休息,减少耗氧量。

(5)保持呼吸道通畅:及时清除呼吸道分泌物,必要时给予吸痰。

(6)给药治疗:根据医嘱给药治疗,注意观察疗效及不良反应。

(7)健康教育:讲解有效咳嗽和正确呼吸方法,指导患者戒烟。

(三)呼吸测量技术

1.目的

(1)测量患者每分钟的呼吸次数。

(2)协助临床诊断,为预防、治疗、护理提供依据。

(3)观察呼吸的变化,了解患者疾病的发生、发展规律。

2.评估

(1)患者的病情、治疗情况及合作程度。

(2)患者在 30 min 内有无活动、情绪激动等影响呼吸的因素存在。

3.操作前准备

(1)用物准备:有秒针的表、记录本和笔。

(2)患者准备:情绪稳定,保持自然的呼吸状态。

(3)护士准备:着装整洁,修剪指甲,洗手,戴口罩。

(4)环境准备:安静、整洁、光线充足。

4.操作步骤

见表 1-2。

5.注意事项

测量患者呼吸时,患者应处于自然呼吸的状态,以保证测量数值的准确性。

表 1-2　呼吸测量技术操作步骤

流程	步骤	要点说明
1.核对	携用物到床旁,核对床号、姓名	*确定患者
2.取体位	测量脉搏后,护士仍保持诊脉手势	*分散患者的注意力
3.测量呼吸	(1)观察患者胸部或腹部的起伏(一起一伏为一次呼吸),一般情况测 30 s,将所测数值乘以 2 即为呼吸频率,如患者呼吸不规则或婴儿应测 1 min (2)如患者呼吸微弱不易观察时,可用少许棉花放于患者鼻孔前,观察棉花纤维被吹动的次数,计数 1 min	*男性多为腹式呼吸,女性多为胸式呼吸,同时应观察呼吸的节律、深浅度、音响及呼吸困难的症状
4.记录	记录呼吸值:次/分钟,洗手	

四、血压

血压是指血液在血管内流动时对血管壁的侧压力。一般指动脉血压,如无特别注明,均指肱动脉的血压。当心脏收缩时,主动脉压急剧升高,至收缩中期达最高值,此时的动脉血压称收缩压。当心室舒张时,主动脉压下降,至心舒末期达动脉血压的最低值,此时的动脉血压称舒张压。

(一)正常血压及生理性变化

1.正常血压

在安静状态下,正常成人的血压范围为(12.0～18.5)/(8.0～11.9)kPa,脉压为 4.0～5.3 kPa。

血压的计量单位,过去多用毫米汞柱(mmHg),后改用国际统一单位千帕斯卡(kPa)。

目前仍用毫米汞柱(mmHg)。两者换算公式:1 kPa≈7.5 mmHg,1 mmHg≈0.133 kPa。

2.生理性变化

在各种生理情况下,动脉血压可发生各种变化,影响血压的生理因素有以下几种。

(1)年龄:随着年龄的增长血压逐渐增高,以收缩压增高较显著。儿童血压的计算公式为:

$$收缩压=80+年龄\times 2$$

$$舒张压=收缩压\times 2/3$$

(2)性别:青春期前的男、女性血压差别不显著。成年男子的血压比女性的高 0.7 kPa(5 mmHg);绝经期后女性的血压又逐渐升高,与男性的差不多。

(3)昼夜和睡眠:血压在上午 8～10 时达全天最高峰,之后逐渐降低;午饭后又逐渐升高,下午 4～6 时出现全天次高值,然后又逐渐降低;至入睡后 2 h,血压降至全天最低值;早晨醒来又迅速升高。睡眠欠佳时,血压稍增高。

(4)环境:寒冷时血管收缩,血压升高;气温高时血管扩张,血压下降。

(5)部位:一般右上肢血压常高于左上肢,下肢血压高于上肢。

(6)情绪:紧张、恐惧、兴奋及疼痛均可引起血压增高。

(7)体重:血压正常的人发生高血压的危险性与体重增加呈正比。

(8)其他:吸烟、劳累、饮酒、药物等都对血压有一定的影响。

(二)异常血压的观察

1.高血压

在未服抗高血压药的情况下,成人收缩压≥1.9 kPa(14 mmHg)和(或)舒张压≥12.0 kPa

(90 mmHg)者，称为高血压。有95%的患者为病因不明的原发性高血压，多见于动脉硬化、肾炎、颅内压增高等，最易受损的部位是心、脑、肾、视网膜。

2.低血压

一般认为血压低于正常范围且有明显的血容量不足表现如脉搏细速、心悸、头晕等，即可诊断为低血压。常见于休克、大出血等。

3.脉压异常

脉压增大多见于主动脉瓣关闭不全、主动脉硬化等；脉压减小多见于心包积液、缩窄性心包炎等。

(三)血压的测量

1.血压计的种类和构造

(1)水银血压计：分为立式和台式，其基本结构都包括输气球、调节空气的阀门、袖带、能充水银的玻璃管、水银槽几部分。袖带的长度和宽度应符合标准：宽度比被测肢体的直径宽20%，长度应能包绕整个肢体。充水银的玻璃管上标有刻度，范围为0～40.0 kPa(0～300 mmHg)，每小格表示0.3 kPa(2 mmHg)；玻璃管上端和大气相通，下端和水银槽相通。当输气球送入空气后，水银由玻璃管底部上升，水银柱顶端的中央凸起可指出压力的刻度。水银血压计测得的数值相当准确。

(2)弹簧表式血压计：由一袖带与有刻度2.7～4.0 kPa(20～30 mmHg)的圆盘表相连而成，表上的指针指示压力。此种血压计携带方便，但欠准确。

(3)电子血压计：袖带内有一换能器，可将信号经数字处理，在显示屏上直接显示收缩压、舒张压和脉搏的数值。此种血压计操作方便，清晰直观，不需听诊器，使用方便、简单，但欠准确。

2.测血压的方法

(1)目的：通过测量血压，了解循环系统的功能状况，为诊断、治疗提供依据。

(2)准备：听诊器、血压计、记录纸、笔。

(3)操作步骤：①测量前，让患者休息片刻，以消除活动或紧张因素对血压的影响；检查血压计，如袖带的宽窄是否适合患者、玻璃管有无裂缝、橡胶管和输气球是否漏气等。②向患者解释，以取得其合作。患者取坐位或仰卧，被侧肢体的肘臂伸直、掌心向上，肱动脉与心脏在同一水平。坐位时，肱动脉平第4软骨；卧位时，肱动脉平腋中线。如手臂低于心脏水平，血压会偏高；手臂高于心脏水平，血压会偏低。③放平血压计于上臂旁，打开水银槽开关，将袖带平整地缠于上臂中部，袖带的松紧以能放入一指为宜，袖带下缘距肘窝2～3 cm。如测下肢血压，袖带下缘距腘窝3～5 cm，将听诊器胸件置于腘动脉搏动处，记录时注明下肢血压。④戴上听诊器，关闭输气球气门，触及肱动脉搏动。易地听诊器胸件放在肱动脉搏动最明显的地方，但勿塞入袖带内，以一手稍加固定。⑤挤压输气球囊打气至肱动脉搏动音消失，水银柱又升高2.7～4.0 kPa(20～30 mmHg)后，以每秒0.5 kPa(4 mmHg)左右的速度放气，使水银柱缓慢下降，视线与水银柱所指刻度平行。⑥在听诊器中听到第一声动脉音时，水银柱所指刻度即为收缩压；当搏动音突然变弱或消失时，水银柱所指的刻度即为舒张压。当变音与消失音之间有差异时，或危重者应记录两个读数。⑦测量后，驱尽袖带内的空气，解开袖带。安置患者于舒适卧位。⑧将血压计右倾45°，关闭气门，气球放在固定的位置，以免压碎玻璃管；关闭血压计盒盖。⑨用分数式，即收缩压/舒张压(mmHg)记录测得的血压值，如14.7/9.3 kPa(110/70 mmHg)。

(4)注意事项:①测血压前,要求安静休息 20～30 min,如运动、情绪激动、吸烟、进食等可导致血压偏高。②血压计要定期检查和校正,以保证其准确性,切勿倒置或震动。③打气不可过猛、过高,如水银柱里出现气泡,应调节或检修,不可带着气泡测量。④降至"0",稍等片刻再行第二次测量。⑤对偏瘫、一侧肢体外伤或手术后的患者,应在其健侧手臂上测量。⑥排除影响血压值的外界因素,如袖带太窄、袖带过松、放气速度太慢测得的血压值偏高,反之,则血压值偏低。⑦长期测血压应做到四定,即定部位、定体位、定血压计、定时间。

(刘培培)

第二章

神经内科护理

第一节　周围神经疾病的护理

周围神经疾病是原发于周围神经系统的功能障碍或结构改变的一类疾病。临床上较常见，引起周围神经病变的原因很多，包括炎症、压迫、外伤、代谢、遗传、变性、肿瘤、免疫、中毒等。

一、三叉神经痛患者的护理

三叉神经痛是三叉神经分布区短暂的反复发作性剧痛。

(一)护理评估

1.病因及发病机制

原发性三叉神经痛病因不明，多数人认为由脑干三叉神经感觉主核或半月神经节细胞发作性放电，也有人认为是由半月节附近的动脉硬化，小血管团压迫三叉神经根等原因引起。继发性三叉神经痛常为脑桥小脑占位性病变、多发性硬化等所致。

2.健康史

询问患者疼痛的部位、性质和频率；仔细询问患者疼痛的部位是一侧还是两侧，痛点位于哪里；询问患者是否有特别敏感的区域；是否有诱发因素；疼痛的感觉如何，持续时间有多久。

3.身体评估

了解起病形式及病程特点：三叉神经痛者多呈周期性发作，每次发作期可为数天、数周或数月不等；缓解期亦可数天至数年不等。

4.心理-社会评估

疼痛严重时可昼夜发作，使患者夜不能眠，常导致患者面色憔悴甚至精神抑郁或情绪低落。

5.实验室及其他检查

了解神经系统有无阳性体征：原发性三叉神经痛一般无神经系统阳性体征。

(二)护理诊断

1.疼痛

与三叉神经受损有关。

2.焦虑

与疼痛反复、频繁发作有关。

(三)护理措施

1.一般护理

保持室内光线柔和,周围环境安静、安全,避免患者因周围环境刺激而产生焦虑加重疼痛。

2.饮食护理

饮食宜清淡,保证机体营养,避免粗糙、干硬、辛辣食物,严重者予以流质饮食。

3.症状护理

观察患者疼痛的部位、性质,与患者进行交谈,帮助患者了解疼痛的原因与诱因;指导患者运用想象、分散注意力、放松、适当按摩疼痛部位等技巧减轻疼痛;指导患者生活有规律,合理休息,鼓励患者参加一些娱乐活动(如看电视、杂志,听音乐,跳交谊舞等),以减轻疼痛和消除紧张情绪。

4.用药护理

按时服药,并将药物不良反应向患者说明,使之更好配合。如使用卡马西平可致眩晕、嗜睡、恶心、步态不稳,多在数天后消失;偶有皮疹、白细胞减少,需停药。迅速有效的止痛是治疗本病的关键。

(1)药物治疗:卡马西平为三叉神经痛的首选药物,其次可选用苯妥英钠、氯硝西泮、巴氯芬等;轻者也可服用解热镇痛药。

(2)封闭治疗:服药无效者可行三叉神经纯乙醇封闭治疗。

(3)射频电凝疗法:采用射频电凝治疗对大多数患者有效,可缓解疼痛数月至数年。

以上治疗均无效时可考虑三叉神经感觉根部分切断术,止痛效果为目前首选。

5.心理护理

护士应怀着同情心去理解和体谅患者的情况,对缺乏知识的恐惧,应作耐心的解释工作。

6.健康指导

帮助患者及其家属掌握本病有关治疗和训练方法。如洗脸、刷牙时动作轻柔,进软食,禁食较硬的食物,以免诱发疼痛;遵医嘱合理用药,学会识别药物不良反应;不要随意更换药物或停药;若有眩晕、步态不稳、皮疹等,应及时就诊。

(四)护理评价

患者疼痛有所减轻,并且能够说出疼痛的诱发因素。

二、特发性面神经麻痹患者的护理

特发性面神经麻痹又称面神经炎或Bel麻痹,是茎乳孔内面神经非特异性炎症导致的周围性面瘫,是自发性面神经瘫痪中最常见的疾病。

(一)护理评估

1.病因及发病机制

本病的病因与发病机制尚未完全阐明。由于骨性面神经管仅能容纳面神经通过,面神经一旦发生炎性水肿,可导致面神经受压。风寒、病毒感染(如带状疱疹)和自主神经功能紊乱等可引起局部神经营养血管痉挛,导致神经缺血水肿。早期病理改变为神经水肿和脱髓鞘,严重者可出现轴索变性。

2.健康史

本病可发生于任何年龄，男性略多。通常急性发病，于数小时或1～3 d间达高峰。病初可有麻痹侧乳突区、耳内或下颌角后疼痛。常于起床后刷牙时从病侧口角漏水而发现。

3.身体评估

临床症状主要表现为患侧面部表情肌瘫痪，额纹消失，不能皱额整眉，眼裂增宽，闭合不能或闭合不全。闭眼时眼球向上外方转动，显露白色巩膜，称为Bel征。病侧鼻唇沟变浅，口角下垂，示齿时口角偏向健侧，不能吹口哨，不能鼓腮等。面神经病变在中耳鼓室段者可出现讲话时回响过度和患侧舌前2/3味觉丧失，影响膝状神经节者，除上述表现外，还出现患侧乳头部疼痛、耳郭与外耳道感觉减退、外耳道或鼓膜疱疹，称Hunt综合征。

4.心理-社会评估

突然的口角歪斜、流涎等面部形象改变常可导致焦急、烦躁或情绪低落。

(二)护理诊断

1.自我形象紊乱

与面神经受损而致口眼歪斜有关。

2.疼痛

与面神经病变累及膝状神经节有关。

3.焦虑

与疾病相关治疗的知识缺乏有关。

(三)护理措施

1.一般护理

急性期注意休息，避免风寒，特别是患侧茎乳孔周围应加以保护，如出门穿风衣或系围巾等。

2.饮食护理

饮食宜清淡，保证机体营养，严重者予以流质饮食；应注意食物的冷热度，防止烫伤与冻伤口腔黏膜。保持口腔清洁，饭后及时漱口，预防口腔感染。

3.对症护理

对不能闭眼者，应以眼罩加以保护，局部涂眼膏、滴眼药水，以防角膜感染；尽早加强面肌的主动和被动运动，可教患者对着镜子做皱眉、举额、闭眼、露齿、鼓腮和吹口哨等动作，每天数次，每次5～15 min，并辅以面部肌肉按摩。

4.用药护理

使用糖皮质激素治疗的患者，应注意药物的不良反应，观察有无胃肠道出血、感染征象，并及时测量血压。治疗原则为改善局部血液循环，减轻面神经水肿，促进功能恢复。

(1)药物治疗：急性期应尽早使用糖皮质激素。并用大剂量维生素B_1、维生素B_{12}等肌内注射，改善神经营养。如系带状疱疹病毒感染引起Hunt综合征，可口服阿昔洛韦。

(2)理疗：急性期可用茎乳孔附近红外线照射或超短波透热疗法，恢复期可行碘离子透入疗法、针刺或电针治疗。

(3)康复治疗：患侧面肌活动开始恢复时应尽早进行功能训练，进行面肌的被动或主动运动。

5.心理护理

因患者突然出现口角歪斜，尤其是在说话时面神经抽搐加剧，造成心理负担加重，应鼓励患者表达自身的感受，给予正确指导。鼓励患者尽早治疗并告诉患者疾病的过程、治疗手段及预后，以增强患者的信心。护士注意语言柔和、态度亲切，避免伤害患者自尊的行为。

(四)健康指导

预防面神经炎应针对诱因采取措施。除保持生活规律，适当锻炼，增强体质，预防病毒等微生物感染外，还要注意防止着凉和调节情绪，保持心境平和。

三、吉兰-巴雷综合征患者的护理

吉兰-巴雷综合征(GBS)是可能与感染有关和免疫抑制参与的急性(或亚急性)特发性多发性神经病。以周围神经和神经根脱髓鞘以及小血管周围淋巴细胞及吞噬细胞的炎性反应为病理特点。

(一)护理评估

1.病因及发病机制

本病的确切病因不清，多数认为属神经系统的一种迟发性过敏性自身免疫性疾病。可发生于感染性疾病、疫苗接种或外科处理后，也可无明显诱因。与先期空肠弯曲菌感染有关，还可能与巨细胞病毒、EB病毒、肺炎支原体、乙型肝炎病毒和人类免疫缺陷病毒等感染有关。

2.健康史

了解疾病发生是否为急性起病，病前有无感染史。此病各年龄组均可发病，以儿童和青壮年多见，一年四季均可发病。多数患者病前1～4周有上呼吸道、消化道感染症状或有疫苗接种史。

3.身体评估

(1)运动障碍：急性或亚急性起病，出现肢体对称性弛缓性瘫痪，通常自双下肢开始，多于数天至2周达到高峰。病情危重者在1～2 d间迅速加重，出现四肢完全性瘫痪、呼吸肌和吞咽肌麻痹，危及生命。腱反射减低或消失，发生轴索变性可出现肌萎缩。

(2)感觉障碍：比运动障碍轻，表现为肢体远端感觉异常如烧灼感、麻木、刺痛和不适感和(或)手套袜子型感觉缺失。

(3)脑神经损害：以双侧面瘫多见。

(4)自主神经症状：可有发汗异常，皮肤潮红、发凉、发热，手足肿胀及营养障碍；严重病例可有心动过速、直立性低血压。

4.实验室及其他检查

典型的脑脊液改变为起病1周后蛋白质含量明显增高而细胞数正常，称蛋白-细胞分离现象，为本病特征性表现。

5.心理-社会评估

是否因瘫痪而焦虑，是否因呼吸麻痹、濒死感而恐惧、紧张或害怕，是否因恢复慢而出现消极情绪。

(二)护理诊断

1.低效性呼吸形态

与呼吸肌麻痹有关。

2.躯体移动障碍

与四肢肌肉进行性瘫痪有关。

3.吞咽困难

与脑神经受损所致延髓麻痹、咀嚼肌无力及气管切开等因素有关。

4.有发生废用综合征的危险

与躯体运动障碍有关。

5.有皮肤完整性受损的危险

与长期卧床有关。

6.焦虑、恐惧

与呼吸困难、濒死感有关。

(三)护理目标

(1)患者的呼吸功能能够维持正常。

(2)患者的肢体保持功能位,未出现废用综合征。

(3)患者的基本生活需求得到满足。

(4)患者未出现压疮。

(5)患者和家属的焦虑感得到缓解。

(四)护理措施

1.一般护理

急性期卧床休息,重症患者应在重症监护病房治疗;鼓励患者多咳嗽和深呼吸。当患者有四肢瘫时给予使用床档,需要加强陪护,保证患者的安全,防止坠床或跌倒。

2.饮食护理

给予高蛋白、高维生素、高热量且易消化的食物,保证机体足够的营养,吞咽困难者予以鼻饲流质饮食,进食时和进食后 30 min 应抬高床头,防止窒息。

如有缺氧症状如呼吸困难、烦躁、出汗、指(趾)甲及口唇发绀,肺活量降至 1 L 以下或动脉氧分压低于 9.3 kPa(70 mmHg)时宜及早使用呼吸机。一般先用气管内插管,若 1 d 以上无好转,则行气管切开,使用呼吸机。

3.症状护理

(1)密切观察患者的生命体征:尤其是呼吸的变化,严格掌握使用呼吸机的指征。护理人员应熟悉血气分析的正常值,如发现异常及时报告医师,调整呼吸机各项指标。保持呼吸道通畅,使其头偏向一侧。定时翻身、叩背、吸痰,给予雾化吸入,及时排除呼吸道分泌物,预防肺不张和肺部感染。

(2)肢体运动障碍的护理:应对患者说明早期肢体锻炼的重要性,保持肢体的轻度伸展,帮助患者被动运动,防止肌肉挛缩,维持肢体正常运动功能及正常功能位置,防止足下垂。

(3)感觉障碍患者的护理:注意保护皮肤勿被烫伤、冻伤及擦破,定时翻身,每小时 1 次,加用按摩气垫床,防止发生压疮。

4.用药护理

按医嘱正确给药,注意药物的作用、不良反应。某些安眠、镇静药可产生呼吸抑制,告知患者不能轻易使用,以免掩盖或加重病情。治疗要点主要如下。

(1)病因治疗:血浆交换(PE)及免疫球蛋白静脉滴注(IVIG)是 AIDP 的一线治疗,可消除外周血免疫活性细胞、细胞因子和抗体等,减轻神经损害。此两种疗法的费用昂贵且 PE 需在有特殊设备的医疗中心进行。糖皮质激素通常认为对 GBS 无效,并有不良反应,但无条件应用 IVIG

和 PE 时可试用。应用免疫球蛋白治疗时应注意点滴速度不宜太快，注意观察患者有无头痛、发冷、寒战等变态反应。

(2)辅助呼吸：呼吸肌麻痹是 GBS 的主要危险，呼吸麻痹的抢救是增加本病的治愈率、降低病死率的关键。因此，密切观察呼吸情况，对有呼吸困难者及时行气管切开及插管，使用呼吸机进行人工辅助呼吸。

5.心理护理

本病发病急，病情进展快，恢复期较长，加之长期活动受限，患者常产生孤独、焦虑、恐惧、失望等情绪，不利于疾病的康复。护理人员应及时了解患者的心理状况，主动关心患者，告诉患者本病经积极治疗和康复锻炼，绝大多数可以恢复，以增强患者与疾病作斗争的信心，降低患者的焦虑、恐惧及失望感。

(五)健康指导

病愈后仍应坚持适当的运动，增强机体抵抗力，避免受凉及感冒；给予高热量饮食，保证足够的营养；肢体锻炼应持之以恒，防止肌肉失用性萎缩；患者出院后要按时服药，并注意药物不良反应。

(六)护理评价

(1)患者的呼吸功能正常，无呼吸困难。

(2)患者未发生并发症，生活需要得到满足。

(3)患者及其家属的焦虑情绪得到缓解，获得适当心理支持。

(李丽丽)

第二节　癫痫的护理

癫痫是慢性反复发作性短暂脑功能失调综合征，以脑神经元异常放电引起反复痫性发作为特征的慢性脑部疾病，是发作性意识丧失的常见原因。痫性发作是脑神经元过度同步放电引起的短暂脑功能障碍，通常指一次发作过程，患者可同时有几种痫性发作。癫痫是神经系统疾病中仅次于脑卒中的第二大常见疾病。一般人群的癫痫年发病率为(50～70)/10 万，患病率约为 5‰。

一、护理评估

(一)病因及发病机制

痫性发作的机制十分复杂，影响因素颇多。

1.特发性癫痫

特发性癫痫主要有遗传倾向，多数患者在儿童或青春期首次发病，药物治疗效果良好。

2.症状性癫痫

症状性癫痫是各种中枢神经系统病变所致，如染色体异常、先天性畸形、围产期损伤、颅脑外伤、中枢神经系统感染、中毒、脑肿瘤、脑血管疾病、代谢性遗传疾病、变性疾病等。

3.隐源性癫痫

临床表现提示为症状性癫痫，但未找到明确病因，这类患者占相当大的比例。

4.状态关联性癫痫发作

发作与特殊状态有关，如高热、缺氧、内分泌改变、电解质失调、药物过量、长期饮酒戒断、睡眠剥夺、过度饮水等，在正常人也可导致发作。

（二）健康史

（1）应询问发病前身体的健康情况，包括有无脑部疾病、药物中毒史、代谢障碍病史、癫痫家族史等。

（2）发作时有无前驱症状，比如头晕、头痛等。

（3）了解发作的频率、时间和地点；询问患者的年龄、有无妊娠或正在行经期。

（4）发作前有无睡眠不足、疲乏、饥饿、饮酒、便秘、感情冲动、过度换气、过度饮水等诱发因素。

（5）有无在某种特定条件下（如闪光、音乐、下棋、刷牙等）发作的情况。

（三）身体评估

癫痫的临床表现极多，但均有短暂性、刻板性、反复发作性的特征。常见的发作类型有以下几种。

1.部分性发作

部分性发作为最常见的类型。根据患者的表现可分为以下 3 种发作。

（1）单纯部分性发作：多为症状性癫痫，痫性发作的起始症状常提示痫性灶在对侧脑部，发作时程较短，一般不超过 1 min，无意识障碍。常以发作性一侧肢体、局部肌肉感觉障碍或节律性抽动为特征，或表现为特殊感觉性发作。

如抽搐按大脑皮质运动区的分布顺序扩延，发作自一侧拇指、脚趾、口角开始，渐传至半身，称为 Jackson 发作。

（2）复杂部分性发作：又称精神运动性发作，其主要特征是意识障碍，常出现精神症状及自动症。病灶多在颞叶，故又称颞叶癫痫。

（3）部分性发作继发全面性强直-阵挛发作：大发作后如可回忆起部分发作时的情景，即称先兆。

2.全身性发作

（1）全身性强直-阵挛发作（GTCS）：又称大发作，是最常见的发作类型之一，以意识丧失和全身抽搐为特征。发作前可有前驱症状如头晕、气血上涌、上腹部异常感、幻觉等。发作可分三期。①强直期：患者突然意识丧失，跌倒在地，所有骨骼肌呈持续性收缩，表现为眼球上翻、喉部痉挛发出尖叫、口先强张而后突闭、颈部和躯干先屈曲后反张、上肢屈曲、双拇指对掌握拳、下肢伸直、呼吸暂停、瞳孔扩大及对光反射消失，此期持续 10～20 s，可有跌倒、外伤、尿失禁。②阵挛期：全身肌肉节律性一张一弛地抽动、阵挛频率由快变慢，松弛期逐渐延长，最后一次强烈阵挛后抽搐突然终止，此期持续约 1 min。③惊厥后期：抽搐停止后患者生命体征逐渐恢复正常，患者进入昏睡，然后逐渐清醒，清醒后常感头昏、头痛、全身酸痛和疲乏无力，对发作过程全无记忆，个别患者在完全清醒前可有自动动作或情感变化。自发作开始至意识恢复历时 5～10 min。

（2）失神发作：又称小发作，多见于儿童，表现意识短暂中断，持续 3～15 s，患者停止当时的活动，呼之不应，两眼瞪视不动，一般不会跌倒，手中持物可坠落，事后立即清醒，继续原先的活动，但对发作无记忆。

(3)肌阵挛发作:多为遗传性疾病,表现为突然、快速、短暂的肌肉或肌群收缩,一般无意识障碍。

(4)阵挛性发作:仅见于婴幼儿,表现为全身重复性阵挛性抽搐,恢复较 GTCS 快。

(5)强直性发作:常在睡眠中发作,表现为全身强直性肌痉挛。

3.癫痫持续状态

癫痫持续状态是指一次癫痫发作持续 30 min 以上,或连续多次发作、发作间期意识或神经功能未恢复至正常水平。任何类型癫痫均可出现癫痫持续状态,但通常是指全面强直-阵挛发作持续状态。多由于突然停用抗癫痫药或因饮酒、合并感染、孕产等所致,常伴有高热、脱水和酸中毒。

(四)实验室及其他检查

1.脑电图检查

对本病诊断有重要价值且有助于分型、估计预后及手术前定位。

2.头颅 X 线、脑血管造影、头颅 CT 及 MRI 检查

有助于发现继发性癫痫的病因。

3.血常规、血糖、血寄生虫检查

可了解患者有无贫血、低血糖、寄生虫病等。

(五)心理-社会评估

癫痫某些类型发作有碍自身形象,尤其是发作时伴尿失禁,常严重挫伤了患者的自尊心。此外,癫痫反复发作影响正常生活与工作,使患者终日忧心忡忡,害怕及担忧发作,对生活缺乏自信。如家庭、社会对患者抛弃、隔离,更可使其出现自卑、孤独离群的异常心态。

二、护理诊断

(一)清理呼吸道无效

与癫痫发作时意识丧失有关。

(二)生活自理缺陷

与癫痫发作时意识丧失有关。

(三)知识缺乏

缺乏长期正确服药的知识。

(四)有受伤的危险

与癫痫发作时意识突然丧失、全身抽搐有关。

(五)有窒息的危险

与癫痫发作时喉头痉挛、意识丧失、气道分泌物增多误入气管有关。

(六)潜在并发症

脑水肿、酸中毒或水电解质失衡。

三、护理目标

(1)患者呼吸道通畅。

(2)未发生外伤、窒息等并发症。

(3)患者的生活需要得到满足。

(4)对疾病的过程、预后、预防有一定了解。

四、护理措施

(一)一般护理

保持环境安静,避免过劳、便秘、睡眠不足、感情冲动及强光刺激等;适当参加体力和脑力活动,劳逸结合,做力所能及的工作,间歇期可下床活动,出现先兆即刻卧床休息;癫痫发作时应有专人护理,并加以防护,以免坠床及碰伤。切勿用力按压患者的肢体以免骨折。

(二)饮食护理

给予清淡饮食,避免过饱,戒烟、酒。因发作频繁不能进食者给予鼻饲流质。

(三)症状护理

当患者正处在意识丧失和全身抽搐时,首先应采取保护性措施,防止发生意外,而不是先给药。

1.防止外伤

迅速使患者就地躺下,用厚纱布包裹的压舌板或筷子、纱布、手绢等置于上、下臼齿间以防咬伤舌头及颊部;癫痫发作时切勿用力按压抽搐的肢体,以免造成骨折及脱臼;抽搐停止前,护理人员应守护在床边观察患者是否意识恢复,有无疲乏、头痛等。

2.防止窒息

患者应取头低侧卧位,下颌稍向前,解开衣领和腰带,取下活动性假牙,及时吸出痰液。必要时托起下颌,将舌用舌钳拉出,以防舌后坠引起呼吸道阻塞。不可强行喂食、喂水,以免误入气管窒息或致肺内感染。

(四)用药护理

根据癫痫发作的类型遵医嘱用药,切不可突然停药、间断、不规则服药,注意观察用药疗效和不良反应。常见的抗癫痫药物见表 2-1。

表 2-1 抗癫痫药的剂量及不良反应

药物	有效发作类型	成人剂量(mg/d)		儿童剂量 mg/(kg·d)	不良反应
		起始	维持		
苯妥英钠	GTCS,部分性发作	200	300~500	4~12	胃肠道症状,毛发增多,齿龈增生,面容粗糙,小脑征,复视,精神症状
卡马西平	部分性发作首选	200	600~2 000	10~40	胃肠道症状,小脑征,复视,嗜睡,体重增加
丙戊酸钠	全面性发作,GTCS,合并典型失神发作首选	500	1 000~3 000	10~70	肥胖,震颤,毛发减少,合并典型踝肿胀,嗜睡,肝损伤
苯巴比妥	小儿癫痫首选		60~300	2~6	嗜睡,小脑征,复视,认知与行为异常
托吡酯	部分性发作,GTCS	25	200~400	3~6	震颤,头痛,头晕,小脑征,肾结石,胃肠道症状,体重减轻,认知或精神症状
拉莫三嗪	部分性发作,GTCS	25	100~500		头晕,嗜睡,恶心,精神症状

(五)癫痫持续状态护理

严密观察病情变化,一旦发生癫痫持续状态,应立即采取相应的抢救措施。

(1)立即按医嘱地西泮 10~20 mg 缓慢静脉推注,速度为每分钟不超过 2 mg,用药中密切观察呼吸、心律、血压的变化,如出现呼吸变浅、昏迷加深、血压下降,应暂停注射。

(2)保持病室环境安静,避免外界各种刺激,应设专人守护,床周围加设护栏以保护患者免受外伤。护理人员的所有操作动作要轻柔,尽量集中。

(3)严密观察病情变化,做好生命体征、意识、瞳孔等方面的监测,及时发现并处理高热、周围循环衰竭、脑水肿等严重并发症。

(4)连续抽搐者应控制入液量,按医嘱快速静脉滴注脱水剂,并给氧气吸入,以防缺氧所致脑水肿。

(5)保持呼吸道通畅和口腔清洁,防止继发感染。

(六)心理护理

癫痫患者常因反复发作、长期服药而精神负担加重,感到生气、焦虑、无能为力。护理人员应了解患者的心理状态,有针对性提供帮助。避免采取强制性措施等损害患者自尊心的行为。鼓励患者正确认识疾病,克服自卑心理,努力消除诱发因素,以乐观心态接受治疗。鼓励家属、亲友向患者表达不嫌弃和关爱的情感,解除患者的精神负担,增强其自信心。

五、健康指导

(一)避免诱发因素

向患者及其家属介绍本病基本知识及发作时家庭紧急护理方法。避免诱发因素如过度疲劳、睡眠不足、便秘、感情冲动、受凉感冒、饥饿过饱等,反射性癫痫还应避免突然的声光刺激、惊吓、外耳道刺激等因素。

(二)合理饮食

保持良好的饮食习惯,给予清淡且营养丰富的饮食为宜,不宜辛辣、过咸,避免饥饿或过饱,戒烟酒。

(三)适当活动

鼓励患者参加有益的社交活动,适当参与体力和脑力活动,做力所能及的工作,注意劳逸结合,保持乐观情绪。

(四)注意安全

避免单独行动,禁止参与危险性的工作和活动,如攀高、游泳、驾驶车辆、带电作业等;随身携带简要病情诊疗卡,注明患者的姓名、地址、病史、联系电话等,以备发作时取得联系,便于抢救。

(五)用药指导

应向患者及其家属说明遵守用药原则的重要性,要坚持长期、规律服药,不得突然停药、减药、漏服药等。注意药物不良反应,一旦发现,立即就医。

六、护理评价

患者的基本生活需要得到满足,能够避免诱因,有效地预防发作,积极配合治疗。未发生并发症。

(李丽丽)

第三节 多发性硬化的护理

多发性硬化(multiple sclerosis,MS)是一种中枢神经系统白质脱髓鞘型为特征的自身免疫性疾病。本病多见于青壮年,其特点为空间上的多发性(即散在分布于中枢神经系统的多数病灶)及时间上的多发性(即病程中的缓解复发)。病变最常侵犯的部位是脑室周围的白质、视神经、脊髓和脑干传导束以及小脑白质等处,因此会出现运动障碍、感觉异常、语言、括约肌障碍等临床表现。

一、护理评估

(一)发病病因

(1)关于本病的病因及发病机制目前尚不完全清楚,目前主要有以下四种学说:①病毒感染,机体抗病毒免疫反应引起组织损伤和炎性反应;②免疫反应;③遗传因素,多发性硬化有家族易感性;④环境因素,某些环境因素在多发性硬化的发病中同样起重要作用,如 MS 发病率与高纬度寒冷地区有关。

(2)流行病学调查:本病好发于北半球的寒冷与温带地区,我国属中发地区。最多的发病年龄为 20～40 岁,女性稍多,其比例为(2～3):1。

(二)临床观察

由于多发性硬化是遗传易感个体与环境因素作用而发生的自身免疫系统的疾病,其发病率较高呈慢性病程和倾向于年轻人罹患,而成为最重要的神经科疾病之一。多发性硬化表现不一,临床常见病程可分为复发缓解型、原发进展型、进展复发型、继发进展型、良性型五类。由于 MS 可累及视神经、脊髓、脑干、小脑及大脑半球的白质,病灶散在多发,因此易出现不同的临床症状谱。

1.感觉障碍

感觉障碍是患者的最常见症状,常由脊髓后索或脊髓丘脑束病损引起。最常见的症状为疼痛或感觉异常,如麻木感、束带感、烧灼感或痛温觉减退、缺失,以肢体为主,可有深感觉障碍。

2.运动障碍

运动障碍包括皮质脊髓束损害引起的痉挛性瘫痪,小脑或脊髓小脑通路病损引起的小脑性共济失调,深感觉障碍引起的感觉性共济失调。

3.视觉障碍

视觉障碍多有缓解-复发的特点,早期眼底无改变,后期可见视神经萎缩和球后视神经炎。表现为视力减退或视野缺损。但很少致盲。首次发病较易缓解,反复发作可致视盘颞侧偏白,或遗留颞侧视盘苍白。

4.膀胱功能障碍

膀胱功能障碍包括尿急或尿不畅、排空不全、尿失禁等。

5.脑干症状

某些多发性硬化患者可有脑干损害的体征,包括眼球震颤和核间性眼肌麻痹引起复视、面部感觉缺失、面瘫、构音障碍、眩晕、延髓性麻痹等。

6.其他

精神症状、痴呆及认知功能障碍。

(三)诊断及检查

1.实验室检查

(1)脑脊液检查如下。

1)急性期约有60%的患者脑脊液单核细胞轻度增多。多数患者脑脊液蛋白含量正常,部分患者急性期脑脊液蛋白含量轻度增高。

2)检测IgG鞘内合成:①检测脑脊液IgG(免疫球蛋白)指数,有70%以上的患者IgG指数增高。②脑脊液寡克隆IgG带,患者脑脊液寡克隆区带阳性。

3)脑脊液MBP升高可提示多发性硬化急性发作,若其升高超过9 ng/mL,则提示活动性脱髓鞘。

(2)特殊检查。①电生理检查:视觉诱发电位(VEP)、脑干听觉诱发电位(BAEP)和体感诱发电位(SEP)。50%~90%的多发硬化患者均有一项或多项异常。②影像学检查:CT可检查出脑部早期病损;MRI检出率明显高出CT,为本病最有效的检查手段,除可显示大脑和小脑的病灶外,还能显示出脑干和脊髓的急性脱髓鞘病灶,主要表现为分布于白质的多个大小不一的片状长 T_1 长 T_2 信号,病程长的患者可伴有脑室系统扩张、脑沟增宽等脑白质萎缩征象。

2.诊断

Poser的MS诊断标准指出临床确诊需要病程中做次数、病变的临床证据及实验室检查支持。

二、护理诊断

(一)感知觉改变

(1)主要是指感觉异常或感觉减退,以肢体、躯干、头部较多见。因此患者易出现感觉障碍部位的损伤。

(2)视觉的改变:主要是球后视神经功能障碍而导致的视神经炎所致。因此易出现视觉减退或偏盲而导致不安全因素的发生。

(二)躯体移动障碍

躯体移动障碍主要与患者出现运动障碍、截瘫、四肢瘫、偏瘫、长期卧床肢体活动不能有关。

(三)皮肤受损的危险

皮肤受损的危险主要与患者脊髓受累后出现的膀胱功能障碍而引起的尿失禁有关。

(四)营养摄取不足

当患者出现脑干受累时,可见构音障碍、假性延髓性麻痹,咬肌力弱吞咽困难等症状,因此易出现营养不良、消瘦等变化。

(五)焦虑

焦虑主要是与疾病的反复发作与预后不良和青壮年患慢性疾病心理承受能力差有直接关系,因此出现精神抑郁、猜疑、迫害妄想、自杀的患者较多见。

(六)语言沟通障碍

由于脑干受累引起构音障碍、假性延髓性麻痹等症状,使患者与他人沟通受到阻碍,再加上精神异常出现交流障碍。

(七)自我形象的紊乱

主要是患者形象的突然改变，导致精神上不能承受，一般要经过精神、心理、生理及时间的延长等才能慢慢改变患者对疾病的认识。

(八)并发症

1.吞咽障碍

患者易出现呛咳、误吸等症状。

2.感染

由于患者疾病的反复发作，每次发作后易残留部分症状和体征，逐渐累积后会使病情逐渐加重，同时易出现高热、肺炎、压疮等并发症。

三、护理目标

(1)保障患者的安全，防止出现感觉缺失部位的损伤。

(2)提高患者的自理能力，保证患者肢体的基本活动。

(3)保证患者住院期间不出现皮肤的损伤。

(4)保证患者正常营养的供给。

(5)有效地进行沟通，保持患者心情愉快，不出现焦虑。

(6)患者能够积极配合治疗和护理。

(7)防止并发症的发生。

四、护理措施

(一)一般护理

1.环境

(1)应向患者介绍入院环境并将患者安排在离护士站较近且安静的病房，并把餐具、水、呼叫器、便器放在患者的视力范围内。

(2)如果患者有精神症状应给予必要的约束或由家人/护理员 24 h 进行陪护。

(3)给视力下降、模糊的患者提供适当的电源。

2.床单位

使用气垫床和带棉套的床挡，防止压疮及患者坠床。保持床单位清洁、平整、干燥、无沉渣，防止感觉障碍的部位受损。

3.卧位

给予患者功能位，并根据患者感觉缺失的部位和程度，定时给予翻身，并注意肢体的保暖。

4.温水擦洗

每天用温水擦洗感觉障碍的身体部位。

5.保暖

患者肢体增加盖被进行保暖，慎用暖水袋。

6.知觉训练

用砂纸、丝绸刺激触觉；用冷水、温水刺激温度觉、用针尖刺激痛觉。

7.功能锻炼

经常给患者做肢体按摩和肢体被动活动。

(二)肢体活动锻炼

(1)为患者讲解活动的重要性,定时更换体位,操作时动作要轻柔。

(2)鼓励患者进行自主功能锻炼,帮助患者进行被动肢体活动,并保持关节功能位。

(3)恢复期患者鼓励并协助做渐进性活动:协助患者在床上慢慢坐起,坐在床边摆动腿数分钟,下床时有人搀扶或使用助行器。

(三)皮肤护理

(1)保持床单位清洁、平整、干燥、无沉渣,防止感觉障碍的部位受损。男性尿失禁患者可使用假性导尿,必要时给予留置导尿管。

(2)留置导尿管患者应每天进行会阴冲洗 1 次,每 4 h 进行尿管开放 1 次,以训练膀胱功能。

(3)如出现尿疹或湿疹应立即请皮科会诊,随时给予药物针对性治疗。

(四)患者营养的供给

(1)延髓性麻痹可能会引起吞咽困难,因此当患者进食缓慢时可由普通饮食改为高热量半流食或乳糜食,按体重计算患者每天所需的热量,就此提供饮食量及种类。

(2)鼻饲饮食。

(3)肠外营养:可根据患者的病情加用肠外高营养。

(五)排除焦虑,配合治疗

(1)应加强与患者的沟通,取得患者信赖,鼓励患者说出自己紧张、焦虑的原因,如因疾病的反复或迁延不愈等原因。

(2)满足患者的合理要求,医护人员主动帮助或协助照顾好患者。

(3)给患者讲解疾病知识,让年轻患者逐渐能够承受,并与家属作好沟通,尽可能让家属多做患者的心理工作。

(4)积极让患者参与制订护理计划,并鼓励患者自理。

(六)防止并发症

1.防止误吸

管饲前应给予患者吸痰,头抬高 15°~30°,并抽吸胃液,防止胃内残留液过多,而引起反流导致误吸。

2.肺炎

给予患者更换体位,定时进行翻身、叩背、排痰。给予雾化吸入,或使用叩背机,促使肺内深部痰液的及时排出。排痰时注意观察患者痰液的性质、量,出现Ⅲ度感染时,应立即通知医师,给予相应的护理。

3.压疮

因患者出现运动障碍,应给予气垫床和带棉套的床挡的使用,保持床单位清洁、平整、干燥、无沉渣。身体的骨突出部位应给予保护,温水擦背每天 2 次。

(七)治疗

1.治疗原则

原则是控制疾病的急性发作、阻止病情进行性发展、对症支持治疗。

2.急性期多发性硬化

(1)首选糖皮质激素治疗,最常使用甲泼尼龙、地塞米松等激素,因其显效较快,作用持久,不良反应较少,可以减低多发硬化恶化期的严重程度和时间。

(2)免疫抑制剂：常用环孢素(cyclosporin A)，也可用硫唑嘌呤口服。

3.进展型多发性硬化

慢性进展型多发性硬化对糖皮质激素反应很差，可采用免疫抑制剂疗法，如甲氨蝶呤、环磷酰胺。

4.预防多发性硬化

硫唑嘌呤、环孢素、β-干扰素(IFN-β)。

5.对症治疗

(1)肌强直：可用巴氯芬、巴氯芬片。

(2)疼痛：可用阿米替林、氟西汀、卡马西平。

(3)小脑性震颤：可用卡马西平。

(4)强哭强笑：可用阿米替林。

(5)尿失禁：可用抗胆碱药，如溴丙胺太林或三环类抗抑郁药。

6.预后

约80%的患者可有缓解-复发病程，特别是起病后的10年中较易复发。若病情较轻的缓解-复发型的多发性硬化复发的次数不多，则预后较好。若患病10年生活仍能完全自理和能工作的患者，则属良性多发性硬化，一般不会因本病致残。约有20%的患者病情进展较快，在5年内死亡。

五、健康教育

(1)针对本病的特点给予患者进行讲解，并注意做好心理护理。

(2)讲解避免诱因的方法，一般患者在出现神经症状之前的数月或数周多有疲劳、感冒、感染、拔牙等病史，因此应避免诱因的发生。

(3)向患者介绍用药方法及用药后作用，同时应了解激素类药物的不良反应，防止不良反应的发生。

(4)指导患者尽可能维持正常活动的重要性，避免用过热的水洗澡。

(李丽丽)

第四节　肝豆状核变性的护理

肝豆状核变性(hepatolenticular degeneration，HLD)亦称Wilson病(WD)，是一种遗传性铜代谢障碍所致的肝硬化和以基底节为主的脑部变性疾病。临床上表现为进行性加重的锥体外系症状、肝硬化、精神症状、肾功能损害及角膜色素环(Kayser-Fleischer ring，K-F环)。

一、护理评估

(一)病因及发病机制分析

正常人每天从饮食中摄入铜2～5 mg，从肠道吸收进入血液的铜大部分先与血清蛋白疏松结合，然后进入肝脏。在肝细胞中，铜与α2球蛋白紧密结合成铜蓝蛋白，后者具有氧化酶的活性，因呈深蓝色而得名。每天摄入铜的1%从尿中排出，正常血清中铜蓝蛋白的含量为0.20～0.35 g/L，铜氧化酶活力在0.2～0.5光密度之间。由于血清铜氧化酶活力降低，血清中结合铜的含量下降，游离铜含量增加，尿铜排泄增加。铜在各脏器中更易形成各种特异的铜-蛋白结合体。剩余的铜通过胆汁、尿和汗液排出。

肝豆状核变性为常染色体隐性遗传性疾病，致病因子造成铜蓝蛋白的合成障碍，并影响铜在胆道中的排泄。循环中的铜90%～95%结合在铜蓝蛋白上，当铜-蛋白结合体减少以及正常含铜酶的缺乏使肠道摄取的铜量增加，而铜蓝蛋白低，首先造成的是铜在肝脏中大量沉积，引起小叶性肝硬化，直至肝细胞中溶酶体无法容纳时，通过血液使铜向各个器官散布和沉积。基底核的神经细胞和正常酶的转运对无机铜的毒性特别敏感，大脑皮质和小脑齿状核对铜的沉积也产生症状，但神经系统损害的主要部位是基底核。急性期患者壳核和苍白球先呈棕褐色，然后形成空洞，神经元、胶质细胞消失。慢性进展的病例，豆状核萎缩但无空洞形成，神经元萎缩变性，少胶质细胞增生。脑室扩大，脑沟增宽。大脑皮质尤其是额叶，接近皮质的白质，小脑齿状核以及脑桥等部位，均可见到神经元减少和脱髓鞘改变。铜在角膜弹力层的沉积产生角膜色素环(Kayser-Fleischering，K-F环)。

评估患者时主要了解患者有无家族史，家系同胞一代或隔代有无患此病者。

(二)临床观察

本病多在40岁以前发病，以10～20岁多见，男、女性均可发生，一个家族中可有数名成员患病，缓慢起病。

1.神经精神症状

多数患者因手抖、流涎、动作不协调而就诊。常为一侧或双侧肢体不规则震颤，或以舞蹈、手足徐动和张力不全为主，躯干扭转，张口以及头后仰或歪斜等很不规则的不自主运动。常有不自主哭笑、表情淡漠与构音不清等现象。可有注意力不集中，记忆力减退，学习能力下降，情绪不稳。也可出现冲动行为，后期可出现痴呆。

2.肝脏症状

有80%左右的患者发生肝脏症状。表现为倦怠、无力、食欲缺乏、肝区疼痛、肝大或肝缩小、黄疸、腹水甚至出现肝性脑病等。极少数患者以急性肝衰竭和急性溶血性血液病，可能为肝细胞内的铜向溶酶体转移过快，产生溶酶体损害，导致肝细胞大量坏死，大量铜从坏死肝细胞中释放，进入血液，从而出现溶血性贫血。此种情况多于短期内死亡。

3.眼部症状

角膜色素环是本病最重要的体征。95%以上的患者有此环出现，为铜沉积于角膜后弹力层所致，绝大多数为双眼，但也可见于单眼。此环位于角膜和巩膜交界处，在角膜的内表面上，出现绿褐色或金褐色，当光线斜照角膜时最清楚，但通常须用裂隙灯检查才能明确发现。

(三)辅助检查

(1)肝脏超声检查可为弥漫性肝损害或肝硬化。

(2)头部CT及MRI异常率高达85%，最多见为脑萎缩、基底节低密度灶，特别是双侧肝豆核区低密度灶最具有特征性。

(3)血清铜蓝蛋白＜0.2 g/L，血清铜氧化酶活性＜0.2光密度，24 h尿铜＞100 μg。

(4)裂隙灯检查：裂隙灯下可见K-F环。

二、护理诊断

(一)肝衰竭

由于铜代谢障碍在肝脏大量沉积,引起的肝小叶硬化所致。

(二)神经系统症状

由于铜代谢障碍在肝脏大量沉积,当肝细胞中溶酶无法容纳时,通过血液使铜向各个器官散布和沉积,神经系统受损后产生相应的症状如运动障碍、吞咽困难和精神异常。

三、护理目标

(1)患者及家属学会合理饮食。

(2)护士密切观察病情变化,配合急救。

四、护理措施

(一)饮食护理

告知患者及家属饮食治疗的原则与意义,指导患者避免食用含铜量多的食物。

1.饮食治疗原则

低铜、高蛋白、高热量、高维生素、低脂、易消化饮食。限制摄入可以减少铜在肝脏中的沉积,减慢和减轻肝细胞的损害程度。

2.避免食用含铜多的食物

如豌豆、蚕豆、玉米、坚果类、蕈类、软体动物类(鱿鱼、牡蛎、乌贼)、贝壳类、螺类、甲壳类动物、各种动物的肝和血,巧克力、可可等。

3.其他

避免使用铜制食具和炊具。

(二)病情监测

观察肝功能损害的表现有无加重,如黄疸是否加深,有无肝区痛、肝大、脾大、腹水、水肿;有无皮下出血、牙龈出血、鼻出血或消化道出血;有无血清电解质与尿铜的变化;防止急性肝衰竭或肝性脑病发生。

(三)晚期患者的生活护理

多巡视患者,主动了解患者的需要,协助做好日常生活护理。对于肢体抖动厉害,步行不稳或精神智能障碍者,要加强防护,确保安全。避免单独行走或外出,防止烫伤、跌伤或走失。协助进食、洗漱、大小便料理、口腔、皮肤护理以及个人修饰。

(四)用药指导

指导患者及其家属遵医嘱服药,并告知药物不良反应与服药注意事项。服用D-青霉胺治疗前要做青霉素皮试,皮肤阴性者方可使用。当出现发热、皮疹、血白细胞减少等变态反应时,告诉医师暂时停药;少数患者服药早期可出现症状加重,尤其是神经系统症状,继续服药可逐渐改善。D-青霉胺常见的不良反应:胃肠道反应,如恶心、呕吐、上腹不适,皮肤变脆易损伤;长期服用可出现自身免疫性疾病,如肾病、溶血性贫血、再生障碍性贫血等;宜同时补充维生素 B_6,避免并发视神经炎。使用二巯丙醇治疗时,易导致局部疼痛、硬结或脓肿,应注意深部肌内注射。

(五)健康指导

(1)限制铜的摄入,给予低铜饮食和避免使用含铜的餐具和炊具,避免使用含铜药物。

(2)按医嘱长期不间断正确服药,并定期检测尿铜和肝、肾功能。

(3)保持平衡心态,避免焦虑、悲观等不良心理;生活有规律,坚持适当运动和锻炼。

(李丽丽)

第五节　阿尔茨海默病的护理

阿尔茨海默病(AD)是老龄化社会必然出现的问题,特别是高龄患者的常见病。随着对阿尔茨海默病的深入研究,对 AD 已经能够正确诊断,而今生物学病因还未确定,治疗尚无根本性突破,AD 的护理已成为延缓病情进展并提高阿尔茨海默病患者生活质量的重要手段。尤其是中、重度 AD 患者,出现记忆力严重下降、日常功能重度障碍,加上行为精神症状,发展到后期大、小便失禁,甚至完全卧床,这些不仅影响着 AD 患者的生命质量及生活质量,同时也是导致照顾者负担的重要原因。

一、护理评估

(一)危险因素

AD 的危险因素已报道有 20 多种,主要公认的危险因素如下。

1.阳性家族史

家族中(特别是一级亲属中)有阿尔茨海默病或可疑阿尔茨海默病患者有一定的遗传性,亲属中发病的危险性较一般人明显增加,约有 60%的直系亲属在进入 80 岁时可以发展为阿尔茨海默病。

2.年龄

60 岁以上是一个重要的危险因素。据统计,60 岁以上患者每隔 5 年 AD 的患病率和发病率就增加 1 倍。就患病率而言,60～64 岁为 1%,65～69 岁为 2%,70～74 岁为 4%,75～79 岁为 8%,80～85 岁为 16%。就发病率而言,75～79 岁为 2.5%,80～85 岁为 5%,85 岁以上为 10%。

3.性别

女性中的发病率稍高于男性,这可能是因为女性寿命长,进入高危阶段多,所以在 AD 患者中占有较高比例。

4.头部外伤史

几项研究已经发现,头部外伤是 AD 的一个危险因素。有证据表明,头部外伤后可导致免疫反应性脑内 β 淀粉样斑块形成或弥散化,这更加强了头部外伤作为 AD 的可能危险因素的地位。

5.载脂蛋白 ε_4(Apo ε_4)基因

已有许多研究一致证明,Apo ε_4 为 AD 的危险因素。西方文献报道,正常人群 Apo ε_4 的基因频率约为 20%,AD 为 40%,OR 为 2.0;而且具有剂量效应,即含 2 个 Apo ε_4 基因者的患病率为 1 个基因者的 2 倍。

6.智商

智商与AD的发病有关。高智商与脑的体积和神经的快速有关,可预防和延缓AD的发生,而低智商则增加AD发病的可能性。

7.摄入铝过多

过多地使用铝制品或摄入含铝的食物。

(二)临床观察

AD的发病过程较长,早期患者的表现较为隐蔽,无明显的发病日期。

1.记忆力下降

记忆力下降是患者最早发生的症状,尤其是近期记忆。生活中轻微的记忆障碍并不引起注意,患者也会尽力掩盖自己记忆力下降的事实,家里人怕被人歧视也不愿意说,反而帮助患者掩盖,患者表现为反复提同样的问题和叙述同一件事情。在职业活动中主要表现为能力的下降,学习新事物的能力也大为降低。有些患者记不起发生过的事情,似乎事情已完全消失。有些患者用加强笔记的方法以弥补缺陷,但不能持久。在病程的后期,患者的长期记忆亦受损。

2.视空间技能障碍

视空间技能障碍先从对顺序、时间的定向障碍开始,例如:今天是几号?我怎么想不起来了?其后出现地点、人物的定向障碍。这里是什么地方?患者在其家中、住家附近或自己熟悉的地方,常会不知自己身居何处或甚至迷路。那个人是谁?患者不能回答,不认识镜中自己像,和镜中自己像打招呼、谈话叫镜现象,有时把东西给镜中人,或围绕自己镜像做探索动作。患者还会把东西放错地方,任何人都有可能将钱包或钥匙放错地方,而阿尔茨海默病患者可能将东西放到特别不合适的地方,如把熨斗放到冰箱里、把手表放到糖罐里。当疾病进展至中、后期,病患可能严重到完全失去定向感。

3.语言障碍

AD患者初期语言障碍的程度轻,但健忘性失语、无意义语言明显。病患语言流利但毫无内容,字意言语搞错,人名和物名说出困难。记忆力、思考及行为等方面退步,使患者常常无法理解别人说的事,也不能用语言概括和表达自己的意思,说话变得不流利,常会中断和不连贯,逻辑性不够。患者可能会严重到忘记单个词语或找不到合适的词语来替代,结果旁人无法理解他所表达的意思,严重的甚至叫不出常用物体的名称。中期对言语不能理解,错语很多,语言流畅性障碍,不能准确交谈。看起来在积极谈话,但交谈内容支离破碎,尽管与之交谈的人不愿继续下去,但此时患者很快乐,谈笑风生,不知要持续多长时间。末期语言无目的,错语连篇,持续语言、模仿言语、刻板言语、重复言语均出现,另外有构音障碍,到后期一句整话也说不出来,只能说简单的1~2个字,如“不”“好好”等,渐渐就会听不清患者在说什么,最后处于缄默、无语状态,有时他们只会发出非文字声音或呻吟、尖叫。

4.能力下降

高级皮层功能障碍,工作能力下降,稍微复杂便不能完成。尽管不存在运动障碍,但习惯性动作如分别时手的挥动、调理动作、穿衣、绘画等均不能很好地完成。阿尔茨海默病患者可出现能力下降,如可能会帮着做些家务,有时甚至显得很主动,实际上却是越搞越糟,总在帮倒忙。

5.运用障碍

运用障碍多在本病中期出现。有构成失用、穿着失用、观念运动性失用、运动失用(如摔倒,多在疾病的初、中期出现),所以造成做饭、洗衣、扫除、入浴、洗脸、穿脱衣服等日常生活行为缺陷。穿着失用在本病中经常见到,如不知道穿衣服的次序、做饭菜的步骤。肌肉张力逐渐增加,使得肌肉呈现僵硬状态,导致脸部表情冷淡,走路呈阿尔茨海默病步态(拖步、小碎步);若有小脑功能障碍,则易产生平衡与协调问题。这些缺损都容易使病患有跌倒的危险。在疾病末期,四肢挛缩明显,屈曲姿势睡眠,病患可能完全丧失运动能力,长期卧床,最后导致失用综合征,使其一切日常生活照顾均依赖他人协助。

6.计算障碍

AD患者的数学计算能力丧失,加法运算、减法运算以及其他一些数学运算都不能很好地完成,如100－7的数字计算障碍多出现在初、中期。这些问题给患者日常生活带来了许多障碍,尤其是在支付账单和保持收支平衡方面。

7.思维和判断能力障碍

较早出现抽象思维、概括、综合分析、判断等能力减退,呈进行性发展。患者开始时不能掌握技术或一般学识上新发展的要点,其后对原有的认识也模糊不清。如衣着违时,烈日下穿着厚衣,寒冬时却只穿薄衫。如未发生特殊语言障碍,在长时期内语言功能似乎完整,但在谈话中跟不上他人交谈的思路,可以发现对抽象名词的概念已经含糊。至后期一般常识也呈现衰退。

8.行为心理问题

(1)妄想:AD患者的发生率为20%～70%,指患者对某些毫无根据或不符事实或根本不存在的事情,产生错误的想法并不听别人劝告。中期时大约40%的患者在疾病过程中会出现妄想症状,主要表现为被害(首位)、被窃,嫉妒妄想次之,其他还有被遗弃妄想、配偶是冒名顶替、住所不是自己的家等,妄想常导致攻击行为,特别是对阻止患者不受妄想影响的护理人员进行攻击。无原因或继发于心境障碍、幻觉、记忆力下降,如患者说"把我关起来了",可能是想表达"我找不到周围的路"等。

(2)幻觉:指人的感官在没有外界刺激或客观并不存在某种事情的情况下所产生的感觉,患者坚信确实存在,信以为真,且可影响患者的情绪和行为。有15%～49%的患者会出现幻觉,包括幻视、听、触(感觉到某物的存在,而事实上并不存在)、嗅和味觉发生于中期。常发生在周围性感觉丧失的患者中,如耳聋、听力下降。

(3)攻击性行为:指语言或躯体的攻击行为。表现为人格改变,处理起来比较困难,包括身体性攻击及语言性攻击。身体攻击行为包括咬人、用手肘推人、打人、踢人、捏人、推人、抓别人的头发、抓人、打人巴掌、吐口水、与人格斗、做威胁性姿势、丢东西、用物品打人、舞动武器威胁、使用武器、破坏物品、打墙壁;语言性攻击包括:诅咒别人、敌意式语言、威胁性言语、持续性地叫某人的名字、辱骂、尖叫、不断要求。

(4)破坏性行为:摔东西、诬告。多数是在患者感到不高兴或让其勉强做不喜欢的事或感到不安时,而采取的保护自己的行为。

(5)异常行为。①漫游(无目的或目的性或夜间、反复性):漫游是指不停地运动,表现为毫无目的的迷惑状态,有时也表现为集中于一特定的目的地或特定的目标。可以在白天或夜间任何时间发生。户外漫游常使患者处于交通事故的危险之中或不安全的天气环境中。②错认(身份识别错误):混淆现实与视觉的界限,不能从面容辨别人物。不少阿尔茨海默病患者因认知障碍会出现与幻觉不同的误认现象,即把某物或人错认的现象,如不能认识亲友、家人;照镜子时不认识镜子里的自己,误认为是另一个人,面对面谈话;把屋内窗帘、衣柜或院内树木都误认为是人而与之交谈,出现亲切、拥抱或显出害怕、下跪等行为,这些表现与幻觉不同,多因患者认知退化所致。③重复动作：有时将钱包反复打开又合上，将衣服穿上又脱下，将衣橱打开又关闭，提出让人难以接受的要求和疑问。④二便障碍：早期患者由于定向力障碍，住院期间把治疗室认为是厕所，会出现随地大、小便或尿裤子现象，晚期出现二便失禁。⑤睡眠障碍：由于控制睡眠的神经路径受损，导致病患的睡眠形态发生紊乱，表现为睡眠倒错，白天经常打瞌睡，夜间兴奋不眠、到处乱走，从而引起夜间谵妄或无故叫醒护理者、吵闹、不安、好斗等现象。AD患者通常都有每天的节律：早晨很合作，但在太阳落山的时候或夜晚时分，患者变得不可理喻而且易激惹，又称日落现象。

(6)抑郁：AD最复杂的症状，多达80%。早期出现心烦、哭泣、食欲下降、活动量减少。抑郁是AD患者心理情绪最复杂的症状之一，同时也是最常见的症状。患者多数为轻度抑郁，主要是与视、听觉生理功能减退和语言障碍有关，具体表现为呆滞、退缩、食欲减退、心烦，造成患者睡眠障碍、疲倦等躯体不适的感觉。

(7)焦虑：在AD疾病后期出现，继发于抑郁、妄想等，也可继发于对丢失物品的关注。患者的焦虑不安主要有：认知障碍使他们对周围的环境及预期不能确定，于是出现失落和不安全感，许多情形下他们不能说出焦虑不安的原因，这种情况或间断或持续。焦虑是很常见的表现，如坐立不安、担心不好的事物发生、紧张、心悸、气短、恐惧等，严重焦虑者的注意力集中差，会突然发作肢体痉挛、疼痛或逃走等情况。

(8)激惹：由于患者能力下降所致，是对于不能处理的一些情况的过度反应。表现为情感失控，情绪极不稳定，常为一些小事发火、坐立不安、逃避、顽固；当患者的能力与护理者的要求相矛盾时，患者往往充满敌意可能触发激越现象，对治疗不合作。

(9)欣快：患者自得其乐、易怀旧、恋旧。常表现出满足感，话语增多，面部表情给人以幼稚、愚蠢的印象。

(10)淡漠、退缩：情感淡漠的患者，由于语言、视空间、视力、听力受损，引起知觉反应迟钝及感觉阻断，因为他们没有与他人交往的能力。患者表现为参加活动减少、退缩、孤独，回避与人交往，对生活和周围的环境缺乏兴趣。在陌生的环境和人面前有一种恐慌、胆怯的表现。

(11)人格障碍：患者变得多疑、孤僻、自私，行为与身份素质和修养不符。如与孙子争吃东西，把烟灰抖在别人头发里，把印章盖在别人脸上，在门前大、小便，不知羞耻。常收集破烂，并包裹数层加以收藏。易激惹，有时无故打骂人。随着阿尔茨海默病的加重，情感变得冷漠，对外界事物不关心，无兴趣，并出现焦虑、忧郁情绪。

AD早期常出现情感症状和异常行为，以后逐渐出现幻觉、妄想等精神行为症状和行为问题，所有的行为心理症状往往在晚期前达到高峰。

二、护理诊断

(一)思想过程改变

记忆障碍。

(二)社交障碍

患者的认知能力下降，表现为不愿参加社交活动。

(三)持家能力下降

患者表现为不能料理日常生活琐事。

(四)自理能力下降

患者的认知障碍包括记忆力、定向力、判断力和社会自我感障碍等。

(五)心理行为异常

表现为患者的社会性异常或怪异行为,主要包括偏执、情绪不稳定、无目的漫游、攻击、破坏、吵闹、大小便失禁等行为。

(六)语言沟通障碍

由于智力下降患者常无法理解别人说的事,会话能力下降,言语不流利常中断。

(七)并发症

AD晚期患者智力下降严重,患者的活动越来越少,大部分时间卧床,合作能力丧失,完全依赖他人照料,稍不注意就会跌倒、坠床造成跌伤、骨折。患者会因吞咽引起呛咳易产生吸入性肺炎,因长期卧床造成压疮和失用综合征;饮水少、大小便失禁可导致泌尿系统感染,而并发症是导致患者死亡的主要原因。

(八)照顾者角色困难

患者给照料者很多困难和压力,严重影响照料者的身心健康,表现为生气、难堪、悲痛、疲倦和沮丧、失落等。

三、护理目标

(1)维持患者的适应水平。

(2)维护患者的尊严,提高患者的生活质量。

(3)护理者能够提供安全的环境。

(4)护理者能够表现出积极情绪。

(5)维持家庭的完整性,有效地减少社会负担。

四、护理措施

在AD患者的护理过程中,应该把患者的生活质量放在首要位置。由于疾病的原因,患者的认知功能全面衰退,我们应该意识到在考虑患者的生活质量时,许多因素均应列在考虑的范围内。所有这些影响患者生活质量的因素均需要和患者本人的情况及疾病发展的阶段结合起来考虑,才能最大限度地提高患者的生活质量。

(一)增进亲和力

患者对环境的变化非常敏感,采用变化与一些熟悉的事物相关联的方法,患者才有可能接受新的模式。因此特别要注意做好患者入院接触这一环节,与患者的护理者一起进行交谈,待患者情绪稳定后护士再主动适时地接待患者,这样患者才会有安全感。如果是再次住院的患者,应安排熟悉的责任护士和床位,使患者得到安全感,有助于增加患者的依从性。

(二)适宜患者的环境

吸引患者的环境设计可增加感觉刺激,过高的刺激也会使患者的症状加重。病房明亮的灯光可以帮助患者辨别周围的环境,设置无声的灯光开关以防夜间惊扰患者;病房电话铃声不可过响,特别是夜间。护士不要使用呼叫系统与患者直接通话。病室内物品应简单、摆放整齐,对日常用物定点、定位,对可能导致意外的器具须严格控制。允许患者将小件物品带到病房(如椅子、照片等其他小东西),应尽量避免搬迁病室,以消除患者对新环境的陌生感和压力。

(三)建立辅助支持系统

为了维持患者的适应水平、减少异常行为,可为患者建立辅助支持系统。如用装饰物、图片或文字做出明显、直观、简单、具有吸引力的标记来提醒患者,如患者的服饰有特殊标志;在病室的墙上挂上钟和日历,提醒时间概念;床头、房间、浴室和如厕等处有适宜患者的提示物,以此帮助患者减轻迷惑感,以免迷失方向。鼓励和赞赏是护理者顺利接触阿尔茨海默病患者的必备技巧。护理者要通过鼓励和赞赏患者的每一点进步,来提高患者的自信和成就感。我们要把阿尔茨海默病患者与护理者作为一个整体,建立一种互补的护理者和工作人员都参与的护理关系。通过公休座谈会、每周的健康宣教、安排护理者与护理者、患者见面座谈相互了解、沟通,共同修改护理计划。

(四)日常生活护理

1.穿衣

穿着的衣服件数不要多,且按顺序排列;衣服简单、宽松、合适,颜色统一;选用不需要熨烫面料的衣服;选择外衣最好选用双面能穿的;避免纽扣过多,最好以拉链代替纽扣;用弹性松紧带裤腰取代皮带;袜子成双放在一起不易穿混;少佩带装饰品使其衣着简单;鞋子大小合适,不选择系带鞋。选择式样千万不要与之争执,出现错误不要责备,例如告诉患者这件上衣很适合她,然后再告知穿衣的步骤。

2.如厕

如厕途中及门上有明显标记;经常强化患者的记忆,认识标记;随着病情的不断发展,患者开始出现大、小便失禁。固定时间引导患者按时去厕所。留意观察患者上洗手间前的种种迹象,如局促不安、拽衣服等。如果患者发生失禁时不要责备,记录发生的时间,避免再次发生。为避免夜间失禁的发生,最好限制晚上饮用带有咖啡因的饮品。患者外出前提前做准备。穿衣要简便、容易脱,并随身携带备用衣物以便急用。

3.卫生

在照顾阿尔茨海默病患者洗脸时,应从后面或旁边进行帮助,因面对面为患者洗脸常使患者感到强迫而拒绝或不合作。如患者不肯刷牙或不会刷牙,可用棉棒蘸盐水擦洗,达到清洁的效果。每天要检查假牙和牙槽是否吻合,每天三餐后要摘下清洗干净。

头发要剪短发,更易护理及清洁。指甲应剪短,以免伤人伤己。洗澡时要有人陪伴,不能独自一人。保持固定时间洗澡的习惯。为患者准备好水和洗浴用具。不用泡沫多的洗浴用品,以免滑倒。患者拒绝洗澡或不能洗澡时,可化整为零分部进行或床上擦浴。

4.服药

阿尔茨海默病患者无论病程长短都需要接受药物治疗,一般以口服给药为主。照料患者服药应注意:患者服药时必须有人在旁陪伴,帮助患者将药全部服下,以免遗忘或错服。对伴有抑郁症、幻觉和自杀倾向的阿尔茨海默病患者,一定要把药品管理好,放到患者拿不到或找不到的地方。遇到患者拒绝服药时,护理者应耐心说服,向患者解释,药吃下后让患者张开嘴,看看是否咽下,防止患者在无人时将药吐掉,也可以将药研碎拌在饭中吃下。患者服药后常不能诉说其不适,要细心观察有何不良反应,及时调整给药方案。卧床患者、吞咽困难患者不宜吞服药片,最好研碎后溶于水中服用。昏迷患者要下鼻饲管,应由胃管注入药物。

(五)饮食护理

一日三餐应定量、定时,最好是与其他人一起进食,尽量保持患者平时的饮食习惯,不要用尖锐的刀、叉进食。对视力不好的患者,餐桌要放在明亮的地方,餐具最好颜色比较鲜明,食物品种过多会使患者不知所措。不要太介意进餐礼仪，用手拿取食物也很方便，吃饭时阿尔茨海默病患者常会把衣服弄脏，这时不要责备他。

食物要简单，最好切成小块，软滑的食物较受欢迎。为避免患者把食物吞下而不加以慢慢咀嚼可能导致的窒息，最好避免患者同食固体及液体食物。水、维生素是人体代谢过程中不可缺少的，患者每天宜饮水 2 000 mL。多吃水果、蔬菜补充维生素 C，避免或减少铝制品餐具。注意补锌，锌主要从动物食品中补充，如牡蛎、肉、蛋、奶等。多食富含卵磷脂的食物，卵磷脂可改善思维能力、提高记忆力，主要有大豆、蛋黄、动物肝脏、鱼类、芝麻等。

患者多数因缺乏食欲而少食甚至拒食，直接影响营养的摄入，对这些患者要选择营养丰富、清淡宜口的食品，荤素搭配，食物温度适中，无刺、无骨，易于消化。保证其吃饱吃好，对吞咽有困难者应给以缓慢进食，不可催促，以防噎食及呛咳。对少数食欲亢进、暴饮暴食者，要适当限制食量，以防止其因消化吸收不良而出现呕吐、腹泻。如果患者不停地想吃东西，可以把用过的餐具放在洗涤盆中，以提醒患者在不久前才进餐完毕。

(六)行为心理问题的护理

患者的行为心理问题，一般是指阿尔茨海默病患者经常出现的知觉紊乱、思维内容、心境或行为等症状。有 70%～90%的阿尔茨海默病患者会出现行为障碍，是临床护理中最令人感到棘手的问题，也是患者住院的主要原因。可采用以下分析步骤。

1.确定问题

发生的时间、地点和怎样发生的。事件中的关键人物和态度。

2.分析问题

分析行为心理问题的原因或诱因(诱发事件)。

(1)导致行为心理发展的认知因素：①解决问题的能力下降；②感觉/感知能力改变；③判断力障碍；④精神病样/妄想思维形态；⑤注意力不能集中或定向力减弱。

(2)导致行为心理的身体因素。①身体不适(疼痛、感染)：身体有什么不舒服了？②过度兴奋：疲倦、饥饿影响耐力。

(3)导致行为心理的感情因素：①对挫折无应对能力；②自卑感；③对治疗不合作；④有以进攻性行为作为应对方式的病史。

(4)环境因素。①护理环境：外界刺激(光度、噪声、温度)，更换陪伴者、居住环境、原有的生活习惯改变。②与社会因素有关的护理稳定性、人与人之间的交流，患者的要求未得到满足。③个人经历：受过去事件的影响。

(5)要达到的目的和需求。

3.制定方案

制定解决行为心理问题的方法：镇定应对，安抚情绪，运用沟通技术，采用奖励、疏导、等待和转移分散注意力，是解决问题的技巧。

(七)日落综合征(睡眠障碍)的护理

患者认知障碍带来的昼夜不分，会出现白天睡觉、夜间不睡、吵闹的现象。观察发现，患者往往是在每天太阳落山或者夜晚时分易激惹，这就是日落综合征。

护理这样的患者可在日间安排丰富多彩的活动，使得患者兴奋。增加日光照射，减少日间午睡，可以改善睡眠节律紊乱；夜间有壁灯照明，厕所有明显标记。在睡觉前让患者先上洗手间，就可避免半夜醒来。给予患者轻声安慰,有助于患者再次入睡。如果患者以为是日间,切勿与之争执,可陪伴患者一段时间,再劝说患者入睡。

(八)四处徘徊的护理

了解其需求,如患者感到单调乏味而四处徘徊,会增加患者的体能活动。如患者认为失去了东西而四处找寻,最好是把他们常用的物件放在显眼的地方。如患者的环境改变,最好能有他人陪同,直至患者熟悉新的环境和路途。提高灯光亮度,减少噪声、混乱和无关提示,尽可能避免搬家和更换护理者。患者外出时一定要有人陪同,外出时最好佩戴写有其姓名、地址和联系电话的卡片、手链,或把患者的姓名缝在衣领上,当患者迷路时有助于警方或旁人送回患者。告之邻里和朋友,如看到患者独自在外,就给护理者打电话。

(九)建立正性情感,了解患者的情感需求

AD患者常常处于病理性选择能力丧失阶段,护士要尊重患者的人格,无论患者的状况如何,对他们均一视同仁,不能有歧视或讥笑。理解、关注患者的痛苦和情绪变化,尽量满足患者的合理要求。在遇到突发事情时,做到沉着、冷静。

要多接触患者,花时间与患者在一起很重要,不应使患者觉得照顾者总是匆匆忙忙,要不断地把爱心关心的信息传递给患者,只有通过与患者的感情交流建立信赖关系,患者才能合作。利用躯体语言使患者感到关爱。阿尔茨海默病患者对触觉的感受比语言文字好,可用肢体语言,如微笑、拍一拍患者的肩、拉一拉患者的手、把手放在患者肩上或握着他的手谈话,可适时地抚摸,使其感受到护理者时时在关爱着他们。当患者出现求助信号时,护理者要立即给予支持和帮助,主要是耐心倾听患者反复提出的要求并帮助其解决。

(十)掌握规律,不强制患者

AD患者的判断力、理解力下降,常会发生做错事或言行错误。只要患者的言行错误不危害他人,就不要刻意去纠正。随着疾病的逐渐发展,记忆障碍带来的护理问题会越来越多。由于病情发展的快慢和症状变化各不相同,患者的个体差异大,尤其是到晚期,患者多不能自己表达要求和痛苦,护理者必须对受照顾的患者认真观察,及早发现问题,做好针对性护理。

(李丽丽)

第六节　重症肌无力的护理

重症肌无力(myasthenia gravis,MG)由乙酰胆碱受体抗体介导的、细胞免疫依赖的及补体参与的一种神经-肌肉接头处传递障碍的自身免疫性疾病。任何年龄均可发病,40岁前女性患病率可为男性的2～3倍,中年以上发病者,则以男性为多。

一、护理评估

(一)一般评估

1.生命体征

患者可呈现体温升高,但病毒感染时患者体温可不升高;呼吸肌受累时,引发呼吸困难,导致呼吸频率和节律的变化等，评估患者的血氧饱和度合并甲状腺功能亢进患者可出现怕热多汗，心率较快或心律失常，收缩压升高而舒张压下降，脉压增大，呼吸较快。

2.病史

询问患者有无反复发作的重症肌无力病史；重症肌无力起病的形式；主要症状和体征（首发症状，肌无力的部位，受累部位的前后顺序，肌无力的程度）；了解病前有无诱因如感染、精神创伤、过度劳累、服药史、妊娠、月经等；疾病加重和缓解的因素。

3.相关记录

体重、体位、饮食、皮肤、出入量等记录结果。评估患者的营养状态。

（二）身体评估

1.头颈部

观察患者的面容表情及营养状态，判断起病的急缓；观察眼睑闭合的程度，眼球运动方向、面部表情肌及四肢肌肉的活动，如出现上睑下垂、斜视、眼球活动受限、表情淡漠、连续咀嚼无力、张口呼吸、吞咽困难等。检查眼肌和面部表情肌的肌力。肌力指肌肉主动运动时的力量、幅度和速度。检查方法：检查时令患者作肢体伸缩动作，检查者从相反方向给予阻力，测试患者对阻力的克服力量，并注意两侧比较。

2.胸部

检查躯干肌肌力。重症肌无力患者呼吸音可减弱或消失，由于吞咽困难导致误吸或咳痰无力及长期卧床的患者可引发肺部感染等，可触诊语音震颤和听到呼吸音增强。

3.腹部

观察腹部和膀胱区外形，有无肠鸣音减弱和尿潴留。腹壁反射、提睾反射是否存在和对称。

4.四肢

检查肌肉容积（肌肉的外形和体积）是否出现肌萎缩。检查四肢骨骼肌的肌力，检查各个肌群的腱反射，如肱二头肌、肱三头肌、桡骨膜、膝反射和跟腱反射灯。是否存在病理反射。

（三）心理-社会评估

主要了解患者的文化背景，患病后的情绪反应及患者的学习、工作与家庭生活的情况，家庭成员的支持程度，家庭的经济能力等。

（四）辅助检查结果评估

抗胆碱酯酶药物试验涉及重症肌无力临床绝对评分标准如下。

1.上睑无力计分

患者平视正前方，观察上睑遮挡角膜的水平，以时钟位记录，左、右眼分别计分，共 8 分。0 分：11～1 点；1 分：10～2 点；2 分：9～3 点；3 分：8～4 点；4 分：7～5 点。

2.上睑疲劳试验

令患者持续睁眼向上方注视，记录诱发出眼睑下垂的时间（秒）。眼睑下垂：以上睑遮挡角膜 9～3 点为标准，左、右眼分别计分，共 8 分。0 分：＞60；1 分：31～60；2 分：16～30；3 分：6～15 分；4 分≤5。

3.眼球水平活动受限计分

患者向左、右侧注视，记录外展、内收露白的毫米数，同侧眼外展露白毫米数与内收露白毫米数相加，左、右眼分别计分，共 8 分。0 分：外展露白＋内收露白≤2 mm，无复视；1 分：外展露白＋内收露白≤4 mm，有复视；2 分：外展露白＋内收露白＞4 mm，≤8 mm；3 分：外展露白＋内收露白＞8 mm，≤12 mm；4 分：外展露白＋内收露白＞12 mm。

4.上肢疲劳试验

两臂侧平举，记录诱发出上肢疲劳的时间（秒），左、右侧分别计分，共 8 分。0 分：＞120；1 分：61～120；2 分：31～60；3 分：11～30；4 分：0～10。

5.下肢疲劳试验

患者取仰卧位，双下肢同时屈髋、屈膝各 90°。记录诱发出下肢疲劳的时间（秒），左、右侧分别计分，共 8 分。0 分：＞120；1 分：61～120；2 分：31～60；3 分：11～30；4 分：0～10。

6.面肌无力的计分

0 分：正常；1 分：闭目力稍差，埋睫征不全；2 分：闭目力差、能勉强合上眼睑、埋睫征消失；3 分：闭目不能、鼓腮漏气；4 分：噘嘴不能、面具样面容。

7.咀嚼、吞咽功能的计分

0 分：能正常进食；2 分：进普食后疲劳、进食时间延长，但不影响每次进食量；4 分：进普食后疲劳、进食时间延长、已影响每次进食量；6 分：不能进普食，只能进半流质；8 分：鼻饲管进食。

8.呼吸肌功能的评分

0 分：正常；2 分：轻微活动时气短；4 分：平地行走时气短；6 分：静坐时气短；8 分：人工辅助呼吸。

二、护理诊断

（一）有误吸的危险

与咽部、喉部肌肉无力、吞咽无力有关。

（二）低效型呼吸形态

与呼吸肌无力或胆碱能危象不能有效的呼吸有关。

（三）生活自理缺陷

与肌肉无力、吞咽无力、语言障碍等有关。

（四）语言沟通障碍

与肌无力及构音障碍有关。

（五）焦虑

与对疾病及其治疗、护理缺乏认识，担忧预后有关。

三、护理措施

（一）休息与活动

急性期，患者应卧床休息，限制活动；缓解期，适当休息与活动，避免劳累；避免到人多的地方，以防感染。

（二）饮食护理

给予低盐、高蛋白、富含钾、钙的饮食，切勿勉强进食。咀嚼无力或吞咽困难者，在药物生效后进食，以软食、半流、糊状物或流质如肉汤、鸡汤、牛奶为宜。吞咽困难、呛咳明显者，给予鼻饲。

(三)用药护理

1.药物配合

例如新斯的明、泼尼松、环磷酰胺等,注意调整剂量及给药次数及时间,观察药物不良反应。饮食和进水尽量安排在胆碱酯酶抑制剂服用起效之后,以防发生吞咽困难和呛咳。

2.并发症护理

吞咽困难患者易出现误吸甚至窒息;用药不足或过量易产生重症肌无力危象。都应及时报告医师并配合治疗与护理。

(四)重症肌无力危象的护理

1.保持呼吸道通畅

重症肌无力危象发生时常表现呼吸道分泌物增多、呼吸困难等,给予氧气吸入,加强呼吸道管理,注意呼吸道湿化,每 2 h 翻身、拍背 1 次,及时有效排痰,防止痰液堵塞,保持呼吸道通畅。

2.使用呼吸机患者的护理

严密观察病情变化,包括血氧、血压、心率、呼吸、痰液等指标的观察,定时做血气分析,根据血气分析调整呼吸机参数。加强呼吸道管理,预防肺部并发症;严密观察呼吸音变化,发现异常及时报告医师处理。

3.机械通气患者人机对抗的护理

人机对抗是重症肌无力危象机械通气患者最常见的问题之一。人机对抗的原因,主要有患者恐惧及过度紧张导致自主呼吸频率过快与机械通气不协调,呼吸机模式及参数设置不当,支气管痉挛和气道阻塞等。出现人机对抗现象,要评估患者的情况,分析人机对抗出现的原因,进行针对性处理,给予心理护理、使用镇静剂、调整呼吸机参数、解除支气管痉挛、吸痰、加强人工气道湿化等。

(五)心理护理

关心体贴患者、协助生活护理、多与其交谈,鼓励其保持乐观情绪,树立战胜疾病的信心,积极配合治疗及护理。

(六)健康教育

(1)定期复查治疗原发病,例如胸腺肿瘤,感染、精神创伤等。

(2)预防各种诱因,增强体质,避免呼吸道感染;保持居室通风良好,空气新鲜;生活有规律,劳逸结合,勿过劳累,保持充足睡眠。保持良好乐观情绪,避免精神紧张、焦虑、烦躁等不良情绪。

(3)遵医嘱用药;增加营养,合理饮食,进食高蛋白、高热量、富含维生素的食物;禁用和慎用对神经-肌肉传递阻滞的药物,注意药物治疗的注意事项。

(4)就诊指标:病情变化或加重及时就诊,例如活动后疲劳加重,休息后减轻且晨轻暮重;出现上睑下垂、复视、吞咽困难、饮水反呛,发音困难、四肢无力、呼吸困难或咳嗽无力等现象及时就诊。

四、护理效果评估

(1)患者肌力逐渐恢复。

(2)患者呼吸困难减轻,脱离机械通气。

(3)患者眼部症状(眼睑下垂、斜视、复视等)减轻或消失。

(4)患者吞咽功能良好,无吞咽困难和饮水呛咳。

(李丽丽)

第七节 脑卒中的康复护理

脑卒中又称脑血管意外，由于急性脑血管破裂或闭塞，导致局部或全脑神经功能障碍所引起的神经功能缺损综合征，持续时间＞24 h或死亡。脑卒中后1周的患者73%～86%有偏瘫，71%～77%有行动困难，47%不能独坐，75%左右不同程度地丧失劳动能力，40%重度致残。在我国目前需要和正在进行康复的患者中，脑卒中患者占有相当大的比例。随着科学技术和医疗服务水平的不断提高，脑卒中的致死率呈现逐渐下降的趋势，同时，由于发病率的逐年增高，导致脑卒中的致残率亦呈现逐年增高的趋势，这样造成了大量的需要进行康复的残疾人。脑卒中的康复开展最早，也是目前研究最多的领域，早期康复介入已成为共识。

早期康复的意义：早期康复运动功能恢复1个月可提高92.11%；2个月可提高56.67%；3个月可提高18.18%；3个月后96%手功能恢复可能性较小。

早期康复护理能够显著改善脑卒中患者的神经功能和日常生活活动能力，有利于提高患者生活质量。早期康复护理是脑卒中早期康复治疗的重要组成部分。早期康复是指脑卒中患者生命体征平稳、神经系统症状不再发展后即可开始康复治疗。只要不影响治疗，早期康复护理介入越早越好，早期康复护理可促进大脑的可塑性，调动脑组织内残余细胞发挥其代偿作用，促进损伤区域组织的重构和细胞的再生，有效地预防脑神经萎缩，从而使患者各种功能尽早恢复和改善，降低致残率。

一、康复护理目标

(1)改善患侧肢体的运动、感觉功能，改善患者的平衡功能。最大限度发挥患者的残余功能。

(2)改善患者言语功能障碍，调整心态、建立有效沟通方式。

(3)预防潜在并发症及护理不良事件的发生。

(4)提高患者的日常生活活动能力，学习使用辅助器具，指导家庭生活自理。

(5)提高患者生活质量以及社会参与的能力。

(6)实施教育学习的原则：强调残疾者和家属掌握康复知识、技能。

二、康复护理

(一)软瘫期抗痉挛体位的摆放

抗痉挛体位是早期抗痉挛治疗的重要措施之一。抗痉挛体位能预防和减轻上肢屈肌、下肢伸肌的典型痉挛模式，是预防预后出现病理性运动模式思维方法之一。

1.健侧卧位

患侧下肢髋、膝关节自然屈曲向前，放在身体前面另一枕上。健侧肢体自然放置。

2.患侧卧位

患侧卧位可增加对患侧的知觉刺激输入，并使整个患侧被拉长，从而减少痉挛。

3.仰卧位

该体位易引起压力性损伤及增强异常反射活动,应尽量少用。

(二)恢复期康复护理

日常生活活动能力训练:早期即可开始,通过持之以恒的日常生活活动能力训练,争取患者能自理生活,从而提高生活质量。训练内容包括进食方法、个人卫生、穿脱衣裤鞋袜、床椅转移、洗澡等。为完成日常生活活动能力训练,可选用一些适用的装置,如便于进食饲喂的特殊器皿、改装的牙刷、各种形式的器具及便于穿脱的衣服。

(三)后遗症期的康复护理

一般病程经过1年左右,患者经过治疗或未经积极康复,都会留有不同程度的后遗症,主要表现为肢体痉挛、关节挛缩变形、运动姿势异常等。该期康复护理目的是指导患者继续训练和利用残余功能,此外,训练患者使用健侧肢体代偿部分患侧的功能,同时指导家属尽可能改善患者的周围环境,以便于争取最大限度的生活自理,具体包括以下几点。

(1)进行维持功能的各项训练。

(2)加强健侧的训练,以增强其代偿能力。

(3)指导正确使用辅助器,如手杖、步行器、轮椅、支具,以补偿患者的功能。

(4)改善步态训练,主要是加强站立平衡、屈膝和踝背屈训练,同时进一步完善下肢的负重能力,提高步行效率。

(5)对家庭环境做必要的改造,如门槛和台阶改成斜坡,蹲式便器改成坐式便器,厕所、浴室、走廊加扶手等。

(四)言语功能障碍的康复护理

为了交流沟通,发病后应尽早开始语音训练。虽然失语,但仍需与患者进行言语或非语言交流,通过交谈和观察,全面评价语言障碍的程度,并列举语言功能恢复良好者进行实例宣教,同时还应注意心理疏导,增强其语言训练的信心。

(五)摄食和吞咽功能障碍的康复护理

吞咽障碍是急性脑卒中常见的症状,患者可因舌和喉头等运动控制障碍导致吞咽障碍;患者引起误吸、误咽和窒息,甚至引起坠积性肺炎和呼吸困难等;也可因进食困难而引起营养物质摄入不足,水、电解质及酸碱平衡失调等,从而影响患者整体康复。

(六)心理和情感障碍的康复护理

1.对疾病的认识异常

患者往往在脑卒中早期表现出对疾病的否认和不理解,尤其是在患者有半身忽略障碍时,自觉四肢仍能活动,完全否认有偏瘫。在护理肢体障碍和半身忽略患者时,要不断给予言语信息,口头述说患侧是患者的一部分,同时以各种方式提醒患者,不能操之过急,以免使患者产生抑郁、失望等严重心理障碍。

2.抑郁状态

脑卒中急性期过后,由于躯体残疾的挫折,对其后果的担心,不甘成为残疾者和依赖他人,工作和地位的丧失等都可造成患者的抑郁反应,表现为对异性兴趣减退,容易哭泣,经常责怪自己,感到孤独,前途无望等。对抑郁患者应利用各种方式促使患者倾诉及宣泄,具体的帮助患者解决实际问题,如争取家人探望、协调关系,多安排一些他们愿意做的事情,充分发挥他们的生活能力,如安排看电视、报纸、听音乐等,摆脱疾病带来的困扰,帮助他们从心理上树立战胜疾病的信心。

3.情感失控

由于感觉输入的异常和大部分皮质功能紊乱，伴有假性延髓性麻痹的脑卒中患者，情绪释放不受高级神经系统控制，造成患者情感失控，容易产生强制性哭笑。应在此基础上进行上述各种功能障碍的康复护理。

4.心理康复护理

要鼓励患者积极治疗，对功能障碍要早期康复，防止误用综合征；还要教育患者认识到后遗症的康复是一个长期的过程，需进行维持性训练以防功能退步。对长期卧床的患者，要教会家属正确的护理方法，以防压力性损伤、感染等合并症及失用综合征。

(1)疾病早期表现出对疾病的不理解和否认的患者，在护理中我们处处给予尊重和照顾，先将治疗的目的、意义、疗效和注意事项等告诉患者，并征求其意见，尊重和保护他们的自尊心，取得合作。使患者感受到在医院有安全感，有信心，避免使患者产生忧郁、失望等严重问题。

(2)对性情急躁，情绪易波动的患者要积极地引导。这类患者情绪易受客观因素的影响，易产生波动，急躁不利于控制病情。讲解脑血管病的发病机制，哪些人易于发病，危险因子是什么，应如何预防等知识告诉患者，用科学的方法保护好自己的身体，引导其扩大自己的爱好面，陶冶情操，增添乐趣；消除心理压抑和急躁情绪，避免诱发本病的因素。

(3)对于缺乏信心，疑虑重重的患者，应给予真诚的安慰和鼓励、这类患者对自己的病情缺乏了解，信心不足，又怕病后残疾无人照料，过度焦虑，破坏了心理平衡，使病情多次出现反复；通过康复健康教育，帮助患者认识和了解疾病发生、发展的因素，消除其紧张、焦虑情绪，运用医学知识，启发和指导其主动配合康复治疗。

(4)对于抑郁型患者，应主动、热情地与他们接近，每天增加与患者的沟通时间。耐心地倾听他们讲述自己的生活挫折和精神创伤，并给予必要的安慰、开导和照顾，使患者感受到大家庭的温暖。

(5)注意患者在不同时期的心理变化，有针对性地做好心理护理。偏瘫患者在发病初期由于偏瘫突然发生，坚持否认病情，情绪激动，急躁阶段康复的欲望极为强烈、对此期间的患者要给予安慰疏导，消除其急躁情绪，使其正视病情，积极配合训练。面对较长时间的康复治疗，肢体功能障碍仍未得到完全恢复，患者常感到悲观、失望、情绪低落，对预后缺乏信心，甚至不愿进行康复训练，对该期患者要因势利导，并让康复成功者现身说教，促使患者变悲观失望为主观努力，树立战胜疾病的信心和勇气。

三、常见并发症的康复护理

(一)肩关节半脱位

治疗上应注意矫正肩胛骨的姿势，早期良好的体位摆放，同时鼓励患者经常用健手帮助患臂做充分的上举活动。在活动中禁忌牵拉患肩，肩关节及周围结构不应有任何疼痛，如有疼痛表明某些结构受到累及，必须立即改变治疗方法或手法强度，具体包括以下几点。

1.预防

坐位时，患侧上肢可放在轮椅的扶手或支撑台上，或采取其他良好的肢位；站立时可用肩托(Bobath 肩托)，防止重力作用对肩部的不利影响。

2.手法纠正肩胛骨位置

护理人员站在患者前方，向前抬起患侧上肢，然后用手掌沿患肢到手掌方向快速反复地加压，并要求患者保持掌心向前，不使肩关节后缩。

3.物理因子治疗

用冰快速按摩有关肌肉，可刺激肌肉的活动，对三角肌及冈上肌进行功能性电刺激或肌电生物反馈疗。

4.针灸、电针

可能对肌张力提高有一定作用。

5.被动活动

在不损伤肩关节及周围组织的情况下，维持全关节无痛性被动活动，应避免牵拉患肢，而引起肩痛和半脱位。

(二)肩-手综合征

肩-手综合征多见于脑卒中发病后 1～2 个月间，偏瘫性肩痛是成年脑卒中患者最常见的并发症之一。表现为突然发生的手部肿痛，下垂时更明显，皮温增高，掌指关节、腕关节活动受限等症状。肩-手综合征应以预防为主，早发现，早治疗，特别是发病的前 3 个月内是治疗的最佳时期，具体治疗措施有以下几点。

1.预防措施

避免上肢手外伤(即使是小损伤)、疼痛、过度牵张、长时间垂悬，已有水肿者应尽量避免患手静脉输液。对严重的肩痛，应停止肩部和患侧上肢的运动治疗，适当选用一些理疗，如高频电疗、光疗等。

2.正确的肢体摆放

早期应保持正确的坐卧姿势，避免长时间手下垂。卧位时患肢抬高，坐位时把患侧上肢放在前面的小桌上或扶手椅的扶手上。在没有上述支撑物时，则应在患者双腿上放一枕头，将患侧上肢置于枕头上。

3.患侧手水肿

护理人员可采用手指或末梢向心加压缠绕：用 1～2 mm 的长线，从远端到近端，先拇指，后其他 4 指，最后手掌手背，直至腕关节上。该方法简单、安全、有效。

4.冷疗

用湿润的毛巾包绕整个肩、肩胛和手指的掌面，每次 10～15 min，每天 2 次；也可以用 9.4 ℃～11.1 ℃的冷水浸泡患手 30 min，每天 1 次，有解痉、消肿的效果。

5.主被动运动

加强患臂被动和主动运动，以免发生手的挛缩和功能丧失。早期在上肢上举的情况下进行适度的关节活动；在软瘫期，护理人员可对患者做无痛范围内的肩关节被动运动。

6.药物治疗

星状神经节阻滞对早期肩手综合征有效，但对后期患者效果欠佳。可口服或肩关节腔及手部腱鞘注射类固醇制剂，对肩痛、手痛有较好的效果。对水肿明显者可短时间口服利尿剂。消炎镇痛药物多无效。

7.手术

对其他治疗无效的剧烈手痛患者可行掌指关节掌侧的腱鞘切开或切除术，有利于缓解手指痛和肩关节痛。

(三)压力性损伤的预防及康复护理

防止压力性损伤或减少其加重,对压力性损伤易发生部位积极采取以下措施。

(1)让患者躺在气垫床上,同时保持床单干燥、无皱褶,避免擦伤皮肤。

(2)保护骨头凸起部、脚跟、臀部等易发生压力性损伤的部位,避免受压。

(3)麻痹的一侧不要压在下面,经常更换体位。

(4)对身体不能活动的老人,每 2 h 要变换体位,搬动时要把其身体完全抬起来。

(5)早期进行下肢、足踝部被动运动,预防下肢深静脉血栓形成。过去对长期卧床的脑卒中患者,凡受压部位变红,都采用按摩方法来防止压力性损伤的发生。近年来认为该法不可取,因软组织受压变化是正常的保护反应称反应性充血,由于氧供应不足引起。解除压力后即可在30~40 min 间褪色,不会使软组织损伤形成压力性损伤,所以不需按摩。如果持续发红,则提示组织损失,此时按摩将更致严重的创伤。

(四)失用综合征和误用综合征

1."失用综合征"

在急性期时担心早期活动有危险而长期卧床,限制主动性活动的结果。限制活动使肌肉萎缩、骨质疏松、神经肌肉的反应性降低、心肺功能减退等,加之各种并发症的存在和反复,时间一久,形成严重的"失用状态"。正确的康复护理和训练,尽早应用各种方法促进患侧肢体功能的恢复,利用健侧肢体带动患侧肢体进行自我康复训练,可防止或减缓健侧失用性肌萎缩的发生,还能促进患侧肢体康复。随着病情的改善,逐渐增大活动量,同时加强营养,可使肌萎缩逐渐减轻。

2."误用综合征"

相当多的患者虽然认识到应该较早地进行主动性训练,但由于缺乏正确的康复知识,一味地进行上肢的拉力、握力和下肢的直腿抬高训练,早早地架着患者下地"行走",或进行踏车训练下肢肌力,结果是加重了抗重力肌的痉挛,严重地影响了主动性运动向随意运动的发展,而使联合反应、共同运动、痉挛的运动模式强化和固定下来,于是形成了"误用状态",它是一种不正确的训练和护理所造成的医源性综合征。从脑卒中运动功能的恢复来看,康复训练应该循序渐进,以纠正错误的预防模式为主导。早期应以抗痉挛体位及抗痉挛模式进行康复护理和训练,促进分离运动(即支配能力)的恢复,而不是盲目地进行肌力增强训练,才能早期预防误用综合征。

四、护理不良事件的预防

(一)跌倒的预防

进行跌倒的危险因素评估,高危患者提前与患者及家属沟通,具体有以下几点。

(1)对意识不清、躁动不安的患者应使用约束带进行保护性约束,并向家属强调保护性约束的重要性。不可私自解开约束带,约束肢体应处于功能位,定时轮流松放。做好交接班,加强巡视,观察约束肢体的血液循环并记录。

(2)向患者及家属强调 24 h 留陪伴的重要性,强调患者不能单独活动和如厕。指导患者服用降压药、安眠药或感头晕时,应暂时卧床休息,避免下床活动致跌倒。

(3)改变体位动作应缓慢;告知患者穿防滑鞋,切勿打赤脚、穿硬底鞋,慎穿拖鞋。

(二)环境安全

(1)病房大小要考虑到轮椅活动的空间,不设门槛,地面防滑;浴室应有洗澡凳,墙上安置扶手,淋浴旁安装单手拧毛巾器;便器以坐式为宜,坐便器周围或坐便器上有扶手以方便和保护患者。

(2)病床应低于普通病床,并使用活动床栏,防止患者坠床。

(3)房间的布置应尽可能使患者接受更多的刺激。床档位置要便于使所有活动(如护理、医师查房、探视等)都发生在患侧;重视患侧功能恢复,床头柜、电视机等应安置在患侧。

(三)走失的预防

对于意识障碍、认知功能障碍的患者要提前与家属做好沟通,强调 24 h 留陪伴的重要性,患者不能离开陪伴的视线。外出检查时应专人陪同,尽量避免到人员杂乱的地方,快去快回。

五、脑卒中患者饮食指导

饮食治疗是一个长久的过程,许多患者及家属对饮食治疗的重要性缺乏正确的认识,要做到合理的控制饮食,改变长久形成的饮食习惯对患者来说并不容易,只有通过专业人员对患者及家属进行健康教育,帮助患者制订个性化的饮食治疗方案,让他们认识到饮食治疗的重要性,才能有效地提高饮食控制的依从性。通过有效的健康教育可以使患者学会自我管理,纠正生活中的误区,树立战胜疾病的信心。

指导患者戒烟戒酒:①因为乙醇不含任何营养素,只提供热量,直接干扰机体的能量代谢,长期饮酒对肝脏不利,易引起血清甘油三酯的升高。②吸烟有百害而无一利,可诱发血糖升高,导致周围血管收缩,促使动脉粥样硬化形成和心脑血管疾病发生。

六、康复健康教育

(1)教育患者主动参与康复训练,并持之以恒。

(2)积极配合治疗原发疾病,如高血压、糖尿病、高脂血症、心血管疾病等。

(3)指导有规律的生活,合理饮食,睡眠充足,适当运动,劳逸结合,保持大便通畅,鼓励患者日常生活活动自理。

(4)指导患者修身养性,保持情绪稳定,避免不良情绪的刺激。学会辨别和调节自身不良习惯,培养兴趣爱好,如下棋、写字、绘画、晨晚锻炼、打太极拳等,唤起他们对生活的乐趣。增强个体耐受、应付和摆脱紧张处境的能力,有助于整体水平的提高。

(5)争取获得有效的社会支持系统,包括家庭、朋友、同事、单位等社会支持。通过健康教育,使患者对疾病康复有进一步认识,增强康复治疗信心,调动患者及其家属的积极性,使患者在良好的精神状态下积极、主动接受治疗,并指导患者将日常生活活动能力贯穿于生活中,使替代护理转为自我护理,提高患者的运动功能及日常生活活动能力。使患者最大限度地恢复生活自理能力,降低致残率和复发率,提高生活质量,最大限度地回归家庭,重返社会。

(李晓燕)

第八节　帕金森病的康复护理

帕金森病又称震颤麻痹，是一种老年人常见的运动障碍疾病，以黑质多巴胺能神经元变性缺失和路易小体形成为病理特征，临床表现为静止性震颤、运动迟缓、肌强直和姿势步态异常等。65 岁以上的老年人群患病率为 1 000/10 万，随年龄增高，男性多于女性。在鉴别诊断时需明确区分帕金森病、帕金森综合征、帕金森叠加综合征等疾病，在康复护理中它们具有相同的护理问题和干预措施。

一、基础康复护理

结合帕金森病的特点，对患者进行语言、进食、走路动作以及各种日常生活功能的训练和指导十分重要。

(一)饮食护理

根据患者的年龄和活动量予以足够的热量并评估患者的营养状况，口味需要，提供营养丰富的食物，原则上以高维生素、低脂、适量优质蛋白、易消化饮食为宜。多吃谷类和蔬菜瓜果，以促进肠蠕动，防止便秘，具体包括以下几点。

(1)钙是骨骼构成的重要元素，因此，对于容易发生骨质疏松和骨折的老年帕金森病患者来讲，每天晚上睡前喝一杯牛奶或酸奶是补充身体钙质的极好方法。

(2)蚕豆(尤其是蚕豆荚)中含天然的左旋多巴，在帕金森病患者的饮食中加入蚕豆，能使患者体内左旋多巴和卡比多巴的释放时间延长。

(3)限制蛋白质的摄入，每天摄入大约 50 g 的肉类，选择精瘦的畜肉、禽肉或鱼肉。一只鸡蛋所含的蛋白质相当于 25 g 精瘦肉类。为了使半天的药效更佳，也可尝试一天中只在晚餐安排蛋白质丰富食物。

(4)不吃肥肉、荤油和动物内脏，有助于防止由于饱和脂肪和胆固醇摄入过多给身体带来的不良影响。饮食中过高的脂肪也会延迟左旋多巴药物的吸收，影响药效。

(5)对偶有呛咳者可在护士指导下正常进食。频繁发生呛咳者指导患者进食时取坐位或半坐卧位，头稍向前倾；对于卧床患者，进食时应抬高床头≥45°，以利于下咽，减少误吸。指导患者家属正确协助患者进食：当患者发生呛咳时应暂停进食，待呼吸完全平稳再喂食物；对频繁呛咳严重者应暂停进食，必要时予以鼻饲。

(二)用药护理

对老年人给予明确用药指导是预防药物不良反应最有效的方法之一。遵医嘱及时调整药物剂量和用药时间，空腹用药效果比较好。如多巴丝肼应在餐前 30 min 或餐后 45 min 服用。告知患者的服药配伍禁忌：如单用左旋多巴时禁止与维生素 B_6 同时服用。苯海索使老年患者易产生幻听、幻视等精神症状，以及便秘、尿潴留等，应及时发现药物不良反应。抗抑郁药，尤其是 5-羟色胺再摄取抑制剂，由于起效作用慢应督促患者坚持按时、按量服用。

(三)日常生活活动能力训练康复护理

室内光线要充足，地面要平坦。病房内尽可能减少障碍物，病床加用防护栏，以防坠床。嘱患者穿防滑拖鞋，卫生间要有扶手，以防跌倒。指导患者衣物尽可能选用按扣、拉链、自粘胶式以代替纽扣，以便于穿脱。裤子与鞋要合身，不能过于肥大，以免自己踩踏导致摔伤。起床或躺下时应扶床沿，动作缓慢进行，避免直立性低血压的发生。患者在外出活动或做检查时应有专人陪护。

（四）语言功能训练

因肌肉协调能力异常，导致语言交流能力障碍。护士要多从营造良好语言氛围入手，让患者多说话、多交流、多阅读，沟通时给患者足够时间表达，训练中注意患者的发音力度、音量、语速频率，鼓励患者坚持连续不间断的训练，减缓病情发展。

（五）大小便护理

因老年人特点及治疗用药可能产生的不良反应，多数患者伴有不同程度的便秘。对便秘患者，应多摄取粗纤维食物、蔬菜、水果等，可多饮蜂蜜、麻油，以软化食物残渣。可配以效果好、不良反应小的内服及外用药物，如冲饮适量番泻叶，口服芪蓉润肠口服液及排便前外用开塞露等，促进排便。小便困难者可按摩膀胱、听流水声刺激排尿，必要时可导尿，总之以效果最好、不良反应最小的，能持久使用的方法，减少患者痛苦，维护正常排二便功能。

二、运动功能训练康复护理

帕金森病患者在用药物治疗的同时配合正规、系统且有针对性的康复训练是一种既安全可靠又有明显疗效的方法。运动功能训练根据患者的震颤、肌强直、肢体运动减少、体位不稳的程度，尽量鼓励患者自行进食穿衣、锻炼和提高平衡协调能力的技巧，做力所能及的事情，减少依赖性，增强主动运动。随着病情发展，针对每个患者情况注意以下几方面训练。

（一）步态练习

肌肉持续的紧张度致患者肢体乏力，行走不自如，重心丧失，步态障碍。加强患者行走步伐的协调训练：①原地反复起立；②原地站立高抬腿踏步，下蹲练习；③双眼平视合拍节地行走。患者如有碎步时，可穿摩擦力大的胶底鞋防止滑倒。有前冲步时，避免穿坡跟鞋，尽量持手杖协助控制前冲，维持平衡等。

（二）面部训练

鼓腮、噘嘴、龇牙、伸舌、吹气等训练，以改善面部表情和吞咽困难现象，协调发音，保持呼吸平稳顺畅。

（三）基本动作及运动功能训练

（1）上、下肢的前屈、后伸、内旋、外展，起立下蹲。

（2）肩部内收、外展及扩胸运动，腰部的前屈，后仰，左、右侧弯及轻度旋转等。

（3）在有保护的前提下适当运动，进行一些简单的器械运动项目，有助于维持全身运动的协调。

（四）功能锻炼注意事项

功能锻炼越早越好，要按照康复治疗方案执行；运动时间及运动量应因人而异，渐渐地增加运动强度；不宜采取剧烈活动，做到劳逸结合，从一项训练过渡到另一项训练应缓慢进行，避免“跳跃式”运动；运动时动作要轻柔、缓慢，注意安全，避免碰伤、摔伤等事故发生。后期患者没有自主运动能力时，可依靠家属帮助进行被动运动，以尽早恢复一定的自主运动。康复锻炼应循序渐进，及时表扬、鼓励；康复效果不要急于求成，以免产生失望、抑郁心理。

三、预防并发症

帕金森病是一种慢性进展性变性疾病，该病晚期由于患者严重肌强直、全身僵硬终致卧床不起。本病本身并不危及生命，肺炎、骨折等各种并发症是常见死因。因此，做好基础护理工作，积极预防并发症不容忽视，具体包括以下几点。

(1)本病老年患者居多，免疫功能低下，对环境适应能力差。护理工作者应注意保持病室的整洁、通风，注意病室空调温度调节适度。天气变化时，嘱患者增减衣服，以免受凉、感冒，加重病情。

(2)对于晚期的卧床患者，要按时翻身，做好皮肤护理，防止尿便浸渍和压力性损伤的发生。

(3)被动活动肢体，加强肌肉、关节按摩，对防止和延缓骨关节的并发症有意义。

(4)皮肤护理。翻身时应注意有无皮肤压伤，并防止皮肤擦伤。

(5)坠积性肺炎、泌尿系统感染是其最常见的并发症，因此，要给患者定时翻身、叩背，鼓励咳痰，预防肺部感染；鼓励患者多饮水，以稀释尿液，预防尿路感染。

四、心理康复护理

患者虽然有运动功能障碍，但意识清楚，更需要他人的尊重、友爱，害怕受到歧视。抑郁在帕金森病患者中常见，有近1/2的患者受此困扰，部分患者以抑郁为首发症。患者对疾病会产生较大的心理压力，为自己躯体的康复、功能的恢复、病后给家庭造成的负担和社会生活能力等问题而担忧。在康复锻炼的同时，更应强化心理护理，解决患者的心理问题，只有身心结合的护理才能体现整体护理。早期心理护理配合康复训练，能提高患者的日常生活能力，减少患者对家庭和社会的依赖，减轻患者的心理负担，因而能使患者有足够的信心和勇气面对疾病带来的急性应激。具体包括以下几点。

(1)对收入院的患者从入院时起即给予心理护理，向患者介绍医院环境，科室主要负责人、主管医师和护士，通过与患者交谈，收集患者的资料，了解患者的需要，对患者的心理状况做出评估，并使患者从陌生的环境中解脱出来，以良好的心境接受治疗。

(2)根据患者的心理状况，向患者及家属介绍发病的原因、治疗过程、治疗前景、服药注意事项。

(3)建立良好的护患关系，良好的护患关系是实施心理护理的基础，并能充分调动患者自身的积极性，提高自我认知能力，参与到自我护理中来，消除对疾病的过度注意和恐惧感。耐心倾听患者的叙述，诚恳、礼貌对待患者。此时要充分理解患者的心理感受，允许患者情感的发泄和表现，给予适度的劝说和安慰。

(4)为患者营造一个温馨的治疗和心理环境，主动与患者交谈，谈话中注意非语言沟通的技巧，如抚摸、握手、点头，使患者感到亲切安全，心情放松。

(5)组织患者参加集体活动，安排病情稳定、康复成功的患者，介绍成功经验，增强进一步治疗的信心；选择适合患者的读物，以改善在治疗之余的心理状态。

(6)生活自理能力训练，肌强直好转、肌张力正常时逐步训练穿衣、如厕、进食等自理能力，鼓励患者完成力所能及的事情。满足患者自尊的心理需要，提高自信心。

五、康复健康教育

(1)让患者对自己的病情有正确的认识,减缓病情进展,让患者充分认识到康复的作用。向患者和家属介绍主要的治疗措施及方法并取得配合。指导患者注意锻炼的强度从小到大,循序渐进,持之以恒,并根据患者的体力进行调整。

(2)用药指导以及饮食指导:指导患者按时按量正确服药,不可随意增量、减量、停药,戒烟、忌酒,满足患者对糖和蛋白质的需要,少食动物脂肪,适量海鲜类食物,多食蔬菜、水果,多饮水保持大便通畅。

(3)避免精神紧张和过度劳累,树立正确的生活态度,以积极乐观的情绪对待生活。当患者出现对事物不感兴趣、自我评价过低、绝望感时,给予积极的关注和关爱,一起与患者分析出现的不适,指导患者重视自己的优点和成就,对所取得的点滴成绩给予肯定和鼓励,向亲人、医护人员倾诉内心想法。应协同家属一起做好患者的工作,讲解病情的发展、预后并使患者保持稳定的情绪,对疾病康复具有重要意义。

(4)睡眠指导:由于帕金森病患者常有自主神经功能性紊乱,并伴有不同程度的睡眠障碍。所以护士要协助患者及其家属创造良好的睡眠环境及条件。首先建立比较规律的活动和休息时间表,避免睡前兴奋性运动,吸烟,进食油腻食物以及含有酒精、咖啡因的饮品和药物。建议采用促进睡眠的措施,如睡前排尽大小便,睡前洗热水澡或泡脚,睡前喝适量热牛奶等。

(李晓燕)

第九节 脊髓损伤的康复护理

脊髓损伤是由于各种致病因素引起脊髓结构和功能损害,造成损伤水平以下脊髓功能障碍,包括感觉和运动功能障碍,反射异常及大、小便失禁等相应的病理改变,也就是常见的四肢瘫(颈段脊髓损伤)、截瘫(胸、腰段脊髓损伤),是一种严重致残性损伤。脊髓损伤是一种引起患者生活方式变化的严重疾病,很多患者因此生活不能自理,需要有人照料,如护理不当,还会发生压力性损伤、泌尿系统感染、呼吸系统感染等严重并发症。

一、基础康复护理

(一)急性期康复护理

急性期康复护理第一目标是使受伤部位安静固定,同时还要防止压力性损伤、尿路感染、呼吸系统疾病及关节挛缩等并发症;在此基础上在床边进行过渡到下一步离床期的功能训练。

1.抗痉挛体位的摆放

各种原因所致的肢体瘫痪性疾病的急性期,因生命体征不平稳、瘫痪肢体不能活动或肢体制动等原因,患者被迫卧床。此时,为了防止压力性损伤,预防肢体挛缩,维持良好血液循环,应注意正确的肢体摆放位置,并每隔 1~2 h 翻身 1 次。

四肢瘫的患者,肩关节应处于外展位,肘关节伸直,前臂外旋,腕背伸,拇指外展、背伸,手指微屈。如病情允许应定期俯卧位,伸展髋关节。踝关节保持垂直。

2.关节被动活动

指导对瘫痪肢体的关节每天应进行1～2次的被动运动，每次每个关节应至少活动20次，防止关节挛缩、畸形。

3.体位变换

脊髓损伤患者应根据病情变换体位，一般每2 h变换1次，变换前向患者或其家属说明目的和要求，取得患者的理解和配合。体位变换时，仔细检查全身皮肤状态：有无局部压红、破溃，皮温情况，肢体血液循环情况，并按摩受压部位。对颈髓损伤患者应注意轴向翻身以维持脊柱的稳定性。

4.呼吸及排痰

对于颈脊髓损伤波及呼吸肌的患者应协助并指导训练腹式呼吸运动及咳嗽、咳痰能力，预防肺感染，促进呼吸功能。

5.大、小便的处理

脊髓损伤后1～2周间多采用留置导尿管的方法，指导并教会定期开放导尿管，一般每3～4 h开放1次，嘱患者做排尿动作，主动增加腹压或用手按压下腹部使尿液排出。应保证每天水摄入量在2 500～3 000 mL，预防泌尿系统感染，以后可根据病情采用间歇导尿法。便秘可用润滑剂、缓泻剂、灌肠等方法。

(二)恢复期康复护理

在恢复期康复护士应配合运动疗法师、作业疗法师监督、保护、辅导患者去实践已学习到的日常生活动作，不脱离整体训练计划，指导患者独立完成功能训练。

1.增强肌力、促进运动功能恢复指导

脊髓损伤患者为了应用轮椅、拐杖或自助器，在卧床或坐位时均要重视并协助患者进行肩带肌的训练、上肢支撑力训练及握力训练。肌力Ⅰ级时，给予辅助运动；肌力Ⅱ～Ⅲ级时，可进行较大范围的辅助运动、主动运动及器械性运动，肌力逐渐恢复，可逐步减小辅助力量，肌力达Ⅲ～Ⅳ级时，可进行抗阻力运动。

2.坐位训练的康复护理

病情重的患者可分为长坐位和端坐位训练，可在床上进行。应在康复治疗师的指导下协助患者完成坐位训练，包括坐位静态平衡训练、躯干向前、后、左、右及旋转活动时的动态平衡训练。在坐位平衡训练中，应逐步从睁眼状态过渡到闭眼状态下的平衡训练。

3.转移训练的康复护理

转移训练是日常生活及康复锻炼过程中，有目标、有质量、有意义的体位转换及身体移动。转移训练可增强患者回归社会的信心。主动转移可以提高独立生活的能力，减少患者对他人的依赖，但前提是要有足够的上肢肌力。脊髓损伤患者，尤以T_{12}～L_1节段水平损伤的患者需强化训练，争取达到非常熟练的程度，获得完全独立转移的能力，包括帮助转移和独立转移训练，是脊髓损伤患者必须掌握的技能。在协助患者进行转移训练前，康复护士应先演示、讲解，并协助患者完成训练，具体转移训练包括以下几种。

(1)床-轮椅转移：由床上移动到轮椅或由轮椅移动到床。

(2)坐-站转移：从坐位转移到站立位。患者应该首先具备Ⅰ或Ⅱ级站立平衡能力才可以进行坐-站转移训练。要训练使用矫形器坐起站立，先用双手支撑椅子站起，膝关节向后伸，锁定膝关节，保持站立稳定。用膝踝足支具者，锁定膝关节后，可以开始步行。

(3)辅助转移:需要器械帮助,部分或全部需要他人帮助,才能够完成转移动作。①滑板:四肢瘫患者在上肢肌力不足以支撑躯体并挪动转移时,可以采用滑板(牢固的塑料板或木板)垫在臀下,从滑板上将躯体滑动到轮椅,或滑动到床上。②助力:患者如果上肢肘关节屈肌力Ⅲ或Ⅳ级,但手腕无力时不能通过滑板完成转移,则可以用于搂住辅助者的头颈或背部,身体前倾;辅助者头置于患者一侧腋下,两手托患者臀部,同时用双膝关节固定患者的两膝,使用腰部后倾的力量将患者臀部拉向自己的躯干,使患者的膝关节伸直并稳定,然后侧身将患者转移到床上,或从床转移到轮椅上。③转移训练的康复护理要点:做好解释工作,取得配合。训练时仅给予最小的辅助,并依次减少辅助量,最终使患者独立翻身。据患者的实际肌力和关节控制能力,选择适宜的转移方式。有脊柱内固定或骨折愈合不充分时,注意不要产生显著的脊柱扭转剪力。转移动作后注意身体下面的床垫和裤子等必须平整,避免造成局部压力过大而导致压力性损伤。辅助转移操作者尽量采用缩短运动阻力臂、分解动作、鼓励患者参与等方式,减少对自己腰部的应力,减少发生肌肉、韧带和关节损伤。

4.站立训练的康复护理

病情较轻的患者经过早期坐位训练后,无直立性低血压等不良反应即可在康复治疗师指导下进行站立训练。训练时应注意协助患者保持脊柱的稳定性,协助佩戴腰围训练站立活动。患者站起立床,从倾斜 20°开始,逐渐增加角度,约 8 周后达 90°。

5.步行训练的康复护理

伤后 3～5 个月,已完成上述训练,或佩戴矫形器后进行。先在平行杠内站立,要协助患者训练,并注意保护患者安全;后在平行杠内行走训练。可采用迈至步、迈越步、四点步、二点步方法训练,平稳后移至杠外训练,用双拐来代替平行杠,方法相同,训练结束,可获得独立的站力和行走功能。

6.日常生活活动能力训练的康复护理

指导和协助患者床上活动、就餐、洗漱、更衣、排泄、移动、使用家庭用具等,训练前应协助患者排空大小便,如患者携带导尿管、便器等,应在训练前协助患者妥善固定好。训练后,对患者整体情况进行观察,如有不适感及时与康复医师联系,调整训练内容,具体有以下几点。

(1)对于手不能抓握的患者,需要配合必要的助具,或进行食具改良来协助进食,如在餐饮具下面安装吸盘,以防止滑动,佩戴橡皮食具持物器等。

(2)对于手功能受限的患者在刷牙、梳头时可用环套套在手上,将牙刷或梳子套在套内使用。

(3)拧毛巾时,可指导患者将毛巾中部套在水龙头上,然后将毛巾双端合拢,再将毛巾向一个方向转动,将水挤出。

(4)沐浴时应辅助患者借助长柄的海绵刷擦洗背部和远端肢体。

7.假肢、矫形器、辅助器具使用的康复护理

康复护士在运动疗法师、作业疗法师指导下,熟悉并掌握其性能、使用方法和注意事项,监督、保护患者完成特定动作,发现问题及时纠正。

8.离床期康复护理训练指导

瘫痪者日常动作的基础是坐位,白天的所有活动都以这种姿势进行。轮椅是其新的腿和脚,同时也是保持这种坐位姿势的装置。已渡过急性期的患者应尽早重新获得坐位功能,争取身边动作的自立,并做好下一步回归社会的准备。功能训练的要点:为了达到上述目标,在训练室进行集中训练回病房要进一步训练、练习。训练的主要目的是通过积极的残存肌肉的增强和关节

活动范围的训练，以促进残存部位的活动。同时，使瘫痪部位的躯干和下肢获得适当的柔软性也很重要。在基本条件齐备之后，即可在轮椅或垫上开始各种动作的训练。开始指导动作时，即使从安全管理方面着想，康复护士不应离开患者，具体功能训练有以下几种。

(1)起身动作训练指导：健康人能用腹肌和髋关节屈肌的力量立起上身。这些肌肉瘫痪的脊髓损伤者则利用上肢剩余肌肉的作用做些动作。最重要的肌肉是肩关节伸展、内旋及肘关节伸展与颈部屈曲的肌肉。躯干柔软性受损害时，此动作困难。

(2)坐位平衡训练指导：不仅是在躯干肌瘫痪的高位胸髓损伤，就连低位胸髓、腰髓损伤，其保持坐位也不能说容易。这是因有髋关节周围肌肉麻痹的缘故。若上身的重心离开髋关节轴，则向前后方向倒下，故上肢的支持很必要。因此，坐位时为使上肢自由，必须练好将重心的位置正好保持在支持面上。

(3)用支撑动作移动身体训练指导：在保持坐位成功之后，下一个目标是移动身体。胸腰髓损伤者移动动作的基本点是两手按在床上而抬起臀部的支撑动作。为了充分地做此动作，需加强肩胛骨下牵肌及肩关节屈曲肌等的力量。

9.回归社区家庭准备期康复指导

此时期患者能从床上自由地移坐到轮椅，身边动作可以自主，患者在医院内的动作随之增多。从这一期开始应积极地鼓励其外出和外宿。由于接触了社会环境，能使患者本人真正地感觉到今后需要做什么。在这个基础上，针对其回归社会的准备，应规定一些具体的目标。如患者年轻，或无重大阻碍因素，应能达到下列一些指标。①应用性的轮椅操作训练指导：每段10～15 cm的升降；8～10 m的登坡能力；抬高前轮达到平衡。②应用性的转移动作训练指导：轮椅与平常坐位处之间；轮椅与汽车之间；轮椅与床之间；轮椅与轮椅之间。③在轮椅上能持续做各种活动的耐久性训练指导。功能训练的要点：应用性的转移动作及轮椅操作训练须在离床期后紧接着做面对面的指导。除此以外，在此时期以集体形式做活动性高的运动训练及室外步行训练。多种运动能使平衡能力和轮椅操作能力得到增强。此外，通过以回归社会为目标的室外步行训练，取得上肢肌力及持久力的提高。④步行能力训练指导：颈髓损伤上肢残留部分功能者，只要无并发症，以轮椅为主的日常生活是能自立的。脊髓损伤者站立、步行有以下好处，即经常使用轮椅者易出现下肢挛缩、骨质疏松、下肢血液循环低下、挛缩致痉挛加重等。如能站立、步行、上下阶梯等则其受益甚大，能有稳定的站立，在社交场面上，对树立自己形象很有作用，其精神效果将是巨大的。对此应加强站立及步行的康复训练。

通过上述集体活动，使其从过去的被动训练转变为由患者自身积极参加的训练。正是这种积极性才是回归社会的第一步。可以认为其心理上的巨大效果，更能超过功能上的训练效果。此外，在出院后继续进行运动活动的也有很多，这不但在保持体力上，而且在脊髓损伤者的生存质量方面的意义也是很大的。

10.患者及家属的康复健康教育

教育患者和家属/陪护并取得他们的合作应作为一套完整的康复计划的一部分。康复过程的每一步都应同他们进行讨论并对每一项选择的原因作出解释，这能够让患者更深刻地理解损伤及其结局，从而在康复治疗中更好地配合，还有助于他们以积极的态度解决伤后必须面对的一系列问题。

(1)对家属康复教育：家属是患者的陪护者、监护者和重返社会的支持者，在患者的康复过程中起重要作用。对家属或陪护进行康复技能的健康教育，主要包括疾病的相关知识、康复训练项目、心理护理、日常活动的护理技巧等内容。家属也会在这场巨变中受创(活动和参与),因此,在康复程序中家属扮演着至关重要的角色。康复护理应该教会家属/陪护:①如何进行关节活动度练习;②如何进行安全转移或辅助转移;③如何预防压力性损伤及肺部疾病;④如何管理膀胱功能及预防尿路感染;⑤如何在日常生活动作训练中寻求辅助患者及训练患者之间的平衡。家属最初对患者的过度护理及保护是可以理解的。应该让家属/陪护知道患者现有的及能够重获的功能,应该让他们认识到:患者自己做的及尝试的动作越多,他的独立性就越强。积极的、现实的功能预测对患者日后的生活很重要。

(2)自我观察的教育:患者截瘫部位感觉障碍,出现问题不易发现,因此,应教会患者自我观察,以便及早发现,如压迫部位皮肤的颜色、尿道口是否清洁干燥、大小便外观是否正常、肌肉挛缩的程度是否加重等。

(3)皮肤护理教育:脊髓损伤由于卧床时间长,皮肤抵抗力有所减退,要教育患者及家属定时翻身,更换体位,按摩骨突处,保持床单清洁平整,预防压力性损伤形成。做到勤翻身、勤观察、勤按摩、勤换洗。

(4)预防肺部并发症教育:为防止呼吸道分泌物淤积,引发肺部感染,教育患者要经常变换体位,翻身拍背,指导患者正确的胸腹式呼吸入有效的咳嗽排痰,痰液排出困难时,采用体位排痰法或进行雾化吸入。

(5)预防泌尿系统感染教育:留置导尿管期间,指导家属每天清洗尿道口 2 次,每周换尿袋 2 次,导尿管定时开放,导尿管拔除后,训练排尿功能,教会患者自己做膀胱按摩,轻轻按压下腹部,协助排尿,同时鼓励患者多饮水,每天为 2 000～2 500 mL。为提高患者的自我管理能力,减少尿路感染,提高患者的生活质量,对神经源性膀胱患者进行系统健康教育,教会间隙导尿方法。

(6)肠道的护理教育:指导家属给患者以高纤维素饮食,多食蔬菜、水果,在床上适当增加活动量,促进肠蠕动,指导患者进行顺结肠方向腹部按摩,定时排便,必要时使用缓泻剂,以防便秘或灌肠等确保肠道畅通。

(7)预防失用综合征教育:指导患者保持良好的体位,保持关节的功能位置,预防足下垂,教会患者及家属经常对肢体进行主动和被动活动,以保持关节活动度,防止关节变形、强直、肌肉萎缩;对没有瘫痪的上肢,可利用举哑铃、拉弹簧等方法,增强肌力训练。

(8)功能重建的教育:主要围绕功能锻炼和恢复自理能力两方面,下肢截瘫的患者指导在床上练习自己搬动下肢翻身,练习起坐及坐稳;坐位练习穿脱衣服、鞋子,双上肢撑起躯干;站立练习扶床站立,带支具站立站稳、行走,不带支具站立站稳,从轮椅与床上之间的活动,在轮椅上完成生活需要的动作,如洗漱、进食;截瘫者的练习主要锻炼捏与握的功能,练习捏住汤匙进食,增加力量握住更重的物品。

通过康复健康教育,教会一些生存、生活技能,尽量使其达到最大限度的自理,恢复患者的自尊、自信、自我价值感,为其以后的生存、生活奠定基础,尽快回归家庭、社会。

11.脊髓损伤患者心理康复护理

几乎所有的脊髓损伤的患者因伤残所造成的生活、工作和活动能力的障碍和丧失,产生悲观、焦虑、急躁或绝望情绪,疾病康复受到严重影响。对于脊髓损伤患者产生的各种心理问题,通常运用支持、认知和行为等心理学方法帮助患者尽早渡过心理的危险期,树立康复的信心,使他们顺利回归家庭和社会。同时,在心理康复护理和治疗过程中,还要针对脊髓损伤患者的病情和心理特点,注重心理康复策略。

(1)明确康复训练的价值和意义：帮助脊髓损伤患者正确认识康复训练的重要性，引导他们将注意力集中于康复训练，是患者康复的关键，同时也有利于患者心理能量的正确释放，缓解心理压力。一般情况下，对康复训练意义的评价要切合实际，既不能夸大康复训练的功效，给患者造成“只要积极训练就可以完全康复”的概念；也不能贬低康复训练的作用，认为康复训练无足轻重，有则练之，无则不练，这样会影响患者的康复进程和康复效果。

(2)重建患者的价值取向：残疾并不等于失去自由及一切，也不等于没有作为和价值。但是，患者由于受不合理认知观念的困扰，认为残疾等于失去了一切和做人的尊严，无法享受生活，不能参加工作，不能进行社会交往，家人、社会和朋友不会再接纳自己等。产生这些想法的原因是这部分患者的价值观存在偏差，对残疾本身带有偏见所致。所以，对这部分患者进行心理康复护理的一个主要任务就是重新建立患者的价值取向，正确认识残疾和残疾后的人生价值，树立正确的价值观，重新找回人生的幸福感，坦然面对残疾和未来。

(3)心理康复护理。①震惊阶段的心理康复护理：由于患者情感麻木，思维反应迟钝，所以周围人的关心和安慰，可以给患者积极的支持。合理运用心理防御机制，运用体贴性的语言，向患者正面解释脊髓损伤的知识。收集对患者恢复有利的信息，让他们相信脊髓损伤的恢复仍有希望，缓解患者对残疾的恐惧感，减轻其心理压力。同时，指导家属或朋友给患者更多的关心和照顾。②否认阶段的心理康复护理：对处于否认期的患者，一切要顺其自然，不要操之过急，允许患者有一个适应、领悟的过程，逐渐接受残疾的现实。要认真倾听他们的想法，注意建立良好的医患关系。对有较强自制力又愿意接受帮助的患者，可在患者情绪较平静后，有计划、有策略地逐步向患者透露病情，使其在不知不觉中逐步接受自己的病情。有些不太愿意接受帮助的患者，则鼓励他们多接触病友，逐渐从周围病友、医护人员处了解病情。对于只相信药物治疗、手术治疗，甚至偏方、秘方，对康复治疗不了解、不接受的患者，可举一些错失康复治疗时机的典型病例，实事求是地宣传脊髓损伤的康复知识，使他们明白康复治疗的重要性，早日接受康复治疗。③抑郁或焦虑反应阶段的心理康复护理：有研究认为截瘫患者有自杀意念。由于截瘫患者有自杀意念者大部分发生在抑郁期，所以预防自杀是抑郁期健康教育的重点，一些患者表面装得若无其事，其实可能对自杀已有准备，所以要求医护人员、家属、陪护密切注意患者的情绪变化，防止意外事件的发生。抑郁期患者一般都有自卑心理，无法正确评价自己的价值，对残疾生活过分悲观，所以要引导患者积极面对残疾的现实，让患者逐步明白，残疾并不等于残废，脊髓损伤只要坚持康复，可以重新回归家庭和社会，还可以用角色转换的方式，让患者自己思考，让他放弃轻生的念头。④对抗独立阶段心理康复护理：该期患者的情况比较复杂，心理障碍的关键是与所处社会环境之间协调不当，在行为上表现为不适应，对治疗易产生抵触情绪。要对患者的行为表示同情和理解，不要一味指责。可以和患者将心比心进行交谈，劝患者认真思考一下，假如为了有依靠，自己什么也不动，也不参加康复训练，吃亏的最终是自己。利用社会支持系统共同做好心理康复。⑤适应阶段心理康复护理：适应期最突出的心理障碍是患者面对新生活感到选择职业困难。多数患者已无法从事原来的工作，需要重新选择。因此，求职咨询和职前培训已成为主要问题，治疗者应在这方面给患者提供信息，同时帮助他看到自己的潜能，扬长避短，努力适应环境。其次，患者残疾后多数在医院或家中长期治疗休息，很少接触社会，对重返社会心理压力较大，害怕旁人讽刺和嘲笑，所以在出院之前要帮助他们学习一些人际交往技巧，学会处理残疾生活可能遇到的一些特殊情况，指导他们处理好和家人的关系。在实际康复过程中以上 5 个阶段的划分也不是绝对的，不是所有的患者都经过全部 5 个阶段，有的患者跨过某一阶段，直接进入另一个阶段，有些患者具有相连两个阶段的心理行为特点。心理康复护理，一定要注意辨别患者的情绪变化，准确判断他们的心理特点，有的放矢，灵活掌握心理康复护理策略，只有这样，才能给患者行之有效的帮助。

二、并发症的康复护理

因脊髓损伤而致瘫时，有几种常见而特殊的病理状态，称其为脊髓损伤并发症。对脊髓损伤并发症的早期预防及康复护理，在其日后的社会生活中具有重要意义。脊髓损伤患者可出现多种并发症，其并发症具有易发性、难治性，并易严重化，甚至变为致命性。

脊髓损伤的并发症很多，主要包括运动系统、呼吸系统、心血管系统、压力性损伤和泌尿系统五个方面的问题。

（一）运动系统并发症的预防及康复护理

运动系统并发症最常见的是关节挛缩。关节挛缩是关节周围的皮肤、肌肉、肌腱、神经、血管等病变所致的运动障碍，表现为关节活动范围受限。脊髓损伤病例的挛缩，不仅出现于麻痹区域，也可出现于正常部位的关节。挛缩好发关节有肩、肘、足趾各关节。挛缩影响康复计划、进度及最终目的的日常生活自立度。由于脊髓损伤后要卧床相当长的时间，如果不注意关节活动的训练，则可能出现严重关节挛缩，影响之后的自理能力。康复护理注意事项包括以下几点。

(1)脊髓损伤患者定时变换体位，使四肢保持良好的肢体体位，避免训练动作粗暴。

(2)关节挛缩时肢体体位不当可发生压力性损伤，要仔细观察。每天检查身体皮肤情况，做好早期预防压力性损伤。

(3)在病房内的日常生活活动中，瘫痪的肢体因骨萎缩(骨质疏松脱钙)而易出现骨折，康复护理人员在进行辅助动作时要特别小心。

(4)不能过分牵拉受伤肢体，患肢不输液。

（二）呼吸系统并发症的康复护理

(1)定期翻身、拍背、辅助排痰：肺部并发症预防重于治疗。在患者卧床期间，鼓励患者进行主动呼吸功能训练；定期翻身、拍背、辅助排痰，方法为双手置于肋弓下缘，在咳嗽时向后向上推举胸廓(合并肋骨骨折应注意)，当合并呼吸道梗阻时可联合应用体位引流。肺不张的早期采用辅助排痰的方法，定期翻身拍背(康复护理技术见咳嗽及体位引流)。

(2)按医嘱早期合理应用抗生素，控制肺部感染。

(3)对颈段脊髓损伤、痰液黏稠、合并严重肺部并发症气管切开的患者，做好气管切开护理。

（三）心血管系统并发症的康复护理

脊髓损伤有关的心血管系统并发症主要包括心动过缓、直立性低血压、自主神经的过反射。其发生与脊髓损伤后交感神经和副交感神经功能失调有关。

1.心动过缓康复护理

(1)密切观察心率、脉搏变化，护理操作时尽量减少刺激患者。

(2)气管内刺激(吸痰)有可能引起心搏骤停，必要时按医嘱预防性应用阿托品。吸痰操作动作轻柔，预防刺激迷走神经引起心血管系统的变化。

2.直立性低血压的康复护理

(1)预防直立性低血压，卧位-坐位变换体位时要逐步过渡，先抬高床头30°适应半小时，没有不适再逐步抬高床头过渡到50°、70°、90°进行体位锻炼。

(2)训练直立性低血压患者的坐和站：直立训练，尽早利用斜床进行渐进性站立练习，不但可以提高躯体的整体功能，更对呼吸及心理状态有益，还有助于维持骨密度。T_6以上损伤的患者在坐或站斜床前需应用腹带，可以维持胸腔内的压力，通过减少腹部活动以减轻血液聚集。

(3)应用弹力绷带、围腰增加回心血量。

(4)必要时按医嘱应用升压药物。

(四)自主神经反射紊乱的预防及康复护理

(1)对 T_6以上的高位脊髓损伤者，不要长期留置导尿管形成挛缩膀胱。从急性期开始就要充分管理排尿、排便。在导尿等短时间操作或掏大便时，使用利多卡因胶冻。

(2)嘱患者迅速坐起，取直坐位，使静脉血集中于下肢，降低心排血量。松解一切可能引起卡压的衣物或仪器设备，检查矫形器有无压迫或不适，并立即予以解决。每 2～3 min 监测血压、脉搏 1 次。

(3)尽快找出和消除诱因，首先检查膀胱是否充盈，导尿管是否通畅，直肠内有无过量粪便充填，有无嵌甲、压力性损伤、痉挛，局部有无感染并及时消除诱因。

(4)遵医嘱快速降血压，静脉注射或肌内注射等。

(五)深静脉血栓形成的预防及康复护理

由于自主神经功能紊乱，加之长期卧床，易发生下肢深静脉血栓形成。下肢深静脉血栓形成的发病率在脊髓损伤的患者中很高。若不采取预防措施，40％脊髓损伤患者会出现下肢深静脉血栓形成；即使采取措施，临床上仍有 15％的急性脊髓损伤患者出现下肢深静脉血栓形成，5％的急性脊髓损伤患者出现肺栓塞。下肢深静脉血栓形成高峰期为脊髓损伤后 7～10 d。

(1)讲解发生下肢深静脉血栓形成的病因、危险因素、后果及常见的症状，告知患者如有不适，及时报告医师、护士。

(2)劝其戒烟，避免高胆固醇饮食，给予富含纤维素饮食，多饮水，保持大便畅通，避免因排便困难造成腹内压增加，影响下肢静脉血液回流。

(3)注意观察双下肢皮肤颜色、温度、触觉，肢端动脉搏动情况，双下肢的腿围有无增大，尽早进行下肢被动运动并按摩，促进肢体静脉血液回流和血管、神经功能恢复。

(4)加强静脉通路的管理，尽量避免不必要的穿刺，同时保证患者的液体入量是防止血液浓缩的关键。

(5)遵医嘱准确执行溶栓、抗凝、祛聚治疗方案。

(6)指导患者每天进行下肢被动运动，如以踝关节为中心，做足的上下运动，上下不能超过30°发挥腓肠肌泵的作用；开始起床活动时需用弹力绑绷带或穿弹力袜，适度压迫浅静脉，增加静脉回流，减轻水肿；患肢避免静脉输液；密切观察病情并详细记录。

(六)泌尿系统并发症的预防及康复护理

尿路感染是脊髓损伤患者最常见的并发症。脊髓损伤患者不同程度地均有排尿障碍，其中尤以泌尿系统感染并发症最为严重，处理不当，可直接威胁患者生命。与普通人群相比脊髓损伤患者死于泌尿系统疾病的概率要高 10.9 倍。脊髓损伤后肾脏、输尿管功能保持正常；逼尿肌和括约肌因失去神经支配而出现功能失调；脊髓损伤患者无法感觉到尿意，无法自主排尿。脊髓损伤后的泌尿系统改变表现为逼尿肌反射亢进(发生于骶髓以上损伤，表现为不自主排尿、残余尿量多、逼尿肌外括约肌协同失调)，逼尿肌无反射(发生于脊髓圆锥或骶神经根损伤，表现为膀胱无收缩能力、充盈性尿失禁)。

1.脊髓损伤后膀胱功能康复护理

脊髓损伤后膀胱功能处理方法有4种：留置导尿管、间歇导尿、外用集尿器、耻骨上膀胱造瘘。目的是低压储尿、低压排尿、避免泌尿系统感染、保护上尿路功能。

(1)留置导尿管应用指征：急性期患者输液量多；意识障碍；逼尿肌压力过高；输尿管反流的临时处理；患者双手功能障碍，无法进行间歇导尿；其他不具备间歇导尿条件的情况。

(2)耻骨上造瘘应用指征：尿道结构异常；导尿管反复梗阻；导尿管插入困难；会阴部皮肤破损；男性患者前列腺炎、尿道炎、睾丸/附睾炎；其他心理问题。

(3)间歇导尿指征：只要患者手功能正常或护理人员具备导尿条件者，均应尽早行间歇导尿。

(4)下列情况应避免间歇导尿：尿道结构异常，膀胱颈梗阻，膀胱容量<200 mL，意识不清，或因心理因素无法遵守导尿时间，液体输入量较多，膀胱充盈后可引起较严重的自主神经过反射。

2.泌尿系统感染的康复护理

脊髓损伤后处理不当也会引起泌尿系统的感染，早期症状包括尿中出现较多沉渣且尿色变混，尿液出现明显异味，血尿。

(1)多喝水，增加导尿次数，禁止喝咖啡等刺激性强的饮料。

(2)出现发热、寒战、恶心、头痛、痉挛加重、不正常的疼痛或烧灼感、自主神经过反射等症状，尿常规白细胞计数增高，泌尿系统感染，应使用抗生素治疗。应根据药敏实验结果选用敏感抗生素并调整用量。

(3)保持排尿通畅，必要时留置导尿管，在排尿通畅的基础上嘱患者尽量多饮水。

(七)排便功能障碍的预防及康复护理

肠道功能障碍是常见并发症，主要表现为顽固性便秘、大便失禁、腹胀，给患者生活带来很大影响。正常排便是一种舒适的生理活动，脊髓损伤后，其重要性如同与朋友约会，没有时间性和事前的约定会令人毫无准备，而在等待的时间未出现会令人焦急，来后接待不当令人感到丧失尊严，因此，排便训练就成了一项重要的课程，具体包括以下2点。

(1)保证充足的水分摄入：每天晨起、饭前先喝一杯淡盐水，每天饮水量不少于1 000 mL，水可作为润滑剂使食物纤维在肠道内充分吸收水分而膨胀，软化粪便，增加粪便体积和重量，刺激肠蠕动，从而达到顺利排便的目的。

(2)饮食护理：饮食宜定时、定量，予以高热量、高蛋白质、高纤维素、易消化的食物。

(李晓燕)

第三章

心内科护理

第一节　高血压的护理

一、疾病概述

(一)概念和特点

高血压是一种常见病、多发病,是心、脑血管病的重要病因和危险因素。根据病因常分为原发性高血压和继续发性高血压,有95%以上的高血压患者属于原发性高血压,通常将原发性高血压简称为高血压。原发性高血压是以血压升高为主要临床表现伴或不伴有多种心血管危险因素的综合征。

高血压的标准是根据临床及流行病学资料界定的,目前我国高血压定义为收缩压≥18.7 kPa(140 mmHg)和(或)舒张压≥12.0 kPa(90 mmHg),根据血压升高水平,又进一步将高血压分为1～3级。

(二)相关病理生理

高血压的发病机制目前尚未形成统一认识,但其血流动力学特征主要是总外周血管阻力相对或绝对增高,从这一点考虑,高血压的发病机制主要存在于五个环节,即交感神经系统活性亢进、肾性水钠潴留、肾素-血管紧张素-醛固酮系统(RAAS)激活、细胞膜离子转运异常以及胰岛素抵抗。相关病理改变主要集中在对心、脑、肾、视网膜的变化。

1.心

左心室肥厚和扩张。

2.脑

脑血管缺血与变性、粥样硬化,形成微动脉瘤或闭塞性病变,从而引发脑出血、脑血栓、腔隙性脑梗死。

3.肾

肾小球纤维化、萎缩、肾动脉硬化,引起肾实质缺血和肾单位不断减少,导致肾衰竭。

4.视网膜

视网膜小动脉痉挛、硬化,甚至可能引起视网膜渗血和出血。

(三)主要病因与诱因

高血压的病因为多因素,主要包括遗传和环境因素两个方面,两者互为结果。

1.遗传因素

高血压具有明显的家庭聚集性,基因对血压的控制是肯定的,这些与高血压产生有关的基因被称为原发性高血压相关基因。在遗传表型上,不仅血压升高发生率体现遗传性,在血压高度、并发症发生以及其他相关因素方面,如肥胖等也具有遗传性。

2.环境因素

(1)饮食:血压水平和高血压的患病率与钠盐平均摄入量显著相关,摄盐越多,血压水平和患病率越高。摄盐过多导致血压升高主要见于对盐敏感的人群。另外,膳食中充足的钾、钙、镁和优质蛋白可防止血压升高,素食为主者血压常低于肉食者。长期饮咖啡、大量饮酒、饮食中缺钙、饱和脂肪酸过多,不饱和脂肪酸与饱和脂肪酸比值降低等均可引起血压升高。

(2)精神心理:社会因素包括职业、经济、劳动种类、文化程度、人际关系等,对血压的影响主要是通过精神和心理因素起作用。因此脑力劳动者高血压发病率高于体力劳动者,从事精神紧张度高的职业和长期生活在噪声环境者高血压也较多。

3.其他因素

肥胖者高血压患病率是体重正常者 2～3 倍,超重是血压升高的重要独立危险因素。一般采用体重指数(BMI)来衡量肥胖程度,腰围反映向心性肥胖程度,血压与 BMI 呈显著正相关,腹型肥胖者容易发生高血压。服用避孕药的妇女血压升高发生率及程度与服用药物时间长短有关,但这种高血压一般较轻且停药后可逆转。睡眠呼吸暂停低通气综合征的患者 50%有高血压,且血压的高度与睡眠呼吸暂停低通气综合征的病程有关。

(四)临床表现

大多数起病缓慢、渐进,缺乏特殊的临床表现。血压随着季节、昼夜、情绪等因素有较大波动。

1.一般表现

(1)症状:头痛是最常见的症状,较常见的还有头晕、头胀、耳鸣眼花、疲劳、注意力不集中、失眠等。这些症状在紧张或劳累后加重,典型的高血压头痛在血压下降后即可消失。

(2)体征:高血压的体征较少,血压升高时可闻及主动脉瓣区第二心音亢进及收缩期杂音。皮肤黏膜、四肢血压、周围血管搏动、血管杂音检查有助于继续性高血压的病因判断。

2.高血压急症和亚急症

高血压急症是指高血压患者在某些诱因作用下,血压急剧升高[一般＞24.0/16.0 kPa(180/120 mmHg)],同时伴有进行性心、脑、肾等重要靶器官功能不全的表现。高血压急症的患者如不能及时降低血压,预后很差,常死于肾衰竭、脑卒中或心力衰竭。高血压亚急症是指血压显著升高但不伴靶器官损害,患者常有血压升高引起的症状。

(五)辅助检查

1.常规检查

尿常规、血糖、血脂、肾功能、血清电解质、心电图和 X 线胸片等检查,有助于发现相关危险因素和靶器官损害。必要时行超声心动图、眼底检查等。

2.特殊检查

为进一步了解患者血压节律和靶器官损害情况,可有选择地进行一些特殊检查。如 24 h 动态血压监测(ABPM),踝/臂血压比值,心率变异,颈动脉内膜中层厚度(IMT),动脉弹性功能测定,血浆肾素活性(PRA)等。

(六)治疗原则

1.治疗目标

高血压是一种以动脉血压持续升高为特征的进行性"心血管综合征",常伴有其他危险因素、靶器官损害或临床疾病,需要进行综合干预。常常采用药物治疗与非药物治疗,以及防治各种心血管病危险因素等相结合。因此,高血压的治疗目标是尽可能地降低心血管事件的发生率和病死率。

2.非药物治疗

(1)合理膳食:低盐饮食,限制钠盐摄入;限制乙醇摄入量。

(2)控制体重:体重指数如>24 则需要限制热量摄入和增加体力活动。

(3)适宜运动:增加有氧运动。

(4)其他:定期测量血压,规范治疗,改善治疗依从性,尽可能实现降压达标,坚持长期平稳有效地控制血压。保持健康心态,减少精神压力,戒烟等。

治疗时根据年龄、病程、血压水平、心血管病危险因素、靶器官损害程度、血流动力学状态以及并发症等来选择合适药物。

3.药物治疗

降压药物的选择一般应从一线药物、单一药物开始,疗效不佳时,才联合用药。若非血压较高,或高血压急症,降压时用药以小剂量开始,逐渐加量,使血压逐渐下降,老年患者更需如此。

(1)利尿剂:通过利钠排水、降低细胞外高血容量、减轻外周血管阻力发挥降压作用。作用较平稳、缓慢,持续时间相对较长,作用持久服药经 2～3 周作用达高峰,能增强其他降压的疗效,适用于轻、中度高血压。有噻嗪类、袢利尿剂和保钾利尿剂三类,以噻嗪类使用最多。

(2)β 受体阻滞剂:通过抑制过度激活的交感神经活性、抑制心肌收缩力、减轻心率发挥降压作用。降压作用较迅速、强力,适用于不同严重程度的高血压,尤其是心率较快的中、青年患者或合并心绞痛的患者,对老年高血压疗效相对较差。二度、三度心脏传导阻滞和哮喘患者禁用,慢性阻塞性肺疾病、运动员、周围血管病或糖耐量异常者慎用。有选择性(β_1)、非选择性(β_1 和 β_2)和兼有 α 受体阻滞三类,常用的有美托洛尔、阿替洛尔、比索洛尔、普萘洛尔等。

(3)钙通道阻滞剂:通过阻断血管平滑肌细胞上的钙离子通道,扩张血管降低血压。降压效果起效迅速,降压幅度相对较强,剂量和疗效呈正相关,除心力衰竭患者外较少有治疗禁忌证。分为二氢吡啶类和非三氢吡啶类,前者以硝苯地平为代表,后者有维拉帕米和地尔硫䓬。

(4)血管紧张素转换酶抑制剂:通过抑制血管紧张素转换酶阻断肾素血管紧张素系统,从而达到降压作用。降压起效缓慢,逐渐增强,在 3～4 周时达最大作用,限制摄入或联合使用利尿剂可使起效迅速和作用增强。常用的有卡托普利、依那普利、贝那普利等。

(5)血管紧张素Ⅱ受体阻滞剂:通过阻断血管紧张素Ⅱ受体发挥降压作用。起效缓慢,但持久而平稳,一般经 6～8 周达到最大作用,持续时间达 24 h 以上。常用的药物有氯沙坦、缬沙坦、厄贝沙坦、替米沙坦等。

(6)α 受体阻滞剂:不作为一般高血压的首选药,适用于高血压伴前列腺增生患者,也用于难治性高血压的治疗,如哌唑嗪。

二、护理评估

(一)一般评估

1.生命体征

体温、脉搏、呼吸可正常,但血压测量值升高。必要时可测量立、卧位血压和四肢血压,监测24 h血压以判断血压节律变化情况。高血压诊断的主要依据是患者在静息状态下,坐位时上臂肱动脉部位血压的测量值。但必须是在未服用降压药的情况下,非同日3次测量血压,若收缩压≥18.7 kPa(140 mmHg)和(或)舒张压≥12.0 kPa(90 mmHg)则诊断为高血压。患者既往有高血压史,目前正在使用降压药,血压虽然<18.7/12.0 kPa(140/90 mmHg),也诊断为高血压。

2.病史和病程

询问患者有无高血压、糖尿病、血脂异常、冠心病、脑卒中或肾脏病的家庭史;患高血压的时间,血压最高水平,是否接受过降压治疗及其疗效与不良反应;有无合并其他相关疾病;是否服用引起血压升高的药物,如口服避孕药、甘珀酸、麻黄碱滴鼻药、可卡因、类固醇等。

3.生活方式

膳食脂肪、盐、酒摄入量,吸烟支数,体力活动量以及体重变化等情况。

4.患者的主诉

约1/5患者无症状,常见的主诉有头痛、头晕、疲劳、心悸、耳鸣等症状,疲劳、激动或紧张、失眠时可加剧,休息后多可缓解。也可出现视力模糊、鼻出血等较重症状,患者主诉症状严重程度与血压水平有一定关联。有脏器受累的患者还会有胸闷、气短、心绞痛、多尿等主诉。

5.相关记录

身高、体重、腰围、臀围、饮食(摄盐量和饮酒量)、活动量、血压等记录结果。评估超重和肥胖最简便和常用的指标是体重指数(BMI)和腰围。BMI反映全身肥胖程度,腰围反映中心型肥胖的程度。BMI的计算公式为:BMI=体重(kg)/身高的平方(m^2),成年人正常BMI为18.5~23.9 kg/m^2,超重者BMI为24~27.9 kg/m^2,肥胖者BMI≥28 kg/m^2。成年人正常腰围<90/84 cm(男/女),如腰围≥90/85 cm(男/女),提示需要控制体重。

(二)身体评估

1.头颈部

部分患者有甲亢突眼征,颈部可听诊到血管杂音提示颈部血管狭窄、不完全性阻塞或代偿性血流量增多、加快。

2.胸背部

结合X线结果综合考虑心界有无扩大,心脏听诊可在主动脉瓣区闻及第二心音亢进、收缩期杂音或收缩早期喀喇音。

3.腹部和腰背部

背部两侧肋脊角、上腹部脐两侧、腰部肋脊处有血管杂音,提示存在血管狭窄。肾动脉狭窄的血管杂音常向腹两侧传导,大多具有舒张期成分。

4.四肢和其他

观察有无神经纤维瘤性皮肤斑,皮质醇增多症时可有向心性肥胖、紫纹与多毛的现象,下肢可见凹陷性水肿,观察四肢动脉搏动情况。

(三)心理-社会评估

评估患者家庭情况、工作环境、文化程度及有无精神创伤史;患者在疾病治疗过程中的心理反应与需求,家庭及社会支持情况,引导患者正确配合疾病的治疗与护理。

(四)辅助检查结果评估

1.常规检查

有无血液生化(钾、空腹血糖、总胆固醇、甘油三酯、高密度脂蛋白胆固醇、低密度脂蛋白胆固醇和尿酸、肌酐)、全血细胞计数、血红蛋白和血细胞比容、尿蛋白、尿糖的异常;心电图检查有无异常;24 h 动脉血压监测检查 24 h 血压情况及其节律变化。

2.推荐检查

超声心动图和颈动脉超声、餐后血糖、尿蛋白定量、眼底、胸部 X 线检查、脉搏波传导速度以及踝臂血压指数等可帮助判断是否存在脏器受累。

3.选择检查项目

对怀疑继续性高血压患者可根据需要选择进行相应的脑功能、心功能和肾功能检查。

(五)血压水平分类和心血管风险分层评估

1.按血压水平分类

据血压升高水平,可将血压分为正常血压、正常高值、高血压(分为 1 级、2 级和 3 级)和单纯收缩期高血压(表 3-1)。

表 3-1　血压水平分类和定义

分类	收缩压/mmHg		舒张压/mmHg
正常血压	<120	和	<90
正常高值	120～139	和(或)	89～90
高血压	≥140	和(或)	≥90
1 级高血压(轻度)	140～159	和(或)	90～99
2 级高血压(中度)	160～179	和(或)	100～109
3 级高血压(重度)	≥180	和(或)	≥110
单纯收缩期高血压	≥140	和	<90

2.心血管风险分层评估

虽然高血压及血压水平是影响心血管事件发生和预后的独立危险因素,但是并非唯一决定因素。大部分高血压患者还有血压升高以外的心血管危险因素。因此要准确确定降压治疗的时机和方案,实施危险因素的综合管理就应当对患者进行心血管风险的评估并分层。根据血压水平、心血管危险因素、靶器官损害、伴临床疾病,高血压患者的心血管风险分为低危、中危、高危和很高危 4 个层次(表 3-2)。

表 3-2　高血压患者心血管风险水平分层

其他危险因素和病史	1 级高血压	2 级高血压	3 级高血压
无	低危	中危	高危
1～2 个其他危险因素	中危	中危	很高危
≥3 个其他危险因素或靶器官损害	高危	高危	很高危
临床并发症或合并糖尿病	很高危	很高危	很高危

(六)常用药物疗效的评估

1.利尿剂

(1)准确记录患者出入量(尤其是 24 h 尿量):大量利尿可引起血容量过度降低,心排血量下降,血尿素氮增高。患者皮肤弹性减低,出现直立性低血压和少尿。

(2)血生化检查的结果:长期使用噻嗪类利尿剂有可能导致水、电解质紊乱,出现低钠、低氯和低钾血症。

2.β受体阻滞剂

(1)患者自觉症状:疲乏、肢体冷感、激动不安、胃肠不适等症状。

(2)心动过缓或传导阻滞:因药物可抑制心肌收缩力、减慢心率,引起心动过缓或传导阻滞。

(3)反跳现象:长期服用该药患者突然停药可发生反跳现象,即原有的症状加重或出现新的表现,较常见的有血压反跳性升高,伴头痛、焦虑等,称之为撤药综合征。

(4)液体潴留:可表现为体重增加、凹陷性水肿。

3.钙通道阻滞剂

(1)监测心率和心律的变化:二氢吡啶类钙通道阻滞剂可反射性激活交感神经,导致心率增加,发生心动过速。而非二氢吡啶类钙通道阻滞剂具有抑制心脏收缩功能和传导功能,有导致传导阻滞的不良反应。

(2)其他体征:可引起面部潮红、脚踝部水肿、牙龈增生等。

4.血管紧张素转化酶抑制剂

(1)患者自觉症状:持续性干咳、头晕、皮疹、味觉障碍及血管神经性水肿等情况。

(2)高血钾:长期应用该类药物可能导致血钾升高,应定期监测血钾和血肌酐的水平。

(3)肾功能的损害:定期监测肾功能。

5.血管紧张素Ⅱ受体阻滞剂

(1)患者自觉症状:有无腹泻等症状。

(2)高血钾:长期应用该类药物可能导致血钾升高,应定期监测血钾和血肌酐的水平。

(3)肾功能的损害:定期监测肾功能。

6.α受体阻滞剂

直立性低血压:服用该类药物的患者可出现直立性晕厥现象,测量坐、立位血压是否差异过大。

三、主要护理诊断/问题

(一)疼痛

头痛:与血压升高有关。

(二)有受伤的危险

有受伤的危险与头晕、视力模糊、意识改变或发生直立性低血压有关。

(三)营养失调

高于机体需要量:与摄入过多,缺少运动有关。

(四)焦虑

焦虑与血压控制不满意、已发生并发症有关。

(五)知识缺乏

缺乏疾病预防、保健知识和高血压用药知识。

(六)潜在并发症

1.高血压急症

高血压急症与血压突然/显著升高并伴有靶器官损害有关。

2.电解质紊乱

电解质紊乱与长期应用降压药有关。

四、护理措施

(一)控制体重

超重和肥胖是导致血压升高的重要原因之一,而以腹部脂肪堆积为典型特征的中心性肥胖还会进一步增加高血压等心血管与代谢性疾病的风险,适当控制体重,减少脂肪含量,可显著降低血压。最有效的减重措施是控制能量摄入和增加运动。减重的速度因人而异,通常以每周减重 0.5～1.0 kg 为宜。

(二)合理饮食

合理饮食是控制体重的重要手段。高血压患者饮食需遵循平衡膳食的原则,控制高热量食物的摄入,如高脂肪食物、含糖饮料和酒类等;适当控制碳水化合物的摄入;减少钠盐的摄入。

钠盐可显著升高血压,增加高血压发病的风险,而钾盐可对抗钠盐升高血压的作用。世界卫生组织推荐每天钠盐摄入量应$<$5 g。高血压患者应尽可能减少钠盐的摄入,增加食物中钾盐的含量。烹调高血压患者的食物尽可能减少用盐、味精和酱油等调味品,可使用定量的盐勺;少食或不食含钠盐高的各类加工食品,如咸菜、火腿和各类炒货等;增加蔬菜、水果的摄入量;肾功能良好者可使用含钾的烹调用盐。

(三)制订康复运动计划

合理的运动计划不但能控制体重,降低血压,还能改善糖代谢。在运动方面应采用有规律的、中等强度的有氧运动。建议每天体力活动 30 min 左右,每周至少进行 3 次有氧锻炼,如步行、慢跑、骑车、游泳、跳舞和非比赛性划船等。运动强度指标为运动时最大心率达到(170－年龄),运动的强度、时间和频度以不出现不适反应为度。

典型的运动计划包括 3 个阶段:5～10 min 的轻度热身活动;20～30 min 的耐力活动或有氧运动;放松运动 5 min,逐渐减少用力,使心脑血管系统的反应和身体产热功能逐渐稳定下来。运动的形式和运动量均应根据个人的兴趣和身体状况而定。

(四)监测血压的变化

血压测量是评估血压水平、诊断高血压和观察降压疗效的主要手段。在临床工作中主要采用诊室血压和动态血压测量,家庭血压测量因为可以测量长期血压变异,避免白大衣效应等作用越来越受到大家的重视。

1.诊室血压监测

由医护人员在诊室按统一规范进行测量,是目前评估血压水平和临床诊断高血压并进行分级的标准方法和主要依据。具体方法和要求如下:①选择符合计量标准的水银柱血压计,或经过验证的电子血压计。②使用大小合适的气囊袖带。③测压前患者至少安静休息 5 min,30 min 内禁止吸烟、饮咖啡、茶,并排空膀胱。④测量时最好裸露上臂,上臂与心脏处于同一水平。怀疑有外周血管病者可测量四肢血压，老年人、糖尿病患者及有直立性低血压情况的应加测立、卧位血压。⑤袖带下缘在肘弯上 2.5 cm，听诊器听件置于肱动脉搏动处。⑥使用水银柱血压计时，应快速充气，当桡动脉搏动消失后将气囊压力再升高 4.0 kPa(30 mmHg)，以 0.3～0.8 kPa/s (2～6 mmHg/s)的速度缓慢放气，获得舒张压后快速放气至零。⑦应间隔 1～2 min 重复测量，取 2 次读数的平均值记录。如果 2 次读数相差 0.7 kPa(5 mmHg)以上，应再次测量，取 3 次读数的平均值。

2.动态血压监测

通过自动的血压测量仪器完成，测量次数较多，无测量者误差，可避免"白大衣效应"，并可监测夜间睡眠期间的血压。因此，可评估血压短时变异和昼夜节律。

3.家庭血压监测

家庭血压监测又称自测血压或家庭自测血压，是由患者本人或家庭成员协助完成测量，可避免白大衣效应。家庭血压监测还可用于评估数天、数周甚至数月、数年血压的长期变异或降压治疗效应，而且有助于增强患者的参与意识，改善治疗依从性，但不适用于精神高度焦虑的患者。

(五)降压目标的确立

帮助患者确立降压目标。在患者能耐受的情况下，逐步降压达标。一般高血压患者血压控制目标值至少＜18.7/12.0 kPa(140/90 mmHg)；如合并稳定性冠心病、糖尿病或慢性肾病的患者宜确立个体化降压目标，一般可将血压降至 17.3/10.7 kPa(130/80 mmHg)以下，脑卒中后高血压患者一般血压目标＜18.7 kPa(140 mmHg)；老年高血压降压目标收缩压＜20.0 kPa (150 mmHg)；对舒张压＜8.0 kPa(60 mmHg)的冠心病患者，应在密切监测血压的前提下逐渐实现收缩压达标。

(六)用药护理

需要使用降压药物的患者包括：高血压 2 级或以上患者；高血压合并糖尿病，或已有心、脑、肾靶器官损害和并发症患者；凡血压持续升高，改善生活行为后血压仍未获得有效控制者。从心血管危险分层的角度，高危和极高危患者必须使用降压药物强化治疗。

应严格按医嘱用药，并注意观察常用药的毒副作用，发现问题及时处理，控制输液速度等。

(七)高血压急症的护理

1.避免诱因

安抚患者，避免情绪激动，保持轻松、稳定心态，必要时使用镇静剂。指导其按医嘱服用降压药，不可擅自减量或停服，以免血压急剧升高。另外，避免过度劳累和寒冷刺激。

2.病情监测

监测血压变化，一旦发现有高血压急症的表现，如血压急剧升高、剧烈头痛、呕吐、大汗、视力模糊、面色及神志改变、肢体运动障碍等，应立即通知医师。

3.高血压急症的护理

绝对卧床，抬高床头，避免一切不良刺激和不必要活动，协助生活护理。保持呼吸道通畅，吸氧。进行心电、血压和呼吸监测，建立静脉通道并遵医嘱用药，用药过程中监测血压变化，避免血压骤降。应用硝普钠、硝酸甘油时采用静脉泵入方式，密切观察药物不良反应。

(八)心理护理

长期、过度的心理应激会显著增加心血管风险。应向患者阐述不良情绪可诱发血压升高，帮助患者预防和缓解精神压力以及纠正和治疗病态心理，必要时可寻求专业心理辅导或治疗。

(九)健康教育

1.疾病知识指导

让患者了解自身病情,包括血压水平、危险因素及合并疾病等。告知患者高血压的风险和有效治疗的益处。对患者及家属进行高血压相关知识指导,提高护患配合度。

2.饮食指导

宜清淡饮食,控制能量摄入。营养均衡,减少脂肪摄入,少吃或不吃肥肉和动物内脏。控制钠盐的摄入,增加钾盐的摄入,学会正确烹调食物的要领,并选用定量盐勺。

3.戒烟限酒

吸烟是心血管病的主要危险因素之一,可导致血管内皮损害,显著增加高血压患者发生动脉粥样硬化性疾病的风险。应强烈建议并督促高血压患者戒烟,并指导患者寻求药物辅助戒烟。长期大量饮酒可导致血压升,限制饮酒量可显著降低高血压的发病风险。所有高血压患者均应控制饮酒量,每天饮酒量白酒、葡萄酒、啤酒的量分别应少于 50 mL、100 mL 和 300 mL。

4.适当运动计划

学会制订适当的运动计划,并能自我监测最大运动心率,控制运动强度,按运动计划的 3 个阶段实施运动。

5.用药原则

按时、正确服用相关药物,让患者了解常用药物不良反应及自我观察要点。

6.家庭血压监测

教会患者出院后进行血压的自我监测,提倡进行家庭血压监测,每次就诊携带监测记录。家庭血压监测适用于:一般高血压患者的血压监测,"白大衣"高血压识别,难治性高血压的鉴别,评价长期血压变异,辅助降压疗效评价,以及预测心血管风险及评估预后等。

对患者进行家庭血压监测的相关知识和技能培训:①使用经过验证的上臂式全自动或半自动电子血压计。②测量方案:每天早晚各测 1 次,每次 2~3 遍,取平均值;血压控制平稳者可每周只测 1 d,初诊高血压或血压不稳定的高血压患者,建立连续测血压 7 d,取后 6 d 血压平均值作为参考值。③详细记录每次测量血压的日期、时间及所有血压读数,尽可能向医师提供完整的血压记录。

7.及时就诊的指标

(1)血压过高或过低。

(2)出现弥漫性严重头痛、呕吐、意识障碍、精神错乱,甚至昏迷、局灶性或全身性抽搐。

(3)高血压急症和亚急症。

(4)出现脑血管病、心力衰竭、肾衰竭的表现。

(5)突发剧烈而持续且不能耐受的胸痛,两侧肢体血压及脉搏明显不对称,严重怀疑主动脉夹层动脉瘤。

(6)随访时间:依据心血管风险分层,低危或仅服 1 种药物治疗者每 1~3 个月随诊 1 次;新发现的高危或较复杂病例、高危者至少每 2 周随诊 1 次;血压达标且稳定者每个月随诊 1 次。

五、护理效果评估

(1)患者头痛减轻或消失,食欲增加。

(2)患者情绪稳定,了解自身疾病,并能积极配合治疗。服药依从性好,血压控制在降压目标范围内。

(3)患者能主动养成良好生活方式。

(4)患者掌握家庭血压监测的方法,有效记录监测数据并提供给医护人员。

(5)患者未受伤。

(6)患者未发生相关并发症,或并发症发生后能得到及时治疗与护理。

(李　艳)

第二节　心包疾病的护理

一、疾病概述

(一)概念和特点

心包疾病种类繁多,大部分是继发性心包炎,按病因可分为特发性感染、结缔组织病、全身性疾病、代谢性疾病、肿瘤、药物反应、射线照射、外伤和医源性等。按病程进展可分为急性心包炎(伴或不伴心包积液)、慢性心包积液、粘连性心包炎、亚急性渗出性缩窄性心包炎、慢性缩窄性心包炎等。临床上以急性心包炎和慢性缩窄性心包炎最为常见。

急性心包炎是由心包脏层和壁层急性炎症,可由细菌、病毒、自身免疫、物理、化学等因素引起。心包炎是某种疾病表现的一部分或为其并发症,故常被原发病所掩盖,但也可单独存在。心包炎的尸解诊断发病率为2%～6%,而临床统计占住院患者构成为1%,说明急性心包炎极易漏诊。心包炎发病率男性多于女性,约为3∶2。

慢性缩窄性心包炎是指心脏被致密厚实的纤维化或钙化心包所包围,使心室舒张期充盈受限而产生一系列循环障碍的病征。缩窄性心包炎发病率较低,发病年龄以20～30岁最多,男与女比为2∶1。

(二)相关病理生理

1.急性心包炎

心包急性炎症反应时,心包脏层和壁层出现炎性渗出,若无明显液体积聚,为纤维蛋白性心包炎。急性纤维蛋白性心包炎或少量积液不致引起心包压力升高,不影响血流动力学。但如液体迅速增多,心包无法伸展以适应其容量的变化,使心包内压力急骤上升,即可引起心脏受压,导致心室舒张期充盈受阻,并使周围静脉压升高,最终使心排血量降低,血压下降,构成急性心脏压塞的临床表现。

2.慢性缩窄性心包炎

急性心包炎后,渗出液逐渐吸收可有纤维组织增生、心包增厚粘连、壁层与脏层融合钙化,使心脏和大血管根部受限。心包缩窄使心室舒张期扩张受阻,心室舒张期充盈减少,使每搏输出量下降。为维持心排血量,心率增快,同时由于上、下腔静脉回流受阻,出现静脉压升高。长期缩窄,心肌可萎缩。

（三）病因

1.急性心包炎

过去常见病因为风湿热、结核和细菌感染性，近年来病毒感染、肿瘤、尿毒症性及心肌梗死性心包炎发病率明显增多。

（1）感染性：由病毒、细菌、真菌、寄生虫、立克次体等感染引起。

（2）非感染性：常见有急性非特异性心包炎、肿瘤、自身免疫（风湿热及其他结缔组织疾病、心肌梗死后综合征、心包切开后综合征及药物性）、代谢疾病、外伤或放射性等物理因素、邻近器官疾病。

2.缩窄性心包炎

继续于急性心包炎，以结构性最为常见，其次为急性非特异性心包炎、化脓性或创伤性心包炎后演变而来。放射性心包炎和心脏直视手术后引起者逐渐增多，少数与心包肿瘤有关，也有部分患者病因不明。

（四）临床表现

1.急性心包炎

（1）纤维蛋白性心包炎：心前区疼痛为主要症状。疼痛性质可尖锐，与呼吸运动有关，常因咳嗽、深呼吸、变换体位或吞咽而加重。疼痛部位在心前区，可放射到颈部、左肩、左臂及左肩胛骨，也可达上腹部。疼痛也可呈压榨样，位于胸骨后。

心包摩擦音是其典型体征，呈抓刮样粗糙音，与心音的发生无相关性。多位于心前区，以胸骨左缘第3、4肋间最为明显；坐位时身体前倾、深吸气或将听诊器胸件加压更容易听到。心包摩擦单可持续数小时或数天、数周，当积液增多时摩擦音消失，但如有部分心包粘连则仍可闻及。

（2）渗出性心包炎：临床表现取决于积液对心脏的压塞程度，轻者可维持正常的血流动力学，重者出现循环障碍或衰竭。

呼吸困难是心包积液最突出的症状，严重时患者呈端坐呼吸，身体前倾、呼吸浅速、面色苍白。也可因压迫气管和食管产生干咳、声音嘶哑和吞咽困难。此外还可有发冷、发热、心前区或上腹部闷胀、乏力、烦躁等症状。

心尖冲动弱或消失，心脏叩诊心浊音界扩大，心音低而遥远。大量积液时可在左肩胛骨下出现浊音及左肺受压迫所引起的支气管呼吸音，称为心包积液征。大量渗液可使收缩压降低，舒张压变化不大，故脉压变小。可累及静脉回流，出现颈静脉曲张、肝大、腹水及下肢水肿等。

（3）心脏压塞：快速心包积液可引起急性心脏压塞，表现为明显心动过速、血压下降、脉压变小和静脉压明显上升，可产生急性循环衰竭、休克等。如积液较慢可出现亚急性或慢性心脏压塞，表现为体循环静脉淤血、颈静脉曲张、静脉压升高、奇脉等。

2.缩窄性心包炎

多见于急性心包炎后1年内形成。常常表现为劳力性呼吸困难、疲乏、食欲缺乏、上腹胀满或疼痛。体检可见颈静脉曲张、肝大、腹水、下肢水肿、心率增快，可见Kussmaul征；心尖冲动不明显，心浊音界不增大，心音减低，可闻及心包叩击音。心律一般为窦性，有时可有心房颤动。脉搏细弱无力，动脉收缩压降低，脉压变小。

（五）辅助检查

1.化验室检查

取决于原发病，感染性者常有白细胞计数增加、血沉增快等炎症反应。

2.X 线检查

对渗出性心包炎有一定价值，可见心脏阴影向两侧增大，心脏搏动减弱或消失。成人液体量少于250 mL、儿童少于 150 mL 时，X 线检查难以检出。缩窄性心包炎 X 线检查示心影偏小、正常或轻度增大，左右心缘变直，主动脉弓小或难以辨识，上腔静脉常扩张，有时可见心包钙化。

3.心电图

急性心包炎时心电图可出现的异常现象包括：除 aVR 导联以外 ST 段抬高，呈弓背向下型，aVR 导联中 ST 段压低；数天后 ST 段回基线，出现 T 波低平及倒置，持续数周至数月后 T 波恢复正常；除 aVR 和 V_1 导联外 P-R 段压低，无病理性 Q 波，常常有窦性心动过速。心包积液时有 QRS 波低电压和电交替。缩窄性心包炎心电图中有 QRS 低电压，T 波低平或倒置。

4.超声心动图

对诊断心包积液简单易行，迅速可靠。对缩窄性心包炎的诊断价值较低，均为非特异表现。心脏压塞的特征：右心房及右心室舒张期塌陷，吸气时右心室内径增大，左心室内径减少，室间隔左移等。

5.磁共振显像

能清晰显示心包积液的容量和分布情况，并可分辨积液的性质，但费用高，少用。

6.心包穿刺

可证实心包积液的存在并对抽取液体做常规涂片、细菌培养和找肿瘤细胞等检查。心包穿刺的主要指征是心脏压塞和未能明确病因的渗出性心包炎。

7.心包镜及心包活检

有助于明确病因。

8.右心导管检查

对缩窄性心包炎可检查出血流动力学的改变。

（六）治疗原则

1.病因治疗

针对病因，应用抗生素、抗结核药物、化学治疗（简称化疗）药物等。

2.对症治疗

呼吸困难者给予半卧位、吸氧；疼痛者应用镇痛剂，首选非甾体抗炎药。

3.心包穿刺

可解除心脏压塞和减轻大量渗液引起的压迫症状，必要时可经穿刺在心包腔内注入抗菌药物或化疗药物等。

4.心包切开引流及心包切除术等

心包切除术是缩窄性心包炎的唯一治疗措施，切开指征由临床症状、超声心动图、心脏导管等决定。

二、护理评估

（一）一般评估

1.生命体征

体温可正常，急性非特异性心包炎和化脓性心包炎可出现高热。根据心包内渗液对心脏压塞的程度不同，可出现心率增快，血压低、脉压变小、脉搏细弱或奇脉等。

2.患者主诉

有心脏压塞时有无心前区疼痛、疲乏、劳力性呼吸困难、干咳、声音嘶哑及吞咽困难等症状，缩窄性心包炎每搏输出量降低时患者有厌食、上腹胀满或疼痛感。

3.相关记录

体位、心前区疼痛情况(部位、性状和持续时间、影响因素等)、皮肤、出入量等记录结果。

(二)身体评估

1.头颈部

大量渗液累及静脉回流，可出现颈静脉曲张现象。

2.胸部

心前区视诊示心尖冲动不明显。纤维蛋白性心包炎时心前区可扪及心包摩擦感；当渗出液增多时心尖冲动弱，位于心浊音界左缘的内侧或不能扪及。急性渗出性心包炎时心脏叩浊音界向两侧增大，皆为绝对浊音区。缩窄性心包炎患者心浊音界不增大。心包摩擦音是纤维蛋白性心包炎的典型表现，随着心包内渗液增多心音低而遥远，大量积液时可在左肩胛骨下出现浊音及支气管呼吸音，缩窄性心包炎患者在胸骨左缘第3、4肋间可闻及心包叩击音，发生于第二心音后0.09～0.12 s，呈拍击性质，是舒张期充盈血流因心包的缩窄而突然受阻并引起心室壁的振动所致。

3.腹部

大量心包渗液患者可有肝大、腹水或下肢水肿等(腹水较皮下水肿出现的要早而明显)。

4.其他

呼吸困难时可出现端坐呼吸、面色苍白，可有发绀。

(三)心理-社会评估

患者在疾病治疗过程中的心理反应与需求，家庭及社会支持情况，引导患者正确配合疾病的治疗与护理。

(四)辅助检查结果评估

1.心电图

心率(律)是否有改变。

2.X线检查

肺部无明显充血现象而心影显著增大是心包积液的有力证据，可与心力衰竭相区别。

三、主要护理诊断/问题

(一)气体交换受阻

与肺淤血、肺或支气和受压有关。

(二)疼痛:胸痛

与心包炎症有关。

(三)体液过多

与渗出性、缩窄性心包炎有关。

(四)体温过高

与心包炎症有关。

(五)活动无耐力

与心排血量减少有关。

四、护理措施

(一)一般护理

协助患者取舒适卧位,出现心脏压塞的患者往往被迫采用前倾端坐位。保持环境安静,注意病室的温度和湿度,避免受凉。观察患者呼吸状况、监测血压气分析结果,患者出现胸闷气急时应给予氧气吸入。控制输液速度,防止加重心脏负荷。

(二)疼痛的护理

评估疼痛情况:疼痛的部位、性质及其变化情况,是否可闻及心包摩擦音。指导患者避免用力咳嗽、深呼吸或突然改变体位等,以免引起疼痛。使用非甾体抗炎药时应观察药物疗效以及患者有无胃肠道反应、出血等不良反应。若疼痛加重,可应用吗啡类药物。

(三)用药护理

使用抗菌、抗结核、抗肿瘤、镇痛等药物时监测疗效、观察不良反应是否发生。

(四)心理护理

多关心体贴患者,使患者保持良好的情绪,积极配合治疗护理。

(五)皮肤护理

有心脏压塞症状的患者常被迫采取端坐卧位,应加强骶尾部骨隆突处皮肤的护理,可协助患者定时更换前倾角度、决不按摩、防止皮肤擦伤,预防压疮。

(六)心包穿刺术的配合和护理

1.术前护理

术前常规行心脏超声检查,以确定积液量和穿刺部位,并标记好最佳穿刺点。备齐用物,向患者说明手术的意义和必要性,解除顾虑,必要时可使用少量镇静剂;如有咳嗽,可给予镇咳药物;建立静脉通道,备好抢救药品如阿托品等;进行心电、血压监测。

2.术中配合

嘱患者避免剧烈咳嗽或深呼吸,穿刺过程中如有不适应立即告知医护人员。严格无菌操作,抽液时随时夹闭胶管,防止空气进入心包腔;抽液要缓慢,第一次抽液量不超过 100 mL,以后每次抽液量不超过 300 mL,以防急性右心室扩张。若抽出新鲜血液应立即停止抽吸,密切观察有无心脏压塞症状。记录抽液量、性状,并采集好标本送检。抽液过程中均应密切观察患者的反应和主诉,如有异常,及时处理。

3.术后护理

拔除穿刺针后,于穿刺部位处覆盖无菌纱布并固定。嘱患者休息,穿刺后 2 h 内继续心电、血压监测,密切观察生命体征。心包引流者需做好引流管护理,待每天引流量$<$25 mL 时可拔除引流管。

(七)健康教育

1.疾病知识指导

嘱患者注意休息,防寒保暖,防止呼吸道感染。加强营养,进食高热量、高蛋白、高维生素的易消化食物,限制钠盐摄入。对缩窄性心包炎患者讲明行心包切除术的重要性,解除思想顾虑,配合好治疗,以利心功能恢复。术后仍应休息半年左右。

2.用药指导与病情监测

鼓励患者坚持足够疗程药物治疗(如抗结核治疗)的重要性,不可擅自停药,防止复发。注意药物的变态反应,定期检查肝肾功能,定期随访。

五、护理效果评估

(1)患者自觉症状好转,包括呼吸困难、疼痛减轻、食欲增加、活动耐力增强等。

(2)患者心排血量能满足机体需要,心排血量减少症状和肺淤血症状减轻或消失。

(3)患者体温降至正常范围。

(4)患者焦虑感减轻,情绪稳定,能复述疾病相关知识及配合治疗护理的方法。

(5)患者能配合并顺利完成心包穿刺术。

(6)患者及早发现心脏压塞征兆,预防休克发生。

(李　艳)

第三节　病毒性心肌炎的护理

病毒性心肌炎是指由嗜心肌性病毒感染所致的,以非特异性间质性的心肌炎为主要病变的疾病,可呈局限性或弥漫性改变。

一、病因和发病机制

确切的发病机制尚不清楚,可能与病毒感染和自身免疫反应有关。最常见的病毒是柯萨奇B组2～5型和A组9型病毒,其次是埃可病毒、腺病毒、流感病毒等。

二、临床表现

半数以上患者在发病前1～3周有病毒感染的临床表现,如发热、头痛、全身倦怠感等上呼吸道感染症状,或有恶心、呕吐、腹痛、腹泻等消化道症状。然后出现心血管系统症状,如心悸、气短、胸闷、胸痛等。重症患者可出现心力衰竭、休克、晕厥、阿-斯综合征、猝死等。

三、辅助检查

(一)实验室检查

(1)血常规:白细胞计数轻度升高,血沉加快。

(2)血清心肌损伤标志物:急性期肌酸激酶(CK)、肌酸激酶同工酶(CK-MB)、心肌肌钙蛋白T(cTnT),心肌肌钙蛋白I(cTnI),天门冬酸氨基转移酶(AST)等增高。其中cTnT、cTnI的敏感性及特异性最强,并且检测时间窗也最宽(可达2周)。

(3)血清病毒中和抗体及血凝抑制抗体升高,>4倍或1次>1∶640即为阳性标准。

(4)从患者咽部、粪便、血液标本中可做病毒分离。

(二)心电图检查

各种类型的心律失常、非特异性的ST-T改变。

(三)X 线检查

正常或不同程度心脏扩大、心搏动减弱,心力衰竭时有肺淤血、肺水肿征。

(四)超声心动图检查

心脏扩大,室壁运动减弱,若伴有心包炎,可见心包积液征、心收缩功能降低。

四、治疗要点

病毒性心肌炎无特效治疗,治疗目的在于减轻心脏负荷,控制心律失常和防治心力衰竭。

(一)休息

休息是治疗急性病毒性心肌炎最重要的措施,急性期应卧床休息,尤其是心脏扩大或心力衰竭者,至少应休息 3 个月,待心界恢复正常或不再缩小,体温正常方可活动。

(二)改善心肌代谢,促进心肌恢复治疗

(1)静脉滴注维生素 C 5～10 g+5%葡萄糖 500～1 000 mL,每天 1 次,2 周 1 个疗程。

(2)极化液(ATP、辅酶 A、维生素 C)静脉滴注,加强心肌营养。

(3)辅酶 Q_{10} 每次 10 mg,每天 3 次,口服;曲美他嗪每次 20 mg,每天 3 次,口服。

(三)抗病毒治疗

干扰素(10～30)×10^5 U,每天 1 次肌内注射,2 周为 1 个疗程;黄芪注射液可能有抗病毒、调节免疫功能,可口服或静脉滴注。

(四)抗生素应用

治疗初期应常规应用青霉素(40～80)×10^5 U/d 或克林霉素 1.2 g/d 静脉滴注 1 周。

(五)并发症治疗

并发心力衰竭、心律失常者按相应常规治疗。但在急性心肌炎时洋地黄制剂用量宜偏小,因此时易引起洋地黄中毒。

(六)激素应用

病程早期不主张应用糖皮质激素,但在重症病例,如伴难治性心力衰竭或三度房室传导阻滞者可少量、短期内试用。

病毒性心肌炎大多数预后良好,重症者死于心力衰竭,严重心律失常;少数患者转为慢性,或发展为扩张型心肌病。

五、护理措施

(一)病情观察

监测患者脉搏、心律的变化情况,及时发现患者是否发生心力衰竭、严重心律失常等危重情况。

(二)充分休息

对病毒性心肌炎患者来说,休息是减轻心脏负荷的最好方法。症状明显、血清心肌酶增高或出现严重心律失常的患者应卧床 3 个月以上,心脏增大者最好卧床半年至 1 年,待症状、体征、心脏大小、心电图恢复正常后,逐渐增加活动量。

(三)饮食

给予高热量、高蛋白、高维生素、丰富矿物质饮食,增加营养,满足机体消耗并促进心肌细胞恢复。

(四)心理支持

病毒性心肌炎患者中青壮年占一定比例,且在疾病急性期心悸等症状明显,影响患者的日常生活和工作,使患者产生焦急、烦躁等情绪。故应向患者讲明本病的演变过程及预后,使患者安心休养。

(李 艳)

第四节 扩张型心肌病的护理

扩张型心肌病也称为充血性心肌病,是心肌病中常见的临床类型,以心肌广泛纤维化、心肌收缩力减弱、心脏扩大、双侧心室扩张为基本病变的心肌病。

一、病因与病理

(一)病因

病因尚不明确,近年来心肌病有增加趋势,青年男性发病多,男、女性之比为 2.5∶1,目前主要与以下因素有关。

(1)遗传与基因。

(2)持续病毒感染。

(3)细胞免疫。

(4)血管活性物质和心肌微血管痉挛。

(5)代谢异常、中毒等。

(二)病理

其主要以心腔扩张为主,室壁变薄,纤维瘢痕形成,常伴有附壁血栓形成。

二、临床表现

(一)无症状期

无明显临床症状,心脏轻度增大,射血分数 40%~50%。

(二)症状期

主要是疲劳乏力、气促、心悸等,舒张早期奔马律,射血分数 20%~40%。

(三)充血性心力衰竭期

出现劳力性呼吸困难,端坐呼吸,水肿和淤血性肝大等全心衰竭的表现。主要体征为心脏扩大,心律失常及肺循环淤血,常可听到奔马律。

三、辅助检查

(一)胸部 X 线片

肺淤血,心影增大,心胸比例>50%。

(二)心电图

多种异常心电图改变,如心房颤动、传导阻滞、ST-T 改变、肢导低电压、R 波减低、病理性

Q 波等。

(三)超声心动图

心腔扩大以左心室为主。因心室扩大致二、三尖瓣的相对关闭不全,而瓣膜本身无病变;室壁运动普遍减弱,心肌收缩功能下降。

(四)放射性核素检查

核素血池显像可见左心室容积增大,左心室射血分数降低;心肌显像表现放射性分布不均匀或呈“条索样”“花斑样”改变。

(五)心导管检查和心血管造影

心室舒张末压、肺毛细血管楔压增高;心室造影见心腔扩大、室壁运动减弱、射血分数下降。冠状动脉造影正常。

(六)心内膜心肌活检

心肌细胞肥大、变性,间质纤维化等。

四、治疗

本病原因未明,尚无特殊防治方法,主要是控制充血性心力衰竭和心律失常。

(一)一般治疗

限制体力活动,低盐饮食。

(二)抗心力衰竭治疗

长期应用β受体阻滞剂,可以控制心力衰竭、延长生存时间。其他药物包括血管紧张素转化酶抑制剂、利尿剂、洋地黄药物和扩张血管药物。但本病易发生洋地黄中毒,故应慎重使用。

(三)抗栓治疗

本病易发生附壁血栓,对于合并心房颤动、深静脉血栓等有栓塞性疾病风险的患者,预防性口服阿司匹林;已经出现附壁血栓或发生血栓栓塞的患者,需长期口服华法林抗凝,保持国际标准化凝血酶原时间比值(INR)在 2~2.5。

(四)心脏再同步化治疗(CRT)

通过双心室起搏同步刺激左、右心室,调整左右心室收缩程序,达到心脏收缩同步化,对改善心脏功能有一定疗效。需满足以下条件:左心室射血分数(LVEF)<35%,心功能 NYHA Ⅲ~Ⅳ级,QRS 增宽超过 120 ms,左、右心室收缩不同步。

(五)植入性心脏电复律除颤器(ICD)

对于有严重的、危及生命的心律失常,药物治疗不能控制,LVEF<30%,伴轻至中度心力衰竭症状、预期临床预后尚好的患者可选择 ICD 预防猝死。

(六)其他治疗

中药黄芪、生脉散和牛磺酸等具有一定的抗病毒、调节免疫、改善心功能作用,可作为辅助治疗手段。此外,还可考虑左心机械辅助循环、左心室成形术、心脏移植。

五、护理评估

(一)病史评估

详细询问患者起病情况,了解有无感染,过度劳累、情绪激动等诱因;了解患者心律失常的类型,评估发生栓塞和猝死的风险;了解患者既往健康状况,评估有无其他心血管疾病,如冠心病、风湿性心脏病等。

(二)身体状况

观察生命体征及意识状况,注意监测心律、心率、血压等变化。心脏扩大:听诊时常可闻及第三或第四心音,心率快时呈奔马律。肥厚性心肌病患者评估有无头晕、黑矇、心悸、胸痛、劳力性呼吸困难,了解肥厚梗阻情况评估猝死的风险。

(三)心理-社会状况评估

了解患者有无情绪低落、消沉、烦躁、焦虑、恐惧、绝望等心理;患者反复发作心力衰竭,经常住院治疗,了解患者亲属的心理压力和经济负担。

六、护理诊断

(一)心输出血量减少

与心功能不全有关。

(二)气体交换受损

与充血性心力衰竭、肺水肿有关。

(三)焦虑

与病程长、疗效差、病情逐渐加重有关。

(四)潜在并发症

栓塞。

七、护理目标

(1)能维持良好的气体交换状态,活动后呼吸困难减轻或消失。

(2)胸痛减轻或消失。

(3)活动耐力逐渐增加。

(4)情绪稳定,焦虑程度减轻或消失。

八、护理措施

(一)一般护理

急性期保证患者充足睡眠、休息,限制探视,促进躯体和心理恢复。随着病情好转,逐渐增加活动量,尽量满足生活需要。给予清淡、营养、易消化、低盐饮食。防止辛辣、刺激性食物和饮料摄入,戒烟、戒酒。

(二)病情观察

监测血压及血流动力学参数变化,注意有无咳嗽加剧,气促明显等心力衰竭发作先兆及心排血量降低的早期表现,应随时观察有无偏瘫、失语、血尿、胸痛、咯血等症状,如有异常,马上报告医师,及时作出处理。

(三)对症护理

气促时需吸氧,保持鼻导管通畅。抬高床头30°～60°,采用半坐位或端坐位利于呼吸。指导患者有效呼吸技巧,如腹式呼吸等。

(四)用药护理

遵医嘱给予洋地黄药物,药量要准确,密切观察有无洋地黄药物毒性反应;控制输液量及静脉输液速度，记录出水量；使用抗心律失常药时，要加强巡视，观察生命体征，必要时给予心电监护。

(五)心理护理

患者出现呼吸困难、胸闷不适时，守护在患者身旁，给予安全感；耐心解答患者提出的问题，进行健康教育；与患者和家属建立融洽关系，避免精神刺激，护理操作细致、耐心；尽量减少外界压力刺激、创造轻松和谐的气氛。

(六)健康宣教

1.指导患者合理安排休息与活动

应限制活动，督促其卧床休息。因休息可使轻度心力衰竭缓解，重度心力衰竭减轻。待心力衰竭控制后，仍需限制患者的活动量，使心脏大小恢复至正常。

2.合理饮食

宜低盐、高维生素及增加纤维食物饮食，少量多餐，避免高热量及刺激性食物。防止因饮食不当造成水钠潴留，心肌耗氧量、便秘等，导致心脏负荷增加。

3.避免诱因

向患者及家属讲解预防感染的知识，如定时开窗通风，洗手；因避免劳累、酒精中毒及其他毒素对心肌的损害。

4.坚持药物治疗

注意洋地黄素和抗心律失常等药物的毒性反应，并定期复查，以便随时调整药物剂量。

5.密切观察病情变化

如症状加重时应立即就医。

九、护理评价

(1)活动后呼吸困难症状有无减轻或消失。

(2)心前区疼痛发作的次数是否减少或已消失。发作时疼痛程度是否减轻。

(3)乏力和活动后心悸、气促症状有无减轻或消失，心律和心率是否恢复正常。

(4)情绪是否稳定，烦躁不安或悲伤失望心理是否减轻。

(李　艳)

第五节　稳定型心绞痛的护理

稳定型心绞痛也称劳力性心绞痛，是在冠状动脉固定性严重狭窄基础上，由于心肌负荷的增加引起心肌急剧的、暂时的缺血缺氧的临床综合征。其典型表现为阵发性胸骨后压榨性疼痛，主要位于胸骨后部，可放射至心前区和左上肢尺侧，常发生于劳力负荷增加时，持续数分钟，休息或服用硝酸酯制剂后疼痛消失。

一、病因

稳定型心绞痛的发病机制主要是在冠状动脉存在固定狭窄或部分闭塞的基础上发生需氧量的

增加,而导致心肌血氧供需失衡。当冠状动脉狭窄或部分闭塞时,其扩张性减弱,血流量减少,对心肌的供氧量相对比较固定。一旦心脏负荷突然增加,如劳累、情绪激动、饱餐、受寒等使心脏负荷增加,心肌耗氧量突然增大时,心脏对血液的需求增加,心肌血液的供求出现矛盾时就会导致心绞痛。

二、临床表现

(一)症状

心绞痛以发作性胸痛为主要临床表现,典型疼痛的特点为以下内容。

1.部位

主要在胸骨体中、上段之后,可波及心前区,有手掌大小范围,界限不清楚,常放射至左肩、左臂尺侧达无名指和小指,偶有或至颈、咽或下颌部。

2.性质

胸痛多有压迫感、发闷感、紧缩感、烧灼感,呈钳夹样、挤压样,但不尖锐,不像针刺或刀割样痛,偶伴濒死的恐惧感。发作时患者常不自觉地停止原来的活动,直至症状缓解。

3.诱因

体力劳动、情绪激动、饱餐、寒冷、吸烟、心动过速、休克等。

4.持续时间

心绞痛一般持续数分钟,3～5 min 逐渐消失,很少超过30 min。

5.缓解方式

一般在停止原来诱发症状的活动后即可缓解,舌下含服硝酸甘油等硝酸酯类药物也能迅速缓解。

(二)体征

心绞痛不发作时一般无异常体征。心绞痛发作时常见心率增快、血压升高。心尖部听诊有时出现奔马律。

三、辅助检查

(一)实验室检查

血糖、血脂检查可以了解冠心病危险因素。

(二)心电图检查

心电图检查是发现患者心肌缺血与诊断心绞痛最常用的检查方法。约有半数患者静息心电图为正常。心绞痛发作时绝大多数患者可出现暂时性心肌缺血引起的 ST 段压低(≥0.1 mV),发作缓解后恢复。有时出现 T 波倒置,在平时有 T 波持续倒置的患者,发作时可变为直立。运动负荷试验及 24 h 动态心电图监测可显著提高缺血性心电图的检出率。

(三)X 线检查

心脏 X 线检查可无异常发现,若伴缺血性心肌病可见心影增大、肺淤血等。

(四)放射性核素检查

利用放射性铊心肌显像所示灌注缺损提示心肌供血不足或血供消失,对心肌缺血诊断较有价值。

(五)选择性冠状动脉造影检查

选择性冠状动脉造影检查可使左、右冠状动脉及主要分支得到清楚的显影,具有确诊价值。

(六)其他检查

二维超声心动图可探测到缺血区心室壁的运动异常;多排螺旋 CT 冠状动脉成像(CTA)进行冠状动脉二维或三维重建,用于判断冠状动脉管腔狭窄程度和管壁钙化情况也有一定意义。

四、处理原则及治疗要点

稳定型心绞痛的治疗原则是改善冠状动脉血供和降低心肌耗氧,同时治疗动脉粥样硬化,避免诱发因素。

(一)发作时的治疗

1.休息

发作时应立即休息,一般患者停止活动后症状即可消除。

2.药物治疗

宜选用作用较快的硝酸酯制剂,这类药物除可扩张冠状动脉增加冠状动脉血流量外,还可扩张周围血管,减少静脉回流,减轻心脏前、后负荷和降低心肌耗氧量,从而缓解心绞痛。

(1)硝酸甘油:0.3～0.6 mg 舌下含化,1～2 min显效,约 30 min 后作用消失。一般连用不超过 3 次,每次相隔 5 min。

(2)硝酸异山梨酯:可用 5～10 mg,舌下含服,2～5 min 显效,作用持续 2～3 h。

(二)缓解期的治疗

缓解期宜尽量避免各种诱发因素。药物治疗以改善预后药物和改善缺血药物为主,非药物治疗包括血管重建治疗、增强型体外反搏、运动锻炼疗法等。

1.药物治疗

(1)硝酸酯制剂:能够扩张冠状动脉,增加缺血区心肌的供血。硝酸异山梨酯 5～20 mg 口服,每天 3 次,服后半小时起作用,持续 3～5 h。

(2)β 受体阻滞剂:β 受体阻滞剂是通过抑制心脏 β 肾上腺素能受体,从而降低血压、减慢心率、减弱心肌收缩力,以降低心肌耗氧量,减少心绞痛发作和增加运动耐量,降低心绞痛患者病死率和心肌梗死的风险。

(3)调血脂药物:常选用他汀类药物如洛伐他汀、辛伐他汀,他汀类药物能有效降低血清总胆固醇(TC)和低密度脂蛋白胆固醇(LDL-C),延缓斑块进展,使斑块稳定。

(4)血管紧张素转化酶抑制剂(ACEI):在稳定型心绞痛患者中,合并糖尿病、心力衰竭或左心室功能不全的高危患者应该使用 ACEI。常用药物有卡托普利、依那普利、福辛普利等。

(5)钙通道阻滞剂:抑制钙离子进入细胞内,抑制心肌细胞兴奋-收缩耦联中钙离子的利用,因而抑制心肌收缩,减少氧耗;并通过扩张冠状动脉,解除冠状动脉痉挛,改善心内膜下心肌的供血;扩张周围血管、减轻心脏负荷,从而缓解心绞痛;还可以降低血液黏度,抗血小板聚集,改善心肌的微循环。常用药物有维拉帕米、硝苯地平缓释剂、地尔硫䓬等。

(6)抗血小板药物:①长期服用阿司匹林每天 75～100 mg 和有效的降血脂治疗可促使粥样斑块稳定,减少血栓形成;②氯吡格雷主要用于支架植入术后患者。

(7)代谢性药物:曲美他嗪 20 mg,每天 3 次饭后口服。通过抑制脂肪酸氧化,优化心肌能量代谢,改善心肌缺血及左心功能,缓解心绞痛。可与 β 受体阻滞剂等抗心肌缺血药物联用。

2.运动锻炼疗法

合理的运动锻炼有助于促进侧支循环的建立,提高体力活动的耐受量从而减轻症状。建议稳定型心绞痛患者最好每天坚持有氧运动 30 min，每周运动不少于 5 d。

3.冠状动脉血管重建治疗

稳定型心绞痛患者的血管重建治疗，常通过经皮冠状动脉介入治疗和冠状动脉旁路移植术。其中经皮冠状动脉介入治疗创伤小、恢复快、危险性相对较低，尤其是药物洗脱支架的出现，使其远期疗效明显提高，普遍应用于临床。

冠状动脉旁路移植术的主要目的是通过血管旁路移植绕过狭窄的冠状动脉，为缺血心肌重建血运通道，即让心脏搏出的血从主动脉经过所架的血管桥，流向狭窄或梗阻的冠状动脉远端而达到缺血的心肌，以改善心肌供血、供氧，缓解和消除心绞痛等症状，提高患者的生活质量。

4.增强型体外反搏治疗

能降低患者心绞痛发作频率，改善运动负荷试验中的心肌缺血情况，能使 75%～80%的患者症状获得改善。对于药物治疗难以奏效又不适宜行血管重建术的难治性慢性稳定型心绞痛可试用。一般每天 1 h，12 d 为 1 个疗程。

五、护理评估

（一）病史

了解患病与诊治经过，患者有无高血压、高血脂、糖尿病等疾病，疾病发作的诱因、患者生活饮食方式等。询问患者首次发生心绞痛的时间，主要症状的特点，有无伴随症状，是否进行性加重，有无并发症，既往检查结果、治疗经过及效果。

（二）身体状况

评估患者入院时的意识和精神状态、体位、生命体征；有无面色苍白、皮肤湿冷、心率增快、血压升高、痛苦表情等；有无放射痛、恶心、呕吐、心悸或呼吸困难等。查看有无心脏扩大，听诊有无心律异常，有无第三或第四心音，有无奔马律及心尖部收缩期杂音等，了解相关检查结果。

（三）心理-社会状况

患者是否有紧张、烦躁不安、恐惧的情绪，评估患者的职业特点、家庭状况、个人应对方式、经济情况、生活习惯等。

六、护理措施

（一）休息与活动

心绞痛发作时应立即停止正在进行的活动，就地休息。不稳定心绞痛者，应卧床休息，并密切观察。保持环境安静，限制探视，取得合作。

（二）饮食

进食低脂、低胆固醇清淡饮食，提倡少量多餐。

（三）给氧

鼻导管给氧，以增加心肌氧的供应，减轻缺血和疼痛。

（四）心理护理

疼痛发作时应有专人陪伴，允许患者表达内心感受，给予心理支持，鼓励患者增强战胜疾病的信心。简明扼要地解释疾病过程与治疗配合方法，说明不良情绪会增加心肌耗氧量而不利于病情控制。

(五)疼痛观察

评估患者疼痛的部位、性质、程度、持续时间,给予心电监护,描记疼痛发作时的心电图,严密监测心率、心律、血压变化,观察患者有无面色苍白、大汗、恶心、呕吐等。

(六)用药护理

(1)心绞痛发作时给予患者舌下含服硝酸甘油,用药后注意观察患者胸痛变化情况,如服药后 3～5 min 仍不缓解者可重复使用,每隔 5 min 1 次,连续 3 次仍不能缓解者,应考虑急性冠状动脉综合征的可能,要及时报告医师。

(2)对于心绞痛发作频繁者,可遵医嘱给予硝酸甘油静脉滴注,但应控制滴速,并告知患者及家属不可擅自调节滴速,以防止低血压情况的发生。

(3)部分患者用药后出现面部潮红、头部胀痛、头晕、心动过速、心悸等不适,应告知患者上述不良反应是由药物所产生的血管扩张作用所致,以解除顾虑。

(4)应用他汀类药物时,应严密监测转氨酶及肌酸激酶等生化指标,及时发现药物可能引起的肝脏损害。采用强化降脂治疗时,应注意监测药物的安全性。

(七)减少或避免诱因

疼痛缓解后,与患者一起分析引起心绞痛发作的原因。保持排便通畅,切忌用力排便,以免诱发心绞痛。调节饮食,禁烟、酒。保持心境平和,改变焦躁易怒、争强好胜的性格等。

(八)排便的护理

1.评估排便情况

如排便的次数、性状,有无习惯性便秘,是否服用通便药物。

2.指导患者采取通便措施

合理饮食及增加富含纤维素的食物如水果、蔬菜的摄入;无糖尿病者每天清晨给予蜂蜜 20 mL加温开水同饮;适当进行腹部按摩(按顺时针方向)以促进肠蠕动。一旦出现排便困难,可使用开塞露、盐水灌肠。

七、健康指导

(一)疾病知识指导

生活方式的改变是冠心病治疗的基础。

(1)合理膳食:宜摄入低热量、低脂、低胆固醇、低盐饮食,多食蔬菜、水果和粗纤维食物如芹菜、糙米等,避免暴饮暴食,注意少量多餐。

(2)戒烟、限酒。

(3)适量运动:运动方式应以有氧运动为主,运动的强度和时间因病情和个体差异而不同,必要时需要在监测下进行。

(4)自我心理调适:调整心态,减轻精神压力,逐渐改变急躁易怒性格,保持心理平衡采取放松术或与他人交流的方式缓解压力。告知患者及家属过劳、情绪激动、饱餐、用力排便、寒冷刺激等都是心绞痛发作的诱因,应注意尽量避免。

(二)用药指导

(1)指导患者出院后遵医嘱服药,不要擅自增减药量,自我监测药物的不良反应。

(2)外出时随身携带硝酸甘油以备急需。

(3)硝酸甘油见光易分解,应放在棕色瓶内,存放于干燥处,以免潮解失效。药瓶开封后每6个月更换1次,以确保疗效。

(三)病情监测指导

(1)教会患者及其家属心绞痛发作时的缓解方法,胸痛发作时应立即停止活动或舌下含服硝酸甘油。如连续含服硝酸甘油3次仍不缓解,或心绞痛发作比以往频繁、程度加重、疼痛时间延长,应及时就医,警惕心肌梗死的发生。

(2)不典型心绞痛发作时可能表现为牙痛、肩周炎、上腹痛等,为防止误诊,可先按心绞痛发作处理并及时就医。

(3)告诉患者应定期复查心电图、血压、血糖、血脂、肝功能等。

(李 艳)

第四章

内分泌科护理

第一节　糖尿病的护理

糖尿病(diabetes mellitus,DM)是一组由多病因引起的以慢性高血糖为特征的代谢性疾病，是由胰岛素分泌和(或)作用缺陷所引起。糖尿病是常见病、多发病。

一、分型

(一)1 型糖尿病

1 型糖尿病:胰岛 B 细胞破坏,常导致胰岛素绝对缺乏。

(二)2 型糖尿病

2 型糖尿病:从以胰岛素抵抗为主伴胰岛素分泌不足到以胰岛素分泌不足为主伴胰岛素抵抗。

(三)其他特殊类型糖尿病

其他特殊类型糖尿病指病因相对比较明确,如胰腺炎、皮质醇增多症等引起的一些高血糖状态。

(四)妊娠期糖尿病

妊娠期糖尿病指妊娠期间发生的不同程度的糖代谢异常。

二、病因与发病机制

糖尿病的病因和发病机制至今未完全阐明。总的来说,遗传因素及环境因素共同参与其发病过程。胰岛素由胰岛 B 细胞合成和分泌,经血液循环到达体内各组织器官的靶细胞,与特异受体结合并引发细胞内物质代谢效应。该过程中任何一个环节发生异常,均可导致糖尿病。

(一)1 型糖尿病

1.遗传因素

遗传因素在 1 型糖尿病发病中起重要作用。

2.环境因素

糖尿病可能与病毒感染、化学毒物和饮食因素有关。

3.自身免疫

有证据支持1型糖尿病为自身免疫性疾病。

4.1型糖尿病的自然史

1型糖尿病的发生发展经历以下阶段。

(1)个体具有遗传易感性,临床无任何异常。

(2)某些触发事件,如病毒感染引起少量B细胞破坏并启动自身免疫过程。

(3)出现免疫异常,可检测出各种胰岛细胞抗体。

(4)B细胞数目开始减少,仍能维持糖耐量正常。

(5)B细胞持续损伤达到一定程度时(通常只残存10%~20%的B细胞),胰岛素分泌不足,出现糖耐量降低或临床糖尿病,需用外源胰岛素治疗。

(6)B细胞几乎完全消失,需依赖外源胰岛素维持生命。

(二)2型糖尿病

1.遗传因素与环境因素

有资料显示遗传因素主要影响B细胞功能。环境因素包括年龄增加、现代生活方式改变、营养过剩、体力活动不足、子宫内环境以及应激、化学毒物等。

2.胰岛素抵抗和B细胞功能缺陷

胰岛素抵抗是指胰岛素作用的靶器官对胰岛素作用的敏感性降低。B细胞功能缺陷主要表现为胰岛素分泌异常。

3.糖耐量减低和空腹血糖调节受损

糖耐量减低是葡萄糖不耐受的一种类型。空腹血糖调节受损是指一类非糖尿病性空腹血糖异常,其血糖浓度高于正常,但低于糖尿病的诊断值。目前认为两者均为糖尿病的危险因素,是发生心血管病的危险标志。

4.临床糖尿病

达到糖尿病的诊断标准(表4-1)。

表4-1 糖尿病诊断标准

诊断标准	静脉血浆葡萄糖水平
(1)糖尿病症状+随机血糖或	≥11.1 mmol/L
(2)空腹血浆血糖(FPG)或	≥7.0 mmol/L
(3)葡萄糖负荷后2 h血糖(2hPG)	≥11.1 mmol/L
无糖尿病症状者,需改天重复检查,但不做第3次OGTT	

注:空腹的定义是至少8 h没有热量的摄入;随机是指一天当中的任意时间而不管上次进餐的时间及食物摄入量。

三、临床表现

(一)代谢紊乱综合征

1."三多一少"

多饮、多食、多尿和体重减轻。

2.皮肤瘙痒

患者常有皮肤瘙痒,女性患者可出现外阴瘙痒。

3.其他症状

四肢酸痛、麻木、腰痛、性欲减退、月经失调、便秘和视物模糊等。

(二)并发症

1.糖尿病急性并发症

(1)糖尿病酮症酸中毒(diabetic ketoacidosis,DKA):最常见的糖尿病急症,以高血糖、酮症和酸中毒为主要表现。DKA最常见的诱因是感染,其他诱因有胰岛素治疗中断或不适当减量、饮食不当、各种应激及酗酒等。临床表现为早期“三多一少”,症状加重;随后出现食欲缺乏、恶心、呕吐,多尿、口干、头痛、嗜睡,呼吸深快,呼气中有烂苹果味(丙酮);后期严重失水、尿量减少、眼球下陷、皮肤黏膜干燥,血压下降、心率加快,四肢厥冷;晚期出现不同程度意识障碍。

(2)高渗高血糖综合征:糖尿病急性代谢紊乱的另一临床类型,以严重高血糖、高血浆渗透压、脱水为特点,无明显酮症酸中毒,患者常有不同程度的意识障碍或昏迷。本病起病缓慢,最初表现为多尿、多饮,但多食不明显或反而食欲缺乏;随病情进展出现严重脱水和神经精神症状,患者反应迟钝、烦躁或淡漠、嗜睡,逐渐陷入昏迷、出现抽搐,晚期尿少甚至尿闭,但无酸中毒样深大呼吸。与DKA相比,失水更为严重、神经精神症状更为突出。

(3)感染性疾病:糖尿病容易并发各种感染,血糖控制差者更易发生,病情也更严重。

(4)低血糖:一般将血糖≤2.8 mmol/L作为低血糖的诊断标准,而糖尿病患者血糖值≤3.9 mmol/L就属于低血糖范畴。低血糖有两种临床类型,即空腹低血糖和餐后(反应性)低血糖。低血糖的临床表现呈发作性,具体分为两类:①自主(交感)神经过度兴奋表现为多有出汗、颤抖、心悸、紧张、焦虑、饥饿、流涎、软弱无力、面色苍白、心率加快、四肢冰凉和收缩压轻度升高等。②脑功能障碍表现为初期表现为精神不集中、思维和语言迟钝、头晕、嗜睡、视物不清、步态不稳,后可有幻觉、躁动、易怒、性格改变、认知障碍,严重时发生抽搐和昏迷。

2.糖尿病慢性并发症

(1)微血管病变:这是糖尿病的特异性并发症。微血管病变主要发生在视网膜、肾、神经和心肌组织,尤其以肾脏和视网膜病变最为显著。

(2)大血管病变:这是糖尿病最严重、突出的并发症,主要表现为动脉粥样硬化。动脉粥样硬化主要侵犯主动脉、冠状动脉、脑动脉、肾动脉和肢体外周动脉等。

(3)神经系统并发症:以周围神经病变最常见,通常为对称性,下肢较上肢严重,病情进展缓慢。患者常先出现肢端感觉异常,如呈袜子或手套状分布,伴麻木、烧灼、针刺感或如踏棉垫感,可伴痛觉过敏、疼痛;后期可有运动神经受累,出现肌力减弱甚至肌萎缩和瘫痪。

(4)糖尿病足:指与下肢远端神经异常和不同程度周围血管病变相关的足部溃疡、感染和(或)深层组织破坏,主要表现为足部溃疡、坏疽。糖尿病足是糖尿病最严重且需治疗费用最多的慢性并发症之一,是糖尿病非外伤性截肢的最主要原因。

(5)其他:糖尿病还可引起黄斑病、白内障、青光眼、屈光改变和虹膜睫状体病变等。牙周病是最常见的糖尿病口腔并发症。

在我国,糖尿病是导致成人失明、非创伤性截肢的主要原因;心血管疾病是使糖尿病患者致残、致死的主要原因。

四、辅助检查

(一)尿糖测定

尿糖受肾糖阈的影响。尿糖呈阳性只提示血糖值超过肾糖阈(约10 mmol/L),尿糖呈阴性不能排除糖尿病可能。

(二)血糖测定

血糖测定的方法有静脉血葡萄糖测定、毛细血管血葡萄糖测定和 24 h 动态血糖测定3 种。前者用于诊断糖尿病，后两种仅用于糖尿病的监测。

(三)口服葡萄糖耐量试验

当血糖高于正常范围而又未达到诊断糖尿病标准时，须进行口服葡萄糖耐量试验(OGTT)。OGTT 应在无摄入任何热量 8 h 后，清晨空腹进行，75 g 无水葡萄糖，溶于 250～300 mL 水中，5～10 min 饮完，空腹及开始饮葡萄糖水后 2 h 测静脉血浆葡萄糖。儿童服糖量按1.75 g/kg计算，总量不超过 75 g。

(四)糖化血红蛋白 A_1 测定

糖化血红蛋白 A_1 测定：其测定值者取血前 8～12 周血糖的总水平，是糖尿病病情控制的监测指标之一，正常值是 3%～6%。

(五)血浆胰岛素和 C 肽测定

主要用于胰岛 B 细胞功能的评价。

(六)其他

根据病情需要选用血脂、肝肾功能等常规检查，急性严重代谢紊乱时的酮体、电解质、酸碱平衡检查，心、肝、肾、脑、眼科以及神经系统的各项辅助检查等。

五、治疗要点

糖尿病管理须遵循早期和长期、积极而理性、综合治疗和全面达标、治疗措施个体化等原则。国际糖尿病联盟(IDF)提出糖尿病综合管理 5 个要点(有"五驾马车"之称)：糖尿病健康教育、医学营养治疗、运动治疗、血糖监测和药物治疗。

(一)健康教育

健康教育是重要的基础管理措施，是决定糖尿病管理成败的关键。每位糖尿病患者均应接受全面的糖尿病教育，充分认识糖尿病并掌握自我管理技能。

(二)医学营养治疗

医学营养治疗是糖尿病基础管理措施，是综合管理的重要组成部分。详见饮食护理。

(三)运动疗法

在糖尿病的管理中占重要地位，尤其对肥胖的 2 型糖尿病患者，运动可增加胰岛素敏感性，有助于控制血糖和体重。运动的原则是适量、经常性和个体化。详见运动护理。

(四)药物治疗

1.口服药物治疗

(1)促胰岛素分泌剂。①药物：其作用不依赖于血糖浓度。常用的有格列本脲、格列吡嗪、格列齐特、格列喹酮和格列本脲等。②非磺胺类药物：降血糖作用快而短，主要用于控制餐后高血糖。如瑞格列奈和那格列奈。

(2)增加胰岛素敏感性药物。①双胍类：常用的药物有二甲双胍。二甲双胍通常每天剂量 500～1 500 mg，分 2～3 次口服，最大剂量不超过每天2 g。②噻唑烷二酮类：也称格列酮类，有罗格列酮和吡格列酮两种制剂。

(3)α-葡萄糖苷酶抑制剂：作为 2 型糖尿病第一线药物，尤其适用于空腹血糖正常(或偏高)

而餐后血糖明显升高者。常用药物有阿卡波糖和伏格列波糖。

2.胰岛素治疗

胰岛素治疗是控制高血糖的重要和有效手段。

(1)适应证:①1 型糖尿病。②合并各种严重的糖尿病急性或慢性并发症。③处于应激状态,如手术、妊娠和分娩等。④2 型糖尿病血糖控制不满意,B 细胞功能明显减退者。⑤某些特殊类型糖尿病。

(2)制剂类型:按作用快慢和维持作用时间长短,可分为速效、短效、中效、长效和预混胰岛素5 类。根据胰岛素的来源不同,可分为动物胰岛素、人胰岛素和胰岛素类似物。

(3)使用原则:①胰岛素治疗应在综合治疗基础上进行。②胰岛素治疗方案应力求模拟生理性胰岛素分泌模式。③从小剂量开始,根据血糖水平逐渐调整。

(五)人工胰

人工胰由血糖感受器、微型电子计算机和胰岛素泵组成。目前尚未广泛应用。

(六)胰腺和胰岛细胞移植

治疗对象主要为 1 型糖尿病患者,目前尚局限于伴终末期肾病的患者。

(七)手术治疗

部分国家已将减重手术(代谢手术)推荐为肥胖 2 型糖尿病患者的可选择的治疗方法之一,我国也已开展这方面的治疗。

(八)糖尿病急性并发症的治疗

1.糖尿病酮症酸中毒

对于早期酮症患者,仅需给予足量短效胰岛素和口服液体,严密观察病情,严密监测血糖、血酮变化,调节胰岛素剂量。对于出现昏迷的患者应立即抢救,具体方法如下。

(1)补液:治疗的关键环节。基本原则是“先快后慢,先盐后糖”。在 1～2 h内输入0.9%氯化钠溶液 1 000～2 000 mL,前 4 h 输入所计算失水量的 1/3。24 h 输液量应包括已失水量和部分继续失水量,一般为 4 000～6 000 mL,严重失水者可达 6 000～8 000 mL。

(2)小剂量胰岛素治疗:每小时 0.1 U/kg 的短效胰岛素加入生理盐水中持续静脉滴注或静脉泵入。根据血糖值调节胰岛素的泵入速度,血糖下降速度一般以每小时 3.9～6.1 mmol/L(70～110 mg/dL)为宜,每 1～2 h 复查血糖;病情稳定后过渡到胰岛素常规皮下注射。

(3)纠正电解质及酸碱平衡失调:①轻度酸中毒一般不必补碱。补碱指征为血 pH＜7.1,HCO_3^-＜5 mmol/L。应采用等渗碳酸氢钠(1.25%～1.4%)溶液。补碱不宜过多、过快,以避免诱发或加重脑水肿。②根据血钾和尿量补钾。

(4)防治诱因和处理并发症:如休克、严重感染、心力衰竭、心律失常、肾衰竭、脑水肿和急性胃扩张等。

2.高渗高血糖综合征

治疗原则同 DKA。严重失水时,24 h 补液量为 6 000～10 000 mL。

3.低血糖

对轻至中度的低血糖,口服糖水或含糖饮料,进食面包、饼干、水果等即可缓解。重者和疑似低血糖昏迷的患者,应及时测定毛细血管血糖,甚至无须血糖结果,及时给予 50%葡萄糖 60～100 mL 静脉注射,继以 5%～10%葡萄糖液静脉滴注。另外,应积极寻找病因,对因治疗。

(九)糖尿病慢性并发症的治疗

1.糖尿病足

控制高血糖、血脂异常和高血压,改善全身营养状况和纠正水肿等;神经性足溃疡给予规范的伤口处理;给予扩血管和改善循环治疗;有感染出现时给予抗感染治疗;必要时行手术治疗。

2.糖尿病高血压

血脂紊乱和大血管病变,要控制糖尿病患者血压<17.3/10.7 kPa(130/80 mmHg);如尿蛋白排泄量达到1 g/24 h,血压应控制低于 16.7/10.0 kPa(125/75 mmHg)。低密度脂蛋白胆固醇(LDL-C)的目标值为<2.6 mmol/L。

3.糖尿病肾病

早期筛查微量蛋白尿及评估 GFR。早期应用血管紧张素转化酶抑制剂或血管紧张素Ⅱ受体阻滞剂,除可降低血压外,还可减轻微量清蛋白尿和使 GFR 下降缓慢。

4.糖尿病视网膜病变

定期检查眼底,必要时尽早使用激光进行光凝治疗。

5.糖尿病周围神经病变

早期严格控制血糖并保持血糖稳定是糖尿病神经病变最重要和有效的防治方法。在综合治疗的基础上,采用多种维生素及对症治疗可改善症状。

六、护理措施

(一)一般护理

1.饮食护理

应帮助患者制订合理、个性化的饮食计划,并鼓励和督促患者坚持执行。

(1)制订总热量。①计算理想体重(简易公式法):理想体重(kg)=身高(cm)-105。②计算总热量:成年人休息状态下每天每千克理想体重给予热量 105~126 kJ,轻体力劳动 126~147 kJ,中度体力劳动 147~167 kJ,重体力劳动>167 kJ。儿童、孕妇、乳母、营养不良和消瘦以及伴有消耗性疾病者应酌情增加,肥胖者酌减,使体重逐渐恢复至理想体重的±5%。

(2)食物的组成和分配。①食物组成:总的原则是高碳水化合物、低脂肪、适量蛋白质和高纤维的膳食。碳水化合物所提供的热量占饮食总热量的 50%~60%,蛋白质的摄入量占供能比的10%~15%,脂肪所提供的热量不超过总热量的 30%,饱和脂肪酸不应超过总热量的 7%,每天胆固醇摄入量宜<300 mg。②确定每天饮食总热量和碳水化合物、脂肪、蛋白质的组成后,按每克碳水化合物、蛋白质产热 16.7 kJ,每克脂肪产热 37.7 kJ,将热量换算为食品后制订食谱,可按每天三餐分配为 1/5、2/5、2/5 或 1/3、1/3、1/3。

(3)注意事项。①超重者,禁食油炸、油煎食物,炒菜宜用植物油,少食动物内脏、蟹黄、蛋黄、鱼子、虾子等含胆固醇高的食物。②每天食盐摄入量应<6 g,限制摄入含盐高的食物,如加工食品、调味酱等。③严格限制各种甜食:包括各种糖果、饼干、含糖饮料、水果等。为满足患者口味,可使用甜味剂。对于血糖控制较好者,可在两餐之间或睡前加水果,如苹果、梨、橙子等。④限制饮酒量,尽量不饮白酒,不宜空腹饮酒。每天饮酒量≤1 份标准量(1 份标准量:啤酒350 mL或红酒 150 mL 或低度白酒 45 mL,各约含乙醇 15 g)。

2.运动护理

(1)糖尿病患者运动锻炼的原则:有氧运动、持之以恒和量力而行。

(2)运动方式的选择:有氧运动为主,如散步、慢跑、快走、骑自行车、做广播体操、打太极拳和球类活动等。

(3)运动量的选择:合适的运动强度为活动时患者的心率达到个体60%的最大氧耗量,简易计算方法为:心率=170-年龄。

(4)运动时间的选择:最佳运动时间是餐后1 h(以进食开始计时)。每天安排一定量的运动,至少每周3次。每次运动时间30~40 min,包括运动前作准备活动和运动结束时的整理运动时间。

(5)运动的注意事项:①不宜空腹时进行,运动过程应补充水分,携带糖果,出现低血糖症状时,立即食用。②运动过程中出现胸闷、胸痛、视物模糊等应立即停止运动,并及时处理。③血糖>14 mmol/L,应减少活动,增加休息。④随身携带糖尿病卡以备急需。⑤运动时,穿宽松的衣服,棉质的袜子和舒适的鞋子,可以有效排汗和保护双脚。

(二)用药护理

1.口服用药的护理

指导患者正确服用口服降糖药,了解各类降糖药的作用、剂量、用法、不良反应和注意事项。

(1)口服磺胺类药物的护理:①协助患者于早餐前30 min服用,每天多次服用的磺胺类药物应在餐前30 min服用。②严密观察药物的不良反应。最主要的不良反应是低血糖,护士应教会患者正确识别低血糖的症状及如何及时应对和选择医疗支持。③注意药物之间的协同与拮抗。水杨酸类、磺胺类、保泰松、利血平、β受体阻滞剂等药物与磺胺类药物合用时会产生协同作用,增强后者的降糖作用;噻嗪类利尿剂、呋塞米、依他尼酸、糖皮质激素等药物与磺胺类药物合用时会产生拮抗作用,降低后者的降糖作用。

(2)口服双胍类药物的护理:①指导患者餐中或餐后服药。②如出现轻微胃肠道反应,给予患者讲解和指导,以减轻患者的紧张或恐惧心理。③用药期间限制饮酒。

(3)口服α-葡萄糖苷酶抑制剂类药物的护理:①应与第一口饭同时服用。②本药的不良反应有腹部胀气、排气增多或腹泻等症状,在继续使用或减量后消失。③服用该药时,如果饮食中淀粉类比例太低,而单糖或啤酒过多则疗效不佳。④出现低血糖时,应直接给予葡萄糖口服或静脉注射,进食淀粉类食物无效。

(4)口服噻唑烷二酮类药物的护理:①每天服用1次,可在餐前、餐中、餐后任何时间服用,但服药时间应尽可能固定。②密切观察有无水肿、体重增加等不良反应,缺血性心血管疾病的风险增加,一旦出现,应立即停药。③如果发现食欲缺乏等情况,警惕肝功能损害。

2.使用胰岛素的护理

(1)胰岛素的保存:①未开封的胰岛素放于冰箱4 ℃~8 ℃冷藏保存,勿放在冰箱门上,以免震荡受损。②正在使用的胰岛素在常温下(≤28 ℃)可使用28 d,无须放入冰箱。③运输过程尽量保持低温,避免过热、光照和剧烈晃动等,否则可因蛋白质凝固变性而失效。

(2)胰岛素的注射途径:包括静脉注射和皮下注射。注射工具有胰岛素专用注射器、胰岛素笔和胰岛素泵。

(3)胰岛素的注射部位:皮下注射胰岛素时,宜选择皮肤疏松部位,如上臂三角肌、臀大肌、大腿前侧、腹部等。进行运动锻炼时,不要选择大腿、臂部等要活动的部位注射。注射部位要经常更换,如在同一区域注射,必须与上次注射部位相距1 cm以上,选择无硬结的部位。

(4)胰岛素不良反应的观察与处理:①低血糖反应。②变态反应表现为注射部位瘙痒,继而出现荨麻疹样皮疹，全身性荨麻疹少见。处理措施包括更换高纯胰岛素，使用抗组胺药及脱敏疗法，严重反应者中断胰岛素治疗。③注射部位皮下脂肪萎缩或增生时，采用多点、多部位皮下注射和及时更换针头可预防其发生。若发生则停止注射该部位后可缓慢自然恢复。④胰岛素治疗初期可发生轻度水肿，以颜面和四肢多见，可自行缓解。⑤部分患者出现视物模糊，多为晶状体屈光改变，常于数周内自然恢复。⑥体重增加以老年 2 型糖尿病患者多见，多引起腹部肥胖。护士应指导患者配合饮食、运动治疗控制体重。

(5)使用胰岛素的注意事项：①准确执行医嘱，按时注射。对 40 U/mL 和 100 U/mL 两种规格的胰岛素，使用时应注意注射器与胰岛素浓度的匹配。②长、短效或中、短效胰岛素混合使用时，应先抽吸短效胰岛素，再抽吸长效胰岛素，然后混匀，禁忌反向操作。③注射胰岛素时应严格无菌操作，防止发生感染。④胰岛素治疗的患者，应每天监测血糖 2～4 次，出现血糖波动过大或过高，及时通知医师。⑤使用胰岛素笔时要注意笔与笔芯是否匹配，每次注射前确认笔内是否有足够的剂量，药液是否变质。每次注射前安置新针头，使用后丢弃。⑥用药期间定期检查血糖、尿常规、肝肾功能、视力、眼底视网膜血管、血压及心电图等，了解病情及糖尿病并发症的情况。⑦指导患者配合糖尿病饮食和运动治疗。

(三)并发症的护理

1.低血糖的护理

(1)加强预防：①指导患者应用胰岛素和胰岛素促分泌剂，从小剂量开始，逐渐增加剂量，谨慎调整剂量。②指导患者定时定量进餐，如果进餐量较少，应相应减少药物剂量。③指导患者运动量增加时，运动前应增加额外的碳水化合物的摄入。④乙醇能直接导致低血糖，应指导患者避免酗酒和空腹饮酒。⑤容易在后半夜及清晨发生低血糖的患者，晚餐适当增加主食或含蛋白质较高的食物。

(2)症状观察和血糖监测：观察患者有无低血糖的临床表现，尤其是服用胰岛素促分泌剂和注射胰岛素的患者。对老年患者的血糖不宜控制过严，一般空腹血糖≤7.8 mmol/L，餐后血糖≤11.1 mmol/L 即可。

(3)急救护理：一旦确定患者发生低血糖，应尽快给予糖分补充，解除脑细胞缺糖状态，并帮助患者寻找诱因，给予健康指导，避免再次发生。

2.高渗高血糖综合征的护理

(1)预防措施：定期监测血糖，应激状况时每天监测血糖。合理用药，不要随意减量或停药。保证充足的水分摄入。

(2)病情监测：严密观察患者的生命体征、意识和瞳孔的变化，记录 24 h 出入液量等。遵医嘱定时监测血糖、血钠和渗透压的变化。

(3)急救配合与护理：①立即开放两条静脉通路，准确执行医嘱，输入胰岛素，按照正确的顺序和速度输入液体。②绝对卧床休息，注意保暖，给予患者持续低流量吸氧。③加强生活护理，尤其是口腔护理、皮肤护理。④昏迷者按昏迷常规护理。

3.糖尿病足的预防与护理

(1)足部观察与检查：①每天检查双足 1 次，视力不佳者，亲友可代为检查。②了解足部有无感觉减退、麻木、刺痛感；观察足部的皮肤温度、颜色及足背动脉搏动情况。③注意检查趾甲、趾间、足底皮肤有无红肿、破溃、坏死等损伤。④定期做足部保护性感觉的测试，常用尼龙单丝测试。

(2)日常保护措施:保持足部清洁,避免感染,每天清洗足部1次,10 min左右;水温适宜,不能烫脚;洗完后用柔软的浅色毛巾擦干,尤其是脚趾间;皮肤干燥者可涂护肤软膏,但不要太油,不能常用。

(3)预防外伤:①指导患者不能赤足走路,外出时不能穿拖鞋和凉鞋,不能光脚穿鞋,禁忌穿高跟鞋和尖头鞋,防止脚受伤。②应帮助视力不好的患者修剪趾甲,趾甲修剪与脚趾平齐,并锉圆边缘尖锐部分。③冬天不要使用热水袋、电热毯或烤灯保暖,防止烫伤,同时应注意预防冻伤。夏天注意避免蚊虫叮咬。④避免足部针灸、修脚等,防止意外感染。

(4)选择合适的鞋袜:①指导患者选择厚底、圆头、宽松、系鞋带的鞋子;鞋子的面料以软皮、帆布或布面等透气性好的面料为佳;购鞋时间最好是下午,需穿袜子试穿,新鞋第1次穿20～30 min,之后再延长穿鞋时间。②袜子选择以浅色、弹性好、吸汗、透气及散热好的棉质袜子为佳,大小适中、无破洞和不粗糙。

(5)促进肢体血液循环:①指导患者步行和进行腿部运动(如提脚尖,即脚尖提起、放下,重复20次。试着以单脚承受全身力量来做)。②避免盘腿坐或跷二郎腿。

(6)积极控制血糖,说服患者戒烟:足溃疡的教育应从早期指导患者控制和监测血糖开始。同时告知患者戒烟,因吸烟会导致局部血管收缩而促进足溃疡的发生。

(7)及时就诊:如果伤口出现感染或久治不愈,应及时就医,进行专业处理。

(四)心理护理

糖尿病患者常见的心理特征有否定、怀疑、恐惧紧张、焦虑烦躁、悲观抑郁、轻视麻痹、愤怒拒绝和内疚混乱等。针对以上特征,护理人员应对患者进行有针对性的心理护理。糖尿病患者的心理护理因人而异,但对每一个患者,护士都要做到以和蔼可亲的态度进行耐心细致、科学专业的讲解。

(1)当患者拒绝承认患病事实时,护士应耐心主动地向患者讲解糖尿病相关的知识,使患者消除否定、怀疑、拒绝的心理,并积极主动地配合治疗。

(2)有轻视、麻痹心理的患者,应耐心地向患者讲解不重视治疗的后果及各种并发症的严重危害,使患者积极地配合治疗。

(3)指导患者学习糖尿病自我管理的知识,帮助患者树立战胜疾病的信心,使患者逐渐消除上述心理。

(4)寻求社会支持,动员糖尿病患者的亲友学习糖尿病相关知识,理解糖尿病患者的困境,全面支持患者。

(田儒丽)

第二节　亚急性与慢性甲状腺炎的护理

甲状腺炎是指甲状腺组织发生变性、渗出、坏死、增生等炎症性病理改变而导致的临床疾病,可分为急性、亚急性和慢性。本节主要介绍亚急性和慢性甲状腺炎。

一、亚急性甲状腺炎

亚急性甲状腺炎可分为亚急性肉芽肿性和亚急性淋巴细胞性甲状腺炎。

(一)亚急性肉芽肿性甲状腺炎

1.常见病因

本病病因与病毒感染有关，多数患者于上呼吸道感染后发病。甲状腺轻中度肿大。甲状腺滤泡结构破坏和炎症细胞浸润伴肉芽肿形成。

2.临床表现

起病前1～3周常有病毒性咽炎、腮腺炎、麻疹或其他病毒感染的症状。甲状腺区发生明显疼痛。可有全身不适、食欲缺乏、肌肉疼痛、发热、心动过速、多汗等。少数患者有颈部淋巴结肿大。

3.辅助检查

急性期血白细胞轻至中度增高，中性粒细胞正常或稍高，偶见淋巴细胞增多，红细胞沉降率明显增快。血清 TT_3、TT_4、FT_4 升高，甲状腺摄 ^{131}I 率降低。

甲状腺核素扫描可见图像残缺或显影不均匀。

4.治疗原则

(1)一般治疗和对症治疗。

(2)糖皮质激素治疗。

(3)甲状腺功能减退者补充甲状腺激素(TH)。

(4)手术治疗。

(二)亚急性淋巴细胞性甲状腺炎

其亦称无痛性甲状腺炎、产后甲状腺炎、寂静型甲状腺炎或非典型性甲状腺炎。

1.常见病因

本病病因与自身免疫损害有关。甲状腺有明显的淋巴细胞浸润及类似亚急性肉芽肿性病变。

2.临床表现

主要表现为甲状腺功能亢进症，可有心动过速、怕热、多汗、疲劳、肌无力、体重下降等，但无突眼和胫前黏液性水肿。甲状腺功能亢进症持续时间短，甲状腺轻度肿大，无触痛，质地较坚实。多数于数月后康复，少数发展为永久性甲状腺功能减退症。

3.辅助检查

早期，血 T_3、T_4 升高，红细胞沉降率正常或轻度升高；血清甲状腺过氧化物酶抗体(TPOAb)升高。甲状腺摄 ^{131}I 率下降，超声检查示弥漫性或局灶性低回声区。

4.治疗原则

对症治疗。甲状腺功能亢进症症状明显者，可给予β受体阻滞剂如普萘洛尔，禁用手术与放射性核素治疗。

伴甲状腺功能减退症者可用甲状腺素钠($L\text{-}T_4$)或甲状腺片替代治疗3～6个月，然后停药。永久性甲状腺功能减退症者则需终身替代治疗。

二、慢性甲状腺炎

慢性甲状腺炎包括两种临床类型，即甲状腺肿大的桥本甲状腺炎(HT)和甲状腺萎缩的萎缩性甲状腺炎(AT)。

(一)常见病因

(1)遗传因素,免疫监视缺陷,环境因素。

(2)淋巴细胞浸润和弥漫性滤泡破坏。

(二)临床表现

HT 为甲状腺炎中最常见的临床类型,90%以上发生于女性。HT 的病程较长,甲状腺呈无痛性弥漫性肿大,质地韧如橡皮,随吞咽活动;表面常不光滑,结节的质地较硬。

(三)辅助检查

大多数患者血中甲状腺球蛋白抗体(TgAb)及 TPOAb 滴度明显升高,可持续较长时间,甚至可达数年或数十年。

(四)治疗原则

(1)伴甲状腺功能减退症时应用甲状腺激素补充治疗。

(2)伴甲状腺功能亢进症时行短期抗甲状腺药物治疗。

(3)进行性甲状腺增大或怀疑恶性病变时进行手术治疗。

三、护理评估

(一)病史

注意询问近期有无上呼吸道感染史。

(二)心理-社会反应

患者由于对甲状腺肿大性质不明,担心预后不良和恶变,加之甲状腺肿大影响形象,易产生焦虑、不安心理。

四、护理要点

(一)病情观察

1.病情变化的观察

本病可发生片断性甲状腺功能亢进和一过性甲状腺功能减退,永久性者少见。因此在整个病程中要严密观察体温、脉搏、呼吸、血压、心率、心律、饮食、情绪等变化;观察有无甲状腺毒症的表现,如心悸、出汗、神经过敏等;同时也要严密观察有无甲状腺功能减退症的表现,如少言懒动、动作缓慢、体温降低、黏液性水肿等,从而及时发现病情变化,及时给予对症治疗。

2.药物的不良反应观察

肾上腺糖皮质激素虽可使甲状腺缩小,但其具有一定的不良反应,亚急性期可短期使用,可以较快缓解,用药期间注意有无满月脸、水肿、骨质疏松、胃出血、诱发感染等。

3.治疗效果观察

首先观察体温是否下降,甲状腺肿块是否缩小、疼痛是否减轻或消失,红细胞沉降率是否恢复正常,嘱其不要用手去擦肿大的甲状腺组织,减少刺激,减少损伤。

(二)饮食

由于 T_3、T_4 分泌高,有时可伴高代谢症状,促进三大营养物质代谢,加速氧化,容易发生低血糖反应,所以进食高热量、高蛋白,富于碳水化合物(糖类),含 B 族维生素饮食,禁食含碘高的食物等。

(三)休息

让患者了解休息与疾病复发的关系,保证充足的睡眠,避免过劳,才能有效调整神经内分泌系统,促使甲状腺激素正常分泌。休息的环境要安静,室温稍低。

(四)辅助检查的护理

在测基础代谢率、血清 T_3、T_4、摄取 ^{131}I 试验的前 1 d,向患者说明检查意义及注意事项,消除思想顾虑,测定前一夜一定要保证充足睡眠,不服安眠药,清晨监测前应禁食,不做任何活动。

五、护理措施

(一)安排安静凉爽的环境

(1)患者因为基础体温过高、怕热,所以护理人员应安排通风设备良好、有窗户的环境,夏天最好开空调。

(2)减少活动,保持安静,以免体力消耗。

(3)护理人员说话宜小声,避免嘈杂,给予安静的环境。

(二)避免刺激,减轻情绪不安

(1)限制访客,避免过多外来的刺激,而引起焦虑不安。

(2)实施计划性的集中护理,避免过多的打扰。

(3)解释病情时,尽量简单明了。

(4)随时注意患者的变化,避免过度激动,必要时可使用镇静药。

(5)鼓励患者观赏轻松地电视节目或听轻音乐,以放松心情。

(6)尽量避免和病情严重的患者同室,以免患者情绪不安。

(三)补充营养

(1)高热量、高蛋白质、高维生素、高矿物质饮食,并给予充足水分。

(2)禁止食用刺激性、调味品多的食物。

(3)少量多餐,并多摄取蔬菜和水果。

(四)药物治疗的护理

准时给药,观察药物的疗效和不良反应。

(五)给予心理支持

亚急性甲状腺炎患者,常表现为悲观、抑郁、恐惧,担心自己的疾病转化为甲状腺功能亢进症,且本病反复大,有较长的服药史,容易失去战胜疾病的信心。医护人员对待患者要诚恳、和蔼、耐心,取得患者的信任,告诉他们只要有信心,配合治疗,情绪上保持稳定,均能恢复。

(1)向家属解释病情,鼓励家属耐心地和患者沟通,并了解患者的行为,以及给予心理支持。

(2)给予患者更多的倾诉机会和时间,让患者感觉被关心和受重视。

(3)给予患者正向的反馈,并随时给予适当的赞美和鼓励。

(4)鼓励多参加社交活动。

(六)预防感染

(1)注意个人卫生。

(2)谨慎保暖,冬天避免四肢暴露于冷空气中。

(3)避免出入公共场所及与上呼吸道感染患者接触。

(4)避免皮肤破损。

(七)健康教育

(1)向患者介绍疾病的病因病理、治疗方法及预后。

(2)向患者介绍所用药物的不良反应。

(田儒丽)

第三节　甲状腺功能亢进症的护理

甲状腺功能亢进症(简称甲亢)指甲状腺腺体本身产生甲状腺激素(TH)过多而引起的甲状腺毒症。Graves 病(GD)又称弥漫性毒性甲状腺肿,各种病因所致的甲亢中,以 Graves 病最多见。该病占全部甲亢的 80%～85%,女性高发,高发年龄为 20～50 岁。本节以 Graves 病为例阐述甲状腺功能亢进症。

一、病因与发病机制

(一)遗传因素

GD 有显著的遗传倾向。

(二)免疫因素

本病以遗传、易感为背景,在感染、精神创伤等因素作用下,诱发体内免疫功能紊乱。

(三)环境因素

如细菌感染、性激素、应激等,可能是本病发生和病情恶化的重要诱因。

二、临床表现

(一)典型表现

1.甲状腺毒症

(1)高代谢综合征:患者常有疲乏无力、怕热多汗、多食善饥、体重显著下降等。

(2)精神神经系统:神经过敏、紧张焦虑、失眠不安、记忆力减退,手、眼睑震颤。

(3)心血管系统:心悸、胸闷、气短、心律失常、心力衰竭等。

(4)消化系统:因胃肠蠕动增快,消化吸收不良而出现排便次数增多。

(5)肌肉与骨骼系统:主要表现为甲状腺毒症性周期性瘫痪,主要累及下肢。甲亢可影响骨骼脱钙而发生骨质疏松。

(6)生殖系统:女性常有月经减少或闭经,男性有勃起功能障碍。

(7)造血系统:白细胞计数减少,血小板寿命缩短,可伴发血小板减少性紫癜。

2.甲状腺肿

常为弥漫性、对称性肿大。肿大程度与甲亢病情轻重无明显关联。甲状腺上下极可触及震颤,闻及血管杂音,为本病的重要体征。

3.眼征

GD 的眼部表现分为两类:一类为单纯性突眼;另一类为浸润性突眼。

(二)特殊临床表现

1.甲状腺危象

早期表现为原有的甲亢症状加重,并出现高热、大汗、心动过速(140 次/分钟以上)、烦躁不安、呼吸急促、恶心、呕吐、腹泻,严重者可有心力衰竭、休克及昏迷等。主要诱因:应激状态,严重躯体疾病,口服过量 TH 制剂,严重精神创伤及手术中过度挤压甲状腺。

2.甲状腺毒症性心脏病

主要表现为心房颤动和心力衰竭。

3.淡漠型甲状腺功能亢进症

多见于老年人,起病隐袭,主要表现为明显消瘦、心悸、乏力、神经质、腹泻,可伴有心房颤动、震颤和肌病等体征,但高代谢综合征、眼征和甲状腺肿均不明显。

4.妊娠期甲状腺功能亢进症

简称妊娠甲亢。

5.胫前黏液性水肿

水肿常见于胫骨前下 1/3 部位,皮损为对称性,皮损周围的表皮可有感觉过敏或减退。

6.Graves 眼病(GO)

男性多见,常见的临床表现有眼内异物感、胀痛、畏光、流泪、复视、斜视、视力下降,眼球显著突出。

三、辅助检查

(一)血清甲状腺激素测定

1.血清游离甲状腺素(FT_4)与游离三碘甲状腺原氨酸(FT_3)

FT_3、FT_4直接反映甲状腺功能状态,是临床诊断甲亢的首选指标。

2.血清总甲状腺素(TT_4)

血清总甲状腺素(TT_4)是甲状腺功能的基本筛选指标。

3.血清总三碘甲状腺原氨酸(TT_3)

血清总三碘甲状腺原氨酸(TT_3)为初诊甲亢、甲亢复发及疗效评判的敏感指标。

(二)促甲状腺激素(TSH)测定

血清 TSH 浓度的变化是反映甲状腺功能最敏感的指标。

(三)促甲状腺激素释放激素(TRH)兴奋试验

静脉注射 TRH 后 TSH 升高者可排除本病,TSH 不升高则支持甲亢的诊断。

(四)甲状腺^{131}I 摄取率

甲亢时^{131}I 摄取率表现为总摄取量升高,摄取高峰前移。

(五)甲状腺自身抗体测定

TSH 受体抗体(TRAb)和 TSH 受体刺激抗体(TSAb)是诊断 GD 的重要指标。TRAb 还可作为判断病情活动、复发,治疗停药的重要指标。

(六)影像学检查

放射性核素扫描、B 超、X 线摄片、CT、MRI 等可部分提示甲状腺及眼球后病变性质。

四、治疗要点

目前 3 种疗法被普遍应用,即抗甲状腺药物(ATD)、^{131}I 和手术治疗。

(一)抗甲状腺药物

常用的药物有硫脲类和咪唑类两类,硫脲类包括丙硫氧嘧啶(PTU)和甲硫氧嘧啶(MTU)等;咪唑类包括甲巯咪唑(MMI)和卡比马唑(CMZ)等。严重病例、甲状腺危象或妊娠患者首选 PTU。

(二)^{131}I 治疗

^{131}I 甲亢的治愈率达到 85%,但不可避免的会引起甲状腺功能减退症等多种并发症。

(三)手术治疗

治愈率为 95%左右,但可引起多种并发症。

(四)甲状腺危象的治疗

(1)针对诱因治疗。

(2)抑制 TH 合成:PTU 500～1 000 mg 首次口服或经胃管注入,以后每次 250 mg,每 4 h 口服 1 次。

(3)抑制 TH 释放:服 PTU 1 h 后再加用复方碘口服溶液 5 滴,每 6 h 1 次,以后视病情逐渐减量,一般使用 3～7 d。

(4)β 受体阻滞剂:普萘洛尔 60～80 mg/d,每 4 h 1 次。

(5)糖皮质激素:氢化可的松 300 mg 首次静脉滴注,以后每次 100 mg,每 8 h 1 次。

(6)降低和清除血浆 TH:常规治疗效果不满意时,可选用腹膜透析、血液透析或血浆置换等措施。

(7)对症治疗:高热者予物理降温,避免用乙酰水杨酸类药物。给氧,纠正水、电解质和酸碱平衡紊乱,防治感染和各种并发症。

(五)Graves 眼病(GO)的治疗

有效控制甲亢是治疗 GO 的关键。

1.一般治疗

高枕卧位,限制钠盐及使用利尿剂,可减轻眼部水肿。另外还有戴有色眼镜,使用人工泪液,睡眠时眼睛不能闭合者使用盐水纱布或眼罩保护角膜,强制性戒烟等治疗措施。

2.应用糖皮质激素

泼尼松 40～80 mg/d,每天 2 次口服,持续 2～4 周。然后每 2～4 周减量 2.5～10 mg/d,持续治疗 3～12 个月。

3.球后外照射

与糖皮质激素联合使用可增加疗效。

4.眶减压手术

可引起术后复视。

五、护理措施

(一)一般护理

1.饮食

(1)应给予高热量、高蛋白、高维生素及矿物质丰富的饮食。主食应足量,增加瘦肉、蛋类、奶类等优质蛋白,多摄入新鲜蔬菜和水果。

(2)鼓励患者多饮水,每天饮水 2 000～3 000 mL,但并发心脏疾病者应避免大量饮水,预防因血容量增加而加重水肿和心力衰竭。

(3)禁止摄入辛辣刺激性的食物,禁止饮用浓茶、咖啡等,以免引起患者精神兴奋。

(4)减少食物中粗纤维的摄入,以减少排便次数。

(5)避免进食含碘丰富的食物,如海带、紫菜等海产品,慎食卷心菜、甘蓝等易致甲状腺肿食物。

2.运动

与患者及其家属共同制订个体化活动计划,活动时以不感到疲劳为度。

3.休息

适当增加休息时间,保证充足睡眠,防止病情加重。病情重、有心力衰竭或严重感染者应严格卧床休息。

(二)病情观察

观察患者精神神志状态,注意生命体征及体重变化情况;注意手指震颤、恶心、呕吐、腹泻等临床表现;注意突眼、甲状腺肿的程度,了解突眼保护情况及用药情况。警惕甲状腺危象发生,一旦发生,立即报告医师并协助处理。

(三)突眼的护理

1.保护眼睛

(1)经常以眼药水湿润眼睛,防止角膜干燥。

(2)外出时戴眼罩或有色眼镜,以减少强光刺激或异物的损伤。

(3)睡前涂抗生素眼膏,并用无菌生理盐水纱布或眼罩覆盖双眼。

(4)定期眼科角膜检查以防止角膜溃疡造成失明。

2.减轻眼部症状

(1)限制钠盐摄入,遵医嘱适量使用利尿剂,睡眠或休息时抬高头部,以减轻球后软组织水肿。

(2)指导患者当眼睛有异物感、刺痛或流泪时,勿用手揉眼,可用0.5%甲基纤维素或0.5%氢化可的松溶液滴眼。

(四)用药护理

(1)指导患者遵医嘱正确用药。不可自行减量或停药,如病情发生变化应及时就医,调整用药。定期监测肝功能和血常规。

(2)密切观察并及时处理药物的不良反应。①粒细胞减少:主要表现为突然畏寒、高热、全身肌肉或关节酸痛、咽痛、溃疡和坏死。要定期复查血常规,若外周血白细胞低于$3\times10^9/L$或中性粒细胞低于$1.5\times10^9/L$,考虑停药,遵医嘱给予促进白细胞增生药物,进行保护性隔离,并预防交叉感染。②肝损坏:应立即停药并给予相应治疗。③药疹:较常见,可用抗组胺药控制症状,不必停药。若出现皮肤瘙痒、团块状等严重皮疹,应立即停药,以免发生剥脱性皮炎。

(五)甲状腺危象的护理

1.吸氧

呼吸困难时取半卧位,立即给予吸氧。

2.环境

保持病房环境安静,患者绝对卧床休息,减少探视,避免不良刺激。

3.及时、准确遵医嘱给药

立即建立静脉通道。遵医嘱使用PTU、复方碘溶液、β肾上腺素能受体阻滞剂、氢化可的松等药物,及时通过口腔、静脉补充液体。注意观察有无碘剂中毒或变态反应,心率过快者静脉输液速度不宜过快。

4.密切监测病情

观察生命体征、神志、出入量、躁动情况,尤其要密切监测体温和心率变化情况,注意有无心力衰竭、心律失常、休克等严重并发症。

5.对症护理

体温过高者给予冰敷或乙醇擦浴降温,必要时遵医嘱使用降温药物。躁动不安者使用床挡加以保护。昏迷者加强口腔护理、会阴护理、皮肤护理,给予气垫床,定时翻身、叩背,防止出现压疮、肺炎等并发症。

6.避免诱因

告知患者及其家属甲状腺危象的诱因,如感染、精神刺激、创伤、用药不当等,并尽量帮助减少和避免诱因。

(六)心理护理

(1)鼓励患者表达内心感受,理解和同情患者,建立互信关系。让患者充分了解病情,学会控制情绪,并积极配合治疗。

(2)向患者亲属耐心讲解疾病知识,提高他们对疾病的认知水平,说明患者的情绪变化往往是病情所致,争取患者亲属的理解和支持,如保持居室安静和轻松的气氛,避免提供兴奋、刺激的信息,以减少患者激动、易怒的精神症状。

(3)患者病情稳定转入社区后,应提醒社区护士继续给予心理指导,以保证甲亢患者情绪护理的延续性,促进患者康复。

(七)健康指导

1.出院指导

(1)指导患者遵照医嘱按剂量、按疗程服药,强调长期服药的重要性。

(2)指导患者服药期间,定期复查血常规、肝肾功能和甲状腺功能。

(3)指导患者每天清晨自测脉搏,定期测量体重,脉搏减慢、体重增加是治疗有效的重要标志。

(4)鼓励患者保持身心愉快,避免精神刺激或过度劳累。

(5)指导患者家属关心体贴患者,为患者提供有力的支持,如为患者提供安静、通风良好的居室环境。

(6)对有生育需要的女性患者,应告知其妊娠可加重甲亢,宜治愈后再妊娠。

(7)指导患者出院后到社区卫生服务中心建档,接受社区延续性护理服务。

2.疾病预防与康复指导

(1)上衣宜宽松,严禁用手挤压甲状腺,以免甲状腺受压后甲状腺激素分泌增多,加重病情。

(2)若出现高热、恶心、呕吐、不明原因腹泻、突眼加重等,警惕甲状腺危象发生,及时就诊。

(3)鼓励患者参加社交活动,以免因社交障碍产生焦虑。

(田儒丽)

第四节　甲状腺功能减退症的护理

甲状腺功能减退症(简称甲减)是由各种原因引起的低甲状腺素血症或甲状腺激素抵抗而引起的全身性低代谢综合征,病理特征表现为黏多糖在组织和皮肤堆积,表现为黏液性水肿。各年龄均可发病,女性较男性多见,临床甲减的患病率为1%左右。

一、病因与发病机制

(一)自身免疫损伤

最常见的是自身免疫性甲状腺炎引起 TH 合成和分泌减少。

(二)甲状腺破坏

由手术和放射性碘治疗所致。

(三)抗甲状腺药物

如锂盐、硫脲类等可抑制 TH 合成。

(四)碘过量

碘过量可引起具有潜在性甲状腺疾病者发生甲减,也可诱发和加重自身免疫性甲状腺炎。

(五)下丘脑和垂体病变

下丘脑和垂体病变是中枢性甲减的常见病因。

二、临床表现

(一)一般表现

易疲劳、畏寒、少汗、记忆力减退、食欲缺乏但体重不减或增加、便秘、月经不调等。典型者可见黏液性水肿面容:表情淡漠、眼睑水肿、面色苍白、皮肤干燥粗糙脱屑、毛发脱落、眉毛稀少等。

(二)肌肉和关节

肌肉软弱乏力,部分患者可伴有关节病变。

(三)心血管系统

心肌黏液水肿导致心肌收缩力损伤、心动过缓、心排血量下降。

(四)血液系统

主要表现为贫血。

(五)消化系统

厌食、腹胀、便秘等。

(六)内分泌生殖系统

性欲减退,女性患者常有月经失调,男性患者可出现勃起功能障碍。

(七)神经精神系统

记忆力减退、智力低下、反应迟钝、嗜睡、精神抑郁、有神经质表现。

(八)黏液性水肿昏迷

常见于病情严重者,多在冬季寒冷时发病,诱因为严重的全身性疾病、感染、寒冷、甲状腺激素替代治疗中断、手术、使用麻醉镇静药物等。临床表现为嗜睡，低体温(＜35 ℃)，呼吸减慢，心动过缓，血压下降，四肢肌肉松弛，反射减弱或消失，甚至出现昏迷、休克，心肾功能不全而危及生命。

三、辅助检查

(一)血常规及生化检查

多为轻、中度正细胞正色素性贫血，血脂异常。

(二)甲状腺功能检查

血清 TSH 升高；TT_4、FT_4降低是诊断本病的必备指标。

(三)甲状腺^{131}I摄取率

低于正常。

(四)功能试验

TRH 兴奋试验主要用于原发性甲减与中枢性甲减的鉴别。

四、治疗要点

(一)替代治疗

首选左甲状腺素($L\text{-}T_4$)口服。

(二)对症治疗

有贫血者补充铁剂、维生素 B_{12}、叶酸等。

(三)黏液性水肿昏迷的治疗

(1)立即静脉补充 TH($L\text{-}T_3$或 $L\text{-}T_4$)，清醒后改口服维持治疗。

(2)保温，给氧，保持呼吸道通畅。

(3)遵医嘱给予氢化可的松 200～300 mg/d 持续静脉滴注，待患者清醒后逐渐减量。

(4)根据需要补液，但补液量不宜过多。

(5)控制感染，积极治疗原发病。

(6)监测血清离子、甲状腺激素、尿量、血压等。

五、护理措施

(一)饮食方面

给予高蛋白、高维生素、多纤维素、低钠、低脂、易消化饮食。嘱患者细嚼慢咽、少量多餐以免增加胃肠负担；多食蔬菜水果以增加膳食纤维摄入；每天饮水 2 000～3 000 mL。桥本甲状腺炎所致甲状腺功能减退症者应禁食含碘食物和药物，以免诱发严重黏液性水肿。

(二)病情观察

(1)监测生命体征的变化，尤其注意严密监测体温、心率及节律的变化。

(2)监测患者的神志和精神状态，观察患者有无表情淡漠、反应迟钝、精神异常。

(3)观察患者的活动能力，有无疲乏无力、肌肉萎缩。

(4)观察患者的进食和营养状况。

(三)用药护理

(1)用药前后分别测量脉搏，观察有无心悸、腹痛、心律失常、烦躁不安等药物过量的症状。

(2)观察患者的体重和水肿情况。

(3)甲状腺制剂需长期或终身服用,不能随意中断。

(四)对症护理

1.体温过低的护理

(1)注意保暖(如室温调节为22 ℃~23 ℃,适当增加衣服,晚上睡觉时加盖被子,用热水袋,但要注意防止烫伤)。

(2)病情观察:监测生命体征变化,观察患者有无寒战、皮肤苍白等体温过低表现及心律不齐、心动过缓等现象,并及时通知医师。

2.便秘的护理

建立正常的排便习惯;进食粗纤维食物,多饮水;给予缓泻药,必要时使用开塞露。

3.社交障碍的护理

与患者建立良好的护患关系;保证环境的安静与舒适,鼓励家属探视;制订活动计划,并按计划指导和鼓励患者由简单到复杂地进行自我护理;鼓励患者多参与社交活动。

(五)黏液性水肿昏迷患者的护理

(1)避免诱因。

(2)病情监测:观察神志、体温、脉搏、呼吸、血压的变化,若出现体温<35 ℃、呼吸浅慢、心动过缓、血压降低、有嗜睡表现,或出现口唇发绀、呼吸深长、喉头水肿症状,立即通知医师并配合抢救。

(3)护理措施:建立静脉通道,遵医嘱给予抢救药物;保持呼吸道通畅,吸氧;监测生命体征;记录24 h出入液量;保暖,避免局部热敷,以免加重循环不良和烫伤。

(六)健康指导

(1)指导患者坚持服药,不可随意停药或变更剂量,否则可能导致心血管疾病。

(2)指导患者自我监测甲状腺激素服用过量的症状,如出现多食消瘦、脉搏>100次/分钟、心律失常、发热、大汗、情绪激动等情况时,及时到医院就诊。

(3)给患者讲解黏液性水肿昏迷的原因及表现,若出现心动过缓、体温<35 ℃等,应及时就医。

(4)指导患者定期复查肝肾功能、甲状腺功能、血常规等。

(5)注意个人卫生,冬季注意保暖,减少出入公共场所,预防感染和创伤;慎用镇静、催眠、镇痛、麻醉等药物。

(6)为了防止皮肤干裂,可涂抹乳液和润肤油,洗澡时避免使用肥皂。

(田儒丽)

第五节 垂体瘤的护理

垂体瘤是指一组来自腺垂体和神经垂体及胚胎期颅咽管囊残余鳞状上皮的肿瘤。临床上有明显症状者约占颅内肿瘤的10%,无症状的微腺瘤较常见。以前叶的腺瘤占大多数,来自后叶者少见。本病男性略多于女性,发病年龄为30~50岁。

一、常见病因

垂体瘤的病因尚未完全阐明。涉及的因素有遗传性垂体瘤、激素分泌性垂体瘤、无功能性垂体腺瘤。

二、临床表现

(一)垂体瘤分泌激素的表现

垂体瘤分泌激素表现为乳素血症、巨人症与肢端肥大症、垂体性甲状腺功能亢进症、皮质醇增多症、性早熟与性腺功能减退、无功能性垂体瘤。

(二)肿瘤压迫的表现

肿瘤压迫表现为头痛、视神经通路受压、海绵窦综合征、下丘脑功能紊乱、嗅觉丧失与尿崩症、垂体卒中、脑积水、颅内压增高、癫痫样抽搐、脑脊液鼻漏。

(三)垂体激素缺乏伴催乳素(PRL)分泌增多的表现

垂体激素缺乏伴催乳素(PRL)分泌增多表现为身材矮小、性发育延迟、高 PRL 血症、尿崩症、垂体性甲状腺功能减退症、肾上腺皮质功能减退危象。

三、辅助检查

(一)一般检查

仔细询问病史和进行体格检查,包括神经系统、眼底、视力、视野检查,为垂体瘤的诊断提供重要依据。

(二)影像学检查

垂体肿瘤的诊断主要采用影像技术,如 CT、MRI 检查。其具有无创伤性、费用低等优点。MRI 不仅可发现直径为 3 mm 的微腺瘤,而且可显示下丘脑结构,对于临床判断某些病变有肯定价值。

(三)各种垂体激素(GH、PRL、TsH、AcTH、FSH/LH)的测定

对诊断和鉴别诊断可提供一定的参考和疗效的判断。

四、治疗原则

垂体瘤的治疗目标:①减轻或消除肿瘤占位病变的影响;②纠正肿瘤分泌过多激素;③尽可能保留垂体功能。应从肿瘤的解剖、病理生理学和患者的全身情况来研究具体治疗方案。

(1)手术治疗:除催乳素瘤一般首先采用药物治疗外,所有垂体瘤药物治疗无效或不能耐受者均宜考虑手术治疗。除非大腺瘤已向鞍上和鞍旁伸展,要考虑开颅经额途径切除肿瘤,鞍内肿瘤一般均采取经蝶显微外科手术切除微腺瘤,手术治愈率为 70%~80%,复发率为 5%~15%。术后并发症,如暂时性尿崩症、脑脊液鼻漏、局部血肿、脓肿,感染发生率较低,病死率很低(<1%)。大腺瘤尤其是向鞍上或鞍旁发展的肿瘤,手术治愈率降低,术后并发症增加,较多发生尿崩症和腺垂体功能减退症,病死率也相对增加,可达 10%。

(2)放射治疗(简称放疗)。

(3)药物治疗。

五、护理评估

(一)健康史及相关因素

健康史及相关因素包括家族中有无垂体瘤系列发病者,初步诊断发病的时间,有无对生活质量的影响,发病特点。

1.一般情况

患者的年龄、性别、职业、营养状况等,尤其注意有无外伤史,强烈的精神刺激、与现患疾病相关的病史和药物应用情况及过敏史、手术史、家族史、遗传病史和女性患者生育史。

2.发病特点

患者有无身材矮小、低代谢状态、第二性征消失。

3.相关因素

患者是否存在继发性性腺、肾上腺皮质、甲状腺功能减退症和生长激素缺乏。

(二)身体状况

1.局部

头颅有无外伤、异常状况。

2.全身

营养状况、重要脏器功能状况。

3.辅助检查

包括特殊检查及有关手术耐受性检查的结果。

六、护理措施

(一)预防发生意外

(1)给予安静环境,以利于充分休息。

(2)不宜过度劳累和激烈运动。

(3)渐进性地改变姿势,以免血压变化,发生意外。

(4)上厕所或活动时,给予协助,避免跌倒。

(5)安装床挡、固定床轮。

(6)保持地面干净防止滑倒。

(二)预防感染

(1)摄取足够的营养,以增进对感染的抵抗力。

(2)减少到公共场所的机会。预防呼吸道、皮肤、泌尿系统、口腔、会阴部的感染。

(3)更换液体、敷料宜采用无菌技术。

(4)注意皮肤清洁,避免皮肤过度干燥或抓伤。

(5)遵医嘱合理使用抗生素。

(三)给予精神支持

(1)给予患者关爱与温暖,及时探望患者。

(2)应体谅患者的动作缓慢,避免轻视或不耐烦的表情。

(3)给予患者倾诉的机会和时间。

(4)协助家属给予支持。

(5)注意患者的情绪变化。

(四)预防昏睡

(1)密切观察生命体征。

(2)观察低血压、低血糖的症状。

(3)随时评估患者的意识状态,并维持呼吸道通畅。

(4)建立输液通道,并随时补充适当的水分。

(5)注意电解质失衡的症状。

(五)健康教育

(1)指导患者保持心情愉快,避免压力过大或情绪激动。

(2)避免发生感染。

(3)认识服用的药物种类、剂量及不良反应,并按时、按量服用。

(4)指导认识药物任意停用的危险性且避免任意增减剂量。

(5)遇有感染、发热、压力增加造成身体不适时,应及时就医。

(6)避免长途旅行,如必须长途旅行在外,必须携带药物。

(7)外出应随身携带识别卡,以备发生意外时,可紧急对症处理。

(8)过马路时要小心车辆,避免因动作缓慢而发生意外。

(9)冬天要添加衣物,注意保暖。

(田儒丽)

第六节　皮质醇增多症的护理

皮质醇增多症又称库欣综合征,是由各种病因造成肾上腺皮质分泌过多糖皮质激素(主要是皮质醇)所致病症的总称。本病多见于女性,以 20～40 岁居多,约占 2/3。

一、病因与发病机制

(一)依赖促肾上腺皮质激素(ACTH)的库欣综合征

1.库欣病

最常见,指垂体 ACTH 分泌过多,伴肾上腺皮质增生。

2.异位 ACTH 综合征

垂体以外肿瘤分泌大量 ACTH,刺激肾上腺皮质增生,分泌过量的皮质醇。

(二)不依赖 ACTH 的库欣综合征

不依赖 ACTH 的库欣综合征包括:①肾上腺皮质腺瘤;②肾上腺皮质癌;③不依赖 ACTH 的双侧肾上腺小结节性增生;④不依赖 ACTH 的双侧肾上腺大结节性增生。

二、临床表现

(一)向心性肥胖、满月脸、多血质外貌

面圆而成暗红色,胸、腹、颈、背部脂肪甚厚。

(二)全身肌肉及神经系统

肌无力,下蹲后起立困难。患者常有不同程度的精神、情绪变化。

(三)皮肤表现

皮肤薄,微血管脆性增加,下腹两侧、大腿外侧等处可出现紫红色条纹。

(四)代谢障碍

葡萄糖耐量减少,部分患者出现类固醇性糖尿病。

(五)对感染抵抗力减弱

长期皮质醇分泌增多使免疫功能下降,感染多见。

(六)心血管表现

高血压常见,且常伴有动脉硬化和肾小球动脉硬化。长期高血压可并发左心室肥大、心力衰竭和脑血管意外。

(七)性功能障碍

女性患者大多出现月经不调,男性患者可出现性欲减退等。

三、辅助检查

(一)皮质醇测定

血浆皮质醇水平升高而昼夜节律消失,24 h 尿 17-羟皮质类固醇升高。

(二)地塞米松抑制试验

各型皮质醇增多症都不能被小剂量地塞米松抑制。能被大剂量地塞米松抑制者,病变大多为垂体性;不能被大剂量地塞米松抑制者,可能为原发性肾上腺皮质肿瘤或异位 ACTH 综合征。

(三)ACTH 兴奋试验

垂体性库欣病和异位 ACTH 综合征者常有反应,原发性肾上腺皮质肿瘤者多数无反应。

(四)影像学检查

肾上腺 B 超检查、CT 检查、MRI 检查等,可显示病变部位的影像学改变。

四、治疗要点

(一)手术治疗

垂体瘤切除术、肾上腺皮质肿瘤切除手术。

(二)放疗

用于轻型病例的治疗或手术后的辅助治疗。

(三)药物治疗

1.影响神经递质的药物

如溴隐亭、赛庚啶、丙戊酸钠等。

2.皮质醇合成抑制剂

如米托坦、美替拉酮、氨鲁米特、酮康唑等。

五、护理措施

(一)一般护理

1.饮食护理

(1)给予低钠、高钾、高蛋白、低碳水化合物、低热量的食物,预防和控制水肿。

(2)鼓励患者多食柑橘类、香蕉、南瓜等含钾高的食物。

(3)鼓励患者进食富含钙及维生素 D 的食物，如牛奶、虾皮等。

2.休息与体位

合理的休息可避免水肿加重。平卧时可适当抬高双下肢，有利于静脉回流。

3.运动

鼓励患者适当活动，但要避免剧烈运动，变换体位时动作宜轻柔，防止因跌倒或碰撞引起骨折。

(二)病情观察

(1)监测患者水肿情况，每天测量体重，记录 24 h 液体出入量，监测电解质浓度和心电图变化。

(2)密切观察生命体征，定期监测血常规，注意有无感染征象。

(3)观察患者有无关节痛及腰背痛等情况，及时告知医师，必要时使用助行器辅助行动。

(4)注意患者精神、情绪的变化，观察睡眠情况。

(三)预防感染的护理

(1)保持病房环境清洁，温度、湿度适宜，避免患者暴露在污染的环境中，减少感染机会。

(2)严格执行无菌操作，尽量减少侵入性治疗措施以降低感染和交叉感染的危险。

(3)协助患者做好个人卫生，避免皮肤擦伤和感染。长期卧床者，定时翻身，防止出现压疮。做好口腔护理，防止出现口腔感染。

(四)用药护理

1.应用利尿剂的护理

水肿严重时，遵医嘱给予利尿剂，注意观察水肿消退情况及不良反应，如出现心律失常、恶心、呕吐、腹胀等低钾症状和体征时，及时处理。

2.糖皮质激素替代治疗的护理

指导患者坚持服药，不宜中断，防止肾上腺危象发生。服药过程中注意监测血压、电解质的变化。

3.服用阻断皮质醇生成药物的护理

注意观察药物的不良反应，如低血压、头晕、嗜睡、口干、恶心呕吐、头痛、腹泻、皮疹等症状，定期复查肝功能等。

(五)心理护理

(1)皮质醇增多症患者因外貌形象改变，易缺乏自尊，产生焦虑、烦躁心理，护士应多与患者沟通和交流，沟通时语言亲切、态度温和，鼓励患者表达其感受，耐心倾听，指导患者正确应对焦虑等不良情绪。

(2)指导患者家属对其提供有效的心理、情感支持，尽量避免干扰患者情绪的情况发生。

(六)健康指导

(1)指导患者正确用药并掌握药物疗效和不良反应的观察，告知激素替代治疗的患者，遵医嘱正确服药，不可擅自停药，否则会引起肾上腺危象。

(2)指导患者日常生活中预防感染的措施：如减少去公共场所，寒冷天气注意保暖，防止感冒等。

(3)指导家属为患者提供安全、舒适的环境,移除环境中不必要的家具或摆设,浴室应铺上防滑垫,防止患者跌倒。

(4)告知患者定期门诊复查。如发生虚弱、头晕、发热、恶心、呕吐等,应立即就诊。

(田儒丽)

第七节 单纯性肥胖的护理

肥胖症是由包括遗传和环境因素在内的多种因素相互作用而引起的体内脂肪堆积过多、分布异常、体重增加的一组慢性代谢性疾病。根据肥胖的病因,可分为单纯性肥胖与继发性肥胖两大类。单纯性肥胖是指无明显的内分泌和代谢性疾病病因引起的肥胖,它属于非病理性肥胖。单纯性肥胖是各类肥胖中最常见的一种,占肥胖人群的95%左右。许多城市的流行病学调查显示单纯性肥胖的患病率随着年龄的增长而增加,不同年龄段的患病率是不同的。本节主要讲述单纯性肥胖患者的护理。

一、病因与发病机制

单纯性肥胖的病因和发病机制尚未完全阐明,其主要原因是遗传因素和环境因素共同作用的结果。总的来说,热量摄入多于热量消耗使脂肪合成增加是肥胖的物质基础。正常脂肪组织主要由脂肪细胞、少数成纤维细胞和少量细胞间胶原物质组成。脂肪组织平均含脂肪80%,含水约18%,含蛋白质约2%。深部脂肪组织比皮下脂肪组织含水略多,肥胖者脂肪组织含水量增多。当肥胖发生时,一般仅见脂肪细胞的明显肥大,但是当缓慢长期持续肥胖时,脂肪细胞既肥大,同时数量也增多。

二、临床表现

任何年龄都可以发生肥胖,但是女性单纯性肥胖者发病多在分娩后和绝经期后,男性多在35岁以后。喜欢进食肥肉、甜食、油腻食物或啤酒者容易发胖。睡前进食和多吃少动为单纯性肥胖的常见原因。一般轻度肥胖症无自觉症状。中、重度肥胖症可以引起气急、关节痛、肌肉酸痛、体力活动减少、焦虑及忧郁等。肥胖症常有高胰岛素血症、血脂异常症、高尿酸血症、糖尿病、脂肪肝、胆囊疾病、高血压、冠心病、睡眠呼吸暂停综合征、静脉血栓等疾病伴发。

三、辅助检查

(一)体质指数(BMI)

BMI=体重(kg)/身高$(m)^2$,是较常用的指标,可以更好反映肥胖的情况。我国正常人的BMI在24以下,≥24即为超重,≥28为肥胖。

(二)理想体重(IBW)

可衡量身体肥胖程度,主要用于计算饮食中热量。40岁以下,IBW(kg)=身高(cm)-105;40岁以上IBW(kg)=身高(cm)-100,但通常认为合理体重范围为理想体重正负10%。

(三)腰围(WC)

WHO 建议男性 WC>94 cm,女性 WC>80 cm 诊断为肥胖。中国肥胖问题工作组建议,我国成年男性 WC≥85 cm,女性 WC≥80 cm 为腹型肥胖的诊断界限。

(四)腰/臀比(WHR)

以肋骨下缘至髂前上棘之间的中点的径线为腹围长度与以骨盆最突出点的径线为臀部围长(以 cm 为单位)之比所得的比值。正常成人 WHR 男性<0.90、女性<0.85,超过此值为内脏型肥胖。

(五)血液生化

单纯性肥胖者可有口服糖耐量异常,故应检查空腹及餐后 2 h 血糖;可合并有高脂血症,严重者有乳糜血,应定期检查血脂;血尿酸可有升高,但机制尚未清楚。

(六)腹部 B 超

检查肝脏和胆囊,有无脂肪肝、胆结石、慢性胆囊炎。

四、治疗要点

防治的两个关键环节是减少热能摄取及增加热能消耗。治疗方法强调以行为、饮食、运动为主的综合疗法,必要时辅以药物或手术治疗。继发性肥胖症应针对病因进行治疗,各种并发症与伴随病应给予相应处理。结合患者实际情况制订合理减肥目标极为重要,体重短期内迅速下降而不能维持往往使患者失去信心。

五、护理措施

(一)教育与行为护理

(1)评估患者:评估患者发病的原因,体重增加的情况,饮食习惯、进餐量及次数,排便习惯。有无行动困难、腰痛、便秘、怕热、多汗、头晕、心悸等伴随症状及其程度。观察是否存在影响摄食行为的精神心理因素。

(2)制订个体化饮食计划和目标,对患者进行行为教育,包括食物的选择与烹饪,摄食行为等,护士应检查计划执行情况。

(3)教导患者改变不良饮食行为技巧,如增加咀嚼次数,减慢进食速度;进餐时集中注意力,避免边看电视、边听广播或边阅读边吃饭。避免在社交场合因为非饥饿原因进食。

(4)克服疲乏、厌烦、抑郁期间的进食冲动。

(二)饮食护理

(1)合理分配营养比例:碳水化合物、蛋白质、脂肪所提供能量的比例,分别占总热量的60%~65%、15%~20%和25%。

(2)合理搭配饮食:适量优质蛋白质、复合碳水化合物(如谷类)、足够的新鲜蔬菜(400~500 g/d)和水果(100~200 g/d)、适量维生素及微量营养素。

(3)避免进食油煎食品、方便面、快餐、巧克力等,少食甜食,可进食胡萝卜、芹菜、黄瓜、西红柿、苹果等低热量食物来满足“饱腹感”。

(4)提倡少食多餐,可每天 4~5 餐,每餐 7~8 分饱,因为有资料表明若每天 2 餐,可增加皮脂厚度和血清胆固醇水平。限制饮酒,鼓励患者多饮水。

(三)运动护理

制订个体化运动方案，提倡有氧运动，循序渐进并持之以恒。建议每次运动 30～60 min，包括前后 10 min 的热身及整理运功，持续运动 20 min 左右。运动形式包括散步、快走、慢跑、游泳、跳舞、做广播体操、打太极拳、各种球类活动等。运动方式及运动量根据患者的年龄、性别、病情及有无并发症等情况确定。避免运动过度或过猛，避免单独运动。

(四)用药护理

应指导患者正确服药，并观察和及时处理药物的不良反应。如西布曲明的不良反应有头痛、畏食、口干、失眠、心率加快等，一些受试者服药后血压轻度升高，因此禁用于患有冠心病、充血性心力衰竭、心律失常和脑卒中的患者。奥利司他主要的不良反应是胃肠积气、大便次数增多和脂肪泻，恶臭，肛门的周围常有脂滴溢出而容易污染内裤，应指导患者及时更换，并注意肛门周围皮肤护理。

(五)精神心理调适

对因焦虑、抑郁等不良情绪导致进食量增加的患者，应针对其精神心理状态给予相应的辅导；对于有严重心理问题的患者建议转入心理专科治疗。

(六)病情观察

观察患者的体重变化，并评估其营养状况，是否对日常生活产生影响或引起并发症。注意热量摄入过低是否引起衰弱、脱发、抑郁甚至心律失常，因此必须严密观察并及时按医嘱处理。

(七)健康指导

对患者进行健康教育，说明肥胖对健康的危害性，使他们了解肥胖症与心血管疾病、高血压、糖尿病、血脂异常等患病率密切相关。宣讲基本的营养、饮食知识，培养患者养成健康的饮食习惯。

(田儒丽)

第八节　血脂异常的护理

血脂异常指血浆中脂质量和质的异常，通常指血浆中胆固醇和(或)甘油三酯(TG)升高，也包括高密度脂蛋白胆固醇降低。由于脂质不溶或微溶于水，必须与蛋白质结合形成脂蛋白才能在血液循环中运转，因此血脂异常实际上表现为脂蛋白异常血症。

一、病因与发病机制

脂蛋白代谢过程极为复杂，不论何种病因，若引起脂质来源、脂蛋白合成、代谢过程关键酶异常或降解过程受体通路障碍等，均可能导致血脂异常。

(一)原发性血脂异常

大多数原发性血脂异常认为是由多个基因与环境因素综合作用的结果。有关的环境因素包括不良的饮食习惯、体力活动不足、肥胖、年龄增加以及吸烟、酗酒等。

(二)继发性血脂异常

1.全身系统性疾病

如糖尿病、甲状腺功能减退症、皮质醇增多症、肝肾疾病、系统性红斑狼疮、骨髓瘤等可引起继发性血脂异常。

2.药物

如噻嗪类利尿剂、β受体阻滞剂等。长期大量使用糖皮质激素可促进脂肪分解、血浆总胆固醇(TC)和甘油三酯(TG)水平升高。

二、临床表现

多数血脂异常患者无任何症状和异常体征，只是在常规血液生化检查时被发现。血脂异常的临床表现如下。

(一)黄色瘤、早发性角膜环和脂血症眼底改变

由脂质局部沉积引起，其中以黄色瘤较为常见。黄色瘤是一种异常的局限性皮肤隆起，颜色可为黄色、橘黄色或棕红色，多呈结节、斑块或丘疹形状，质地一般柔软，最常见的是眼睑周围扁平黄色瘤。早发性角膜环出现于40岁以下，多伴有血脂异常。严重的高甘油三酯血症可产生脂血症眼底改变。

(二)动脉粥样硬化

脂质在血管内皮沉积引起动脉粥样硬化、早发性和进展迅速的心脑血管和周围血管病变。

三、辅助检查

(一)生化检查

测定空腹状态下(禁食12～14 h，抽血前的最后一餐应忌食高脂食物和禁酒)血浆或血清TC、TG、LDL-C和HDL-C是最常用的实验室检查方法。LDL-C和HDL-C分别指低密度脂蛋白(LDL)和高密度脂蛋白(HDL)中的胆固醇含量。

(二)超速离心技术

超速离心技术是脂蛋白异常血症分型的金标准。

四、治疗要点

治疗原则：继发性血脂异常应以治疗原发病为主。治疗措施应是综合性的，生活方式干预是首要的基本的治疗措施。治疗血脂异常最主要的目的在于防治缺血性心血管疾病。

(一)治疗性生活方式改变(TLC)

1.医学营养治疗(MNT)

为治疗血脂异常的基础，需长期坚持。根据患者血脂异常的程度、分型以及患者的性别、年龄和劳动强度等制订食谱。饮食中减少饱和脂肪酸和胆固醇摄入，增加植物固醇和可溶性纤维。

2.控制体重

增加有规律的体力活动，保持合适的体质指数(BMI)。

3.其他

戒烟；限盐；限制饮酒，禁烈性酒。

(二)药物治疗

1.羟甲基戊二酸单酰辅酶A(HMG-CoA)还原酶抑制剂

又称他汀类，适用于高胆固醇血症和以胆固醇升高为主的混合性高脂血症。常用药物有辛伐他汀、阿托伐他汀等。

2.苯氧芳酸类

又称贝特类，适用于高甘油三酯血症和以甘油三酯升高为主的混合型高脂血症。常用药物有非诺贝特、苯扎贝特等。

3.烟酸类

烟酸属B族维生素，其用量超过作为维生素作用的剂量时，有调脂作用。常用药物有烟酸、阿昔莫司。

4.胆酸螯合剂

又称树脂类，适用于高胆固醇血症和以胆固醇升高为主的混合性高脂血症。常用药物有考来烯胺等。

5.依折麦布

肠道胆固醇吸收抑制剂，适用于高胆固醇血症和以胆固醇升高为主的混合性高脂血症。

6.普罗布考

适用于高胆固醇血症，尤其是纯合子型家族性高胆固醇血症。

7.n-3脂肪酸制剂

n-3(ω-3)长链多不饱和脂肪酸是海鱼油的主要成分。适用于高甘油三酯血症和以甘油三酯升高为主的混合性高脂血症。

(三)血浆净化治疗

仅用于极个别对他汀类药物过敏或不能耐受的严重难治性高胆固醇血症者。

(四)手术治疗

对于非常严重的高胆固醇血症，可考虑手术治疗，包括部分回肠末段切除术、门腔静脉分流术和肝脏移植术等。

(五)基因治疗

可能成为未来根治基因缺陷所致血脂异常的方法。

五、护理措施

(一)一般护理

1.饮食护理

给予患者低脂、低热量、高纤维素饮食。

(1)低脂饮食：避免高脂、高胆固醇饮食，如少食脂肪含量高的肉类，尤其是肥肉，进食禽肉应去除皮脂；少食油炸食品；少食用动物油脂、棕榈油等富含饱和脂肪酸食物，以及蛋黄、动物内脏、鱼子、鱿鱼、墨鱼等高胆固醇食物。

(2)低热量饮食：如淀粉、玉米、鱼类、豆类、奶类、蔬菜、瓜果等，可减少总热量摄入，减少胆固醇合成，促使超体重患者增加脂肪消耗，有利于降低血脂。控制碳水化合物的摄入量，防止多余的糖分转化为血脂。

(3)高纤维素饮食：多吃粗粮、杂粮、米糠、麦麸、干豆类、蔬菜、海带、水果等，增加食物纤维含量，满足患者饱腹感，有利于减少热能的摄入，并提高食物纤维与胆汁酸的结合，增加胆盐在粪便的排泄，降低血清胆固醇浓度。

(4)戒烟限酒：禁用烈性酒，以减少引起动脉粥样硬化的危险因素。

2.运动护理

根据患者的生活方式、体重的不同,制订科学的运动计划。提倡中、低强度的有氧运动方式,如快步行走、慢跑、游泳、做体操、打太极拳、骑自行车等,每天坚持 30 min,每周 5 次以上,活动时心率以不超过 170 次/分钟为宜,运动后以微汗、不疲劳、无不适反应为宜。做到持之以恒,根据个体情况循序渐进。

(二)用药护理

指导患者正确服用调节血脂药物,观察和处理药物不良反应。

1.他汀类药物

少数病例服用大剂量时可引起转氨酶升高、肌肉疼痛,严重者可引起横纹肌溶解、急性肾衰竭等,用药期间定期监测肝功能。除阿托伐他汀和瑞舒伐他汀可在任何时间服药外,其余制剂均为每晚顿服。此类药物不宜用于儿童、孕妇及哺乳期妇女。

2.贝特类药物

不良反应一般较轻微,主要有恶心、腹胀、腹泻等胃肠道反应,有时有一过性血清转氨酶升高,宜在饭后服用。

3.烟酸类药物

不良反应为面部潮红、瘙痒、胃肠道症状,严重不良反应是使消化性溃疡恶化,偶见肝功能损害,可指导患者饭后服用。

4.树脂类药物

主要不良反应为恶心、呕吐、腹胀、腹痛、便秘。也可干扰其他药物的吸收,如叶酸、地高辛、贝特类、他汀类、抗生素、甲状腺素、脂溶性维生素等,可在服用本类药物前 1～4 h 或 4 h 后服用其他药物。

(田儒丽)

第九节　高尿酸血症的护理

根据其血尿酸浓度分为相对增高和绝对增高两类。一般情况下,不论男、女,当血清尿酸值 ≥416.5 mol/L(7.0 mg/dL)被称为高尿酸血症,过此值即达超饱和,尿酸可呈针状晶体析出。由嘌呤代谢紊乱和(或)尿酸排泄障碍所致的一种晶体性关节炎,临床表现为高尿酸血症和尿酸盐结晶沉积(痛风石)所致的特征性急、慢性关节炎。痛风石除在关节、肌腱及其周围沉积外,还可在肾脏沉积,并可发生尿酸盐肾病、尿酸性尿路结石等,严重者可出现肾功能不全。痛风常与肥胖、高脂血症、糖尿病、高血压以及心脑血管病伴发。

一、病因与发病机制

(一)病因

痛风的直接原因是高尿酸血症。尿酸盐的溶解度在正常生理情况下即 pH 为 7.4,温度达到 37 ℃时为 381 mol/L(6.4 mg/d),超过此浓度即达超饱和状态而出现尿酸盐结晶析出,痛风的关节病变、肾脏损伤以及痛风石都与尿酸盐的沉积有关。

1.原发性

病因不明，包括以下两种。

(1)特发性：占原发性痛风的99%，多见于40岁以上的男性和绝经期妇女，部分有家族史，为常染色体多基因遗传。

(2)特异性酶缺陷：少见，起病年龄较早属X性联遗传。主要为嘌呤合成途径中相关的酶，如次黄嘌呤、鸟嘌呤磷酸核糖转移(HGPRT)缺陷或核酸核糖焦磷酸合成酶活性增高引起嘌呤生成增多所致。

2.继发性

继发于其他疾病，包括遗传性疾病(如糖原累积病1型、Lesch-Nyhan综合征)、获得性疾病(如血液病、肾脏疾病)或药物(利尿药、水杨酸制剂、化疗药)。

(二)发病机制

尿酸是嘌呤代谢的最终产物，嘌呤代谢紊乱或肾脏排泄尿酸减少均可引起高尿酸血症。健康人血浆中尿酸量为0.12～0.36 mmol/L，男性平均为0.27 mmol/L，女性平均为0.21 mmol/L左右。当血液中尿酸含量升高超过7 mg/dL，尿酸与Na^+形成溶解度极低的尿酸钠结晶，即可沉积于关节、软组织、软骨及肾等处，从而导致关节炎、尿路结石及肾脏疾病。

经化疗或放疗，瘤组织被迅速破坏，核酸分解剧增，以致并发高尿酸血症及肾功能减退。一般在血pH为7.4时，尿酸均为可溶性尿酸钠盐；在血pH为5时，则成为不溶解的尿酸盐结晶沉积于远端肾小管，导致急性高尿酸血症肾病。现将这种急性代谢紊乱称为急性肿瘤溶解综合征。实践表明，肾血流量减低者立即化疗易发生肾衰竭。肿瘤迅速溶解且尿少者，发生肾衰竭的危险比尿量正常者明显增高。

有一小部分原发性痛风患者，尿酸的生成并不增加，高尿酸血症的形成主要是由肾脏的清除减退所致。肾脏对尿酸盐的排泄是一个复杂的过程，尿酸盐可自由透过肾小球，但滤过的尿酸盐几乎完全被近曲小管所吸收(分泌前再吸收)，而后肾小管分泌尿酸盐，分泌后的尿酸盐又有部分被吸收(分泌后再吸收)。当肾小球的滤过减少，或肾小管对尿酸盐的再吸收增加，或肾小管排泌尿酸盐减少时，均可引起尿酸盐的排泄减少，导致高尿酸血症。

二、临床表现

(一)全身症状

急性发作时患者可伴有头痛、发热、白细胞计数增高等。若尿酸盐在肾间质组织沉淀可形成肾结石，严重时可出现急性肾衰竭等症状。

(二)痛风特征

多在夜间发作，起病急骤(数小时)，24～48 h达到高峰，疼痛剧烈，不能忍受被褥的覆盖。关节红、肿、痛、热，好发于指(趾)关节、跖趾、踝膝、指、腕、肘关节。多于3 d至2周缓解。

(三)痛风结石

多见耳轮、肘、前臂伸侧、跖趾、指间、掌指、足及膝关节等处。痛风石与血清尿酸水平和持续时间相关，多在起病10年后出现。血尿酸＞535 mmol/L，50%发生；血尿酸＜475 mmol/L，90%不发生。痛风石发生时间较短，通过治疗可以缩小或消失。

(四)关节受累情况

起初为单关节，反复发作则多关节受累。有些患者长期反复发作发展成为慢性关节炎及关节畸形，严重者可累及肩、腕、脊柱、骶髂等关节。

(五)肾脏并发症

约有1/3的患者发生，见于痛风病程的任何时期；尿酸性肾石病，10%～25%痛风患者中发生；部分患者首发无症状或肾绞痛、血尿或尿路刺激症状。痛风性肾病进展缓慢，肾浓缩功能受损，间歇或持续性蛋白尿、血尿、水肿、高血压慢性肾功能不全。急性尿酸性肾病多见于继发性高尿酸血症，大量尿酸结晶阻塞肾小管、肾盂、输尿管，出现少尿、无尿等急性肾衰竭症状，尿中可见大量尿酸结晶和红细胞。

三、辅助检查

(一)血尿酸测定

一般认为采用尿酸酶法测定，男性＞416 μmol/L(7 mg/d)，女性＞357 μmol/L(6 mg/d)，具有诊断价值。男性和绝经后女性的血尿酸＞420 μmol/L(7 mg/d)，绝经前女性的血尿酸为350 μmol/L(58 mg/dL)，称为高尿酸血症。

(二)尿液尿酸测定

正常成人低嘌呤饮食5 d后，第6 d留取24 h尿，采用尿液尿酸测定，正常成人24 h尿液中尿酸总量不超过3.6 mmol/h(600 mg/24 h)。原发性痛风患者90%尿酸排出3.6 mmol/24 h，故尿酸排泄正常，不能排除痛风，而尿酸＞6.0 mmol/24 h，提示尿酸产生过多。通过尿液尿酸测定，可初步判定高尿酸血症的分型，有助于降尿酸药物的选择及鉴别尿路结石的性质。

(三)X线检查

早期急性关节炎期可见软组织肿胀；慢性期或反复发作后，可见软骨缘破坏，关节面不规则；典型者由于尿酸盐侵蚀骨质，使之呈圆形或不整齐的穿凿样、凿孔样、虫蚀样或弧形、圆形骨质透亮缺损，为痛风的X线特征。

(四)关节腔穿刺检查

急性痛风性关节炎发作时，肿胀关节腔内可有积液，以注射针抽取滑液检查，具有重要诊断意义。即使在无症状期，亦可在许多关节找到尿酸钠结晶。95%以上急性痛风性关节炎滑液中可发现尿酸盐结晶。

(五)痛风结节检查

活检或穿刺抽吸其内容物，做特殊化学试验或显微镜检查，可查到尿酸钠结晶。该项检查具有确诊意义。

(六)腹部X线片或静脉肾盂造影

腹部X线片或静脉肾盂造影可发现结石。

(七)其他

肾脏B超、肾功能检查。

四、诊断

(一)高尿酸血症的标准

正常嘌呤饮食状态下，非同日两次空腹血尿酸水平：男性＞416.5 μmol/L或女性＞:357 μmol/L。

(二)高尿酸血症的分型诊断

分型诊断有助于发现高尿酸血症的病因，给予针对性治疗。高尿酸血症患者低嘌呤饮食5 d

后，留取 24 h 尿液检测尿酸水平。

1.尿酸排泄不良型

尿酸排泄少于 2.86 μmol/(kg・h)，尿酸清除率<6.2 mL/min。

2.尿酸生成过多型

尿酸排泄>3 μmol/(kg・h)，尿酸清除率≥6.2 mL/min。

3.混合型

尿酸排泄超过 3 μmol/(kg・h)，尿酸清除率<6.2 mL/min。

考虑到肾功能对尿酸排泄的影响，以肌酐清除率校正，根据尿酸清除率/肌酐清除率比值对高尿酸血症分型如下：>10%为尿酸生成过多型；<5%为尿酸排泄不良型；5%～10%为混合型。

五、护理

（一）观察要点

(1)观察局部疼痛是否急骤、剧烈，有无半夜突发脚疼并不能忍受被覆盖的特点。

(2)观察有无典型的关节炎发作表现，反复发作的关节红肿痛热，典型部位为足趾关节，其他包括踝、膝、腕、肘和掌指关节。

(3)诱因：有无肥胖、食入高嘌呤及高热量饮食、酗酒、过度疲劳、精神紧张、创伤、湿冷、脚扭伤、感染等诱发因素。

(4)有无痛风石的体征，了解结石的部位及有无症状。

(5)观察体温的变化，有无发热等。

(6)监测血、尿酸的变化。

(7)发作未经治疗是否可自行缓解，观察秋水仙碱等药物对急性关节炎的治疗效果，注意有无胃部刺激征或腹泻等。

(8)注意诱发因素、家族史、发病年龄，以及结石史。

（二）饮食治疗护理

1.急性痛风患者的饮食治疗

(1)限制嘌呤摄入：通过限制饮食中的嘌呤，减少体内尿酸形成。可根据病情轻重决定膳食中嘌呤的含量。无论是急性期还是缓解期均应控制摄入嘌呤含量高的食品。急性期应予低嘌呤饮食，应严格限制嘌呤在每天 150 mg 以下。需选含嘌呤低的饮食，禁用含嘌呤高食物，如动物内脏、沙丁鱼、凤尾鱼、鲭鱼、小虾、扁豆、黄豆、浓肉汤及菌藻类等。对于含有高嘌呤的鱼类、肉类，在食用前可先用开水煮一下，使大部分嘌呤溶解进入汤中，然后弃汤吃肉，或再进行加工烹调。这样既能补充优质蛋白质，又可减少嘌呤的摄入。

(2)限制能量摄入，降低体重：因痛风患者多伴有肥胖、高血压和糖尿病等，故应限制热能，设法达到理想体重。热能根据病情而定，一般为每天 1 500～1 800 kcal。控制主食、甜食、零食的摄入；增加运动，超重者应减重，但切忌减重过快，应循序而进，减重过快促进脂肪分解，易导致饥饿性酮症，引起痛风急性发作。

(3)蛋白质：蛋白质摄入量不宜过高，否则不利于尿酸的排出。标准体重时蛋白质可按每天 0.8～1.0 g/kg 供给，全天为 40～65 g，可选用牛奶、鸡蛋、谷类、蔬菜作为蛋白质的来源。以植物蛋白为主，动物蛋白可选用牛奶、鸡蛋。因牛奶、鸡蛋无细胞结构，不含核蛋白，可在蛋白质供给量允许范围内选用。尽量不用肉类等，如一定用，可将瘦肉、禽肉等少量，经煮沸弃汤后食用。

(4)脂肪:限制脂肪的摄入量,脂肪具有阻碍肾排泄尿酸的作用,使尿酸升高,同时脂肪供给的热能高,易引起肥胖,对患者不利。脂肪摄入量控制在每天 50 g 左右。烹调方法多采用蒸、煮、炖等用油少的方法。

(5)维生素和矿物质:供给充足 B 族维生素和维生素 C。多供给蔬菜、水果等偏碱性食物。每天摄入蔬菜 1 000 g、水果 200～300 g;在碱性环境能提高尿酸盐溶解度,有利于尿酸排出;并且蔬菜和水果富含维生素 C,能促进组织内尿酸盐溶解。痛风症患者易患高血压和高血脂等,应限制钠盐摄入,通常每天为 2～5 g。

(6)水分:多饮水,食用含水分多的水果和食物,液体量维持在每天 2 000～3 000 mL,以保证尿量,促进尿酸的排出;肾功能不全时水分宜适量饮用。

(7)禁用刺激性食品:禁用强烈香料及调味品,如酒和辛辣调味品。过去曾禁用咖啡、茶叶和可可,因分别含有咖啡因、茶碱和可可碱。但咖啡因、茶叶碱和可可碱在体内代谢中并不产生尿酸盐,也不在痛风石里沉积,故可适量选用。据报道,过分嗜好辛辣食物者平均血尿酸水平显著高于不食辛辣浓烈的食物。

(8)忌酒(包括啤酒):因为啤酒本身就含有嘌呤,加之乙醇可促进尿酸的合成,过多地饮酒还会引起乳酸升高,进而阻碍尿酸排出。

2.慢性痛风患者的饮食治疗

给予平衡饮食,适当放宽嘌呤摄入的限制,但仍禁食含嘌呤较多的食物,限量选用含嘌呤在 75 mg 以内的食物,自由选食含嘌呤量少的食物。坚持减肥,维持理想体重。

治疗目的:迅速控制痛风性关节炎急性发作,预防急性关节炎发作,纠正高尿酸血症,防止尿酸盐的沉积造成的关节破坏及肾损害,促进结石溶解。手术剔除痛风石,对损毁关节进行矫形手术,以提高生活质量。

急性期治疗护理:痛风急性发作,应绝对卧床休息,抬高患肢,积极控制疼痛的发作。秋水仙碱、吲哚美辛及皮质激素治疗可取得良好效果。

用药原则:痛风发作时使用秋水仙碱治疗,可取得良好效果,必要时用吲哚美辛、糖皮质激素等。发作期间要控制高嘌呤类饮食,服用别嘌呤类醇以降低血尿酸含量,需长期服用。

用药护理:指导患者了解药物的作用、不良反应,观察其对药物耐受的剂量,及时监测血常规和肝肾功能。同时,鼓励患者多饮水以稀释尿液,每天液体摄入总量为 2 000～3 000 mL,使排尿量每天达 2 000 mL,促进尿酸排泄,防止结石的形成。

六、健康教育

(一)认识高尿酸血症的相关危险因素

长期摄入高嘌呤的食物饮食史,如动物蛋白、啤酒、虾、干鱿鱼、沙丁鱼等;超重或肥胖者患有高血压、血脂异常、冠心病、糖尿病、尿路结石以及肾功能障碍的人;有痛风家族史、中老年男性,血尿酸水平高于正常;关节周围皮下或耳郭处发现有结节者,有原因不明的泌尿系统结石,尤其是多发或双侧广泛肾结石;都应定期检查血尿酸含量。

(二)高尿酸血症预防

(1)寻找高尿酸的原因,如使用利尿药、降压药、化疗药等药物因素及肾病、血液病、糖尿病等,找出原因。

(2)避免相关诱因:应避免肥胖、食入高嘌呤及高热量饮食、酗酒、过度疲劳、精神紧张、关节创伤、湿冷等诱发因素。

(3)多饮水：每天 2 000～3 000 mL，每天尿量保持在 2 000 mL，以增加和促进尿酸排泄。适当饮用碱性矿泉水，调节尿 pH 在 6.5 左右(这时最适合尿酸结晶溶解和排出)。

(4)增加有氧运动：如步行、健身、跳舞、游泳、骑自行车等。强度适宜，达到少量出汗即可。避免剧烈活动，使有氧运动变为无氧运动，后者反而使体内分解代谢旺盛而致尿酸增高。

(5)合理安排日常生活起居，避免过度疲劳，紧张焦虑。保持心情舒畅，注意劳逸结合。

(6)超重、肥胖者：减低体重。

(7)合理饮食：限制总热量摄入，糖类占总热量的 50%～60%，蛋白质摄入每天控制在 8～1.0 g/kg，脂肪摄入量控制在每天 50 g/d 左右，限制食用富含嘌呤的脑、肝、肾等动物内脏，以及海鲜、鲤鱼、火腿、香肠等。适当选择含嘌呤少的食物，如菜花、菠菜、麦片、青鱼、白鱼、鸡、火腿、全麦面包片、虾、羊肉、牛肉等。可以多选用含嘌呤很少的食物，如奶类、蛋类、蔬菜类。

(8)对疑诊患者及其家属进行检查，及早发现高尿酸血症。

(9)继发于血液疾病的血尿酸过高者，应积极治疗。放疗、化疗期间服用别嘌呤醇，以预防痛风的发生或恶化。

(10)避免应用噻嗪类、乙酰唑胺利尿药和吡嗪酰胺抗结核药，以免滞留尿酸盐的排泄。

(田儒丽)

第五章

骨科护理

第一节　肱骨干骨折的护理

一、疾病概述

(一)概念

肱骨干骨折是发生在肱骨外髁颈下 1～2 cm 至肱骨髁上 2 cm 段内的骨折。在肱骨干中下 1/3 段后外侧有桡神经沟,此处骨折最容易发生桡神经损伤。

(二)相关病理生理

1.骨折的愈合过程

(1)血肿炎症极化期:在伤后 48～72 h,血肿在骨折部位形成。由于创伤后,骨骼的血液供应减少,可引起骨坏死。死亡细胞促进成纤维细胞和成骨细胞向骨折部位移行,迅速形成纤维软骨,形成骨的纤维愈合。

(2)原始骨痂形成期:由于血管和细胞的增殖,骨折后的 2～3 周间骨折断端的周围形成骨痂。随着愈合的继续,骨痂被塑造成疏松的纤维组织,伸向骨内。常发生在骨折后 3 周至 6 个月内。

(3)骨板形成塑形期:在骨愈合的最后阶段,过多的骨痂被吸收,骨连接完成。随着肢体的负重,骨痂不断得到加强,损伤的骨组织逐渐恢复到损伤前的结构强度和形状。这个过程最早发生在骨折后 6 周,可持续 1 年。

2.影响愈合的因素

(1)全身因素:如年龄、营养和代谢因素、健康状况。

(2)局部因素:如骨折的类型和数量、骨折部位的血液供应、软组织损伤程度、软组织嵌入以及感染等。

(3)治疗方法:如反复多次的手法复位、骨折固定不牢固、过早和不恰当的功能锻炼、治疗操作不当等。

(三)病因与诱因

肱骨干骨折可由直接暴力或间接暴力引起。直接暴力常由外侧打击肱骨干中部,致横形或粉碎性骨折。间接暴力常由于手部或肘部着地，外力向上传导，加上身体倾斜所产生的剪式应力，多导致中下1/3骨折。

(四)临床表现

1.症状

患侧上臂出现疼痛、肿胀、皮下瘀斑，上肢活动障碍。

2.体征

患侧上臂可见畸形、反常活动、骨摩擦感、骨擦音。若合并桡神经损伤，可出现患侧垂腕畸形、各手指关节不能背伸、拇指不能伸直、前臂旋后障碍、手背桡侧皮肤感觉减退或消失。

(五)辅助检查

X线拍片可确定骨折类型、移位方向。

(六)治疗原则

1.手法复位外固定

在止痛、持续牵引和肌肉放松的情况下复位，复位后可选择石膏或小夹板固定。复位后比较稳定的骨折，可用U形石膏固定。中、下段长斜形或长螺旋形骨折因手法复位后不稳定，可采用上肢悬垂石膏固定，宜采用轻质石膏，以免因重量太大导致骨折端分离。选择小夹板固定者可屈肘90°角位，用三角巾悬吊，成人固定6～8周，儿童固定4～6周。

2.切开复位内固定

在切开直视下复位后用加压钢板螺钉内固定或带锁髓内针固定。内固定可在半年后取出，若无不适，也可不取。

二、护理评估

(一)一般评估

1.健康史

(1)一般情况：了解患者的年龄、职业特点、运动爱好、日常饮食结构、有无酗酒等。

(2)受伤情况：了解患者受伤的原因、部位和时间，受伤时的体位和环境，外力作用的方式、方向与性质，骨折轻重程度及有无合并桡神经损伤，急救处理的过程等。

(3)既往史：重点了解与骨折愈合有关的因素，如患者有无骨折史，有无药物滥用、服用特殊药物及药物过敏史，有无手术史等。

2.生命体征

按护理常规监测生命体征。

3.患者主诉

受伤的原因、时间、外力方式与性质、骨折轻重程度及有无合并桡神经损伤、受伤时的体位和环境、急救处理的过程等。

4.相关记录

外伤情况及既往史；X线片及实验室检查等结果记录。

(二)身体评估

1.术前评估

(1)视诊：患侧上臂出现疼痛、肿胀、皮下瘀斑，可见畸形；若合并桡神经损伤，可出现患侧垂腕畸形。

(2)触诊:患侧有触痛,骨摩擦感或骨擦音,若合并桡神经损伤,手背桡侧皮肤感觉减退或消失。

(3)动诊:可见反常活动,若合并桡神经损伤,各手指关节不能背伸,拇指不能伸直,前臂旋后障碍。

(4)量诊:患肢有无短缩、双侧上肢周径大小、关节活动度。

2.术后评估

(1)视诊:患侧上臂出现肿胀、皮下瘀斑减轻或消退;外固定清洁、干燥,保持有效固定。

(2)触诊:患侧触痛减轻或消退;若合并桡神经损伤者,手背桡侧皮肤感觉改善或恢复正常。

(3)动诊:反常活动消失;若合并桡神经损伤者,各手指关节能背伸,拇指能伸直,前臂旋后正常。

(4)量诊:患肢无短缩、双侧上肢周径大小相等、关节活动度无差异。

(三)心理-社会评估

患者突然受伤骨折,患侧肢体活动障碍,生活自理能力下降,疼痛刺激以及外固定的使用,易产生焦虑、紧张及自身形象紊乱等心理变化。

(四)辅助检查阳性结果评估

X线片结果确定骨折类型、移位方向。

(五)治疗效果的评估

(1)局部无压痛及纵向叩击痛。

(2)局部无反常活动。

(3)X线片显示骨折处有连续骨痂通过,骨折线已模糊。

(4)拆除外固定后,成人上肢能胸前平举1 kg重物持续达1 min。

(5)连续观察2周骨折处不变形。

三、主要护理诊断(问题)

(一)疼痛

疼痛与骨折、软组织损伤、肌痉挛和水肿有关。

(二)潜在并发症

肌萎缩、关节僵硬。

四、主要护理措施

(一)病情观察与体位护理

1.疼痛护理

及时评估患者疼痛程度,遵医嘱给予止痛药物。

2.体位

用吊带或三角巾将患肢托起,以促进静脉回流,减轻肢体肿胀、疼痛。

(二)饮食护理

指导患者进食高蛋白、高维生素、高热量、高钙和高铁的食物。

(三)生活护理

指导患者进行力所能及的活动,必要时为其帮助。

(四)心理护理

向患者和家属解释骨折的愈合是一个循序渐进的过程,充分固定能为骨折断端连接提供良好的条件。正确的功能锻炼可以促进断端生长愈合和患肢功能恢复。

(五)健康教育

1.指导功能锻炼

复位固定后尽早开始手指屈伸活动,并进行上臂肌肉的主动舒缩运动,但禁止做上臂旋转运动。经 2~3 周,开始主动的腕、肘关节屈伸活动和肩关节的外展、内收活动,逐渐增加活动量和活动频率。经 6~8 周加大活动量,并做肩关节旋转活动,以防肩关节僵硬或萎缩。

2.复查

告知患者若骨折远端肢体肿胀或疼痛明显加重,肢体感觉麻木、肢端发凉,夹板或外固定松动,应立即到医院复查并评估功能恢复情况。

3.安全指导

指导患者及家属评估家庭环境的安全性,妥善放置可能影响患者活动的障碍物。

五、护理效果评估

(1)患者是否主诉骨折部位疼痛减轻或消失,感觉舒适。

(2)患侧肢端能否维持正常的组织灌注,皮肤温度和颜色正常,末梢动脉搏动有力。

(3)能否避免出现肌萎缩、关节僵硬等并发症发生。一旦发生,能否及时发现和处理。

(4)患者在指导下能否按计划进行有效的功能锻炼,患肢功能恢复情况及有无活动障碍。

(隋丽娟)

第二节 肱骨髁上骨折的护理

一、疾病概述

(一)概念

肱骨髁上骨折是指肱骨干与肱骨髁交接处发生的骨折。在肱骨干中下 1/3 段后外侧有桡神经沟,此处骨折最容易发生桡神经损伤。肱骨髁上骨折多发生于 10 岁以下儿童,占小儿肘部骨折的 30%~40%。

(二)相关病理生理

在肱骨髁内、前方有肱动脉和正中神经,肱骨髁的内侧和外侧分别有尺神经和桡神经,骨折断端向前移位或侧方移位可损伤相应神经血管。在儿童期,肱骨下端有骨骺,若骨折线穿过骺板,有可能影响骨骺发育,导致肘内翻或外翻畸形。

(三)病因和诱因

肱骨髁上骨折多由间接暴力引起。根据暴力类型和骨折移位方向,可分为屈曲型和伸直型。

(四)临床表现

1.症状

受伤后肘部出现疼痛、肿胀和功能障碍,肘后凸起,患肢处于半屈曲位,可有皮下瘀斑。

2.体征

局部明显压痛和肿胀,有骨擦音及反常活动,肘部可扪到骨折断端,肘后三角关系正常。

(五)辅助检查

肘部正、侧位 X 线拍片能够确定骨折的存在以及骨折移位情况。

(六)治疗原则

1.手法复位外固定

对受伤时间短,局部肿胀轻,没有血液循环障碍者,可进行手法复位外固定。复位后用后侧石膏托在屈肘位固定 4～5 周,屈肘角度以能清晰地扪到桡动脉搏动,无感觉运动障碍为宜。伤后时间较长,局部组织损伤严重,出现骨折部严重肿胀时,应卧床休息,抬高患肢,或用尺骨鹰嘴悬吊牵引,牵引重量 1～2 kg,同时加强手指活动,待 3～5 d 肿胀消退后进行手法复位。

2.切开复位内固定

手法复位失败或有神经血管损伤者,在切开直视下复位后内固定。

二、护理评估

(一)一般评估

1.健康史

(1)一般情况:了解患者的年龄、运动爱好、日常饮食结构等。

(2)受伤情况:了解患者受伤的原因、部位和时间,受伤时的体位和环境,外力作用的方式、方向与性质,骨折轻重程度及有无合并神经血管损伤,急救处理的过程等。

(3)既往史:重点了解与骨折愈合有关的因素,如患者有无骨折史,有无药物过敏史,有无手术史等。

2.生命体征

按护理常规监测生命体征。

3.患者主诉

受伤的原因、时间、外力方式与性质,骨折轻重程度及有无合并桡神经损伤、受伤时的体位和环境、急救处理的过程等。

4.相关记录

外伤情况及既往史;X 线拍片及实验室检查等结果记录。

(二)身体评估

1.术前评估

(1)视诊:受伤后肘部出现肿胀和功能障碍,患肢处于半屈曲位,可有皮下瘀斑。若肱动脉挫伤或受压,可因前臂缺血而表现为局部肿胀、剧痛、皮肤苍白、发凉、麻木。

(2)触诊:患肢有触痛、骨摩擦音,肘部可扪到骨折断端,肘后关系正常。若合并正中神经、尺神经或桡神经损伤,可有手臂感觉异常。

(3)动诊:可见反常活动,若合并正中神经、尺神经或桡神经损伤,可有运动障碍。

(4)量诊:患肢有无短缩、双侧上肢周径大小、关节活动度。

2.术后评估

(1)视诊:受伤后肘部肿胀、皮下瘀斑减轻或消退;外固定清洁、干燥,保持有效固定。若肱动脉挫伤或受压者,前臂缺血改善,局部肿胀减轻或消退、皮肤的颜色、温度、感觉正常。

(2)触诊:患侧触痛减轻或消退;骨摩擦音消失;肘部可不能扪到骨折断端。若合并正中神经、尺神经或桡神经损伤者,手臂感觉恢复正常。

(3)动诊:反常活动消失。若合并正中神经、尺神经或桡神经损伤者,运动正常。

(4)量诊:患肢无短缩,双侧上肢周径大小相等、关节活动度无差异。

(三)心理-社会评估

患者突然受伤骨折,患侧肢体活动障碍,生活自理能力下降,疼痛刺激以及外固定的使用,易产生焦虑、紧张及自身形象紊乱等心理变化。

(四)辅助检查阳性结果评估

肘部正、侧位 X 线拍片结果确定骨折类型、移位方向。

(五)治疗效果的评估

(1)局部无压痛及纵向叩击痛。

(2)局部无反常活动。

(3)X 线片显示骨折处有连续骨痂通过,骨折线已模糊。

(4)拆除外固定后,成人上肢能胸前平举 1 kg 重物持续达 1 min。

(5)连续观察 2 周骨折处不变形。

三、主要护理诊断(问题)

(一)疼痛

疼痛与骨折、软组织损伤、肌痉挛和水肿有关。

(二)外周神经血管功能障碍的危险

外周神经血管功能障碍的危险与骨和软组织损伤、外固定不当有关。

(三)不依从行为

不依从行为与患儿年龄小、缺乏对健康的正确认识有关。

四、主要护理措施

(一)病情观察与体位护理

1.疼痛护理

及时评估患者的疼痛程度,遵医嘱给予止痛药物。

2.体位

用吊带或三角巾将患肢托起,以促进静脉回流,减轻肢体肿胀疼痛。

3.患肢缺血护理

观察石膏绷带或夹板固定的松紧度,必要时及时调整,以免神经、血管受压,影响有效组织灌注。观察前臂肿胀程度及手的感觉运动功能,如出现高张力肿胀、手指发凉、感觉异常、手指主动活动障碍、被动伸直剧痛、桡动脉搏动减弱或消失,即可确定骨筋膜室高压存在,须立即通知医师,并做好手术准备。如已出现 5P 征,及时手术也难以避免缺血性肌挛缩,从而遗留爪形手畸形。

(二)饮食护理

指导患者进食高蛋白、高维生素、高热量、高钙和高铁的食物。

(三)生活护理

指导患者进行力所能及的活动,必要时为其帮助。

(四)心理护理

向患者和家属解释骨折的愈合是一个循序渐进的过程,充分固定能为骨折断端连接提供良好的条件。正确的功能锻炼可以促进断端生长愈合和患肢功能恢复。

(五)健康教育

1.指导功能锻炼

复位固定后尽早开始手指及腕关节屈伸活动,并进行上臂肌肉的主动舒缩运动,有利于减轻水肿。经4～6 周外固定解除,开始肘关节屈伸活动。手术切开复位且内固定稳定的患者,术后2 周即可开始肘关节活动。若患者为小儿,应耐心向患儿及家属解释功能锻炼的重要性,指导锻炼的方法,使家属能协助进行功能锻炼。

2.复查

告知患者及其家属若骨折远端肢体肿胀或疼痛明显加重,肢体感觉麻木、肢端发凉,夹板或外固定松动,应立即到医院复查并评估功能恢复情况。

3.安全指导

指导患者及其家属评估家庭环境的安全性,妥善放置可能影响患者活动的障碍物。

五、护理效果评估

(1)患者是否主诉骨折部位疼痛减轻或消失,感觉舒适。

(2)患侧肢端能否维持正常的组织灌注,皮肤温度和颜色正常,末梢动脉搏动有力。

(3)能否避免因缺血性肌挛缩导致爪形手畸形的发生。一旦发生骨筋膜室综合征,能否及时发现和处理。

(4)患者在指导下能否按计划进行有效的功能锻炼,患肢功能恢复情况及有无活动障碍。

(隋丽娟)

第三节　尺桡骨干双骨折的护理

一、疾病概述

(一)概念

尺桡骨干双骨折较多见,占各类骨折的 6%左右,以青少年多见。因骨折后常导致复杂的移位,使复位十分困难,易发生骨筋膜室综合征。

(二)相关病理生理

骨筋膜室综合征:骨筋膜室是由骨、骨间膜、肌间膜和深筋膜形成的密闭腔隙。骨折时,骨折部位骨筋膜室内的压力增高,导致肌肉和神经因急性缺血而产生一系列早期综合征,主要表现为“5P”征:疼痛(pain)、苍白(pallor)、感觉异常(paresthesia)、麻痹(paralysis)及脉搏消失(pulseless)。

(三)病因与诱因

尺桡骨干双骨折多由于直接暴力、间接暴力和扭转暴力致伤。

1.直接暴力

多由于重物直接打击、挤压或刀伤引起。特点为两骨同一平面的横形或粉碎性骨折,多伴有不同程度的软组织损伤,包括肌肉、肌腱断裂、神经血管损伤等,整复对位不稳定。

2.间接暴力

常为跌倒时手掌着地,由于桡骨负重较多,暴力作用向上传到后首先使桡骨骨折,继而残余暴力通过骨间膜向内下方传导,引起低位尺骨斜形骨折。

3.扭转暴力

跌倒时手掌着地,同时前臂发生旋转,导致不同平面的尺桡骨螺旋形骨折或斜形骨折,尺骨的骨折线多高于桡骨的骨折线。

(四)临床表现

1.症状

受伤后,患侧前臂出现疼痛、肿胀、畸形及功能障碍。

2.体征

可发现畸形、反常活动、骨摩擦感。尺骨上1/3骨干骨折可合并桡骨小头脱位,称为孟氏(Monteggia)骨折。桡骨干下1/3骨干骨折合并尺骨小头脱位,称为盖氏(Galeazzi)骨折。

(五)辅助检查

X线拍片检查应包括肘关节或腕关节,可发现骨折部位、类型、移位方向以及是否合并有桡骨头脱位或尺骨小头脱位。

(六)治疗原则

1.手法复位外固定

手法复位成功后采用石膏固定,即用上肢前、后石膏夹板固定,待肿胀消退后改为上肢管型石膏固定,一般经8～12周可达到骨性愈合。也可以采用小夹板固定,即在前臂掌侧、背侧、尺侧和桡侧分别放置四块小夹板并捆扎,将前臂放在防旋板上固定,再用三角巾悬吊患肢。

2.切开复位内固定

在骨折部位选择切口,在直视下准确对位,用加压钢板螺钉固定或髓内针固定。

二、护理评估

(一)一般评估

1.健康史

(1)一般情况:了解患者的年龄、职业特点、运动爱好、日常饮食结构、有无酗酒等。

(2)受伤情况:了解患者受伤的原因、部位和时间,受伤时的体位和环境,外力作用的方式、方向与性质,骨折轻重程度,急救处理的过程等。

(3)既往史:重点了解与骨折愈合有关的因素,如患者有无骨折史,有无药物滥用、服用特殊药物及药物过敏史,有无手术史等。

2.生命体征

按护理常规监测生命体征。

3.患者主诉

受伤的原因、时间、外力方式与性质,骨折轻重程度及有无合并桡神经损伤、受伤时的体位和环境、急救处理的过程等。

4.相关记录

外伤情况及既往史;X线拍片及实验室检查等结果记录。

(二)身体评估

1.术前评估

(1)视诊:患侧前臂出现肿胀、皮下瘀斑。

(2)触诊:患肢有触痛、骨摩擦音或骨擦感。

(3)动诊:可见反常活动。

(4)量诊:患肢有无短缩、双侧上肢周径大小、关节活动度。

2.术后评估

(1)视诊:患侧前臂出现肿胀、皮下瘀斑减轻或消退;外固定清洁、干燥,保持有效固定。

(2)触诊:患侧触痛减轻或消退;骨摩擦音或骨擦感消失。

(3)动诊:反常活动消失。

(4)量诊:患肢无短缩,双侧上肢周径大小相等、关节活动度无差异。

(三)心理-社会评估

患者突然受伤骨折,患侧肢体活动障碍,生活自理能力下降,疼痛刺激以及外固定的使用,易产生焦虑、紧张及自身形象紊乱等心理变化。

(四)辅助检查阳性结果评估

肘关节或腕关节X线拍片结果确定骨折类型、移位方向以及是否合并有桡骨头脱位或尺骨小头脱位。

(五)治疗效果的评估

(1)局部无压痛及纵向叩击痛。

(2)局部无反常活动。

(3)X线片显示骨折处有连续骨痂通过,骨折线已模糊。

(4)拆除外固定后,成人上肢能平举1 kg重物持续达1 min。

(5)连续观察2周骨折处不变形。

三、主要护理诊断(问题)

(一)疼痛

疼痛与骨折、软组织损伤、肌痉挛和水肿有关。

(二)外周神经血管功能障碍的危险

外周神经血管功能障碍的危险与骨和软组织损伤、外固定不当有关。

(三)潜在并发症

肌萎缩、关节僵硬。

四、主要护理措施

(一)病情观察与体位护理

1.疼痛护理

及时评估患者疼痛程度,遵医嘱给予止痛药物。

2.体位

用吊带或三角巾将患肢托起,以促进静脉回流,减轻肢体肿胀疼痛。

3.患肢缺血护理

观察石膏绷带或夹板固定的松紧度,必要时及时调整,以免神经、血管受压,影响有效组织灌注。观察前臂肿胀程度及手的感觉运动功能,如出现高张力肿胀、手指发凉、感觉异常、手指主动活动障碍、被动伸直剧痛、桡动脉搏动减弱或消失,即可确定骨筋膜室高压存在,须立即通知医师,并做好手术准备。如已出现5P征,及时手术也难以避免缺血性肌挛缩,从而遗留爪形手畸形。

4.局部制动

支持并保护患肢在复位后体位,防止腕关节旋前或旋后。

(二)饮食护理

指导患者进食高蛋白、高维生素、高热量、高钙和高铁的食物。

(三)生活护理

指导患者进行力所能及的活动,必要时提供帮助。

(四)心理护理

向患者和家属解释骨折的愈合是一个循序渐进的过程,充分固定能为骨折断端连接提供良好的条件。正确的功能锻炼可以促进断端生长愈合和患肢功能恢复。

(五)健康教育

1.指导功能锻炼

复位固定后尽早开始手指伸屈和用力握拳活动,并进行上臂和前臂肌肉的主动舒缩运动。2周后局部肿胀消退,开始练习腕关节活动。4周后开始练习肘关节和肩关节活动。经8～10周拍片证实骨折已愈合,才可进行前臂旋转活动。

2.复查

告知患者及其家属若骨折远端肢体肿胀或疼痛明显加重,肢体感觉麻木、肢端发凉,夹板或外固定松动,应立即到医院复查并评估功能恢复情况。

3.安全指导

指导患者及其家属评估家庭环境的安全性,妥善放置可能影响患者活动的障碍物。

五、护理效果评估

(1)患者是否主诉骨折部位疼痛减轻或消失,感觉舒适。

(2)患侧肢端能否维持正常的组织灌注,皮肤温度和颜色正常,末梢动脉搏动有力。

(3)能否避免因缺血性肌挛缩导致爪形手畸形的发生。一旦发生骨筋膜室综合征,能否及时发现和处理。

(4)患者在指导下能否按计划进行有效的功能锻炼,患肢功能恢复情况及有无活动障碍。

(隋丽娟)

第四节　桡骨远端骨折的护理

一、疾病概述

（一）概念

桡骨远端骨折是指距桡骨远端关节面 3 cm 内的骨折，常见于有骨质疏松的中老年妇女。

（二）病因与分类

多为间接暴力引起。根据受伤的机制不同，可发生伸直型骨折和屈曲型骨折。

（三）临床表现

1.症状

伤后腕关节局部疼痛和皮下瘀斑、肿胀、功能障碍。

2.体征

患侧腕部压痛明显，腕关节活动受限。伸直型骨折由于远折端向背侧移位，从侧面看腕关节呈“银叉”畸形；又由于其远折端向桡侧移位，从正面看呈“枪刺样”畸形。屈曲型骨折者受伤后腕部出现下垂畸形。

（四）辅助检查

X 线拍片可见典型移位。

（五）治疗原则

1.手法复位外固定

对伸直型骨折者，手法复位后在旋前、屈腕、尺偏位用超腕关节石膏绷带固定或小夹板固定 2 周。水肿消退后，在腕关节中立位改用前臂管型石膏或继续用小夹板固定。屈曲型骨折处理原则基本相同，复位手法相反。

2.切开复位内固定

严重粉碎性骨折移位明显、手法复位失败或复位后外固定不能维持复位者，可行切开复位，用松质骨螺钉、T 形钢板或钢针固定。

二、护理评估

（一）一般评估

1.健康史

（1）一般情况：了解患者的年龄、职业特点、运动爱好、日常饮食结构、有无酗酒等。

（2）受伤情况：了解患者受伤的原因、部位和时间，受伤时的体位和环境，外力作用的方式、方向与性质，骨折轻重程度，急救处理的过程等。

（3）既往史：重点了解与骨折愈合有关的因素，如患者有无骨折史，有无药物滥用、服用特殊药物及药物过敏史，有无手术史等。

2.生命体征

按护理常规监测生命体征。

3.患者主诉

受伤的原因、时间、外力方式与性质，骨折轻重程度及有无合并桡神经损伤、受伤时的体位和环境、急救处理的过程等。

4.相关记录

外伤情况及既往史；X线片及实验室检查等结果记录。

(二)身体评估

1.术前评估

(1)视诊：患侧腕关节出现肿胀、皮下瘀斑；伸直型骨折从侧面看腕关节呈“银叉”畸形，从正面看呈“枪刺样”畸形；屈曲型骨折者受伤后腕部出现下垂畸形。

(2)触诊：患侧腕关节压痛明显。

(3)动诊：患侧腕关节活动受限。

(4)量诊：患肢有无短缩、双侧上肢周径大小、关节活动度。

2.术后评估

(1)视诊：患侧腕关节出现肿胀、皮下瘀斑减轻或消退；外固定清洁、干燥，保持有效固定。

(2)触诊：患侧腕关节压痛减轻或消退。

(3)动诊：患侧腕关节活动改善或恢复正常。

(4)量诊：患肢无短缩，双侧上肢周径大小相等、关节活动度无差异。

(三)心理-社会评估

患者突然受伤骨折，患侧肢体活动障碍，生活自理能力下降，疼痛刺激以及外固定的使用，易产生焦虑、紧张及自身形象紊乱等心理变化。

(四)辅助检查阳性结果评估

肘腕关节X线片结果可以确定骨折类型、移位方向。

(五)治疗效果的评估

(1)局部无压痛。

(2)局部无反常活动。

(3)X线片显示骨折处有连续骨痂通过，骨折线已模糊。

(4)拆除外固定后，成人上肢能胸前平举1 kg重物持续达1 min。

(5)连续观察2周骨折处不变形。

三、主要护理诊断(问题)

(一)疼痛

疼痛与骨折、软组织损伤、肌痉挛和水肿有关。

(二)外周神经血管功能障碍的危险

外周神经血管功能障碍的危险与骨和软组织损伤、外固定不当有关。

四、主要护理措施

(一)病情观察与体位护理

1.疼痛护理

及时评估患者疼痛程度,遵医嘱给予止痛药物。

2.体位

用吊带或三角巾将患肢托起,以促进静脉回流,减轻肢体肿胀疼痛。

3.患肢缺血护理

观察石膏绷带或夹板固定的松紧度,必要时及时调整,以免神经、血管受压,影响有效组织灌注。观察前臂肿胀程度及手的感觉运动功能,如出现高张力肿胀、手指发凉、感觉异常、手指主动活动障碍、被动伸直剧痛、桡动脉搏动减弱或消失,即可确定骨筋膜室高压存在,须立即通知医师,并做好手术准备。

4.局部制动

支持并保护患肢在复位后体位,防止腕关节旋前或旋后。

(二)饮食护理

指导患者进食高蛋白、高维生素、高热量、高钙和高铁的食物。

(三)生活护理

指导患者进行力所能及的活动,必要时提供帮助。

(四)心理护理

向患者和家属解释骨折的愈合是一个循序渐进的过程,充分固定能为骨折断端连接提供良好的条件。正确的功能锻炼可以促进断端生长愈合和患肢功能恢复。

(五)健康教育

1.指导功能锻炼

复位固定后尽早开始手指伸屈和用力握拳活动,并进行前臂肌肉的主动舒缩运动。经4~6周可去除外固定,逐渐开始关节活动。

2.复查

告知患者及其家属若骨折远端肢体肿胀或疼痛明显加重,肢体感觉麻木、肢端发凉,夹板或外固定松动,应立即到医院复查并评估功能恢复情况。

3.安全指导

指导患者及其家属评估家庭环境的安全性,妥善放置可能影响患者活动的障碍物。

五、护理效果评估

(1)患者是否主诉骨折部位疼痛减轻或消失,感觉舒适。

(2)患侧肢端能否维持正常的组织灌注,皮肤温度和颜色正常,末梢动脉搏动有力。

(3)能否避免因缺血性肌挛缩的发生。一旦发生,能否及时发现和处理。

(4)患者在指导下能否按计划进行有效的功能锻炼,患肢功能恢复情况及有无活动障碍。

(张洪香)

第五节 股骨颈骨折的护理

一、疾病概述

(一)概念

股骨颈骨折多发生在中老年人,以女性多见。常出现骨折不愈合(占15%)和股骨头缺血性坏死(占20%~30%)。

(二)相关病理生理

股骨颈骨折的发生常与骨质疏松导致骨质量下降有关,使患者在遭受轻微扭转暴力时即发生骨折。

(三)病因与分类

患者多在走路时滑倒,身体发生扭转倒地,间接暴力传导致股骨颈发生骨折。青少年股骨颈骨折较少见,常需较大暴力才会引起且多为不稳定性骨折。

(1)按骨折线部位分类:股骨头下骨折、经股骨颈骨折和股骨颈基底骨折。

(2)按X线表现分类:内收骨折、外展骨折。

(3)按移位程度分类:常采用Garden分型,可分为不完全骨折、完全骨折但不移位、完全骨折部分移位且股骨头与股骨颈有接触、完全移位的骨折。

(四)临床表现

1.症状

中老年人有摔倒受伤史,伤后感髋部疼痛,下肢活动受限,不能站立和行走。嵌插骨折患者受伤后仍能行走,但是数天后髋部疼痛逐渐加强,活动后更痛,甚至完全不能行走,提示可能由受伤时的稳定骨折发展为不稳定骨折。

2.体征

患肢缩短,出现外旋畸形,一般为45°~60°角。患侧大转子突出,局部压痛和轴向叩击痛。患者较少出现髋部肿胀和瘀斑。

(五)辅助检查

髋部正侧位X线拍片可见明确骨折的部位、类型、移位情况,是选择治疗方法的重要依据。

(六)治疗原则

1.非手术治疗

无明显移位的骨折、外展型或嵌插型等稳定性骨折者,年龄过大、全身情况差。或合并有严重心、肺、肾、肝等功能障碍者,可选择非手术治疗。患者可穿防旋鞋,下肢30°角外展中立位皮肤牵引,卧床6~8周。对全身情况很差的高龄患者应以挽救生命和治疗并发症为主,骨折可不进行特殊治疗。尽管可能发生骨折不愈合,但患者仍能扶拐行走。

2.手术治疗

对内收型骨折和有移位的骨折,65岁以上老年人的股骨头下型骨折、青少年股骨颈骨折、股骨陈旧骨折不愈合以及影响功能的畸形愈合等,应采用手术治疗。

(1)闭合复位内固定:对所有类型股骨颈骨折患者均可进行闭合复位内固定术。闭合复位成功后,在股骨外侧打入多根空心加压螺钉内固定或动力髋钉板固定。

(2)切开复位内固定:对闭合复位困难或复位失败者可行切开复位内固定术。经切口在直视下复位,用加压螺钉。

(3)人工关节置换术:对全身情况尚好的高龄患者股骨头下骨折,已合并骨关节炎或股骨头坏死者,可选择单纯人工股骨头置换术或全髋关节置换术。

二、护理评估

(一)一般评估

1.健康史

(1)一般情况:了解患者的年龄、职业特点、运动爱好、日常饮食结构、有无酗酒等。

(2)受伤史:有摔倒受伤后感髋部疼痛,下肢活动受限,不能站立和行走。

(3)既往史:重点了解与骨折愈合有关的因素,如患者有无骨折史,有无药物滥用、服用特殊药物及药物过敏史,有无手术史等。

2.生命体征

根据病情定时监测生命体征。

3.患者主诉

受伤的原因、时间、外力方式与性质,骨折轻重程度及有无合并桡神经损伤、受伤时的体位和环境、急救处理的过程等。

4.相关记录

外伤情况及既往史;X线拍片及实验室检查等结果记录。

(二)身体评估

1.术前评估

(1)视诊:患肢出现外旋畸形,股骨大转子突出。

(2)触诊:患肢局部压痛。

(3)叩诊:患肢局部纵向压痛。

(4)动诊:患肢活动受限。

(5)量诊:患肢有无短缩、双侧下肢周径大小、关节活动度。

2.术后评估

(1)视诊:患肢保持外展中立位;外固定清洁、干燥,保持有效固定。

(2)触诊:患肢局部压痛减轻或消退。

(3)叩诊:患肢局部纵向压痛减轻或消退。

(4)动诊:患肢根据愈合情况进行相应活动。

(5)量诊:患肢无短缩,双侧下肢周径大小相等、关节活动度无差异。

(三)心理-社会评估

患者受伤骨折,患侧肢体活动障碍,生活自理能力下降,疼痛刺激以及外固定的使用,易产生焦虑、紧张及自身形象紊乱等心理变化。

(四)辅助检查阳性结果评估

髋部正侧位X线拍片结果确定骨折的部位、类型、移位方向。

(五)治疗效果的评估

(1)局部无压痛及叩击痛。

(2)局部无反常活动。

(3)内固定治疗者,X 线拍片显示骨折处有连续骨痂通过,骨折线已模糊。

(4)X 线片证实骨折愈合后可正常行走或负重行走。

三、主要护理诊断(问题)

(一)躯体活动障碍

躯体活动障碍与骨折、牵引或石膏固定有关。

(二)失用综合征的危险

失用综合征的危险与骨折、软组织损伤或长期卧床有关。

(三)潜在并发症

下肢深静脉血栓、肺部感染、压疮、股骨头缺血性坏死、骨折不愈合、关节脱位、关节感染等。

四、主要护理措施

(一)病情观察与并发症预防

1.搬运与移动

尽量避免搬运和移动患者。搬运时将髋关节与患肢整体托起,防止关节脱位或骨折断端移位造成新的损伤。在病情允许的情况下,指导患者借助吊架或床栏更换体位、坐起、转移到轮椅上以及使用助行器、拐杖行走的方法。

2.疼痛护理

及时评估患者疼痛程度,遵医嘱给予止痛药物。人工关节置换术后患者有中度至重度疼痛,术后用患者自控性止痛治疗、静脉或硬膜外止痛治疗可以控制疼痛。疼痛将逐渐减轻,到术后第 3 d,口服止痛药就可以充分缓解疼痛。口服止痛药在运动或体位改变前 1.5 h 服用为宜。

3.下肢深静脉血栓的预防

指导患者卧床时多做踝关节运动,鼓励患者术后早期运动和行走。人工关节置换术后患者要穿抗血栓长袜或充气压力长袜,术后第 1 d 鼓励患者下床取坐位。

4.压疮的预防

保持床单的清洁、干燥,定时翻身并按摩受压的骨突部位,避免剪切力、摩擦力等损伤。

5.肺部感染的预防

鼓励患者进行主动咳嗽,可指导患者使用刺激性肺活量测定器(一种显示一次呼吸气量多少的塑料装置)来逐步增加患者的呼吸深度,调节深呼吸和咳嗽过程,防止肺炎。

6.关节感染的预防

保持关节腔内有效的负压吸引,引流管留置不应超过 72 h,24 h 引流量少于 20 mL 后才可拔管。若手术后关节持续肿胀疼痛、伤口有异常体液溢出、皮肤发红、局部皮温较高,应警惕是否为关节感染。关节感染虽然少见,但是最严重的并发症。

(二)饮食护理

指导患者进食高蛋白、高维生素、高热量、高钙和高铁的食物。对于手术或进食困难者,予以静脉营养支持。

(三)生活护理

指导患者进行力所能及的活动,必要时为其帮助,如协助进食、进水、排便和翻身等。

(四)心理护理

向患者和家属解释骨折的愈合是一个循序渐进的过程,充分固定能为骨折断端连接提供良好的条件。正确的功能锻炼可以促进断端生长愈合和患肢功能恢复。对可能遗留残疾的患者,应鼓励其表达自己的思想,减轻患者及其家属的心理负担。

(五)健康教育

1.非手术治疗

卧床期间保持患肢外展中立位,即平卧时两腿分开 30°角,腿间放枕头,脚尖向上或穿“丁”字鞋。不可使患肢内收或外旋,坐起时不能交叉盘腿,以免发生骨折移位。翻身过程应由护士或家属协助,使患肢在上且始终保持外展中立位,然后在两大腿之间放 1 个枕头以防内收。指导患肢股四头肌等长收缩、踝关节和足趾屈伸旋转运动,在非睡眠状态下每小时练习 1 次,每次 5～20 min,以防止下肢深静脉血栓、肌萎缩和关节僵硬。在锻炼患肢的同时,指导患者进行双上肢及健侧下肢全范围关节活动和功能锻炼。

一般 8 周后复查 X 线片,若无异常可去除牵引后在床上坐起;3 个月后骨折基本愈合,可先双扶拐患肢不负重活动,后逐渐单拐部分负重活动;6 个月后复查 X 线检查显示骨折愈合牢固后,可完全负重行走。

2.内固定治疗

卧床期间不可使患肢内收,坐起不能交叉盘腿。若骨折复位良好,术后早期即可扶双拐下床活动,逐渐增加负重重量,X 线检查证实骨折愈合后可弃拐负重行走。

3.人工关节置换术

卧床期间两腿间垫枕,保持患肢外展中立位,同时进行患肢股四头肌等长收缩、踝关节和足趾屈伸旋转运动。骨水泥型假体置换术后第 1 d 后,即可遵医嘱进行床旁坐、站及扶双拐行走练习。生物型假体置换者一般于术后 1 周开始逐步进行行走练习。根据患者个体情况不同,制订具体康复计划,如果活动后感觉到关节持续疼痛和肿胀,说明练习强度过大。

在术后 3 个月内,关节周围软组织没有充分愈合,为避免关节脱位,应尽量避免屈髋大于 90°角和下肢内收超过身体中线。因此,避免下蹲、坐矮凳、坐沙发、跪姿、盘腿、过度内收或外旋、交叉腿站立、跷二郎腿或过度弯腰拾物等动作;侧卧时应健侧在下,患肢在上,两腿间夹枕头;排便时使用坐便器。可以坐高椅、散步、骑车、跳舞和游泳等,上楼时健肢先上,下楼时患肢先下。另外,嘱患者尽量不做或少做有损人工关节的活动,如爬山、爬楼梯和跑步等;避免在负重状态下反复做髋关节屈伸运动,或做剧烈跳跃和急转急停运动。肥胖患者应控制体重,预防骨质疏松,避免过多负重。

警惕术后关节感染的发生。人工关节置换多年后关节松动或磨损,可在活动时出现关节疼痛、跛行、髋关节功能减退。患者摔倒或髋关节扭伤后髋部不能活动,伴有疼痛,双下肢不等长,可能出现了关节脱位。嘱患者出现以上情况应尽快就诊。

严格定期随诊,术后 1、2、3、6、12 个月及以后每年,以便指导锻炼和了解康复情况。

4.安全指导

指导患者及其家属评估家庭环境的安全性,妥善放置可能影响患者活动的障碍物。指导患者安全使用步行辅助器械或轮椅。行走练习时需有人陪伴,以防摔倒。

五、护理效果评估

(1)患者是否主诉骨折部位疼痛减轻或消失,感觉舒适。

(2)患侧肢端能否维持正常的组织灌注,皮肤温度和颜色正常,末梢动脉搏动有力。

(3)能否避免下肢深静脉血栓、肺部感染、压疮、股骨头缺血性坏死、骨折不愈合、关节脱位、关节感染等并发症的发生。一旦发生,能否及时发现和处理。

(4)患者在指导下能否按计划进行有效的功能锻炼,患肢功能恢复情况及有无活动障碍。

(张洪香)

第六节　股骨干骨折的护理

一、疾病概述

(一)概念

股骨干骨折是至股骨转子以下、股骨髁以上部位的骨折,包括粗隆下 2～5 cm 至股骨髁上 2～5 cm 的骨干,约占全身骨折 6%。

(二)相关病理生理

股骨是人体最粗、最长、承受应力最大的管状骨,股骨干血运丰富,一旦骨折,常有大量失血。股骨干为 3 组肌肉所包围,其中伸肌群最大,由股神经支配;屈肌群次之,由坐骨神经支配;内收肌群最小,由闭孔神经支配,由于大腿的肌肉发达,骨折后多有错位及重叠。股骨干周围的外展肌群,与其他肌群相比其肌力稍弱,外展肌群位于臀部附着在大粗隆上,由于内收肌的作用,骨折远端常有向内收移位的倾向,已对位的骨折,常有向外弓的倾向,这种移位和成角倾向,在骨折治疗中应注意纠正和防止。

一般股骨上 1/3 骨折时,其移位方向比较规律,骨折近端因受外展、外旋肌群和髂腰肌的作用而出现外展、外旋和屈曲等向前、外成角突起移位,骨折远端则向内、向后、向上重叠移位。股骨中 1/3 骨折时,除原骨折端向上重叠外,移位多随暴力方向而异,一般远折端多向后向内移位。股骨下 1/3 骨折时,近折端因受内收肌的牵拉而向后倾斜成角突起移位,有损伤腘窝部动、静脉及神经的危险。

(三)病因与分类

多数骨折由强大的直接暴力所致,如撞击、挤压等;一部分骨折由间接暴力所致,如杠杆作用、扭转作用、由高处跌落等。正常股骨干在遭受强大外力才发生骨折。多数原因是车祸、行人相撞、摩托车车祸、坠落伤与枪弹伤等高能量损伤。

股骨干骨折由于部位不同可分为上 1/3 骨折,中 1/3 骨折和下 1/3 骨折,以中下 1/3 交界处骨折最为多见。

(四)临床表现

1.症状

受伤后患肢疼痛、肿胀,远端肢体异常扭曲,不能站立和行走。

2.体征

患肢明显畸形,可出现反常活动、骨擦音。单一股骨干骨折因失血较多者,可能出现休克前期表现;若合并多处骨折,或双侧股骨干骨折,发生休克的可能性很大,甚至可以出现休克表现。若骨折损伤腘动脉、腘静脉、胫神经或腓总神经,可出现远端肢体相应的血液循环、感觉和运动障碍。

(五)辅助检查

X 线正、侧位片可明确骨折部位、类型和移位情况。

(六)治疗原则

1.非手术治疗

(1)牵引法:①皮牵引,适用于 3 岁以下儿童。②骨牵引,适于成人各类型股骨骨折。由于需长期卧床、住院时间长、并发症多,目前已逐渐少用。牵引现在更多的是作为常规的术前准备或其他治疗前使用。

(2)石膏支具:离床治疗和防止髋人字石膏引起膝关节、髋关节挛缩导致石膏支具的发展。石膏支具在理论上有许多特点,它允许逐渐负重,可以改善肌肉和关节的功能,增加骨骼的应力刺激,促进骨折愈合。

2.手术治疗

采用切开复位内固定。由于内固定器械的改进,手术技术的提高以及人们对骨折治疗观念的改变,股骨干骨折多趋向于手术治疗。内固定的选择应考虑到患者的全身情况、软组织情况及骨折损伤类型。内固定材料包括钢板螺钉固定和髓内钉固定。

二、护理评估

(一)一般评估

1.健康史

(1)一般情况:了解患者的年龄、职业特点、运动爱好、日常饮食结构、有无酗酒等。

(2)受伤情况:了解患者受伤的原因、部位和时间,受伤时的体位和环境,外力作用的方式、方向与性质,骨折轻重程度,急救处理的过程等。

(3)既往史:重点了解与骨折愈合有关的因素,如患者有无骨折史,有无药物滥用、服用特殊药物及药物过敏史,有无手术史等。

2.生命体征

密切观察患者的生命体征及神志,警惕休克的发生。

3.患者主诉

受伤的原因、时间、外力方式与性质,骨折轻重程度及有无合并血管神经损伤、受伤时的体位和环境、急救处理的过程等。

4.相关记录

外伤情况及既往史;X 线片及实验室检查等结果记录。

(二)身体评估

1.术前评估

(1)视诊:肢体肿胀,缩短,由于肌肉痉挛,常有明显的扭曲畸形。

(2)触诊:局部皮温可偏高,明显压痛。完全骨折有骨擦音。触诊患肢足背动脉、腘窝动脉搏动情况。

(3)动诊:可见反常活动,膝、髋关节活动受限,不能站立和行走。

(4)量诊:患肢有无短缩、双侧下肢周径大小、关节活动度。

2.术后评估

(1)视诊:牵引患者患肢保持外展中立位;外固定清洁、干燥,保持有效固定。

(2)触诊:患肢局部压痛减轻或消退。

(3)动诊:患肢根据愈合情况进行如活动足部、踝关节及小腿。

(4)量诊:患肢无短缩,双侧上肢周径大小相等、关节活动度无差异。

(三)心理-社会评估

评估心理状态,了解患者的社会背景,致伤经过及家庭支持系统,对疾病的接受程度,是否承受心理负担,能否有效调节角色转换。

(四)辅助检查阳性结果评估

X线拍片结果明确骨折具体部位、类型、稳定性及损伤程度。

(五)治疗效果的评估

1.非手术治疗评估要点

(1)消肿处理效果的评估:观察患肢肿胀变化;使用冷疗技术后效果;末梢感觉异常者避免冻伤。联合药物静脉使用时密切观察穿刺部位,谨防药物外渗引起局部组织损害。

(2)保持有效牵引效果评估:骨牵引穿刺的针眼有无出现感染征,注意观察患者有无足下垂情况,并注意膝关节外侧腓总神经有无受压。小儿悬吊牵引时无故哭闹时仔细查找原因,调整牵引带,经常检查双足的血液循环和感觉有无异常,皮肤有无破损、溃疡。

(3)观察石膏松紧情况,有无松脱、过紧、污染、断裂。长期固定有无出现关节僵硬、肌肉萎缩、肺炎、压疮、泌尿系统感染等并发症。

2.手术治疗评估要点

(1)评估术区伤口敷料有无渗血、渗液,评估早期功能锻炼的掌握情况。

(2)观察患肢末梢血液循环、活动、感觉,及早发现术后并发症。

三、主要护理诊断(问题)

(一)疼痛

疼痛与骨折有关。

(二)躯体移动障碍

躯体移动障碍与骨折或牵引有关。

(三)潜在并发症

低血容量休克。

四、主要护理措施

(一)病情观察与并发症预防

1.病情观察

由于股骨干骨折失血量较大,观察患者有无脉搏增快、皮肤湿冷、血压下降等低血容量性休克表现。因骨折可损伤下肢重要神经或血管,观察患肢血液供应,如足背动脉搏动和毛细血管充盈情况,并与健肢比较,同时观察患肢是否出现感觉和运动障碍等。一旦发生异常,及时报告医师并协助处理。

2.疼痛护理

及时评估患者疼痛程度,遵医嘱给予止痛药物。

3.牵引护理

(1)保持有效牵引,定期测量下肢的长度和力线,以免造成过度牵引和骨端旋转。

(2)注意牵引针是否有移位,若有移位,应消毒后调整。

(3)预防腓总神经损伤,在膝外侧腓骨头处垫纱布或棉垫,防止腓总神经受压,经常检查足部背伸运动,询问是否有感觉异常等情况。

(4)长期卧床者,骶尾处皮肤受压易发生压疮,给予睡气垫床,定时按摩受压处皮肤,足跟悬空。

(二)饮食

给予患者高热量、高蛋白、高纤维素、高钙、富含维生素及果胶成分饮食。如牛奶、鸡蛋、海米、虾皮、鱼汤、骨头汤、新鲜蔬菜和水果等。

(三)用药护理

了解药物不良反应,对症处理用药时观察其用药后效果。根据疼痛程度使用止痛药,并评估不良反应。

(四)心理护理

向患者及其家属解释骨折的愈合是一个循序渐进的过程,充分固定能为骨折断端连接提供良好的条件。正确的功能锻炼可以促进断端生长愈合和患肢功能恢复。鼓励患者表达自己的思想,减轻患者及其家属的心理负担。

(五)健康教育

1.指导功能锻炼

患肢固定后,可在持续牵引下做股四头肌等长舒缩运动,并活动足部、踝关节和小腿。卧床期间鼓励患者利用牵引架拉手环或使用双肘、健侧下肢三点支撑抬起身体使局部减轻压力。在X线拍片证实有牢固的骨折愈合后,才能取消牵引,进行较大范围的运动。有条件时,也可在经8～10周,有外固定架保护,早起不负重活动,以后逐渐增加负重。股骨中段以上骨折,下床活动时始终应注意保持患肢的外展体位,以免因负重和内收肌的作用而发生继发性向外成角突起畸形。

2.复查

告知患者及其家属若骨折远端肢体肿胀或疼痛明显加重,肢体感觉麻木、肢端发凉,应立即到医院复查并评估功能恢复情况。

3.安全指导

指导患者及其家属评估家庭环境的安全性,妥善放置可能影响患者活动的障碍物。

五、护理效果评估

(1)患者是否主诉骨折部位疼痛减轻或消失,感觉舒适。

(2)患侧肢端能否维持正常的组织灌注,皮肤温度和颜色正常,末梢动脉搏动有力。

(3)能否避免低血容量休克等并发症的发生。一旦发生,能否及时发现和处理。

(4)患者在指导下能否按计划进行有效的功能锻炼,患肢功能恢复情况及有无活动障碍。

(张洪香)

第七节 胫腓骨干骨折的护理

一、疾病概述

(一)概念

胫腓骨干骨折指胫骨平台以下至踝以上部分发生的骨折,占全身骨折的13%~17%。

(二)相关病理生理

胫腓骨是长管状骨中最常发生骨折的部位,10岁以下儿童尤为多见,其中以胫腓骨双骨折最多,胫骨骨折次之,单纯腓骨骨折最少。胫腓骨由于其部位的关系,遭受直接暴力打击、压轧的机会较多,又因胫骨前内侧紧贴皮肤,所以开放性骨折较多见。严重外伤、创口面积大、骨折粉碎、污染严重、组织遭受挫裂伤为本病的特点。

(三)病因与分类

1.病因

(1)直接暴力:多为重物撞击伤、车轮碾轧等直接暴力损伤,可引起胫腓骨同一平面的横形、短斜形或粉碎性骨折。

(2)间接暴力:多为高处坠落后足着地,身体发生扭转所致。可引起胫骨、腓骨螺旋形或斜形骨折,软组织损伤较小,腓骨的骨折线高于胫骨骨折线。儿童胫腓骨干骨折常为青枝骨折。

2.分类

胫腓骨干骨折可分为:①胫腓骨干双骨折;②单纯胫骨干骨折;③单纯腓骨骨折。

(四)临床表现

1.症状

患肢局部疼痛、肿胀,不敢站立和行走。

2.体征

患肢可有反常活动和明显畸形。由于胫腓骨表浅,骨折常合并软组织损伤,形成开放性骨折,可见骨折端外露。胫骨上1/3骨折可致胫后动脉损伤,引起下肢严重缺血甚至坏死。胫骨中1/3骨折可引起骨筋膜室压力升高,胫前区和腓肠肌区可有张力增加。胫骨下1/3骨折由于血运差,软组织覆盖少,容易发生延迟愈合或不愈合。腓骨颈有移位的骨折可损伤腓总神经,可出现相应感觉和运动功能障碍。骨折后期,若骨折对位对线不良,使关节面失去平行,改变了关节的受力面,易发生创伤性关节。小儿青枝骨折表现为不敢负重和局部压痛。

(五)辅助检查

X线检查应包括膝关节和踝关节,可确定骨折的部位、类型和移位情况。

(六)治疗原则

1.非手术治疗

(1)手法复位外固定:稳定的胫腓骨骨干横形骨折或短斜形骨折可在手法复位后用小夹板或长腿石膏固定,6～8 周可扶拐负重行走。单纯胫骨干骨折由于有完整腓骨的支撑,石膏固定经 6～8 周可下地活动。单纯胫骨干骨折若不伴有胫腓上、下关节分离,也无须特殊治疗。为减少下地活动时疼痛,用石膏固定 3～4 周。

(2)牵引复位:不稳定的胫腓骨干双骨折可采用腿骨结节牵引,纠正缩短畸形后手法复位,小夹板固定。6 周后去除牵引,改用小腿功能支架固定,或行长腿石膏固定,可下地负重行走。

2.手术治疗

手法复位失败、损伤严重或开放性骨折者应切开复位,选择钢板螺钉或髓内针固定。若固定牢固,手术经 4～6 周可负重行走。

二、护理评估

(一)一般评估

1.健康史

(1)一般情况:了解患者的年龄、职业特点、运动爱好、日常饮食结构、有无酗酒等。

(2)受伤情况:了解患者受伤的原因、部位和时间,受伤时的体位和环境,外力作用的方式、方向与性质,骨折轻重程度,急救处理的过程等。

(3)既往史:重点了解与骨折愈合有关的因素,如患者有无骨折史,有无药物滥用、服用特殊药物及药物过敏史,有无手术史等。

2.生命体征

(1)发热:骨折患者体温一般在正常范围。损伤严重或因血肿吸收,可出现低热但一般不超过 38 ℃。开放性骨折出现高热,多由感染引起。

(2)休克:因骨折部位大量出血、剧烈疼痛或合并内脏损伤引起失血性或创伤性休克,多见于严重的开放性骨折。

3.患者主诉

受伤的原因、时间、外力方式与性质,骨折轻重程度及有无合并血管神经损伤、受伤时的体位和环境、急救处理的过程等。

4.相关记录

外伤情况及既往史;X 线片及实验室检查等结果记录。

(二)身体评估

1.术前评估

(1)视诊:肢体肿胀,有明显畸形。

(2)触诊:局部皮温可偏高,明显压痛;有骨擦音。

(3)动诊:可见反常活动,不能站立和行走。

(4)量诊:患肢有无短缩、双侧下肢周径大小、关节活动度。

2.术后评估

(1)视诊:牵引患者患肢保持外展中立位;外固定清洁、干燥,保持有效固定。

(2)触诊:患肢局部压痛减轻或消退。

(3)动诊：患肢根据愈合情况进行如活动足部、踝关节及小腿。

(4)量诊：患肢无短缩，双侧上肢周径大小相等、关节活动度无差异。

(三)心理-社会评估

评估心理状态，了解患者的社会背景，致伤经过及家庭支持系统，对疾病的接受程度，是否承受心理负担，能否有效调节角色转换。

(四)辅助检查阳性结果评估

X线片结果可以明确骨折具体部位、类型、稳定性及损伤程度。

(五)治疗效果的评估

(1)局部无压痛及叩击痛。

(2)局部无反常活动。

(3)内固定治疗者，X线片显示骨折处有连续骨痂通过，骨折线已模糊。

(4)X线片证实骨折愈合后可正常行走或负重行走。

(5)连续观察2周骨折处不变形。

三、主要护理诊断(问题)

(一)疼痛

疼痛与骨折、软组织损伤、肌痉挛和水肿有关。

(二)外周神经血管功能障碍的危险

外周神经血管功能障碍的危险与骨和软组织损伤、外固定不当有关。

(三)潜在并发症

肌萎缩、关节僵硬。

四、主要护理措施

(一)病情观察与并发症预防

1.病情观察

因骨折可损伤下肢重要神经或血管，观察患肢血液供应，如足背动脉搏动和毛细血管充盈情况，并与健肢比较，同时观察患肢是否出现感觉和运动障碍等。一旦发生异常，及时报告医师并协助处理。

2.疼痛护理

及时评估患者的疼痛程度，遵医嘱给予止痛药物。

3.牵引护理

(1)保持有效牵引，定期测量下肢的长度和力线，以免造成过度牵引和骨端旋转。

(2)注意牵引针是否有移位，若有移位，应消毒后调整。

(3)预防腓总神经损伤，经常检查足部背伸运动，询问是否有感觉异常等情况。

(4)长期卧床者，骶尾处皮肤受压易发生压疮，给予睡气垫床，定时按摩受压处皮肤，足跟悬空。

(二)饮食

给予患者高热量、高蛋白、高纤维素、高钙、富含维生素及果胶成分饮食。如牛奶、鸡蛋、海米、虾皮、鱼汤、骨头汤、新鲜蔬菜和水果等。

(三)用药护理

了解药物不良反应，对症处理用药时观察其用药后效果。根据疼痛程度使用止痛药，并评估不良反应。

(四)心理护理

向患者及其家属解释骨折的愈合是一个循序渐进的过程，充分固定能为骨折断端连接提供良好的条件。正确的功能锻炼可以促进断端生长愈合和患肢功能恢复。鼓励患者表达自己的思想，减轻患者及其家属的心理负担。

(五)健康教育

1.指导功能锻炼

复位固定后尽早开始趾间和足部关节的屈伸活动，做四头肌等长舒缩运动以及髌骨的被动运动。有夹板外固定者可进行踝关节和膝关节活动，但禁止在膝关节伸直情况下旋转大腿，以防发生骨不连。去除牵引或外固定后遵医嘱进行膝关节和踝关节的屈伸练习和髋关节各种运动，逐渐下地行走。

2.复查

告知患者及其家属若骨折远端肢体肿胀或疼痛明显加重，肢体感觉麻木、肢端发凉，应立即到医院复查并评估功能恢复情况。

3.安全指导

指导患者及其家属评估家庭环境的安全性，妥善放置可能影响患者活动的障碍物。

五、护理效果评估

(1)患者是否主诉骨折部位疼痛减轻或消失，感觉舒适。

(2)患侧肢端能否维持正常的组织灌注，皮肤温度和颜色正常，末梢动脉搏动有力。

(3)能否避免低血容量休克等并发症的发生。一旦发生，能否及时发现和处理。

(4)患者在指导下能否按计划进行有效的功能锻炼，患肢功能恢复情况及有无活动障碍。

(张洪香)

第八节　颈椎间盘突出症的护理

一、概述

颈椎间盘突出症(LDH)是指颈椎间盘的髓核和相应破裂的纤维环突向椎管内，而引起的颈髓后神经根受压的一系列临床表现，致压物是单纯的椎间盘组织。它与颈椎病属于不同病理变化的颈椎疾病。颈椎间盘突出症临床上并不少见，是较为常见的脊柱疾病之一，发病率仅次于腰椎间盘突出。严重时可发生高位截瘫危及生命。

颈椎间盘突出临床多见于20～40岁的青壮年，约占患者人数的80%。有一定的职业倾向性，例如长期保持固定姿势的人群：办公室职员、教师、手术室护士、长期观看显微镜者、油漆工等较易发生。颈椎间盘突出患者男性明显多于女性，农村多于城市。女性多发于孕产后，往往是突然发生的腰痛异常剧烈，活动有障碍。另外长期生活、工作在潮湿及寒冷环境中的人也较易发生。

二、分类

（一）根据病程分类

1.急性颈椎间盘突出症

有明确的外伤史，伤前无临床症状，伤后出现。影像学检查证实有椎间盘破裂或突出而无颈椎骨折或脱位，并有相应临床表现。

2.慢性颈椎间盘突出症

无明显诱因缓慢发病或因为颈部姿势长期处于非生理位置，如长期持续低头工作者，不良嗜睡姿势者或强迫性屈曲头颈者等。

（二）根据症状分类

1.神经根型

颈神经受累所致。

2.脊髓型

脊髓型是椎间盘突出压迫脊髓引起的一系列症状，临床该类型多见。

3.混合型

同时表现为以上两种症状。

（三）根据颈椎间盘向椎管内突出的位置不同分类

1.侧方突出型

突出部位在后纵韧带的外侧，钩椎关节的内侧。该处是颈脊神经经过的地方，因此突出的椎间盘可压迫脊神经根而产生根性症状。

2.旁中央突出型

突出部位偏向一侧而在脊髓与脊神经之间，因此可以同时压迫二者而产生单侧脊髓及神经根症状。

3.中央突出型

突出部位在椎管中央，因此可压迫脊髓双侧腹面而产生双侧症状。

三、病因机制

椎间盘是人体各组织中最早最易随年龄发生退行性改变的组织，椎间盘的退变多开始于20岁以后，随着年龄的增长退变程度不断加重，以C_5～C_6的退变最常见，其次是C_6～C_7，两者占颈椎间盘突出症的90%。颈椎间盘突出症常由颈部创伤、退行性变等因素导致。致伤原因主要是突然遭受到意外力量作用或颈椎突然快速屈伸旋转运动，使髓核突破纤维环，造成脊髓或神经根受压，出现急性发病，多见于交通事故或体育运动。临床还有部分患者呈慢性发病。

四、临床表现

颈椎间盘前部较高较厚，正常髓核位置偏后且纤维环后方薄弱，故髓核容易向后方突出或脱出，而椎间盘的后方有脊髓、神经根等重要结构，因此突出的髓核容易刺激或压迫脊髓或神经根，产生临床症状。

(一)症状

症状呈现多样性:颈部不适、疼痛,并肩部酸痛、疲劳。单侧上肢及手部放射性疼痛、麻木、无力。双侧手麻木无力,跨步无力,步态不稳,腿有打软踩棉花感,容易跌倒,病重者可出现瘫痪等。

(二)一般体征

当椎间盘突出压迫颈神经根时,颈部可出现颈肌痉挛,颈发僵,生理前凸减小或消失,部分节段棘突有压痛,上肢可查出受压神经根分布区的痛觉过敏或麻木,肌肉力量减弱,肌萎缩,肌腱反射减退或消失。压迫脊髓时可表现为四肢肌张力增高,腹壁反射、提睾反射减退或消失,病理反射多呈阳性。当脊髓半侧受压时可出现典型 Brown-Sequard 征(即末梢性麻痹、与病变脊髓分节相应的皮肤区域感觉消失)。

(三)特殊体检

1.颈椎间孔挤压试验

颈椎间孔挤压试验为患者取坐位,头颈后仰并向侧方旋转,检查者立于背后,用双手按压患者额头顶部,出现上肢放射痛或麻木者为阳性。对症状轻者可采用头顶叩击法检查。

2.神经根牵拉试验

神经根牵拉试验为患者端坐,检查者一手轻推患侧头颈部,另一手握住患侧腕部,对抗牵拉,可诱发上肢放射痛或麻木。

五、治疗

对颈椎间盘突出症诊断明确;对保守治疗无效、顽固性疼痛、神经根或脊髓压迫症状严重者应采取手术治疗。

(一)前路椎间盘切除融合

适用于中央型和旁中央型椎间盘突出症患者,对原有退变者应同时去除增生的骨赘,以免残留可能的致压物。

(二)后路椎间盘切除术

适用于侧方型颈椎间盘突出症或多节段受累、伴椎管狭窄或后纵韧带骨化者。单纯的椎间盘突出可采用半椎板及部分关节突切除术,通过减压孔摘除压迫神经根的椎间盘组织。若伴有椎管狭窄或后纵韧带骨化,则可采用全椎板减压术。

(三)经皮椎间盘切除术

具有创伤小、出血少等优点,国内尚未广泛开展。

(四)经皮激光椎间盘减压术

首先用于治疗腰椎间盘突出症,近年来国内外学者将其用于颈椎间盘突出症的治疗。

(五)融核术

年轻患者,经非手术治疗数周无效则可选用此法。虽有不少学者报道该法疗效不亚于外科手术治疗,但诸多因素限制其广泛应用:①该法采用颈前路穿刺途径,而颈前方解剖结构密集,如血管神经束、气管食管束等,增加了穿刺的难度和危险性;②使用木瓜凝乳蛋白酶有损伤脊髓的潜在危险性。

六、护理

(一)术前护理

1.术前健康宣教

为保证患者术前训练质量和有一个良好的状态,积极配合治疗并安全渡过围术期,减少术后并发症,护理人员须做好患者的术前健康教育,以配合手术治疗的顺利开展,内容应包括以下几点。

(1)首先护理人员要有一个认真的工作态度、良好的精神面貌和熟练的操作技术;在对待患者及其家属时要热情和蔼,以取得他们的信任。

(2)对术前准备的具体内容、术后需要进行监测的设备、管道以及术后可能出现的一些状况,如切口疼痛、渗血以及因麻醉、插管造成的咽喉部疼痛、痰多、痰中带血以及恶心、呕吐等情况。需要仔细向患者及其家属进行交代,消除因其未知带来的恐惧、不安情绪,使其在精神上、心理上都有所准备,以良好的心态迎接手术。

(3)护士应在医护观点一致的前提下进行健康教育。在进行术前健康教育时,不可将该手治疗效果绝对化,避免引起患者的误解,成为引发医疗纠纷的隐患。另外患者也经常通过护理人员来了解手术医师的情况,患者非常注重主刀医师的技术与经验,担心人为因素增加手术的危险性。提示在进行术前健康教育时,可将同病种术后效果好的患者介绍给术前患者,让其现身说法,增加患者对术者的信赖。

2.心理护理

颈椎手术部位特殊,靠近脊髓,危险性大,患者对手术抱有恐惧心理,顾虑大,思想负担重。因此满足其心理需求是必要的,要通过细心观察,与患者及时沟通,缓解心理压力。

3.指导训练

术前训练项目较为重要且不易掌握动作要领,医护人员要在训练中给予指导,并对训练效果给予评价,以减少患者自行训练所致效果偏差而影响手术。

(1)气管食管推移训练:主要用于颈前路手术。要求在术前 3～5 d 即开始进行。方法是:患者自己或护理人员用手的 2～4 指插入一侧颈部的内脏鞘与血管鞘间隙,持续向对侧牵拉;或用大拇指推移,循序渐进,开始时每次持续 1～2 min,逐渐增加至 15～30 min,每天 2～3 次。要求每次推拉气管过中线,以适应手术时对气管的牵拉,减轻不适感,注意要保护皮肤,勿损伤。

(2)有效咳嗽排痰训练。方法是:嘱患者先缓慢吸气,同时上身向前倾,咳嗽时将腹壁内收,一次吸气连续咳三声,停止咳嗽将余气尽量呼出,再缓慢吸气,或平静呼吸片刻后,再次进行咳嗽练习。时间一般控制在 5 min 以内,避免餐后、饮水后进行,以免引起恶心。患者无力咳痰时,可用右手示指和中指按压气管,以刺激咳嗽,或用双手压迫患者上腹部或下腹部,增加膈肌反弹力,帮助患者咳嗽咳痰。同时要向患者解释通过有效咳嗽可预防肺部感染,并告知患者术后咳嗽可能会有些不舒服或疼痛,但不影响伤口愈合。对于接受能力较弱的老年患者和儿童,可通过指导其进行吹气球的练习方法来达到增加肺活量的目的。具体方法:准备一些普通气球,练习时每次将气球吹得尽可能大,然后放松 5～10 s,重复以上动作,每次10～15 min,每天 3 次。

(3)体位训练:颈椎前路手术时患者的体位是仰卧时颈部稍稍地过伸,因此术前患者需要练习去枕平卧或颈部稍稍地处于过伸仰卧位,以坚持 2～3 h 为宜,以免术中长期处于这一固定体位而产生不适感;俯卧位的练习,主要用于颈后路手术患者,患者俯卧在床上,胸部用高枕头或叠好的被子垫高 20～30 cm，额部垫一硬的东西如书本等，以保持颈部屈曲的姿势，坚持时间应超过手术所需的时间，一般以能坚持 3～4 h 为宜。

(4)床上大小便及肢体功能锻炼：强调其对手术及术后康复的积极意义，使患者在术前两日学会床上解大小便；教会患者术后如何在床上进行四肢的主动活动；讲解轴线翻身的配合要点和重要性。

4.感染的预防

住院患者要保持口腔清洁，经常用含漱液含漱；有吸烟习惯的患者应在入院时即劝其停止吸烟，以减少呼吸道的刺激及分泌物，对痰多黏稠者应给以雾化吸入，或使用祛痰药。指导患者训练深呼吸运动，可增加肺通气量，也有利于排痰，避免发生坠积性肺炎。

5.手术前日准备

(1)药敏试验：包括抗生素试验、碘过敏试验(手术中拟行造影者)。如过敏试验呈阳性者，及时通知医师，并做好标记。

(2)交叉配血：及时抽取血标本，送血库，做好血型鉴定和交叉配血试验。

(3)皮肤准备：按照手术要求常规备皮，范围分别为颈椎前路(包括下颌部、颈部、上胸部)、颈椎后路(要理光头，包括颈项部、肩胛区)；若需要取自体移植，供骨区(多为髂骨区)同时准备。另外，还要修剪指甲、沐浴、更换清洁衣裤。

(4)选配颈托：为达到充分减压的目的，术中需切除椎间盘组织及部分椎体骨质并进行植骨，颈椎稳定性受到一定影响，因此术后需佩戴颈托进行保护。目前多采用前后两片式颈托，松紧可自由调节，根据患者个体选择不同的型号，术前试戴一段时间，达到既能控制颈部活动，又无特别不适为宜。让患者立、卧位试戴均合适，便于术后佩戴，预防术后并发症，因此要求护士应详细讲解颈托的佩戴、脱取、使用、保养等方法，并要求患者及其家属能正确复述且能在护士指导下正确操作。佩戴颈托松紧适宜，维持颈椎的生理曲度，过松影响制动效果，过紧颈托边缘易压伤枕骨处皮肤并影响呼吸；颈托勿直接与患者皮肤接触，因其材料为优质泡沫，吸汗性能差，故颈托内应垫棉质软衬垫，有利于汗液吸收，每天更换内衬垫 1～2 次，确保颈部舒适、清洁；佩戴期间，保持颈托清洁，必要时用软刷蘸洗洁精清洗干净，毛巾擦干，置阴凉处晾干；加强颈部皮肤护理，向患者及其家属详细讲解佩戴颈托期间皮肤护理的重要性，指导、协助并教会家属定时检查颈托边缘及枕部皮肤情况，并定时按摩。

(5)胃肠道准备：术前一天以半流质或流质为佳，对于择期手术患者、大便功能障碍导致便秘及排便困难的患者，为了防止麻醉后肛门松弛，不能控制粪便的排出，增加污染的机会或避免术后腹胀及术后排便的痛苦，易在术前晚及术日晨用 0.1%～0.2%的肥皂水各清洁灌肠一次。

6.手术当天的护理

(1)观察：夜班护士要观察患者的情绪，精神状况、生命体征、禁食禁饮情况；若患者体温突然升高、女性患者月经来潮及其他异常情况要及时与医师联系，择期手术的患者应推迟手术日期。

(2)饮食：术日晨患者禁食禁水，术前禁食 12 h 以上，禁饮 4～6 h，防止麻醉或手术过程中呕吐而致窒息或吸入性肺炎。但抗结核药、降糖药、降血压药应根据情况服用。

(3)用物准备：准备好带往手术室的各种用物，包括颈托、术中用药、影像学资料、病历等并全面检查术前各项准备工作是否完善，应确认所有术前医嘱、操作及医疗文书均已完成。

(4)着装准备：要求患者仅穿病员服，里面不穿任何内衣。告知患者不要化妆、涂口红、指甲油，以免影响术中对皮肤颜色的观察。请患者取下佩戴的饰物、义齿、手表、隐形眼镜等，贵重物品交由家属保管。

(5)交接患者:向接病员的手术室工作人员交点术中用物、病历等,扶患者上平车,转运期间把患者的安全放在首位。并仔细核对确认患者为拟行手术的患者。

(6)病床准备:患者进入手术室后,病床更换清洁床单、被套等物,准备输液架、氧气装置、吸引器、气管切开包、监护仪、两个沙袋及其他必须用物。

(二)术后护理

1.体位

患者术后返回病房,搬运时至少有3人参与,当班护士应协助将患者抬上病床,手术医师负责头颈部,搬运时必须保持脊柱水平位,头颈部置于自然中立位,局部不弯曲,不扭转,动作轻稳,步调一致,尽量减少震动,注意保护伤口,如有引流管、输液管要防止牵拉脱出。因术后均戴有颈托,将患者放置适当体位后,需摘下颈托,头颈部两侧各放一沙袋以固定并制动,局部制动不仅可减少出血,还可以防止植骨块或内固定的移位。交接输血、输液及引流管情况。

2.密切观察病情变化

术后进行心电监护,术后6 h内监测血压、脉搏、呼吸、血氧饱和度每15～30 min 1次,病情平稳后改为1～2 h 1次。因手术过程中刺激脊髓导致脊髓、神经根水肿,可造成呼吸肌麻痹;牵拉气管、食管、喉上、喉返神经可出现呼吸道分泌物增多、声嘶、呛咳、吞咽和呼吸困难等异常情况,应重点观察呼吸的频率、节律、深浅、面色的变化以及四肢皮肤感觉、运动和肌力情况。低流量给氧12～24 h。用醋酸地塞米松、硫酸庆大霉素或盐酸氨溴索加入生理盐水行超声雾化,每天2～3次。鼓励患者咳嗽,促进排痰,必要时使用吸痰器,保持呼吸道通畅。如出现憋气、呼吸表浅、口唇及四肢末梢发绀,血氧饱和度降低,应立即报告医师并协助处理。

3.观察伤口敷料情况有无渗出

如有渗出及时更换潮湿的敷料,并观察渗出液的量和色;妥善固定引流管并保持通畅,一般术后24～48 h,引流量少于50 mL,且色淡即可拔管。并注意观察有无脑脊液漏。

4.皮肤护理

避免皮肤长时间受压,注意保持床单位清洁、平整,协助翻身,拍背每2 h 1次。更换体位时脊柱保持中立位,防止颈部过屈、过伸及旋转。

5.预防肺部、泌尿系统感染

卧床期间给予口腔护理每天2次,术后第2 d即可嘱患者做深呼吸及扩胸运动。每天1∶5 000呋喃西林或生理盐水500 mL密闭式冲洗膀胱2次,会阴擦洗2次,每天更换尿袋,定时放尿,并嘱其多饮水,每天不少于2 500 mL。

6.活动护理

下床时先坐起,逐渐移至床边,双足垂于床下,适应片刻,无头晕、眼花等感觉时,再站立行走,防止因长时间卧床后突然站立导致直立性低血压而摔倒。

7.加强锻炼

术后第一天协助患者做肢体抬高、关节被动活动及肌肉按摩等,第二天嘱患者练习握拳、抬臂,伸、曲髋、膝、肘各关节,每天2～3次,每天15～30 min,循序渐进,以患者不疲劳为主。

(三)出院指导

(1)嘱患者术后3个月内继续佩戴颈托保护颈部,避免颈部屈伸和旋转运动。

(2)术后继续佩戴颈托3个月,保持颈托清洁,松紧适中,内垫小毛巾或软布确保舒适,防止皮肤压伤；始终保持颈部置中立位，平视前方，卧位时去枕平卧或仅垫小薄枕，保持颈椎正常曲度；禁止做低头、仰头、旋转动作；避免长时间看电视、电脑、看书报、防颈部过度疲劳；避免用高枕，保持颈部功能位，有利于康复，特殊情况遵医嘱。

(3)继续加强功能锻炼，保持正常肌力，加大关节活动度。持之以恒，促进颈部肌肉血液循环，防止颈背肌失用性萎缩。

(4)术后 3 个月门诊复查随访。若颈部出现剧烈疼痛或吞咽困难，有梗塞感，应及时来院复查，可能为植骨块、内固定松动、移位、脱落。

(5)6 个月后可恢复工作，工作中注意不能长时间持续屈颈，保持颈椎正常曲度防复发；术后 3 个月内禁抬重物。

(6)营养神经药物应用 1～3 个月。

(张洪香)

第九节　颈椎管狭窄症的护理

一、概述

颈椎管狭窄症是指组成颈椎椎管的诸解剖结构因先天性或继发性因素引起一个或多个平面管腔狭窄，而导致脊髓或神经根受压并出现一系列的临床症状。其发病率仅次于腰椎管狭窄症。颈椎管狭窄症多见于 40 岁以上的中老年人，起病隐匿，发展较缓慢，很多在创伤后出现症状，以下颈椎为好发部位，C_4～C_6最多见。本病常与颈椎病并存。

二、病因和分类

颈椎管狭窄症包括先天性椎管狭窄和继发性椎管狭窄两类，根据病因将颈椎管狭窄症分为 4 类。

(一)发育性颈椎管狭窄症

发育性颈椎管狭窄症是指个体在发育过程中，椎弓发育障碍，颈椎椎管矢状径较正常发育狭小，致使椎管内容积缩小，而致脊髓或神经根受到刺激或压迫，并出现一系列的临床症状。发育性颈椎管狭窄具有家族遗传倾向，其确切病因尚不清楚。

早期或未受到外伤时，可不出现症状，但随着脊柱的退变或者在某些继发性因素作用下，例如头颈部的外伤、椎节不稳、骨刺形成、髓核突出或脱出、黄韧带肥厚等均可使椎管进一步狭窄，导致脊髓受压的一系列临床表现。矢状径愈小，症状越重。

(二)退变性颈椎管狭窄症

退变性颈椎管狭窄症是最常见的一种类型。退变发生的时间和程度与个体差异、职业、劳动强度、创伤等因素有关。颈椎活动较多且活动范围大，因此中年以后容易发生颈椎劳损。此时如遭遇外伤，很容易破坏椎管内的骨性或纤维结构，迅速出现颈脊髓受压的表现，退行变的椎间盘更易受损而发生破裂。

(三)医源性颈椎管狭窄症

医源性颈椎管狭窄症主要由于手术所引起，在临床上有增多的趋势。其主要原因：①椎板切除过多或范围过大，未行融合固定，导致颈椎不稳，引起继发性创伤和纤维结构增生性改变；②手术创伤或出血，形成瘢痕组织与硬脊膜粘连，缩小了椎管容积，造成脊髓压迫；③颈椎前路减压植骨后，骨块突入椎管，使椎管容积迅速减小或直接压迫脊髓；颈后路手术后植骨块更易突入椎管内形成新的压迫源；④椎管成型失败，如椎管成形术时铰链处断裂，使回植的椎板对脊髓造成压迫。

(四)其他病变

如颈椎病、颈椎间盘突出症、颈椎后纵韧带骨化症、颈椎肿瘤和结核等因素，造成椎管容积的减小，可出现椎管狭窄的表现。

三、临床表现

(一)感觉障碍

出现较早，并比较明显，表现为四肢麻木、疼痛或过敏。大多数患者上肢为始发症状，临床亦可见一侧肢体先出现症状者。另外也有患者主诉胸部束带感，严重者可出现呼吸困难。感觉障碍出现后，一般持续时间较长，可有阵发性加剧。

(二)运动障碍

大多在感觉障碍后出现，表现为锥体束征，四肢无力，活动不便，僵硬，多数先有下肢无力，行走有踩棉花感，重者站立不稳，步态蹒跚，严重者可出现四肢瘫痪。

(三)大小便功能障碍

一般出现较晚，早期以尿频、尿急、便秘多见，晚期出现尿潴留、大小便失禁。

(四)其他表现

1.自主神经症状

约有 35%的患者可出现，以胃肠和心血管症状居多，包括心慌、失眠、头晕、耳鸣等，严重者可出现 Horner 征。

2.局部症状

患者颈部可有疼痛、僵硬感，颈部常保持自然仰伸位，惧怕后仰。因颈椎伸屈位椎管容积有相应变化，多数患者可前屈。椎节后缘有骨刺形成者，亦惧前屈。

四、护理

颈椎手术风险较大，术中术后可能发生各种意外，并且患者常因担心手术风险及效果而有很大心理压力。因此，护士应在充分评估患者的基础上，术前给予最佳的照顾和指导，提高手术耐受力，确保患者以最佳的身心状态接受手术；并在术后给予妥善的护理，预防和减少术后并发症，促进早日康复。所以，重视并加强围术期护理对颈椎手术成功的实施极为重要。

(一)术前护理

1.术前健康宣教

为使患者能有一个良好的状态，积极配合治疗并安全度过围术期，护理人员须做好患者的术前健康教育，以配合手术治疗的顺利开展，内容应包括以下几点。

(1)首先护理人员要有一个认真的工作态度、良好的精神面貌和熟练的操作技术；在对待患者及家属时要热情和蔼，以取得他们的信任。

(2)对术前准备的具体内容、术后需要进行监测的设备、管道以及术后可能出现的一些状况，如切口疼痛、渗血以及因麻醉、插管造成的咽喉部疼痛、痰多、痰中带血以及恶心、呕吐等情况，需要仔细向患者及其家属进行交代，消除其因未知带来的恐惧、不安情绪，使其在精神上、心理上都有所准备。

(3)护士应在医护观点一致的前提下进行健康教育。在进行术前健康教育时，不可将该手术的治疗效果绝对化，避免引起患者的误解，成为引发医疗纠纷的隐患。另外，患者也经常通过护理人员来了解手术医师的情况，他们非常注重主刀医师的技术与经验，担心人为因素增加手术的危险性。提示在进行术前健康教育时，可将同病种术后效果好的患者介绍给术前患者，让其现身说法，增加患者对术者的信赖。

(4)心理护理：颈椎手术部位特殊，靠近脊髓，危险性大，患者顾虑大，思想负担重，对手术抱有恐惧心理。因此要通过细心观察，与患者及时沟通，缓解心理压力。

2.指导训练

(1)气管食管推移训练：主要用于颈前路手术，要求术前 3～5 d 即开始进行。方法：患者自己或护理人员用手的 2～4 指插入一侧颈部的内脏鞘与血管鞘间隙，持续向对侧牵拉；或用手大拇指推移，循序渐进，开始时每次持续 1～2 min，逐渐增加至 15～30 min，要求每次推拉气管过中线，以适应手术时对气管的牵拉，减轻不适感，注意要保护皮肤，勿损伤。

(2)有效咳嗽排痰训练。方法：嘱患者先缓慢吸气，同时上身向前倾，咳嗽时将腹壁内收，一次吸气连续咳三声，停止咳嗽将余气尽量呼出，再缓慢吸气，或平静呼吸片刻后，再次咳嗽练习。时间一般控制在5 min以内，避免餐后、饮水后进行，以免引起恶心。患者无力咳痰时，可用右手示指和中指按压气管，以刺激咳嗽，或用双手压迫患者上腹部或下腹部，增加膈肌反弹力，帮助患者咳嗽咳痰。同时要向患者解释通过有效咳嗽可预防肺部感染，并告知患者术后咳嗽可能会有些不舒服或疼痛，但不影响伤口愈合。

对于接受能力较弱的老年患者和儿童，可通过指导其进行吹气球的练习方法来达到增加肺活量的目的。具体方法：准备一些普通气球，练习时每次将气球吹得尽可能大，然后放松 5～10 s，重复以上动作，每次 10～15 min，每天 3 次。

(3)体位训练：颈椎前路手术时患者的体位是仰卧时颈部稍稍地过伸，因此术前患者需要练习去枕平卧或颈部稍稍地处于过伸仰卧位，以坚持 2～3 h 为宜，以免术中长期处于这一固定体位而产生不适感；俯卧位的练习，主要用于颈后路手术患者，患者俯卧在床上，胸部用高枕头或叠好的被子垫高 20～30 cm，额部垫一硬的东西例如书本等，以保持颈部屈曲的姿势，坚持时间应超过手术所需的时间，一般以能坚持 3～4 h 为宜；另外还有床上大小便训练等。必须反复向患者强调术前训练的重要性，并准确的教会患者和家属训练的方法、内容、要求和目标。

3.感染的预防

住院患者要保持口腔清洁，经常用含漱液含漱；有吸烟习惯的患者应在入院时即劝其停止吸烟，以减少呼吸道的刺激及分泌物，对痰多黏稠者应给以雾化吸入，或使用祛痰药。指导患者训练深呼吸运动，可增加肺通气量，也有利于排痰，避免发生坠积性肺炎。

4.手术前日准备

(1)药敏试验：包括抗生素试验、碘过敏试验(手术中拟行造影者)。如过敏试验呈阳性者，及时通知医师，并做好标记。

(2)交叉配血:及时抽取血标本,送血库,做好血型鉴定和交叉配血试验。

(3)皮肤准备:按照手术要求常规备皮,范围分别为颈椎前路(包括下颌部、颈部、上胸部)、颈椎后路(要理光头,包括颈项部、肩胛区);若需要取自体移植,供骨区(多为髂骨区)同时准备。另外,还要修剪指甲、沐浴、更换清洁衣裤。

(4)选配颈托:为达到充分减压的目的,术中需切除椎间盘组织及部分椎体骨质并进行植骨,颈椎稳定性受到一定影响,因此术后需佩戴颈托进行保护。目前多采用前后两片式颈托,松紧可自由调节,根据患者个体选择不同的型号,术前试戴一段时间,达到既能控制颈部活动,又无特别不适为宜。让患者立、卧位试戴均合适,便于术后佩戴,预防术后并发症,因此要求护士应详细讲解颈托的佩戴、脱取、使用、保养等方法,并要求患者及其家属能正确复述且能在护士指导下正确操作。佩戴颈托松紧适宜,维持颈椎的生理曲度,过松会影响制动效果,过紧颈托边缘易压伤枕骨处皮肤,并影响呼吸;颈托勿直接与患者皮肤接触,因其材料为优质泡沫,吸汗性能差,故颈托内应垫棉质软衬垫,有利于汗液吸收,每天更换内衬垫1～2次,确保颈部舒适、清洁;佩戴期间,保持颈托清洁,必要时用软刷蘸洗洁精清洗干净,毛巾擦干,置阴凉处晾干;加强颈部皮肤护理,向患者及其家属详细讲解佩戴颈托期间皮肤护理的重要性,指导、协助并教会家属定时检查颈托边缘及枕部皮肤情况,并定时按摩。

(5)胃肠道准备:术前1 d以半流质或流质为佳,对于择期手术患者、大便功能障碍导致便秘及排便困难的患者,为了防止麻醉后肛门松弛,不能控制粪便的排出,增加污染的机会或避免术后腹胀及术后排便的痛苦,易在术前晚及术日晨用0.1%～0.2%的肥皂水各清洁灌肠一次。

5.手术当天的护理

(1)观察:夜班护士要观察患者的情绪,精神状况、生命体征、禁食禁饮情况;若患者体温突然升高、女性患者月经来潮及其他异常情况要及时与医师联系,择期手术的患者应推迟手术日期。

(2)饮食:术日晨患者禁食禁水,术前禁食12 h以上,禁饮4～6 h,防止麻醉或手术过程中呕吐而致窒息或吸入性肺炎。但抗结核药、降糖药、降血压药应根据情况服用。

(3)用物准备:准备好带往手术室的各种用物,包括颈托、术中用药、影像学资料、病历等并全面检查术前各项准备工作是否完善,应确认所有术前医嘱、操作及医疗文书均已完成。

(4)着装准备:要求患者仅穿病员服,里面不穿任何内衣。告知患者不要化妆、涂口红、指甲油,以免影响术中对皮肤颜色的观察。请患者取下佩戴的饰物、义齿、手表、隐形眼镜等,贵重物品交由家属保管。

(5)交接患者:向接病员的手术室工作人员,交点术中用物、病历等,扶患者上平车,转运期间把患者的安全放在首位。并仔细核对确认患者为拟行手术的患者。

(6)病床准备:患者进入手术室后,病床更换清洁床单、被套等物,准备输液架、氧气装置、吸引器、气管切开包、监护仪、两个沙袋及其他必须用物。

(二)术后护理

1.术后搬运与体位

患者术后返回病房,搬运时要十分谨慎,至少有3人参与,当班护士应协助将患者抬上病床,此时手术医师负责头颈部的体位与搬动,搬运时必须保持脊柱水平位,头颈部置于自然中立位,局部不弯曲,不扭转,动作轻稳,步调一致,尽量减少震动,注意保护伤口,如有引流管、输液管要防止牵拉脱出。因术后均带有颈托,将患者放置适当体位后,需摘下颈托,头颈部两侧各放一沙袋以固定并制动,局部制动不仅可减少出血,还可以防止植骨块或内固定的移位。病房护士与手术室护士交接输血、输液及引流管情况，并迅速连接好血压、血氧饱和度等监测仪器，观察患者的一般情况，调整好输血输液的滴速。如有异常变化，及时处理。

2.保持呼吸道通畅

术后可取去枕平卧位或垫枕侧卧位，保持颈椎平直及呼吸道通畅，低流量吸氧。如有呕吐，及时吸出呕吐物，防止误吸；保持有效地分泌物引流，及时清除口腔、咽喉部的黏痰。若患者烦躁不安、发绀、呼吸困难、颈部增粗、四肢感觉运动障碍进行性加重，应考虑颈部血肿压迫气管、颈脊髓的可能，立即通知医师采取紧急措施，在床旁剪开缝线，清除积血，待呼吸改善后，急送手术室清创、消毒、寻找出血点。不伴有颈部肿胀的呼吸困难者，多系喉头水肿所致。主要是由于术中牵拉与刺激气管所致，此时应在吸氧的同时，静脉滴注醋酸地塞米松 5～10 mg。并做好气管切开的准备。

3.全身情况的观察

术后定时观察患者的生命体征、面色、表情、四肢运动和感觉及引流等情况。全麻未清醒前，每 15～30 min 巡视一次，观察患者的血压、脉搏、血氧饱和度等并作好记录，连续 6 h。如病情稳定，可 2～4 h 一次。术后由于机体对手术损伤的反应，患者体温可略升高，一般不超过 38 ℃，临床上称为外科热，不需特殊处理。若体温持续不退，或 3 d 后出现发热，应检查伤口有无感染或其他并发症。

4.翻身的护理

为防止压疮的发生，应每 2 h 翻身一次，并对受压的骨突处按摩 5～10 min，翻身时一般由 3 人共同完成，并准备 2 个翻身用的枕头。如果将患者由仰卧位翻身至左侧，其中 2 人分别站在病床的两侧，第 1 人站在右侧靠床头的位置，负责扶住患者的颈部与头部，位于床左侧的第2 人用双手向自己一侧扒住患者的右侧肩背部及腰臀部，与第 1 人同步行动，将患者的躯干呈轴线向左侧翻转，并保持颈部与胸腰椎始终成一直线，不可使颈部左右偏斜、扭转。位于床右侧的第 3 人则迅速用枕头顶住患者的右侧肩部和腰臀部，同时垫高头颈部的枕头，使之适合于侧卧，侧卧时枕头高度同一侧肩宽，并在两侧置沙袋以制动。双下肢屈曲，两膝间放一软枕，增加舒适感。翻身时可用手掌拍打背部，力量要适中，不可过猛，可协助排痰，预防肺部并发症。同法翻至右侧。

5.饮食的护理

术后第一天给予流质或半流质，1 周后视病情改为普食，给高蛋白、高热量、高维生素、易消化食物，如鱼类、蛋类、蔬菜、水果等，促进康复。

6.引流管的护理

引流的目的是及时引出可能成为细菌生长温床的血液和渗液，在术后恢复过程中虽然出血的危险逐渐减少，但在引流部位则仍可能发生。因此应密切观察和记录引流液的量、色和性状，避免引流管打折；妥善固定，确保引流管有效引流；每天更换引流袋并严格无菌操作；注意引流管内有无血块、坏死组织填塞；一般 24～48 h 拔除引流管。遵医嘱给氧，提高血氧饱和度，观察给氧效果，给氧时间超过 24 h 应常规更换湿化瓶、给氧导管、鼻塞；准确记录尿量，随时调节输液速度。

(三)术后并发症的预防及护理

1.喉头痉挛水肿

喉头痉挛水肿表现为声音嘶哑或失声，吞咽困难。预防处理措施包括以下几点。

(1)术前向患者强调气管推移训练的重要性,并检查推移效果,根据情况给予指导。

(2)控制水肿。颈椎术后1周水肿期,应加强监护,遵医嘱常规使用醋酸地塞米松或甲泼尼龙和甘露醇静脉滴注,以脱水消炎。

(3)由于伤口疼痛引起吞咽困难,为防止呛咳和误吸,术后宜小口进食,少量多餐,并禁食生硬瓜果。

(4)遵医嘱给予缓解喉头痉挛的药物,并以醋酸地塞米松和庆大霉素雾化吸入。

2.神经损伤

神经损伤表现为双下肢无力并进行性加重;声音嘶哑,发音不清;饮水或进食时呛咳。预防处理措施如下。

(1)注意观察患者双下肢感觉、运动情况,让患者自主活动脚趾,如发现异常,及时报告。

(2)及早鼓励并指导患者做抗阻力肌肉锻炼,及时给予按摩,促进局部血循环,防止失用性萎缩。

(3)嘱患者尽量少说话,使损伤的喉返神经及早恢复功能。

(4)给予饮食指导,进食半流饮食,必要时协助坐起,以免发生呛咳。

3.脑脊液漏

表现为切口引流管中引流液持续增多,每小时引流量>8 mL,呈淡红色或类似于血浆;患者有头痛、恶心、呕吐等低颅压症状。主要护理有以下几点。

(1)心理护理:向患者及家属说明外渗脑脊液身体每天可自行产生,少量漏出不会影响伤口愈合,也无后遗症。经医师妥善处理,伤口可以痊愈。

(2)体位护理:采取头低脚高位,床尾抬高15~20 cm,抬高床尾可减低脊髓腔内脑脊液压力,增加颅腔脑脊液压力,改善颅腔与脊髓腔之间的脑脊液压力上的动力学变化。该姿势有利于减少脑脊液漏出,促进裂口愈合。患者如不能耐受长时间俯卧者,可与侧卧位交替。脑脊液漏未愈前禁止患者下床活动。

(3)伤口护理:保持切口敷料清洁干燥,敷料被污染后随时更换,严格遵守无菌操作规程。必要时伤口局部加压包扎或加密缝合。保持床单清洁、干燥,加强皮肤护理。同时保持病室空气通畅,温、湿度适宜。

(4)饮食护理:鼓励患者进食营养丰富易消化饮食,适量食用含纤维素多的食物,保持大便通畅,以降低腹内压,促进脑脊液漏的愈合。

4.呼吸道并发症

表现为咽干、咽痛、咽部异物感;呼吸困难、发绀、烦躁等,氧饱和度<90%。随时可导致呼吸道阻塞引起窒息甚至死亡。主要护理措施如下。

(1)超声雾化吸入:地塞米松5 mg、庆大霉素8万U、加入生理盐水雾化吸入每天2次,以减轻呼吸道水肿、炎症。可嘱患者多次少量饮水,减轻呼吸道干燥。

(2)保持呼吸道通畅:术后严密观察患者呼吸频率、节律及面色的变化,必要时及时吸出呼吸道分泌物,保持气道通畅,防止坠积性肺炎的发生。同时保证充分有效地供氧。

(3)密切观察:颈椎术后1周为水肿期,术后1~2 d为水肿形成期,4~5 d为水肿高峰期。在此期间密切观察患者呼吸情况。对于肥胖及打鼾者,应加强夜间观察,注意其有无呼吸抑制或睡眠呼吸暂停综合征的发生。

(4)药物治疗:常规遵医嘱静脉滴注甘露醇、醋酸地塞米松等药物,防止喉头水肿及控制血肿对脊髓的压迫。

5.颈部血肿

术后用力咳嗽、呕吐、过度活动或谈话是出血的诱因。表现为:颈部增粗、发音改变,严重时可出现呼吸困难,口唇发绀,鼻翼翕动等症状。护理上主要应注意以下几点。

(1)颈部血肿多发生在术后 24～48 h。所以术后严密观察切口渗血情况,倾听患者主诉,经常询问患者有无憋气、呼吸困难等症状。如患者颈部明显增粗,进行性呼吸困难,考虑有血肿可能。一旦发生血肿压迫,立即拆开颈部缝线,清除血肿,必要时行气管切开。

(2)保持引流通畅,妥善固定。正常情况下,术后引流量 24 h 内应少于 100 mL,若引流液过多,色鲜红,应及时报告医师。

(四)出院指导

1.出院护送

防止颈部外伤,尤其汽车急刹车时的惯性原理致颈部前后剧烈活动,导致损伤,所以出院乘车回家需平卧为妥;如无法平卧,取侧坐位。

2.头颈的位置与制动

术后继续佩戴颈托 3 个月,保持颈托清洁,松紧适中,内垫小毛巾或软布确保舒适,防止皮肤压伤;始终保持颈置中立位,平视前方,卧位时去枕平卧或仅垫小薄枕,保持颈椎正常曲度;禁止做低头、仰头、旋转动作;避免长时间看电视、电脑、看书报、防颈部过度疲劳;避免用高枕,保持颈部功能位,有利于康复,特殊情况遵医嘱。

3.锻炼

循序渐进加强肢体及各关节的锻炼,保持正常肌力,加大关节活动度。术后 8 周开始在颈托保护下做项背肌的抗阻训练,每次用力 5 s,休息 5 s,每组做 20～30 次,每 2 h 做 1 组,持之以恒,促进颈部肌肉血液循环,防止颈背肌失用性萎缩。

4.复查

一般要求 3 个月内每个月复查 1 次,如伤口有红肿、疼痛、渗液等及时复诊,3 个月后每 6 个月复查 1 次。

5.注意事项

6 个月后可恢复工作,工作中注意不能长时间持续屈颈,保持颈椎正常曲度防复发;术后3 个月内禁抬重物。

(张洪香)

第十节　腰椎间盘突出症的护理

一、概述

腰椎间盘突出症是指因腰椎间盘变性、破裂后髓核组织向后方或突至椎板内,致使相邻组织遭受刺激或压迫而出现的一系列临床症状。腰椎间盘突出症为临床上最为常见的疾病之一,多见于青壮年,虽然腰椎各节段均可发生,但以 L_4～L_5、L_5～S_1 最为多见。

二、病因

(一)退行性变

腰椎间盘突出症的危险因素(又称诱发因素)有很多,其中腰椎间盘退行性变是根本原因。椎间盘的生理退变从 20 岁即开始,30 岁时退变已很明显。此时,在组织学方面可见到软骨终板柱状排列的生长层消失,其关节层逐渐钙化,并伴有骨形成和血管的侵入。

(二)职业特性

腰椎间盘突出有明显的职业特性。从业有反复举重物、垂直震动、扭转等特点者,腰椎间盘突出症的发病率高。腰椎间盘长期受颠簸震荡,产生慢性压应力,使椎间盘退变和突出。长期弯腰工作者,尤其是蹲位或坐位如铸工和伏案工作者,髓核长期被挤向后侧,纤维环后部长期受到较大的张应力,再加之腰椎间盘后方纤维环较薄弱,易发生突出,所以并非重体力劳动者是腰椎间盘突出的高危人群。

(三)外伤

外伤是腰椎间盘突出的重要因素,特别是儿童与青少年的发病与之关系密切。

(四)遗传因素

腰椎间盘突出有家族性发病的报道,而有些人种的发病率较低。

(五)腰骶先天异常

腰骶椎畸形可使发病率增高,包括腰椎骶化、骶椎腰化、半椎体畸形等。

(六)体育运动

很多体育活动虽能强身健体,但也可增加腰椎间盘突出发生的可能性,如跳高、跳远、高山滑雪、体操、足球、投掷等,这些活动都能使椎间盘在瞬间受到巨大的压应力和旋转应力,纤维环受损的可能性大大增加。

(七)其他因素

寒冷、酗酒、腹肌无力、肥胖、多产妇和某些不良站、坐姿,也是腰椎间盘突出症的危险因素。

三、临床表现

(一)疼痛

腰痛是最早的症状。由于腰椎间盘突出是在腰椎间盘退行性变的基础上发展起来的,所以在突出以前的椎间盘退行性变即可出现腰腿痛。腰部的疼痛多数是由慢性肌肉失衡、姿势不当或情绪紧张引起。椎间关节引起的牵涉性疼痛是由椎旁肌肉、韧带、关节突关节囊、椎间盘或硬膜囊受损引起,疼痛在腰骶部或患侧下肢。若是腰部的肌肉慢性劳损,其疼痛一般局限于腰骶部,不向下肢放射。神经根引起的牵涉性疼痛,其支配的皮节易出现刺痛、麻木感,若前根的运动神经受压,可出现支配肌肉的力量下降和萎缩。

(二)下肢放射痛、麻木

主要是因为突出的椎间盘对脊神经根造成化学性和机械性刺激,表现为腰部至大腿及小腿后侧的放射性疼痛或麻木感。肢体麻木多与下肢放射痛伴发。麻木是突出的椎间盘压迫本体感觉和触觉纤维引起的。有少数患者自觉下肢发凉、无汗或出现下肢水肿,这与腰部交感神经根受到刺激有关。中央型巨大突出者,可出现会阴部麻木、刺痛、排便及排尿困难,男性阳痿,双下肢坐骨神经疼痛。

（三）肌肉萎缩

腰椎间盘突出较重者，常伴有患下肢的肌萎缩，以踇趾背屈肌力减弱多见。

（四）活动范围减小

腰椎间盘突出常引起腰椎的活动度受限，前屈受限病变多在上腰椎，侧屈受限有神经根受刺激的情况存在，伸展受限多有关节突关节的病损。

（五）马尾神经症状

主要表现为会阴部麻木和刺痛感，排便和排尿困难。

（六）体格检查

可发现腰椎生理曲度改变，腰背部压痛和叩痛，步态异常，直腿抬高试验阳性等。

四、诊断

（一）病史

详细了解与患病有关的情况，如有无外伤，从事何种职业，治疗经过等。

（二）体格检查

观察患者步态，是否跛行，腰椎生理曲线，脊柱是否出现侧突，直腿抬高试验等。

（三）辅助检查

摄腰椎正侧位、斜位X线片，CT、MRI检查，对有马尾神经损伤者行肌电图检查。

五、治疗

（一）非手术治疗

首次发病者、较轻者、诊断不清者以及全身及局部情况不宜手术者。其方法包括卧床休息，卧床休息加牵引，支具固定，推拿、理疗、按摩，封闭、髓核溶解术。

（二）手术治疗

（1）诊断明确，病史超过半年，经过严格保守治疗至少6周无效；或保守治疗有效，经常复发且疼痛较重者影响工作和生活者。

（2）首次发作的腰椎间盘突出症疼痛剧烈，尤以下肢症状者，患者因疼痛难以行动及睡眠，被迫处于屈髋屈膝侧卧位，甚至跪位。

（3）出现单根神经麻痹或马尾神经受压麻痹，表现为肌肉瘫痪或出现直肠、膀胱症状。

（4）病史虽不典型，经脊髓造影或其他影像学检查，显示硬脊膜明显充盈缺损或神经根压迫征象，或示巨大突出。

（5）椎间盘突出并有腰椎管狭窄。

六、护理

（一）术前护理

1.心理护理

腰椎间盘突出症患者大多病程长，反复发作、痛苦大，给生活及工作带来极大不便，心理负担重，故深入病房与患者交流谈心，了解患者所思所虑，给予正确疏导解除患者各种疑虑。针对自身疾病转归不了解的患者，护理人员应根据患者的年龄、性别、文化背景、职业、性格特点，耐心向患者介绍疾病的病因、解剖知识、临床症状、体征，使患者对自己和疾病有一概括的了解，且能正确描述自己的症状，掌握本病的基本知识，能配合治疗及护理。对担心手术不成功及预后的患者，要向患者介绍主管医师技术水平及可靠性，简明扼要介绍手术过程、注意事项及体位的要求，介绍本病区同种疾病成功患者现身说法，增强患者对手术信心，使患者身心处于最佳状态接受手术。

2.术前检查

本病患者年龄一般较大，故术前应认真协助患者做好各项检查，了解患者全身情况，是否有心脏病、高血压、糖尿病等严重全身疾病，如有异常给予相应的治疗，使各项指标接近正常，减少术后并发症的发生。

3.体位准备

术前 3～5 d，指导患者在床上练习大小便，防止术后卧床期间因体位改变而发生尿潴留或便秘。

4.皮肤准备

术前 3 d 嘱患者洗澡清洁全身，活动不便的患者认真擦洗手术部位，术前 1 d 备皮、消毒，注意勿损伤皮肤。

(二)术后护理

1.生命体征观察

术后监测体温、脉搏、血压、呼吸及面色等情况，持续心电监护，每 1 h 记录 1 次，发现异常立即报告医师。观察患者双下肢运动、感觉情况及大小便有无异常，及时询问患者腰腿痛和麻木的改善情况。如发现患者体温升高同时伴有腰部剧烈疼痛，则是椎间隙感染的征兆，应及时给予处理。

2.切口引流管的护理

观察伤口敷料外观有无渗血及脱落或移位，伤口有无红肿、缝线周围情况。术后一般需在硬膜外放置负压引流管，观察并准确记录引出液的色、质、量。保持引流通畅，防止引流管扭曲、受压、滑出。第 1 d 引流量应小于 400 mL，第 3 d 应小于 50 mL，此时即可拔除引流管，一般术后 48～72 h拔管。若引流量大，色淡，且患者出现恶心、呕吐、头痛等症状，应警惕脑脊液漏，及时报告医师。有资料报道腰椎间盘突出症术后并发脑脊液漏的发生率为 2.65%。

3.体位护理

术后仰卧硬板床 4～6 h，以减轻切口疼痛和术后出血，以后则以手术方法不同可以侧卧或俯卧位。翻身按摩受压部位，必要时加铺气垫床，避免压疮发生，翻身时保持脊柱平直勿屈曲、扭转，避免拖、拉、推等动作。

4.饮食护理

术后给予清淡易消化富有营养的食物，如蔬菜、水果、米粥、汤类。禁食辛辣油腻易产气的豆类食品及含糖较高食物，待大便通畅后可逐步增加肉类及营养丰富的食物。

5.尿潴留及便秘的护理

了解患者产生尿潴留的原因，给予必要的解释和心理安慰，给患者创造良好排便环境，让患者听流水声及用温水冲洗会阴部，必要时用穴位按摩排尿或导尿解除尿潴留。指导患者掌握床上大便方法，术后 3 d 禁食辛辣及含糖较高的食物，多食富含粗纤维蔬菜、水果。按结肠走向按摩腹部，每天早晨空腹饮淡盐水 1 杯。必要时用缓泻剂灌肠解除便秘。

6.并发症的护理

(1)脑脊液漏：由多种原因引起，如锐利的骨刺、手术时硬膜损伤。表现为恶心、呕吐和头痛等，伤口负压引流量大，色淡。予去枕平卧，伤口局部用 1 kg 沙袋压迫，同时减轻引流球负压。遵医嘱静脉输注林格液。必要时探查伤口，行裂口缝合或修补硬膜。

(2)椎间隙感染：是椎节深部的感染，多见于椎间盘造影、髓核化学溶解或经皮椎间盘切除术后。表现为背部疼痛和肌肉痉挛，并伴有体温升高，MRI 是可靠的检查手段。一般采用抗生素治疗。

七、健康教育

(1)向患者说明术后功能锻炼对恢复腰背肌的功能及防止神经根粘连的重要性。因为虽然手术摘除了突出的髓核，解除了对神经根的压迫和粘连，但受压后(尤其是病程较长者)所出现的神经根症状以及腰腿部功能恢复，仍需一个较长的过程，而手术又不可避免地引起不同程度的神经根粘连；进行功能锻炼对防止神经根粘连，增加疗效起着重要作用，科学合理的功能锻炼，可促进损伤组织的修复，使肌肉恢复平衡状态，改善肌肉萎缩，肌力下降等病理现象，有利于纠正不良姿势。功能锻炼的原则：先少量活动，以后逐渐增加运动量，以锻炼后身体无明显不适为度、持之以恒。

(2)直腿抬高锻炼：术后 2～3 d，指导患者做双下肢直腿抬高锻炼，每次抬高应超过 40°，持续 30 s～1 min，2～3 次/天，每次 15～30 min，高度逐渐增加，以能耐受为限。

(3)腰背肌功能锻炼：术后应尽早锻炼以恢复腰背肌的功能，缩短康复过程。腰背肌功能锻炼时应严格掌握锻炼时间及强度，遵循循序渐进、持之以恒的原则。一般开窗减压，半椎板切除术患者术后 1 周，全椎板切除术 3～4 周，植骨融合术后 6～8 周开始。具体锻炼方法为：五点支撑法，患者先仰卧位，屈肘伸肩，然后屈膝伸髋，同时收缩背伸肌，以双脚双肘及头部为支点，使腰部离开床面，每天坚持锻炼数十次。经1～2 周改为三点支撑法，患者双肘屈曲贴胸，以双脚及头枕为三支点，使整个身体离开床面，每天坚持数十次，最少持续 4～6 周。飞燕法：先俯卧位，颈部向后伸，稍用力抬起胸部离开床面，两上肢向背后伸，两膝伸直，再从床上抬起双腿，以腹部为支撑点，身体上下两头翘起，3～4 次/天，每次 20～30 min。功能锻炼应坚持锻炼半年以上。

八、出院指导

(一)日常指导

保持心情愉快，注意饮食起居，劳逸结合。要注意保证正常食饮，防止因饮食不当引起便秘，少吃或忌吃辛辣，多吃蔬菜、水果。注意腰部及下肢的保暖、防寒、防潮。避免因咳嗽、打喷嚏等而增加腹压。

(二)休息

指导患者出院后继续卧硬板床休息，3 个月内尽可能多卧床。

(三)正确的姿势

说明正确的身体力学原理及规则，保持正确姿势的坐、走、站及举物的正确姿势运动的重要性。包括日常生活中指导患者站立时挺胸、脊背挺直，收缩小腹；坐位时两脚平踏地面，背部平靠椅背，臀部坐满整个椅背面；仰卧时，双膝下置一软枕；捡东西时尽量保持腰背部平直，以下蹲弯曲膝部代替弯腰，物体尽量靠近身体；取高处物品时，用矮凳垫高，勿踮脚取物；起床时，先将身体沿轴线翻向一侧，用对侧上肢支撑床铺，使上半身保持平直起床。另外，半年内禁止脊柱弯曲、扭转、提重物等活动或劳动。

(四)功能锻炼

继续进行腰背肌功能锻炼指导,指导患者根据自己的体力在原有锻炼基础上,增加锻炼的强度,做到循序渐进,持之以恒。

(张洪香)

第十一节 腰椎管狭窄症的护理

一、概述

腰椎管狭窄症是指由各种原因引起的骨质增生或纤维组织增生肥厚,导致椎管或神经根管的矢状径较正常者狭窄,刺激或压迫由此通过的脊神经根或马尾神经而引起的一系列临床症状。它是导致腰痛或腰腿痛的最常见原因之一。腰椎管狭窄包括 3 个部分,即主椎管、神经根管及椎间孔狭窄。发育性腰椎管狭窄症发病大多在中年以后,而退变所致者多见于老年。本病男性多于女性。

二、病因

(一)先天性椎管狭窄

系先天发育过程中,腰椎弓根短而致椎管矢径短小。此种情况临床甚为少见。

(二)退变性椎管狭窄

临床最为多见,系腰椎退变的结果,随年龄增长,退行变性表现如下。

(1)腰椎间盘首先退变。

(2)椎体唇样增生。

(3)后方小关节也增生、肥大、内聚、突入椎管,上关节突肥大增生时,在下腰椎(L_4、L_5或L_3、L_4、L_5)由上关节突背面与椎体后缘间组成的侧隐窝发生狭窄,该处为神经根所通过,从而可被压迫。

(4)椎板增厚。

(5)黄韧带增厚,甚至骨化,这些均占据椎管内一定空间,合起来成为退变性腰椎管狭窄。

(三)其他原因所致的椎管狭窄

(1)腰椎滑脱:该平面椎管矢状径减小。

(2)中央型腰椎间盘突出,占据腰椎管的空间,可产生椎管狭窄症状。此两种情况均有明确诊断,临床上并不称其为腰椎管狭窄。

(3)继发性,例如全椎板切除之后,形成的瘢痕,再使椎管狭窄,或椎板融合之后,椎板相对增厚,致局部椎管狭窄。此种情况均很少见。

(4)腰椎爆裂骨折,椎体向椎管内移位,急性期休息,无症状,起床活动后或活动增加后,可出现椎管狭窄症状。

三、临床表现

(1)间歇性跛行表现为患者行走后,出现一侧或双侧腰酸、腰痛、下肢麻木无力,以至跛行;但若蹲下或坐下休息片刻，症状即可缓解或消失，患者继续行走，上述症状又会出现。

(2)腰部后伸受限及疼痛。

(3)腰骶痛伴单侧或双侧臀部、大腿外侧胀痛、感觉异常或下肢无力。

(4)主诉多而体征少患者均有许多主诉，但体格检查时多无阳性所见，直腿抬高试验常为阴性。

四、诊断

(一)病史

详细了解与患病有关的情况，如有无先天性脊柱发育不良，腰椎有否外伤及手术史等。

(二)体格检查

本病阳性体征少，有时表现为膝反射、跟腱反射减弱。

(三)辅助检查

X 线片表现椎管矢状径小，小关节增生，椎板间隙狭窄；CT 扫描检查能清晰显示腰椎各横截面的骨性和软组织结构，MRI 检查可显示腰段椎管情况，硬膜后方受压节段黄韧带肥厚，腰椎间盘膨出或突出或脱出，马尾有无异常等。

五、治疗

(一)非手术治疗

腰椎管狭窄症系慢性疾病，有急性加重者常因走路过多、负重或手提重物、劳累而引起，腰椎管内软组织及马尾神经根可能有水肿，对此应卧床休息；腰部理疗，按摩等有助于水肿消退；而慢性腰椎管狭窄症者，可练习腹肌，使腰椎管生理前突得到暂时减轻，从而缓解症状，此仅对早期病例有效，如伴有急性腰椎间盘突出症，除休息外，可行牵引治疗，需知单独腰椎管狭窄症，牵引并无效果。

(二)手术治疗

适应证包括：①经较正规的非手术治疗无效；②自觉症状明显并持续加重，影响正常生活和工作；③明显的神经根痛和明确的神经功能损害，尤其是严重的马尾神经损害；④进行性加重的滑脱、侧凸伴相应的临床症状和体征。

六、护理

(一)术前护理

1.心理护理

该病多发生于中老年，病情较重，病程长，发病后不但影响工作，生活难以自理，且易反复发作，逐渐加重，易出现焦虑、悲观情绪，又由于缺乏医学知识，对手术持怀疑态度，担心手术安全及术后肢体康复程度，劳动能力是否丧失，表现为紧张焦虑。护士要针对患者不同的心理特点，多与其交谈，给患者以关心、理解和安慰，向患者讲解腰椎管狭窄症的有关知识、手术疗效以及目前对此病的治疗水平，以典型病例作现身说法，让患者与术后患者交流，了解手术的可靠性，消除患者紧张焦虑情绪，使患者增加战胜疾病的信心，以最佳的心理状态配合手术。

2.床上排便训练

以防术后因创伤、姿势、体位的改变不习惯卧位排便，导致尿潴留、排便困难，术前需要在床上进行排便训练。所以术前 2～3 d 要指导患者在床上练习大小便,同时要向患者讲解术前在床上训练大小便的重要性,使其自觉的接受,以减少术后便秘和排尿困难的发生。

3.体位及翻身的训练

腰椎管狭窄术中多采用俯卧位,术前 2～3 d 要指导患者在床上练习俯卧位,练习 3～4 次/天,时间从 1 h 延长至 3～4 h,使全身肌肉放松,呼吸平稳。同时术前要指导患者练习轴位翻身,翻身时脊柱成一直线,不可扭转,以适应术后翻身需要。

4.一般术前护理

完善术前各项检查,如肝功能、血糖、心电图等,对于老年患者的常见病如糖尿病、高血压病、心脏病等,应积极进行治疗,排除不利手术的因素。指导术前禁烟禁酒,教会患者做深呼吸和有效地咳嗽,预防肺部感染,加强营养支持,以增强体质。术前备皮、交叉配血、抗生素过敏试验,术前晚予灌肠。

(二)术后护理

1.生命体征监测

术后予心电监护,密切观察患者生命体征变化,每 0.5～1 h 测量血压、脉搏、呼吸及血氧饱和度1 次,做好记录,同时应注意观察患者的神志、面色、口唇颜色、尿量,询问患者有何不适,予氧气吸入。每4 h测体温 1 次。

2.脊髓神经功能观察

腰椎管狭窄症若在融合时应用内固定,神经根损伤较常见;而伤口负压引流不畅,血留于伤口内致血凝块压迫神经根或硬脊膜,亦加重术后粘连;术中因神经牵拉,可致术后神经根水肿。因此术后应密切观察神经功能恢复情况,全身麻醉清醒后,以钝形针尖如回形针尖轻触患者双下肢或趾尖皮肤,观察有否知觉或痛觉,早期发现神经功能异常非常重要,脊髓功能恢复与症状出现的时间有直接关系。

3.切口引流管的护理

应保持切口敷料干燥完整,注意观察切口敷料渗血情况,如渗血较多,要及时通知医师,更换敷料,观察切口有无红肿,警惕感染的可能。术后切口处放置负压引流管,目的是防止切口内形成血肿压迫硬脊膜造成再手术的危险,并防止血肿感染、机化、粘连。在放置引流管期间,应确保引流管的固定、畅通,一般术后 6 h 每 30 min 挤管 1 次,以后每 1～2 h 挤管 1 次,以防血块堵塞,并观察记录引流液的性质、颜色和量。引流液应为暗红色血性液,术后当天 100～300 mL,24 h 后引流液明显减少或无引流液,最多 20～40 mL,如引流液 24 h 多于500 mL,呈粉红色,患者诉头痛头晕应警惕脑脊液漏,首先应把负压引流改为一般引流,并协助患者取去枕平卧位或适当抬高床尾 10°～20°,同时报告医师给予及时恰当的处理。一般引流管放置 24～48 h,48 h 后引流液逐渐减少,可拔除引流管。

4.体位护理

一般手术回病房后予去枕平卧 6 h,头偏向一侧,以利于后路手术切口压迫止血和预防全身麻醉术后呕吐,过早翻身会引起伤口活动性出血。由护士协助患者,一手置患者肩部,一手置患者臀部,两手同时用力,作滚筒式翻身,动作应稳而准,避免拖、拉、推动作。翻身时要保持整个脊柱平直,勿屈曲扭转,避免脊柱过度扭曲造成伤口出血,一般平卧 2～3 h,侧卧 15～30 min,左右侧卧及平卧交替使用。

5.排泄的护理

术后向患者讲明及时排便可消除腹胀、尿潴留,减轻腹内压以减少切口出血,有利于切口愈合,术后4～6 h,要督促患者自行排尿,1～3 d 排大便 1 次,不能自行排尿者,可按摩下腹部、听流水声等诱导排尿,无效者采用无菌导尿术保留尿管,采取间断夹闭尿管定时放尿,以训练膀胱功能,要用碘伏棉球擦洗外阴,2 次/天,以预防泌尿系统感染,3 d 无大便者要及时通知医师,采用开塞露塞肛或番泻叶泡茶饮,同时指导患者进食高热量、高蛋白易消化富含纤维素的饮食。

6.并发症的护理

(1)硬膜外血肿:脊柱手术创面大、剥离深,术后渗血较多,若引流不畅,易造成硬膜外血肿。术后密切观察双下肢感觉、运动情况及双下肢肌力,如发现双下肢感觉、运动功能较术前减弱或出现障碍应及时报告医师。予以 CT 及 MRI 检查,如诊断明确,应立即再次手术行血肿清除术。

(2)脑脊液漏:脑脊液漏在腰椎管狭窄手术时发生率约为 5%,临床表现为切口敷料渗出增多,渗出液颜色为淡红或淡黄色,患者自觉头痛、头晕、恶心。一旦出现脑脊液漏,立即报告医师,患者去枕平卧位,将负压引流改为普通引流,或者减低负压球负压,必要时拔除引流管,加强换药,保持切口敷料清洁,并用消毒棉垫覆盖后沙袋加压,保持床单清洁干燥,静脉应用抗生素及等渗盐水,必要时抽吸切口皮下脑脊液,探查伤口,行裂口缝合或修补硬膜。

(三)健康教育

1.术后功能锻炼

向患者说明术后功能锻炼对防止神经根粘连及恢复腰背肌的功能的重要性,以争取患者的积极配合。术后第 1 d 练习股四头肌收缩及直腿抬高训练,以防脊神经根粘连。方法是膝关节伸直,踝关节为功能位,下肢抬起坚持 5～10 s,两腿重复此动作,锻炼次数以患者能耐受为宜。术后 1 周进行腰背肌功能训练,提高腰背肌肌力,增加脊柱的稳定性。指导患者仰卧做腰背肌功能锻炼,根据病情及患者体质,循序渐进,由腰背半弓直至全弓,由五点支撑到三点、四点支撑,还可采用飞燕法:患者取俯卧位,颈部后伸,稍用力后抬起胸部离开床面,两上肢向背后伸,形似飞燕点水。术后 12～14 d 在支具保护下床活动。

2.出院指导

指导患者出院后卧硬板床休息 1 个月,尽量少做弯腰及扭腰动作、注意腰部保暖,避免受凉。应用人体力学的原理来指导患者的坐、立、行、卧及持重的姿势。指出患者不正确的姿势和活动方法,指导其生活和工作中保持正确的姿势和习惯,身体不能过早和过度负重,并应避免腰部长时间保持同一种姿势和直体弯腰动作,同时积极参加适当体育锻炼,尤其是注意腰背肌功能锻炼,以增加脊柱的稳定性,同时加强营养,以减缓机体组织和器官的退行性变。

(张洪香)

第六章

新生儿科护理

第一节　新生儿化脓性脑膜炎的护理

一、概述

新生儿化脓性脑膜炎是新生儿期由各种化脓性细菌引起的中枢神经系统感染性疾病。本病常继发于败血症，临床症状不典型，颅内压增高出现较晚，一般认为败血症患者凡有以下任何表现，如意识障碍、眼部异常、可疑颅内压增高征或惊厥，均应立即做脑脊液检查确诊。

二、病情观察与评估

（一）生命体征

监测生命体征，观察有无体温不升或发热、呼吸暂停、血压波动及脉压变化。

（二）症状体征

（1）观察感染病灶，如脐部、皮肤、呼吸道等感染。

（2）观察神经系统症状，如有无嗜睡、易激惹、惊跳、尖叫等；有无双眼凝视、落日眼、眼球震颤或斜视、瞳孔对光反射迟钝或大小不等；有无前囟紧张、饱满、骨缝进行性增宽等颅内压增高征；有无眼睑抽动或面肌小抽动、阵发性面色发绀等惊厥发作表现。

（三）安全评估

（1）评估有无因惊厥导致窒息的危险。

（2）评估有无因抽搐导致外伤的危险。

三、护理措施

（一）环境与休息

保持环境安静，减少刺激，护理操作集中进行，不随意搬动头部。

（二）气道护理

保持呼吸道通畅，应少量多餐，避免呕吐，呕吐时及时清除鼻咽部分泌物及呕吐物，以防窒息。

(三)体温护理

高热者给予温水浴、合理下调暖箱温度、松解包被等物理降温方式,不宜药物降温、乙醇擦浴。

(四)急救护理

(1)床旁备齐急救用物,如吸氧、吸痰、气管插管用物,镇静药物等。

(2)发生惊厥、昏迷等病情骤变时,及时报告医师并进行相应处理。

四、健康指导

(一)住院期

(1)告知家属化脓性脑膜炎发生的原因、治疗过程与进展,缓解家属的恐惧感。

(2)告知家属腰穿对疾病诊断及治疗至关重要,取得家属理解及配合。

(二)居家期

(1)保持室内空气新鲜,每天开窗通风 2 次,每次 15~30 min。减少来访人员,预防感染。

(2)教会家属正确皮肤护理、脐部护理方法,避免发生感染等。

(3)指导有功能障碍患者家属坚持进行康复锻炼,定期随访。

(徐桂新)

第二节 新生儿缺氧缺血性脑病的护理

新生儿缺氧缺血性脑病(HIE)是由各种围产期因素引起的缺氧和脑血流减少或暂停而导致胎儿或新生儿的脑损伤,病情重,病死率高,并可产生永久性功能缺陷,常遗留神经系统后遗症。目前对缺氧、缺血性脑病缺乏有效的治疗手段,仍采取以支持治疗为主的综合治疗方法,而护理是综合治疗的关键环节。

一、病情评估

(1)患儿家属评估:对有关疾病知识的了解程度、心理状态。

(2)意识和精神状态:①轻度表现为过度兴奋,易激惹,肢体可出现颤动,肌张力正常或增高,拥抱反射和吸吮反射稍活跃,一般无惊厥,呼吸规则,瞳孔无改变,1 d 内症状好转,预后佳。②中度表现为嗜睡,反应迟钝,肌张力降低,拥抱反射和吸吮反射减弱,常有惊厥,呼吸可能不规则,瞳孔可能缩小。症状在 3 d 内已很明显。约 1 周内消失。存活者可能留有后遗症。③重度时患儿意识不清,肌张力松软,拥抱反射和吸吮反射消失,反复发生惊厥,呼吸不规则,瞳孔不对称,对光反射消失,病死率高。多在 1 周内死亡,存活者症状可持续数周,留有后遗症。另外,无论患儿躁动或安静,都应做到动态观察,及时发现意识的细微变化,以获得救治机会。如患儿烦躁不安、脑性尖叫伴有抽搐,结合有分娩窒息史或有脐绕颈、剖宫产者,往往提示有小脑幕上出血,应及时报告医师给予镇静和止血治疗,并对抽搐持续的时间、次数做详细记录,为诊治提供依据。

囟门的观察:应经常观察患儿前囟门是否凸凹及紧张,前囟饱满紧张提示颅内压增高,可能有颅内出血情况,应及时报告医师应用脱水剂,以免引起脑疝。

生命体征：小儿神经功能稳定性差，对外界干扰有较强的反应，易出现生命体征的变化。要特别注意及时给予心肺监护，观察呼吸节律、频率的变化及有无呼吸暂停等，呼吸不规则是本病恶化的主要表现，同时还应注意有无体温不升或体温过高。

皮肤色泽：注意有无皮肤苍白、青紫、发花、黄染等。如皮肤苍白或青紫、黄染或发花，常伴有颅内出血情况，病情严重。

(3)有无潜在并发症的发生。

二、护理关键

(1)保持呼吸道通畅，根据缺氧情况选择给氧方式。

(2)协助患者绝对卧床休息。

(3)快速建立静脉通道，注意滴速及用药反应。

三、护理措施

(一)高压氧舱治疗的护理

(1)体位：患儿取右侧卧位，头部略高 20°～30°，防止呕吐物吸入。

(2)进舱不宜输液，注意保暖。

(3)患儿入舱后先虚掩舱门洗舱，常压下向舱内输入氧气，用以置换舱内空气，当测氧仪显示氧浓度为 50%以上时即达洗舱目的。轻轻关上舱门，缓慢匀速升压，速度为 3～4 kPa/min，检查氧气管线路有无漏气、曲折，以保持吸氧的有效性和安全性。每隔 10 min 换气一次，以保证舱内氧气浓度的恒定，稳压治疗时间为 30 min。首次治疗压力宜低，使患儿有一适应过程，新生儿压力一般为30～40 kPa，升压时间持续 15 min。

(4)注意观察患儿有无呕吐、面肌抽搐、出冷汗等早期氧中毒症状，若有发生，应停止升压，并可适当排气减压至症状消失。

(5)压力升高后继续密切观察，稳压治疗时间为 40 min。

(6)在减压阶段，必须严格执行减压方案，缓慢等速减压，速度为 15～20 kPa/min，时间不得少于15 min，否则体内溶解的大量氧气从组织中排出，游离成气态，以气泡形式在血管内外栓塞和压迫血管，使局部血液循环障碍，致组织缺氧缺血产生损伤而发生减压病等并发症。

(二)亚低温治疗的护理

(1)在进行亚低温治疗过程中患儿应始终保持头颈部在冰帽内，避免上移或下滑，并随时更换浸湿衣物，保持干燥；同时使机温控制在 32.5 ℃～33.0 ℃，以维持鼻咽温度为(34.0±0.2)℃，并注意患儿的保暖，使腋温保持在正常范围内。

(2)观察患儿的面色、反应、末梢循环等情况，并总结 24 h 的出入液量，做好记录。在护理过程中应随时观察心率的变化，如出现心率过缓或心律失常，及时与医师联系是否停止亚低温治疗。

(3)在亚低温治疗期间低温时间不宜过长，否则易致呼吸道分泌物增多，发生肺炎或肺不张，因此要及时清除呼吸道分泌物，保持呼吸道通畅。

(4)不要搬动患儿，更不要将患儿突然抱起，以免发生直立性休克，危及生命。

(5)注意皮肤的血运情况，尤其是头部，由于低温期间皮肤血管收缩，血液黏稠度增高，血流缓慢，易发生皮肤破损或硬肿。

(6)输液患儿应防止静脉外渗，如有外渗应及时处理。

(7)亚低温治疗中患儿处于亚冬眠状态，一般不提倡喂奶，避免乳汁反流后窒息。但少数患儿有哭闹，可给予安慰奶嘴。如果热量不够，应给予静脉高营养摄入。

(三)心理护理

由于患儿病情危重，家长心理负担大，在康复期间做好心理护理是非常重要的，排除思想顾虑，安慰家属，使其配合治疗，增强治疗信心，保持乐观的情绪。

四、健康指导

(1)合理调整饮食，加强营养，增强免疫力。

(2)如有后遗症，鼓励坚持治疗和随访，康复期进行康复锻炼。

(徐桂新)

第三节　新生儿颅内出血的护理

新生儿颅内出血(intracranial hemorrhage of the newborn，ICHN)是主要由缺氧或产伤引起的严重脑损伤性疾病，主要表现为神经系统的兴奋或抑制症状。早产儿多见，病死率高，存活者常留有神经系统后遗症。

一、概述

新生儿颅内出血主要由缺氧和产伤引起。

(一)缺氧

凡能引起缺氧的因素均可导致颅内出血，以早产儿多见。如宫内窘迫、产时及产后窒息缺氧，导致脑血管壁通透性增加，血液外渗，出现脑室管膜下、蛛网膜下腔、脑实质出血。

(二)产伤

产伤以足月儿、巨大儿多见。如胎头过大、头盆不称、急产、臀位产、高位产钳、负压吸引助产等，使胎儿头部受挤压、牵引导致大脑镰、小脑幕撕裂，引起硬脑膜下出血，脑表面静脉撕裂常伴有蛛网膜下腔出血。

(三)其他

快速输入高渗液体、机械通气不当、血压波动过大、颅内先天性血管畸形或全身出血性疾病等也可引起。

二、护理评估

(一)健康史

评估患儿有无窒息缺氧及产伤史；评估患儿惊厥发作的次数、部位、程度、持续时间及意识障碍、发绀、脑性尖叫等症状。

(二)身体状况

临床表现主要与出血部位和出血量有关，多于出生后1～2 d间出现。

(1)意识改变：激惹、过度兴奋或表情淡漠、嗜睡、昏迷等。

(2)颅内压增高表现:脑性尖叫、惊厥、前囟隆起、颅缝增宽等。

(3)眼部症状:凝视、斜视、眼球固定、眼震颤,并发脑疝时可出现两侧瞳孔大小不等、对光反射迟钝或消失。

(4)呼吸改变:增快或减慢、不规则或暂停等。

(5)肌张力及原始反射改变:肌张力早期增高以后减低,原始反射减弱或消失。

(6)其他表现:黄疸和贫血。

(7)后遗症:脑积水、智力低下、癫痫、脑瘫等。

(三)心理-社会状况

多数家长对本病的严重性、预后缺乏认识;因担心孩子致残,家长可出现焦虑、恐惧、内疚、悲伤等反应。应重点评估家长对本病的认知态度及心理、经济承受能力。

(四)辅助检查

头颅B超、CT检查可提供出血部位和范围,有助于确诊和判断预后;腰穿脑脊液检查为均匀血性,镜下有皱缩红细胞,有助于脑室内及蛛网膜下腔出血的诊断,但病情重者不宜行腰穿检查。

(五)治疗原则及主要措施

(1)镇静止惊:选用苯巴比妥钠、地西泮等。

(2)止血:选用维生素 K_1、酚磺乙胺(止血敏)、卡巴克络(安络血)、巴曲酶(立止血)等,必要时输新鲜血、血浆。

(3)降低颅内压:选用呋塞米静脉注射,并发脑疝时应用小剂量20%甘露醇静脉注射。

(4)给氧:呼吸困难、发绀者吸氧。

三、常见护理诊断/问题

(一)潜在并发症

颅内压增高。

(二)低效性呼吸形态

与呼吸中枢受损有关。

(三)有窒息的危险

与惊厥、昏迷有关。

(四)营养失调

低于机体需要量与摄入不足及呕吐有关。

(五)体温调节无效

与体温调节中枢受损有关。

(六)焦虑、恐惧(家长)

与患儿病情危重及预后差有关。

四、护理措施

(一)降低颅内压

1.减少刺激,保持安静

所有护理操作与治疗尽量集中进行,动作要轻、稳、准,尽量减少移动和刺激患儿,静脉穿刺选用留置针,减少反复穿刺,以免加重颅内出血。

2.护理体位

抬高头肩部 15°～30°,侧卧位或头偏向一侧。

3.观察病情

观察患儿的生命体征、神志、瞳孔、囟门、神经反射及肌张力等变化,及时发现颅内高压。

4.遵医嘱降颅内压

有颅内压增高时选用呋塞米降颅内压;当出现两侧瞳孔大小不等、对光反射迟钝或消失、呼吸节律不规则等应考虑并发脑疝,选用 20%的甘露醇降颅内压。

(二)防止窒息,改善呼吸功能

及时清除呼吸道分泌物,保持呼吸道通畅,防止窒息;合理用氧,改善呼吸功能,呼吸衰竭或严重呼吸暂停者需气管插管、机械通气。

(三)保证营养和能量供给

不能进食者,应给予鼻饲,遵医嘱静脉输液,每天液体量为 60～80 mL/kg,速度宜慢,于24 h 内均匀输入,以保证患儿营养和能量的供给。

(四)维持体温稳定

体温过高时给予物理降温,体温过低时采用远红外辐射保温床、暖箱或热水袋保暖。

(徐桂新)

第四节　新生儿肺出血的护理

新生儿肺出血是指两叶以上融合出血,不包括散在、局灶性出血者。这是新生儿死亡最重要的原因之一,其发病机制尚未明了。

一、护理关键

(1)协助患儿侧卧位。

(2)注意保暖;合理喂养;做好口腔、皮肤护理。

(3)保持呼吸道通畅,间断或持续给氧,必要时使用呼吸机。

(4)快速建立静脉通道,注意滴速及用药反应。

二、一般护理

(1)有条件的患儿应置于单人抢救室或心血管监护室,给予床边心电、呼吸、血压的监测,室内应配备必要的抢救设备和用物,如氧气装置、吸引装置、人工呼吸机、急救车,各种抢救机械包及药品等。

(2)卧床休息。协助患儿侧卧位,有利于呼吸。

(3)给予吸氧,根据血氧采取不同方式和流量。准确测量体温、呼吸。认真填写抢救过程中的治疗和用药及护理、交接班记录等。

(4)建立好静脉通道,严格掌握好输液速度及输液量,了解药物药理作用及可能出现的不良反应。

(5)急性期做好生活护理,保持皮肤和口腔的清洁。

三、症状护理

(1)加强心电监护,密切观察 24 h 心电图、血压、呼吸,必要时进行血流动力学监测,注意尿量、意识等情况。

(2)气体交换受损,使用呼吸机的护理要点如下:①保持气管的通畅,要及时吸痰,注意无菌操作,床头铺一无菌治疗盘(内放已消毒的弯盘、钳子 2 把,治疗碗 1 个内装呋喃西林溶液、无菌手套 1 盒)待吸痰时使用,每次吸完痰后用呋喃西林溶液冲洗吸痰管,用完后并把吸痰管弃掉,关闭吸痰装置后把吸痰管接头端放到无菌盘内的治疗碗中。从而减少感染的发生。②注意气道的湿化,一般 24 h 内气管滴入 50 mL 左右生理盐水,痰液黏稠时用 α-糜蛋白酶稀释,为预防和治疗呼吸道炎症可在雾化液内加入抗生素,如庆大霉素等。③注意呼吸频率、节律及血氧饱和度的观察,发现问题通知医师处理;并做好各项抢救措施。④患者出现高热,体温为 38 ℃～39 ℃,考虑为肺部感染,应给予物理降温、头部冰敷及药物降温,并每天 4 次测体温,按医嘱应用抗生素;密切注意体温的变化,注意保暖。

(3)合并心力衰竭的护理,按心力衰竭护理常规执行。

(4)密切观察生命体征变化,预防并发症。

四、并发症护理

(一)感染

遵医嘱给予抗感染治疗,严格执行无菌操作及保护性措施。

(二)酸碱平衡失调

做好病情观察及给药护理。

五、心理护理

由让家属了解治疗过程,取得最佳配合,排除思想顾虑,安慰患儿家长,使其配合治疗,增强治疗信心,保持乐观的情绪。

六、健康指导

(1)积极治疗原发疾病。

(2)合理调整饮食,适当控制进食量,少食多餐。

(3)避免各种诱发因素,如上呼吸道感染。

(4)指导家属当病情突然变化时应采取简易应急措施。

(徐桂新)

第五节　新生儿肺炎的护理

新生儿肺炎是一种常见病。按病因不同可分为吸入性肺炎和感染性肺炎两大类。

一、临床特点

(一)吸入性肺炎

主要指胎儿或新生儿吸入羊水、胎粪、乳汁等引起的肺部炎症。胎儿在宫内或娩出时吸入羊水所致肺炎称羊水吸入性肺炎;吸入被胎粪污染的羊水引起的肺炎称胎粪吸入性肺炎;出生后因喂养不当、吞咽功能不全、反流或呕吐、食管闭锁和唇裂、腭裂等引起乳汁吸入而致肺炎称乳汁吸入性肺炎。其中以胎粪吸入性肺炎最为严重,病死率最高。

1.羊水、胎粪吸入者

羊水、胎粪吸入者多有宫内窘迫和(或)产时的窒息史。

(1)羊水吸入量少者可无症状或仅轻度呼吸困难,吸入量多者常在窒息复苏后出现呼吸窘迫、青紫,口腔流出液体或泡沫,肺部可闻及粗湿啰音。

(2)胎粪吸入者症状常较重,分娩时可见羊水混胎粪,患儿皮肤、脐窝、指(趾)甲胎粪污染,口鼻腔、气管内吸引物中含胎粪。窒息复苏后很快出现呼吸急促、鼻翼翕动、三凹征、呼气呻吟及发绀甚至呼吸衰竭。双肺可闻及干湿啰音。可并发肺不张、肺气肿、纵隔气肿或气胸、持续肺动脉高压、ARDS 等。

2.乳汁吸入者

乳汁吸入者常有喂奶时或喂奶后呛咳,乳汁从口、鼻腔流出或涌出。症状与吸入程度有关。患儿可有咳嗽、喘憋、气促、发绀、肺部啰音等。严重者可导致窒息。

3.辅助检查

(1)血气分析:常有低氧血症或高碳酸血症,pH 降低。

(2)胸部 X 线检查:双肺纹理增粗,常伴肺气肿或肺不张,可见结节状阴影或不规则斑片状影。胎粪吸入性肺炎双肺可有广泛粗颗粒阴影或斑片状云絮影,常伴气漏。

(二)感染性肺炎

感染性肺炎是指出生前、出生时或出生后感染细菌、病毒、原虫等微生物引起的肺炎。宫内和分娩过程中感染以大肠埃希菌、B 族链球菌、巨细胞病毒为主;生后感染以金黄色葡萄球菌、大肠埃希菌为主,近年来机会致病菌如克雷伯菌、表皮葡萄球菌、厌氧菌、真菌等亦可引起。新生儿感染性肺炎多数为产后感染性肺炎,可由上呼吸道炎症向下蔓延引起,也可为败血症并发。

宫内、产时感染发病早,产后感染发病较晚。

1.症状与体征

主要有发绀、呻吟、口吐泡沫、呼吸急促、鼻翼翕动、点头样呼吸、三凹征、体温异常、反应差、吃奶差。早产儿可见呼吸暂停,日龄大的新生儿可有咳嗽。双肺可闻及干湿啰音。严重者可出现呼吸衰竭、心力衰竭。金黄色葡萄球菌肺炎易并发气胸、脓胸、脓气胸,病情常较严重。

2.辅助检查

(1)外周血象:白细胞总数细菌感染大多增高;病毒感染正常或降低。

(2)宫内感染脐血或出生早期血 IgM＞200 mg/L。

(3)血气分析和电解质测定:常有低氧血症或高碳酸血症,pH 降低,可伴有电解质紊乱。

(4)病原学检查:采集深部气道分泌物或支气管肺泡灌洗液作细菌培养,必要时作病毒学及支原体、衣原体、解脲脲原体检测可呈阳性。

(5)胸部X线摄片：产前感染者常以肺间质病变为主；产时B族链球菌感染，胸片与肺透明膜病相似，后期呈大片毛玻璃影；产后感染者多见两肺散在斑片状阴影，可伴大片融合或肺不张、肺气肿等。

二、护理评估

(一)健康史

询问母亲孕期尤其是孕后期有无感染病史如巨细胞病毒或弓形虫等感染；有无羊膜早破；询问羊水颜色、性质，有无宫内窘迫或产时窒息；了解Apgar评分；了解生后新生儿有无脐部或皮肤等感染病史及呼吸道感染性疾病接触史；有无长期住院、气管插管等医源性感染的因素。

(二)症状、体征

注意评估患儿是否反应差、发热或体温不升，注意呼吸频率、节律、深浅度，观察有无发绀、呻吟、口吐白沫、呼吸急促、吸气性三凹征、胸腹式呼吸、咳嗽、呼吸暂停等。

(三)社会、心理

新生儿肺炎多数预后良好，痊愈出院。少数早产儿肺炎、胎粪吸入性肺炎、呼吸机肺炎等病情较重、病死率高或病程迁延者应注意评估家长有无焦虑与恐惧。

(四)辅助检查

了解痰、血化验、胸部X线片检查结果，尤其应注意了解血气分析结果，以指导氧疗。

三、常见护理问题

(一)不能有效清理呼吸道

与炎症使呼吸道分泌物增多、咳嗽无力等有关。

(二)气体交换功能受损

与吸入羊水、胎粪、奶汁及肺部炎症有关。

(三)喂养困难

与呼吸困难、反应差、拒奶、呛奶等有关。

(四)体温异常

与肺部感染有关。

(五)合作性问题

心力衰竭、气胸、脓胸或纵隔气肿。

四、护理措施

(一)保持呼吸道畅通，改善肺部血液循环，改善通气和换气功能

(1)胎头娩出后立即吸尽口、咽、鼻黏液，无呼吸及疑有分泌物堵塞气道者，立即进行气管插管，并通过气管内导管将黏液吸出，再吸氧或人工呼吸。

(2)室内空气宜新鲜，保持湿度在60%左右。分泌物黏稠者可行雾化吸入，湿化气道分泌物，使之易排出。雾化液可用生理盐水，也可加入抗感染、平喘、化痰药物，雾化吸入每次不超过15 min，以免引起肺水肿。

(3)胸部物理疗法促进血液循环，利于肺部炎症吸收。①头高位或半卧位以利呼吸，肺不张者取健侧卧位。经常翻身、有条件多怀抱。②叩背：由下而上，由外周向肺门用弓状手掌拍击，使

小气道分泌物松动易于进入大气道。③吸痰：吸痰负压 10.0～13.3 kPa(75～100 mmHg)。有下呼吸道分泌物黏稠，造成局部阻塞引起肺不张、肺气肿者可用纤维支气管镜术吸痰。④根据病情和胸片中病变的部位选用适当的体位引流，以利呼吸道分泌物或胎粪的清除。⑤病程迁延者可行胸部超短波或红外线理疗。

保持安静减少氧耗，避免剧烈哭闹，必要时遵医嘱使用镇静剂。

(二)合理用氧

轻、中度缺氧采用鼻导管给氧，氧流量为 0.5～1 L/min 或面罩给氧，氧流量为 2～3 L/min。重度缺氧可用头罩给氧，氧流量为 5～8 L/min。并根据动脉血氧分压及时调节吸入氧浓度，PaO_2 维持在 6.7～10.7 kPa(50～80 mmHg)至青紫消失为止。如青紫无改善，PaO_2 持续低于 6.7 kPa(50 mmHg)或使 $PaCO_2$ 持续高于 8.0 kPa(60 mmHg)，并发生呼吸衰竭时，可气管内插管进行机械通气。给氧浓度不宜过高，时间不宜太长，以免发生早产儿视网膜病、支气管肺发育不良等并发症。

(三)维持正常体温

置患儿于中性环境温度中。患新生儿肺炎时，体温可能升高也可能降低，应根据病情不同，采取相应方法维持正常体温。

(四)耐心喂养，保证营养供给

患儿易呛奶，能喂奶时应将头部抬高或抱起，并少量多餐耐心间隙喂奶，不宜过饱，以免影响呼吸和引起呕吐、吸入。呛奶严重或呼吸困难明显者可行鼻饲。进食少者根据不同日龄、体重、对液量的具体要求给予静脉补液，重症肺炎补液时适当控制输液速度避免诱发心力衰竭。

(五)密切观察病情，及时发现异常并积极处理

监测体温、心率、呼吸、血压、经皮氧饱和度、动脉血气，记录出入液量。并注意观察以下几点。

(1)呼吸系统表现是否改善，如青紫、呼吸困难、咳嗽有无改善。

(2)全身症状是否好转如反应、体温、进奶量等。

(3)观察有无并发症，如面色苍白或发绀加重、烦躁、短期内呼吸明显加快，心率加快，肝脏增大，提示并发心力衰竭，应配合做好给氧、镇静、强心、利尿等处理。如烦躁不安、突然呼吸困难伴青紫加重、一侧胸廓饱满及呼吸音降低可能合并气胸，应立即做好胸腔穿刺或胸腔闭锁引流准备。如出现烦躁、前囟隆起、惊厥、昏迷，则可能并发中毒性脑病，遵医嘱止痉、脱水等治疗。如腹胀明显，可能存在中毒性肠麻痹或低血钾，予禁食、胃肠减压、肛管排气，低血钾根据血钾报告补钾。

五、出院指导

(一)孩子出院后的环境

选择阳光充足、空气流通的朝南房间为佳。室温要求为 22 ℃～24 ℃，夏、冬季可借助空调或取暖器调节。相对湿度以 55%～65%为宜，气候干燥时可在室内放一盆水。保持室内空气新鲜，无层流或新风系统病室应定时通风，冬天可每天通风 2 次，每次 30 min，避免对流风。

(二)用药

病愈出院后，一般不需要用药。如需服用药物要根据医嘱，不可随意增减。请勿在小儿哭闹时喂药，以免误吸入气管。

(三)喂养

喂养要有耐心,以少量多餐为宜。奶头孔大小要适宜。喂好后将小儿竖直,头伏于母亲肩上,轻拍其背以排出咽下的空气避免溢乳和呕吐,待打嗝后再取右侧卧位数分钟。容易吐奶的小儿可同时抬高肩背部,以促进胃排空减少吐奶的发生。当小儿发生呕吐时,迅速将小儿的头侧向一边,轻拍其背部,并及时清除口鼻腔内的奶汁防止奶汁吸入。

(四)日常护理

多怀抱小儿,如肺炎未愈出院或肺炎恢复期可在脊柱两侧由下而上,由外向内用弓状手掌拍其背部。经常检查鼻孔是否通畅,清除鼻孔内的分泌物。卧位一般取右侧卧位,如仰卧时要避免颈部前屈或过度后伸。洗澡时,要求室温为 26 ℃～30 ℃,水温为 38 ℃～40 ℃,关好门窗,动作轻快,及时擦干,注意保暖避免着凉。根据季节及气候及时增减衣服,防止过热或着凉,衣着以小儿的手足温暖而不出汗为宜。少去公共场所,减少探视,避免接触呼吸道感染者。

(徐桂新)

第六节　新生儿肺透明膜病的护理

一、概述

新生儿肺透明膜病又称新生儿呼吸窘迫综合征,是由肺表面活性物质缺乏而导致,以生后不久出现进行性呼吸困难和以缺氧为主的临床综合征。多见于早产儿。

二、病情观察与评估

(一)生命体征

监测生命体征,观察患者呼吸频率、节律、动度变化,有无呼吸困难。

(二)症状体征

(1)观察患者有无鼻翼翕动、三凹征、发绀等进行性呼吸困难伴呻吟的表现。

(2)了解患者有无胎粪吸入史,因为胎粪可灭活肺表面活性物质。

(三)安全评估

评估有无因用氧过度导致氧中毒的危险。

三、护理措施

(一)气道护理

及时清除口、鼻、咽部分泌物,如无禁忌,可配合拍背,有利于痰液排出。使用呼吸机患者,执行机械通气护理措施。

(二)氧疗

(1)根据病情遵医嘱选择合理吸氧方式(暖箱内、鼻导管、头罩、无创持续正压通气、机械通气),使 SaO_2 维持在 90%～95%。

(2)避免长时间、高浓度氧疗,以免氧中毒导致视网膜病变、支气管肺发育不良等。

(三)用药护理

1.给药时机

胎龄小于28～30周的早产儿,应在生后30 min或24 h内应用肺表面活性物质替代治疗,可明显降低病死率和气胸的发生率,根据病情可重复使用。

2.使用肺表面活性物质

及早给药,使用前将药瓶复温至37 ℃,粉剂需加灭菌水稀释,摇匀,使用前充分吸痰,经气管插管注入,6 h内禁止吸痰。

四、健康教育

(一)住院期

(1)告知家属肺透明膜病发生原因、治疗过程,缓解家长紧张情绪。

(2)告知家属呼吸机对于肺发育不良、不能维持自主呼吸患者至关重要。同时,使用呼吸机可致肺损伤、呼吸机相关性肺炎、氧中毒等并发症,以取得家属配合和理解。

(二)居家期

(1)告知家属新生儿护理和患者个性化护理要点,树立照护信心。

(2)告知家属如再次生育,避免早产是预防该病的关键。

(3)对有支气管发育不良、动脉导管未闭患者,定期随访。出现呼吸困难、心力衰竭及时就医。

(徐桂新)

第七节　新生儿胎粪吸入综合征的护理

一、疾病概述

新生儿胎粪吸入综合征(MAS)是由于胎儿发生宫内窘迫或产时窒息致排出胎粪,临产儿吸入后发生肺部病变所引起;是新生儿期特有的呼吸道严重疾病,发生率为0.3%～2.0%,死亡率高。因此预防非常重要。预防宫内窘迫和产时窒息时首要的,一旦估计有吸入可能者,应早期彻底清理呼吸道及洗胃可显著减少MAS的发病率。新生儿胎粪吸入综合征临床上以低氧血症、高碳酸血症和酸中毒为特征,可伴有或不伴有气胸的发生,严重者可致肺动脉高压。本病多为出生后立即发生,患儿口鼻腔、颜面部常见粪便。

(一)病因及发病机制

详见图6-1。

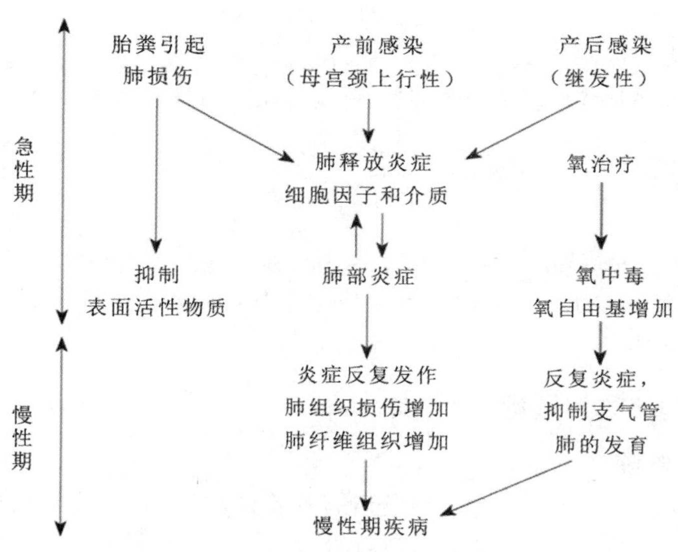

图 6-1　胎粪吸入综合征发病机制

(二)症状和体征

详见图 6-2。

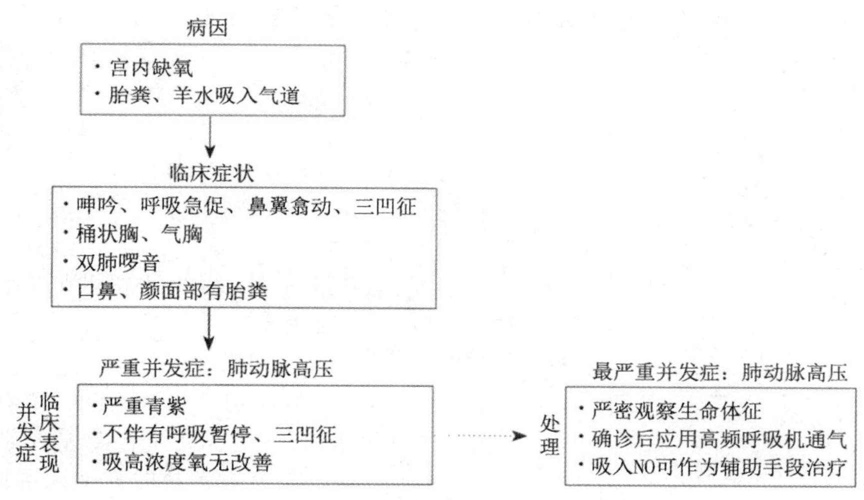

图 6-2　胎粪吸入综合征病因及临床症状

(三)严重并发症

新生儿持续性肺动脉高压(persistent pulmonary hypertension of newborn，PPHN)是指生后肺血管阻力持续性增高，肺动脉压超过体循环动脉压，引起的心房和(或)动脉导管水平血液的右向左分流，临床出现严重低氧血症等症状。PPHN 的患儿在普通的通气压力下难以保证正常的通气，高频通气可以作为新生儿 PPHN 的一种治疗手段。吸入 NO(一氧化氮)也可作为一种辅助手段。其目的是为降低肺动脉压力，提高体循环压力，逆转右向左分流。

(四)相关检查

1.胸部X线检查

示两肺有不规则斑片状或粗大结节阴影;肺气肿明显时纵隔下移,心影可缩小。

2.血气分析

示 pH、PaO_2 降低,$PaCO_2$ 升高。

二、治疗概述

患儿应尽快清除分泌物,供氧,保暖,纠正酸中毒及对症处理。目前临床治疗主要以高频呼吸机机械通气予以支持。

三、护理评估、诊断和措施

(一)家庭基本资料

患儿出生后多有宫内窘迫史,Apgar评分低,有胎粪或羊水污染史,皮肤、指甲、口腔可被胎粪污染。

(二)健康管理

1.有感染的风险

新生儿抵抗力弱、疾病、治疗均可导致感染的风险。胎粪吸入综合征患儿多表现为呼吸衰竭、气胸等临床症状。在治疗的过程中,患儿也需要面临气管插管、胸腔引流置管带来的感染的高风险;同时,脐部、口腔也是新生儿常见感染的途径。

(1)相关因素和临床表现,详见图6-3。

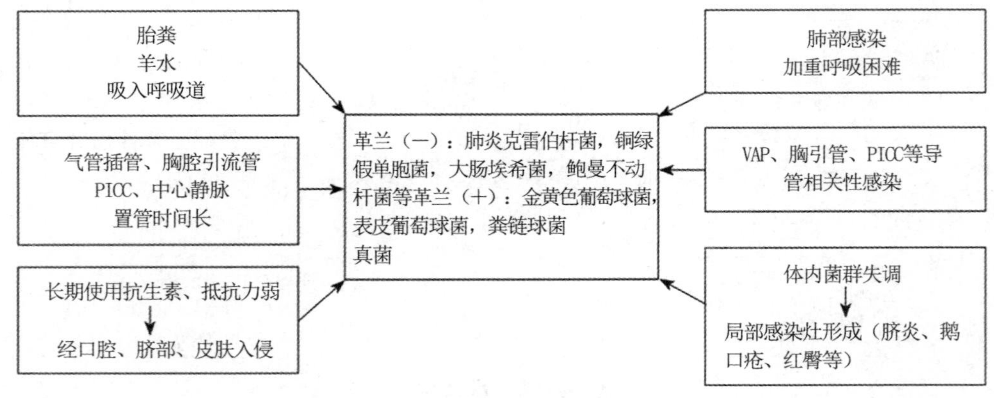

图6-3　感染因素及临床症状

(2)护理诊断:有感染的危险。

(3)护理措施:患儿体温维持稳定(36.5 ℃～37.5 ℃);未发生导管相关性感染(VAP、PICC、胸引管相关感染);未发生局部感染灶(脐炎、鹅口疮、局部伤口红肿热痛等)。①对于有引流管或气管插管的患儿,严格执行无菌原则。②监测体温(T)、呼吸(P)、心率(R)、血压(BP);观察局部、全身情况,有无局部感染灶。③做好口腔及脐部护理。④保持床单位整洁;每天沐浴或床边擦浴。⑤遵医嘱合理使用抗生素。

2.有意外拔管的危险

气管插管、胸腔引流置管期间有意外拔管的风险，脱管后可造成呼吸衰竭、气胸等危象。

(1)相关因素：患儿烦躁、患儿未恰当约束、气管插管、胸腔引流置管管道未妥善固定。

(2)护理诊断：健康维护无效。

(3)护理措施：置管期间未发生意外拔管。①有效固定呼吸机管道、胸腔引流管；对于口腔分泌物多的患儿及时吸痰、更换气管插管胶布；对于胸引管渗血渗液的患儿及时更换敷料。②评估患儿神志状态，进行有效约束；对于需要行约束的患儿，应事先与家长沟通并征得同意；必要时遵医嘱用镇静剂。

(三)活动与运动：呼吸道症状

患儿出生后由于胎粪、羊水等物质吸入、阻塞肺泡、支气管、气道从而导致低氧血症、酸中毒的发生，具体表现为生后 4 h 内即有呻吟、呼吸急促、鼻翼翕动、发绀、三凹征、胸廓呈桶状，可闻及双肺音，严重者易发生呼吸衰竭；若患儿阻塞肺泡及细支气管内的物质未及时排出、可致肺泡破裂，进而导致气胸。

1.相关因素

胎粪、羊水吸入气道、患儿无力咳出。

2.护理诊断

(1)清理呼吸道无效：患儿入院时可见口腔、鼻腔出有羊水呛入或以痰液增多为主的呼吸道症状的临床表现。

(2)气体交换受损：以肺部气体交换功能降低为主呼吸道症状临床表现。

(3)低效型呼吸形态：由于气胸引起的呼吸浅促，呼吸音消失的临床表现。

3.护理措施

氧饱和度≥85%，在辅助通气下，呼吸维持在 30～60 次/分钟；痰液能及时清除。

(1)开放气道、安置舒适体位；新生儿胎粪吸入综合征入院时多表现为大量胎粪、羊水阻塞致呼吸困难，此时应及时清除呼吸道分泌物，洗胃。

(2)遵医嘱予以吸氧、球囊加压，或给予呼吸机应用。

吸氧：①确认患儿身份，根据年龄选择鼻导管型号、吸氧方式、氧流量。②安置吸氧装置。③安置舒适体位，清除患儿鼻腔分泌物。④调节氧气流量(鼻导管氧流量 1～2 L/min，面罩吸氧 4～12 L/min，头罩吸氧>5 L/min，早产儿建议使用测氧仪测量氧浓度，控制其在 25%～40%)。⑤通过眼睑、耳垂后等处感觉氧气气流，检查有无漏气，同时观察湿化瓶中的氧气泡。⑥有效给氧，固定：单侧鼻导管用胶带、透明敷贴固定于颊面部；双侧鼻导管将导管环绕患儿耳部向下调整松紧度适当固定；面罩法将患儿鼻孔及口盖住，用松紧带在头上适当固定；头罩法将氧气管置于头罩上的孔下 1～2 cm，适当固定；暖箱法将氧气管置于暖箱靠近患儿头端一侧，适当固定。⑦助患儿取舒适体位，整理床单位。⑧评估用氧效果：评估氧饱和度，面色，呼吸等情况是否有所改善。

球囊加压：①确认患儿身份，核对信息。②操作者站于患儿头部位置，与患儿纵轴垂直，将面罩与皮囊相连，罩住患儿口鼻部。用左手接住输出口，左手指按住减压阀，右手皮囊加压，感觉有阻力为不漏气。打开氧气开关，检查储气囊和氧气管是否漏气，湿化瓶内不加蒸馏水。③一手开放气道并使面罩与面部密切接触，另一手按压皮囊："CE 手法"，即拇指示指呈"C"形按住面罩，中指、无名指、小拇指呈 E 形抬起下腭，不要压迫软组织，使气道开放。④两次按压确定气道通畅后评估脉搏，确定心率正常，呼吸无，即给予球囊加压呼吸。按压瓶绿，新生儿 30 次/分钟，其余 10～12 次/分钟。按压强度依据潮气量计算法，一般为(千克)体重×潮气量(10～15 L/kg)。按压同时评估生命体征、面色、SaO_2、末梢循环。⑤安置患儿，整理床单位。

(3)观察心率、呼吸变化；呼吸机应用患儿每小时记录通气量；评估呼吸性质、频率、形态、深度；评估呼吸困难的原因。

(4)对于确诊气胸/胸腔积液的患儿，及时配合胸腔穿刺引流；留置胸腔引流管。

(5)对于肺不张的患儿，取对侧卧位。如左肺不张，右侧卧位；右肺不张，左侧卧位。

(四)营养代谢：体温过低

低体温是新生儿胎粪吸入综合征患儿入院时的常见体征，新生儿体温中枢发育不完善、出生后未妥善保暖可导致低体温，而低体温又可加重呼吸衰竭。

1.相关因素

保暖不当、新生儿体温中枢发育不完善。

2.护理诊断

体温过低。

3.护理措施

6 h 内患儿体温维持稳定：36.5 ℃～37.5 ℃。

(1)准备暖床，根据患儿体温调节暖床温度。

(2)每隔 4 h 测体温(T)、呼吸(P)、心率(R)，观察患儿神志、反应、有无呼吸暂停。

(徐桂新)

第八节　新生儿黄疸的护理

新生儿黄疸又称高胆红素血症，是由于新生儿时期血清胆红素浓度升高而引起皮肤、巩膜等黄染的临床现象。分生理性黄疸及病理性黄疸两大类。严重者非结合胆红素进入脑部可引起胆红素脑病(核黄疸)，危及生命或导致中枢神经系统永久性损害而留下智力落后、听力障碍等后遗症。

一、临床特点

(一)生理性黄疸

生理性黄疸主要由于新生儿肝葡萄糖醛酸转移酶活力不足引起。黄疸一般出生后 2～3 d 开始出现，4～5 d达高峰，10～14 d 消退，早产儿可延迟到 3～4 周。血清胆红素足月儿＜221 μmol/L(12.9 mg/dL)，早产儿＜256.5 μmol/L(15 mg/dL)。一般情况良好，以血中非结合胆红素升高为主。

(二)病理性黄疸

1.一般特点

(1)黄疸出现早，一般是在出生后 24 h 内出现。

(2)黄疸程度重，血清胆红素足月儿＞221 μmol/L(12.9 mg/dL)，早产儿＞256.5 μmol/L(15 mg/dL)。

(3)黄疸进展快,血清胆红素每天上升>85 μmol/L(5 mg/dL)。

(4)黄疸持续时间长,足月儿超过 2 周或早产儿超过 4 周黄疸仍不退或退而复现。

(5)血清结合胆红素>26 μmol/L(1.5 mg/dL)。

(6)重者可引起胆红素脑病,又称核黄疸,是由于血中游离非结合胆红素通过血-脑屏障引起脑组织的病理性损害。胆红素脑病一般发生在出生后 2~7 d,早产儿更易发生。临床分警告期、痉挛期、恢复期、后遗症期。警告期表现:嗜睡、吸吮力减弱、肌张力低下,持续 12~24 h。痉挛期表现:发热、两眼凝视、肌张力增高、抽搐、两手握拳、双臂伸直内旋、角弓反张,多数因呼吸衰竭或肺出血死亡,持续 12~48 h。恢复期表现:抽搐减少或消失,恢复吸吮能力,反应好转,此期约持续 2 周。后遗症期于出生后 2 个月或更晚时出现,表现为手足徐动、眼球运动障碍、听力障碍、牙釉质发育不良、智力障碍等。

2.不同病因引起病理性黄疸的特点

(1)胆红素来源增多引起病理性黄疸:以非结合胆红素增高为主。

1)新生儿溶血:①同族免疫性溶血如新生儿 ABO 或 Rh 溶血症或其他血型不合溶血。ABO 或 Rh 溶血症往往于出生后 24 h 内出现黄疸,并迅速加重,可有进行性贫血。ABO 溶血病可呈轻中度贫血或无明显贫血;Rh 溶血病贫血出现早且重,严重者死胎或出生时已有严重贫血、心力衰竭,部分患儿因抗体持续存在,可于出生后 3~6 周发生晚期贫血。全身水肿,主要见于 Rh 溶血病;肝脾肿大,髓外造血活跃所致;低血糖,见于重症 Rh 溶血病大量溶血时造成还原型谷胱甘肽增高刺激胰岛素释放所致;重症者可有皮肤淤点、瘀斑、肺出血等出血倾向;容易发生胆红素脑病。血型鉴定母婴 Rh 或 ABO 血型不合;血中有致敏红细胞及免疫性抗体,改良直接抗人球蛋白试验阳性,抗体释放试验阳性,游离抗体试验阳性。②红细胞酶缺陷溶血如葡萄糖 6-磷酸脱氢酶(G-6-PD)缺乏症,往往生理性黄疸持续不退或进行性加重、贫血、易发生胆红素脑病、高铁血红蛋白还原率下降。③红细胞形态异常如遗传性球形或椭圆形、口形红细胞增多症等。球形红细胞增多症可早期出现溶血性贫血,外周血直径较小的球形红细胞增多,红细胞脆性试验阳性,有家族史。④血红蛋白病如地中海贫血,可引起胎儿水肿综合征、低色素小细胞性贫血、黄疸、肝大。

2)体内出血:头颅血肿、颅内出血、内脏出血等逸至血管外红细胞寿命会缩短而出现黄疸,有相应部位出血的表现。

3)红细胞增多症:常见于宫内缺氧、胎-胎输血、脐带结扎延迟等。一般在出生后 48 h 出现黄疸加深,患儿有多血貌或青紫,呼吸暂停,静脉血红细胞>6×10^{12}/L,血红蛋白>220 g/L,血细胞比容>65%。

4)肠肝循环增加:①开奶延迟,吃奶少,大便排出延迟、排出少或不排(如肠闭锁等消化道畸形)使胆红素重吸收增加而出现黄疸。以非结合胆红素升高为主。②母乳性黄疸,见于母乳喂养儿,可能与母乳中 β-葡萄糖醛酸苷酶活性高使胆红素重吸收增加有关。黄疸于出生后 3~8 d 出现,1~3 周达高峰,6~12 周消退,停喂母乳 3~5 d 黄疸明显减轻或消退,如重新母乳喂养黄疸可稍加重,患儿一般情况良好。

5)其他:维生素 E 缺乏、低锌血症可影响红细胞膜功能;孕母分娩前静脉滴注催产素(>5 U)和不含电解质的葡萄糖溶液使胎儿处于低渗状态导致红细胞通透性及脆性增加而溶血,母亲有分娩前用药史。以非结合胆红素升高为主。

(2)肝摄取结合胆红素减少:以非结合胆红素升高为主。

1)葡萄糖醛酸转移酶受抑制:家族性、窒息、缺氧、低体温、低血糖、使用水合氯醛、婴儿室应用酚类清洁剂可抑制肝酶活力。患儿有血糖及体温异常、窒息、用药等相应病史,以非结合胆红素升高为主。

2)先天性葡萄糖醛酸转移酶缺乏症(Crigler-Najjar 综合征):分两型。Crigler-Najjar Ⅰ型为葡萄糖醛酸转移酶完全缺乏,常染色体隐性遗传病,多于出生后 3 d 内出现明显黄疸,并持续终身,黄疸不能被光疗所控制,需换血再行光疗方能奏效,如不换血大多发生胆红素脑病,酶诱导剂无效。Crigler-Najjar Ⅱ型为葡萄糖醛酸转移酶部分缺乏,常染色体显性遗传病,酶诱导剂有效,个别发生胆红素脑病。

3)家族性暂时性新生儿高胆红素血症(Lucey-Driscoll 综合征):为母孕中、后期血清中一种能通过胎盘到达胎儿体内的孕激素抑制了葡萄糖醛酸转移酶所致。有明显家族史,多于出生后 48 h内出现严重黄疸,如不及时换血可发生胆红素脑病,出生后 2 周内黄疸逐渐消退。

4)先天性非溶血性黄疸(Gilbert 综合征):常染色体显性遗传病。肝细胞摄取胆红素功能障碍,也可伴有葡萄糖醛酸转移酶活性部分减低。一般黄疸轻,呈慢性或间歇性。

5)酸中毒、低蛋白血症:影响非结合胆红素与清蛋白结合。血气分析 pH 降低或血清蛋白低。

6)药物:磺胺类、水杨酸盐、维生素 K_3、吲哚美辛、毛花苷 C 与胆红素竞争 Y、Z 蛋白结合位点;噻嗪类利尿剂可使胆红素与清蛋白分离等。患儿有用药史。

7)其他:甲状腺功能减退、脑垂体功能低下、唐氏综合征等常伴血胆红素升高或生理性黄疸消退延迟。甲状腺功能减退表现为少哭、喂奶困难、吸吮无力、肌张力低、腹膨大、便秘、生理性黄疸持续不退,血清 T_3、T_4 降低,TSH 增高。

(3)胆红素排泄障碍:引起结合胆红素增高或混合性高胆红素血症。

1)肝细胞对胆红素的排泄障碍:①新生儿肝炎综合征,如 TORCH(T:弓形虫;R:风疹病毒;C:巨细胞病毒;H:单纯疱疹病毒;O:其他如乙肝病毒、梅毒螺旋体、EB 病毒等感染)引起,以巨细胞病毒感染最常见。感染可经胎盘传给胎儿或在通过产道时被感染,常在出生后 1～3 周或更晚时出现黄疸,粪便色浅或灰白,尿色深黄,可有厌食、呕吐、肝脏肿大、肝功能异常;血清巨细胞病毒、疱疹病毒、风疹病毒、弓形虫 IgM 抗体阳性;巨细胞病毒(CMV)感染者还可有 CMV 特异性结构蛋白 PP65 阳性、尿 CMV-DNA 阳性;梅毒患儿梅毒螺旋体间接血凝试验(TPHA)及快速血浆反应素试验(RPR)阳性。②先天性代谢缺陷病,如半乳糖血症,患儿进食乳类后出现黄疸、呕吐、体重不增、白内障、低血糖和氨基酸尿,红细胞 1-磷酸半乳糖尿苷转移酶活性低,血半乳糖升高。③先天性遗传性疾病如家族性进行性胆汁淤积、先天性非溶血性黄疸(结合胆红素增高型)等。以结合胆红素升高为主。家族性进行性胆汁淤积初为间隙性黄疸,常诱发于感染,以后转变为慢性进行性胆汁淤积,肝硬化。

2)胆管胆红素的排泄障碍:①新生儿先天性胆道闭锁,出生后 1～3 周出现黄疸并逐渐加重,大便出生后不久即呈灰白色,皮肤呈深黄绿色,肝脏明显增大,质硬,大多经 3～4 个月发展为胆汁性肝硬化,以结合胆红素增高为主,腹部 B 超检查可发现异常。②先天性胆总管囊肿,呈间隙性黄疸、腹部肿块、呕吐、无黄色大便,超声检查可确诊。③胆汁黏稠综合征,严重新生儿溶血病时大量溶血造成胆总管被黏液或浓缩胆汁所阻塞。皮肤呈深黄绿色,大便呈灰白色,尿色深黄,以结合胆红素升高为主。④肝和胆道肿瘤、胆道周围淋巴结病压迫胆总管引起黄疸,以结合胆红素升高为主。腹部 B 超或 CT 协助诊断。

(4)混合性：如新生儿败血症，感染的病原体或病原体产生毒素破坏红细胞及抑制转氨酶活性引起黄疸。常表现为生理性黄疸持续不退或退而复现或进行性加重，有全身中毒症状，有时可见感染灶，早期以非结合胆红素升高为主或两者均高，晚期有的以结合胆红素升高为主，血培养可阳性，白细胞总数、C 反应蛋白增高。

(三)辅助检查

(1)血常规：溶血者红细胞和血红蛋白降低(早期新生儿＜145 g/L)，网织红细胞显著增高(＞6%)，有核红细胞增高(＞10/100 个白细胞)。

(2)血清总胆红素增高，结合和(或)非结合胆红素升高。

二、护理评估

(一)健康史

了解母亲妊娠史(胎次、有无不明原因的流产、早产及死胎、死产史和输血史，妊娠并发症，产前有无感染和羊膜早破)；有无黄疸家族史；患儿的兄、姐有无在新生儿期死亡或者明确有新生儿溶血病；询问父母血型、母婴用药史；了解患儿喂养方式(母乳或人工喂养)、喂养量和大小便颜色、量；了解患儿有无接触樟脑丸、萘；询问黄疸出现时间及动态变化。

(二)症状、体征

评估黄疸程度、范围；有无皮肤黏膜苍白、水肿、肝大；评估患儿有无心率快等心力衰竭表现及嗜睡、角弓反张、抽搐等胆红素脑病的表现；检查有无头颅血肿；注意有无脓疱疹、脐部红肿等感染灶；注意大小便颜色及大便次数、量。

(三)社会、心理

评估家长对黄疸病因、预后、治疗、护理的认识程度；了解家长心理状态。有无认识不足和焦虑。

(四)辅助检查

了解母子血型，血红蛋白、网织红细胞、血清胆红素值尤其是非结合胆红素是否升高，抗人球蛋白试验、红细胞抗体释放试验等是否阳性。了解红细胞脆性试验、肝功能检查是否异常。高铁血红蛋白还原率是否小于 75%。了解血培养是否阳性、白细胞总数、C 反应蛋白是否增高。了解血、宫内感染病原学检查结果及腹部 B 超等检查结果。

三、常见护理问题

(一)合作性问题

胆红素脑病。

(二)有体液不足的危险

与光照使失水增加有关。

(三)皮肤完整性受损

与光照疗法引起结膜炎、皮疹、腹泻致尿布疹有关。

(四)有感染的危险

与机体免疫功能低下有关。

(五)知识缺乏

家长缺乏黄疸的护理知识。

四、护理措施

(一)密切观察病情

(1)观察黄疸的进展和消退情况:监测胆红素值;观察皮肤黄染程度、范围及其变化;注意大小便色泽。

(2)注意有无拒食、嗜睡、肌张力减退等胆红素脑病的早期表现。

(3)观察贫血进展情况:严密监测患儿贫血的实验室检查结果。观察患儿面色、呼吸、心率、尿量、水肿、肝脏大小等情况,判断有无心力衰竭。

(二)减少胆红素产生,促进胆红素代谢,预防胆红素脑病

1.做好蓝光疗法和换血疗法准备工作与护理工作

具体见蓝光疗法和换血疗法。需做换血疗法者用无菌生理盐水持续湿敷脐带残端保持新鲜,防止脐血管干燥闭合,为脐动脉插管做准备。

2.遵医嘱给予血浆、清蛋白和转氨酶诱导剂

非结合胆红素增高明显者遵医嘱尽早使用血浆、清蛋白以降低胆红素脑病的危险。清蛋白一般稀释至5%静脉输注。溶血症者遵医嘱正确输注丙种球蛋白以抑制溶血。

3.杜绝一切能加重黄疸、诱发胆红素脑病的因素

避免发生低温、低血糖、窒息、缺氧、酸中毒、感染,避免不恰当使用药物等。

(1)做好保暖工作,监测体温,维持体温正常。

(2)供给足够的热量和水分,如病情允许及早、足量的喂养,不能进食者由静脉补充液体和热量。监测血糖,及时处理低血糖。

(3)监测血气分析、电解质,缺氧时给予吸氧,及时纠正酸中毒。

(4)避免使用影响胆红素代谢的药物如磺胺类、吲哚美辛等。

(5)防止感染:加强皮肤、黏膜、脐带、臀部护理,接触患儿前洗手。

(6)保持大便通畅,必要时开塞露灌肠,促进胆红素排泄。

(7)避免快速输入高渗性药液,以免血-脑屏障暂时开放而使胆红素进入脑组织。

(三)减轻心脏负担,防止心力衰竭

(1)保持患儿安静,减少不必要的刺激,各项治疗护理操作尽量集中进行。

(2)清蛋白静脉输注 4 h 左右,必要时在输注后遵医嘱预防性使用呋塞米以减轻心脏负荷。

(3)心力衰竭时输液速度 5 mL/(kg·h)左右。遵医嘱给予利尿剂和洋地黄类药物,并密切观察药物反应,防止中毒。

五、出院指导

(一)用药

出院时若黄疸程度较轻,日龄已大,可不必再服用退黄药物。出院时黄疸仍明显,可能需要服用苯巴比妥与尼可刹米联合制剂(酶诱导剂)3～6 d。贫血者强调铁剂的补充。G-6-PD缺陷者,可因某些药物如维生素 K_3、磺胺类、解热镇痛药及新生霉素等引起溶血和黄疸,乳母和小儿都应避免应用。肝炎综合征病程较长,一般需 4～6 个月,出院后常需要服用保肝药,如葡醛内酯、胆酸钠等,同时小儿要加强脂溶性维生素 A、维生素 D、维生素 E、维生素 K 的补充。

(二)复查

疑有胆红素脑病或已确诊胆红素脑病,应加强神经系统方面的随访,以便尽早做康复治疗。新生儿溶血病的小儿,一般在出生后2～3个月间每1～2周复查一次血红蛋白,若血红蛋白降至80 g/L以下,应输血以纠正贫血。患肝炎综合征的小儿,应每隔1～2个月复查肝功能,直至完全康复。

(三)就诊

孩子出现下列情况如小儿黄疸持续时间较长,足月儿大于2周,早产儿大于4周,黄疸消退或减轻后又再出现或加重,更换尿布时发现大便颜色淡黄或发白甚至呈陶土色,尿色变深黄或呈茶色,或者皮肤出现瘀斑、淤点、大便变黑等,家长要引起重视,及时就诊。

(四)喂养

母乳营养高、吸收快、无菌且含有多种免疫活性物质,即使是新生儿溶血病仍提倡母乳喂养,可按需喂养。若为G-6-PD缺陷者,乳母和小儿忌食蚕豆及其制品。母乳性黄疸,若黄疸较深可暂停或减少母乳喂养,改喂其他乳制品,经2～4 d黄疸会减退,再喂母乳时黄疸再现,但较前为轻且会逐渐消退,所以不必因黄疸而放弃母乳喂养。

(五)促进孩子康复的措施

婴儿和产妇的房间应该空气清新,阳光充足。抱孩子适当户外活动,多晒太阳。保持大便通畅,如大便秘结及时用开塞露灌肠排出大便减少胆红素吸收。由于低温、低血糖会加重黄疸,应避免受寒和饥饿。G-6-PD缺陷者衣服保管时勿放樟脑丸。

溶血症患儿母亲如再次妊娠,需做好产前监测与处理。孕期监测抗体滴度,不断增高者,可采用反复血浆置换术。胎儿水肿,或胎儿Hb低于80 g/L,而肺尚未成熟者,可行宫内输血;重症Rh阴性孕妇既往有死胎、流产史,再次妊娠中Rh抗体效价升高,羊水中胆红素增高,且羊水中磷脂酰胆碱/鞘磷脂比值大于2,可提前分娩,减轻胎儿受累。胎儿娩出后及时送新生儿科诊治。

(徐桂新)

第九节 新生儿坏死性小肠结肠炎的护理

一、疾病概述

新生儿坏死性小肠结肠炎(necrotizing enterocolitis of newborn,NEC)是一种严重威胁新生儿的胃肠道急症,发病率为1‰～5‰,多发于早产儿,且病死率高。新生儿坏死性小肠结肠炎临床以腹胀、呕吐、腹泻、便血为主要临床表现;起病急,可危及生命。

(一)病情进展分期

贝尔分期修正标准:包括临床表现、实验室检查及治疗。详见表6-1。

表 6-1　新生儿坏死性小肠结肠炎的贝尔分期修正标准

分期	全身症状	肠道症状	X 线表现	治疗
ⅠA:疑似 NEC	体温不稳定,呼吸暂停、心动过缓、倦怠	鼻饲残留增加、轻度腹胀、呕吐、便血阳性	正常或肠管扩张、轻度梗阻	禁食、抗生素 3 d
ⅠB:疑似 NEC	同上	直肠出鲜红血	同上	同上
ⅡA:确诊 NEC 轻度病变	同上	上述＋肠鸣音减弱或消失、有或无腹肌紧张	肠管扩张、梗阻、积气	禁食、如检查在 24～48 h 间正常,抗生素 9～10 d
ⅡB:确诊 NEC 中度病变	上述＋轻度代酸和轻度血小板减少症	上述＋明确的腹肌紧张、有或无蜂窝织炎或右下腹包块,肠鸣音消失;同ⅡA 有或无门静脉积气、有或无腹水	同上	禁食、抗生素 14 d、碳酸氢钠纠正酸中毒
ⅢA:进展 NEC 严重病变 肠壁未穿孔	同ⅡB,＋低血压、心动过缓、严重呼吸暂停、混合型呼吸和代谢性酸中毒、播散性血管内凝血、中性粒细胞减少症、无尿症	上述＋弥漫性腹膜炎、明显的腹肌紧张、腹胀、腹壁红斑	同ⅡB、明显腹水	同上＋补液 200 mL/(kg·d)、新鲜冰冻血浆、正性肌力药、气管插管通气治疗、穿刺术、如患者药物治疗 24～48 h 无改善则外科干预
ⅢB:进展 NEC 严重病变 肠壁穿孔	同Ⅲ期	同Ⅲ期	同上述ⅡB＋气腹	同上＋外科干预

(二)症状和体征

详见图 6-4。

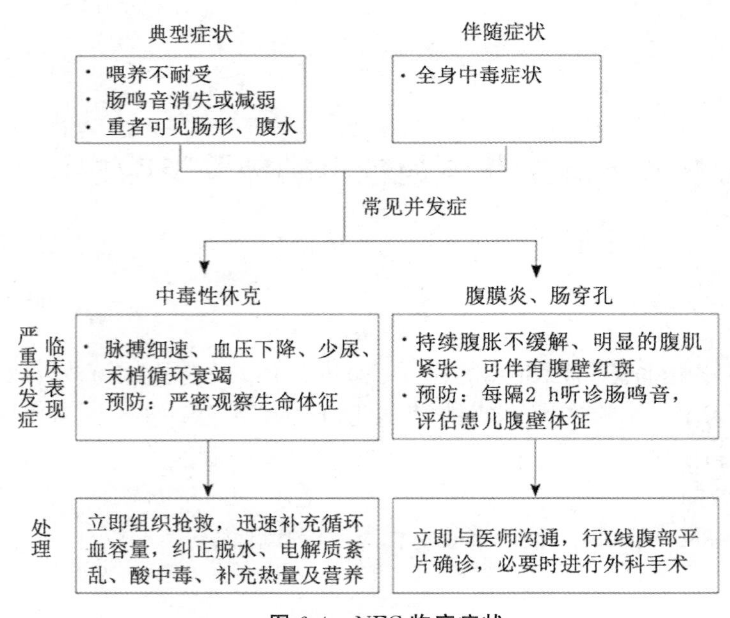

图 6-4　NEC 临床症状

（三）相关检查指标

1.X 线腹部平片

示肠壁积气、肠管扩张、肠腔多个液平面特征性表现时可确诊是否为 NEC。详见图 6-5。

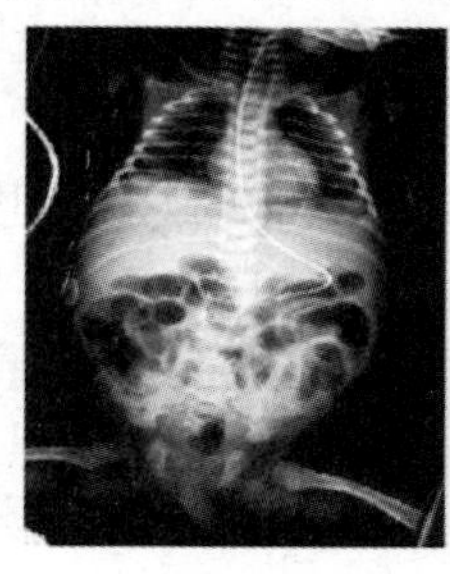
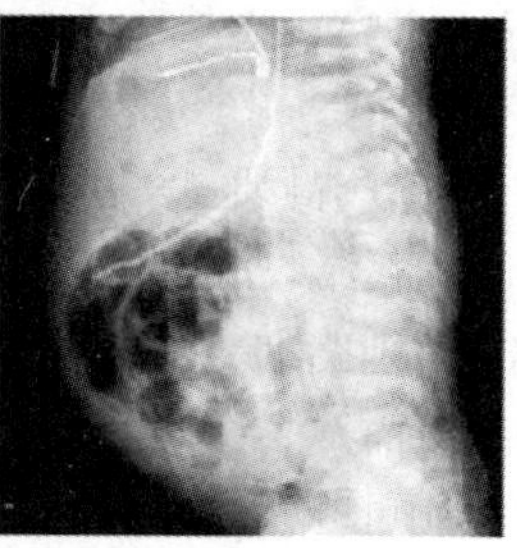

图 6-5　X 线腹部平片

2.血常规、CRP

须结合临床症状考虑有无细菌感染。

3.血培养

确诊感染细菌的种类。

4.粪隐血试验（+）、动态 HGB

提示有无消化道潜在或大量出血情况。

5.血气分析、电解质、肝肾功能

对于长期禁食患儿且全身感染，了解内环境是否稳定。

二、治疗概述

病情进展可根据贝尔分期修正标准分为 3 期。Ⅰ期、Ⅱ期时以内科保守治疗为主：须密切观察腹胀情况，定时量腹围；及时纠正酸中毒。对于确诊患儿应禁食、胃肠减压并同时予以营养支持；积极预防休克、肠穿孔等并发症的发生，Ⅲ期必要时须采取手术干预。

三、护理评估、诊断和措施

（一）NEC 常见护理问题

1.症状相关

(1)舒适度的改变：腹胀、腹痛。与肠壁组织坏死、炎症有关。

(2)体液不足的危险：与腹水致体液丢失过多、补充不足有关。

(3)体温过低：体温≤36 ℃，与患儿保暖不当、体温中枢发育不完善有关。

2.治疗相关

(1)有感染的危险：与造瘘袋维护不当有关。

(2)有受伤的危险：与胃肠减压负压吸引力过大、清洁灌肠有关。

3.并发症相关

(1)潜在并发症：中毒性休克，与肠壁组织坏死、毒素吸收有关。

(2)潜在并发症：腹膜炎，与肠壁组织坏死有关。

（二）家庭基本资料

个人病史：患儿有无窒息史、高渗乳汁喂养史、感染、早产等引起 NEC 的危险因素。

1.早产儿

胃肠道功能不完善,细菌易在胃肠道繁殖并产生炎症反应。

2.感染

致肠道缺乏分泌型IgA、细菌分泌内毒素,入侵肠黏膜。

3.缺血后再灌注损伤

血液重新分布,肠系膜血管强烈收缩,致缺血,甚至坏死。

4.高渗乳汁喂养不当

可损伤肠黏膜,高渗乳汁中营养物质利于细菌生长。

(三)健康管理

1.体液不足的风险

患儿腹泻、呕吐为NEC患儿的术前的典型症状,此阶段的患儿不能耐受经肠道喂养,若未给予足够的肠外营养支持,可发生休克、低血糖。

(1)相关因素:腹泻、呕吐、静脉补液不足。

(2)护理诊断:体液不足的危险、有血糖不稳定的危险。

(3)护理措施:①严密观察患儿生命体征变化;每班评估患儿的神志、皮肤弹性、口唇黏膜、囟门及眼眶凹陷。②开放静脉,遵医嘱给予扩容、肠外营养支持。③观察呕吐色、性质、量;观察腹泻色、性质、量;每天测体重、记录24 h尿量。④暖床可在床表面覆盖保鲜膜,减少隐性失水;暖床/暖箱每班加水,保持相对湿度为50%～60%。

2.有受伤的危险

腹胀为NEC患儿的首发临床症状。保守治疗或术前的患儿须行胃肠减压或清洁灌肠。在治疗过程中,可能存在肠黏膜受损的风险,当胃肠减压压力过大时可致胃肠黏膜出血;清洁灌肠操作不当严重时可致肠穿孔。

(1)相关因素:胃肠减压、清洁灌肠压力过大。

(2)护理诊断:有受伤的危险。

(3)护理措施:新生儿胃肠减压压力为8.0～13.3 kPa(60～100 mmHg);清洁灌肠须量出为入。严格遵循新生儿护理常规。

胃肠减压护理:①确认患儿信息,并协助患儿摆舒适体位。②插胃管,调节吸引装置负压,用固定装置将引流管固定于床单。③胃肠减压开始后30 min检查整个系统,确定在有效吸引中,再每2 h巡视一次。④告知患儿家长留置胃管减压期间的注意事项:禁止饮水和进食,保持口腔清洁,使患儿舒适,用清水清洁鼻腔每天两次或需要时口腔护理。⑤协助患儿取舒适体位,整理床单位。清理用物。

新生儿清洁灌肠:①确认患儿身份,协助患儿摆正确体位,取左侧卧位,膝屈曲,臀部移至床沿,垫一次性中单于臀下,盖被保暖;如患儿肛门外括约肌失去控制能力,可取仰卧位,臀下垫便盆。②暴露肛门,灌肠筒挂于输液架上,液面距肛门40～60 cm,弯盘置臀边,润滑肛管前端,排出肛管内空气和冷溶液,夹紧橡胶管,暴露肛门,嘱患儿张口呼吸,放松腹部。③插入肛管,将肛管轻轻插入直肠,固定肛管,松开夹子,使溶液缓缓注入。④拔出肛管,待溶液将完时,夹住橡胶管,卫生纸包住肛管,拔出放于弯盘内,擦净肛门,嘱患儿平卧,尽可能保留5～10 min,以便粪便软化。⑤排便。

3.有感染的风险

NEC 患儿术后手术伤口尚未闭合、造瘘袋维护不当,排便污染手术切口可致术后感染。

(1)相关因素:手术伤口感染、造瘘口污染、抵抗力弱。

(2)护理诊断:有感染的危险。

(3)护理措施:患儿体温≤38 ℃;未发生手术伤口感染、造瘘口渗液等感染征象。①手术后,护理人员应保持手术伤口、造瘘口清洁;及时更换伤口敷料;避免造瘘口粪便污染手术伤口。②重点监测:每隔 4 h 监测体温,观察有无手术伤口感染、造瘘口渗液等。③洗手:接触患者前后、操作前后、戴脱手套前后均需洗手,使用六步法。④操作时严格遵守无菌消毒技术。

(四)营养与代谢

营养不良(风险)NEC 患儿以肠道功能紊乱为主要临床症状,临床上常以腹胀为首发症状,重者可见肠型,并伴有肠鸣音减弱或消失。早期 NEC 肠道症状表现为呕吐胆汁样胃液,后转为咖啡渣样且量逐渐增加;故患儿在场功能恢复前需要长期禁食,从而加大营养不良的风险,而营养不良又可增加感染危险。

1.相关因素

呕吐、腹泻、肠道功能紊乱。

2.护理诊断

(1)营养失调的危险:低于机体需要量。

(2)营养失调:低于机体需要量。

3.护理措施

早产儿体重增长≥15 g/d;足月儿体重增长 18~20 g/d。

(1)持续营养状况评估:入院、每周或有营养失调可能时使用 STAMP 量表进行营养风险评估;每天测量患儿的体重,每周测头围;血清蛋白、转铁蛋白等生化试验对一些患儿也是有帮助的;每天监测患儿的 24 h 出入量。此外,应评估患儿喂养史。

(2)支持性营养治疗:对 NEC 术前、术后患儿应较早安排 PICC 置管,早日建立长效静脉通路以保证肠道外营养(TPN)的使用;必要时遵医嘱予以丙球、输血质品。

(3)当患儿可进行肠内营养时,应耐心喂养,保证每顿奶量完成;每次喂养前须评估患儿腹部体征,有无喂养不耐受;经鼻饲管喂养,每次喂养前须评估有无潴留。

(4)定时训练吸吮吞咽功能,鼓励经口喂养。

(五)排泄

NEC 可致腹泻,临床表现为排血便;腹泻可导致脱水,电解质紊乱或肛周黏膜破损,严重时可导致中毒性休克。

1.相关因素

肠道炎症、坏死。

2.护理诊断

腹泻。

3.护理措施

排便≤3 次/天,肛周黏膜完整。

(1)观察大便的次数、颜色、性状、量;测血压,密切观察生命体征的变化及有无脱水现象;当有休克的早期表现时应及时与医师沟通，配合扩容等急救处理。

(2)每天记录出入量，每天称体重；评估液体及饮食摄入量，评估肛周皮肤的完整性，保持肛周皮肤的清洁，预防红臀。

(3)评估腹泻的原因：如术前肠道感染造成的腹泻护理人员应立即禁食，防止奶液加重肠道感染、加重腹泻；如术后喂养不耐受导致的腹泻，应与医师沟通，遵医嘱给予治敏奶喂养等。

(徐桂新)

第十节　新生儿脐炎的护理

一、概述

脐炎是指与脐带相连组织的感染。因断脐时或出生后处理不当，脐带残端被细菌入侵或繁殖所引起的急性炎症，亦可由于脐血管留置导管或换血时被细菌污染而导致发炎。轻者脐残端及脐周皮肤红肿，伴少许脓性分泌物。严重者脐部及脐周红肿且发硬，脓性分泌物增多并有臭味。

二、病情观察及评估

(一)生命体征

监测生命体征，观察患者有无体温升高。

(二)症状体征

(1)观察脐部残端是否脱落，脐带根部或脐窝有无潮湿及分泌物，脐周皮肤有无红肿、硬结。

(2)观察有无少吃、少动、少哭以及腹胀、腹肌紧张、腹部触痛等败血症的不典型表现。

(三)安全评估

评估有无因抽搐导致窒息的危险。

三、护理措施

(一)脐部护理

1.保持脐部清洁

(1)勤换尿布，尿布大小适宜，避免尿液污染脐部。

(2)正确消毒脐部，用75%的乙醇棉签从脐带根部或脐窝开始由内向外环形彻底清洗消毒。

(3)局部有脓性分泌物时，可用3%的过氧化氢清洁后用碘伏消毒。

(4)纸尿裤大小适当，避免摩擦脐带根部导致破皮发红、出血。

2.脐带脱落前护理

(1)脐带脱落前应保持干燥。

(2)残端脱落前，沐浴时间不宜过长，如不慎将脐带根部弄湿，应先以干净小棉棒擦拭干净，再用0.5%碘伏消毒处理。

(3)禁用面霜、乳液、爽身粉、油类涂抹脐带根部，以免脐带不易干燥甚至导致感染。

3.脐带脱落后护理

(1)脐带残端长时间不脱落,应观察是否结扎不牢,考虑重新结扎。

(2)脐带残端脱落后,观察脐窝内有无樱红色肉芽肿增生,如有肉芽肿可用10%硝酸银溶液涂擦。

(二)标本采集

入院后在使用抗生素之前采集脐部分泌物做培养和药物敏感试验,必要时采集血培养标本。

四、健康教育

(一)住院期

告知家属脐炎发生的原因及预后,讲解脐部护理重要性,取得家属理解和配合。

(二)居家期

(1)教会家属新生儿脐部护理的正确方法,避免脐部感染。

(2)脐部出现红肿、硬结、分泌物等脐炎的表现时应及时就医。

(徐桂新)

第十一节 新生儿败血症的护理

新生儿败血症是病原体侵入新生儿血液循环并在其中生长繁殖,产生毒素所造成的全身性感染。常见病原体为细菌,也可为真菌、病毒或其他病原体。细菌感染以葡萄球菌、大肠埃希菌为主。近年来,机会致病菌引起败血症有增多趋势。

一、临床特点

(一)产前、产时感染

一般在出生后 3 d 内出现症状,而产后感染一般在出生 3 d 后出现症状。

(二)临床表现

无特异性,表现为全身中毒症状,可累及多个系统。

(1)体温不稳定,可表现为发热或体温不升。面色苍白或青灰。

(2)神经系统:精神萎靡、嗜睡、反应低下、少哭少动、重者不哭不动。并发化脓性脑膜炎时则有激惹、凝视、颈部抵抗、前囟饱满、抽搐等。

(3)消化系统:少吃、不吃、呕吐、腹胀、腹泻、体重不增,严重患儿出现中毒性肠麻痹(腹胀、肠鸣音消失)和坏死性小肠结肠炎(吃奶量减少,胃潴留,腹胀,呕吐,腹泻,血便等)。

(4)呼吸系统:气促、发绀、呼吸暂停。

(5)循环系统:心率加快、脉搏细速、皮肤花纹、四肢末端凉或冷。重者出现毛细血管充盈时间延长、血压下降、酸碱平衡紊乱、出血、DIC 等循环衰竭表现。

(6)黄疸常加重,持续不退或退而复现,可伴肝大。

(7)硬肿。

(8)迁徙性病灶:脓毒败血症时可出现局部蜂窝织炎、脓气胸、骨髓炎、肝脓肿等。

(9)发病前可有脐炎、脓皮病、甲沟炎等。

(三)辅助检查

(1)血常规:白细胞总数低于 $5.0\times10^9/L$ 或超过 $20\times10^9/L$,中性粒细胞比例升高,血小板数小于 $100\times10^9/L$。

(2)末梢血 C 反应蛋白(CRP)增高,大于 8 mg/L。

(3)末梢血中性粒细胞杆状核细胞所占比例≥0.20。

(4)血培养阳性。

二、护理评估

(一)健康史

询问患儿有无宫内、产时和产后感染史,如母亲产前有无发热、胎膜早破、产程延长、羊水混浊发臭;是否为早产;患儿出生时有无复苏抢救史,是否接受过损伤性操作;近期有无皮肤黏膜破损,有无脐炎、脓疱疹等。

(二)症状、体征

注意体重增长情况。评估患儿的面色及肤色、反应、哭声、吃奶、体温情况;有无感染性病灶,特别是脐部和皮肤有无破损或化脓;有无腹胀、呼吸暂停、黄疸和肝脾肿大、硬肿、出血倾向及休克等;有无神经系统阳性体征。

(三)社会、心理

评估家长有无焦虑及家长对该病的认识程度、护理新生儿知识和技能的掌握程度、家庭的卫生习惯和居住环境等。

(四)辅助检查

注意白细胞总数、血小板值,有无中毒颗粒和核左移。了解血培养结果(但血培养阳性率低,约为 10%。阳性可确诊,阴性而症状和体征非常明显者仍不能排除败血症,尤其是在应用抗生素之后做血培养者)。了解 CRP 是否升高。

三、常见护理问题

(一)体温失调:体温升高或低于正常

与感染有关。

(二)皮肤黏膜完整性受损

与皮肤破损或化脓性感染有关。

(三)营养失调:低于机体需要量

与食欲缺乏、摄入量不足及疾病消耗增加有关。

(四)有血管损伤的可能

与败血症疗程长、需反复静脉穿刺有关。

(五)合作性问题

感染性休克、化脓性脑膜炎、骨髓炎等。

(六)知识缺乏

家长缺乏护理新生儿知识和技能。

四、护理措施

(一)血培养采集

应在抗生素使用之前抽血以提高血培养阳性率,抽血时严格无菌操作避免杂菌污染,取血量至少为1 mL,采血后即送细菌室培养。必要时同时做双部位采血,分别培养。

(二)保证有效静脉用药

(1)抗生素现配现用,遵医嘱准时分次使用,以维持抗生素有效血浓度。熟悉所用抗生素的药理作用、用法、不良反应及配伍禁忌。

(2)遵医嘱正确静脉输入免疫球蛋白:部分患儿输注免疫球蛋白 1 h 内可出现头痛、哭闹、心率加快、恶心。因此最初半小时以 5 mL/h 速度输入,如无不良反应再加快速度。血管活性药物应尽可能使用上肢近心端静脉,以较快发挥效果。纠正酸中毒用碳酸氢钠一般稀释至 1.4%,30～60 min 间输完。

(3)本病治疗疗程长且需每 12 h 一次或每 8 h 一次用药,加上部分抗生素如万古霉素等药物静脉刺激性强,因此静脉损伤大。应注意保护静脉,如采用外周静脉置管,应从远端到近端有计划地使用静脉,提高静脉穿刺成功率,尽量做到一针见血。肘部静脉暂时保留以备必要时中心静脉置管用。对于血培养持续阳性或并发化脓性脑膜炎、脓胸、骨髓炎等估计抗生素使用达2 周以上者应及早行中心静脉置管。

(三)清除局部病灶

脐部感染时先用 3%过氧化氢溶液清洗,再涂 5%聚维酮碘溶液,必要时用抗生素溶液湿敷;脓疱疹可用无菌针头刺破后涂 5%聚维酮碘溶液或抗生素软膏;鹅口疮在吃奶后或两餐奶间涂制霉菌素甘油;皮肤破损者局部涂 5%聚维酮碘溶液,创面大者必要时给予保温箱暴露疗法。

(四)维持正常体温

提供中性环境温度。体温偏低或体温不升时,及时予加盖包被、热水袋或保温箱保温;体温过高时给予松解包被、洗温水澡、多喂水,新生儿一般不用药物降温以免体温过度下降。

(五)耐心喂养,保证营养供给

不能进食时可行鼻饲或通过静脉补充能量和水分,必要时输注鲜血或血浆。

(六)密切观察病情,发现异常及时处理。

1.症状体征的观察

监测体温,观察面色、精神反应、哭声、吃奶、黄疸情况。注意有无出血倾向如皮肤黏膜出血,重症出血时可口吐咖啡色液体,应及时吸引清除防止窒息,并给予吸氧和止血药物。注意有无腹胀、潴留、呕吐、黏液血便等坏死性小肠结肠炎表现,必要时禁食,腹胀明显者给予胃肠减压、肛管排气。注意观察有无迁徙性病灶。

2.并发症的观察

如患儿出现持续发热、激惹、面色青灰、颈部抵抗、呕吐、前囟饱满、两眼凝视、呼吸暂停提示有化脓性脑膜炎可能;如患儿面色青灰、脉搏细速、毛细血管充盈时间延长、皮肤花纹、四肢厥冷、皮肤有出血点等应考虑感染性休克;黄疸突然加重伴拒食、嗜睡、肌张力减退提示胆红素脑病可能。出现以上情况应及早与医师联系,积极处理。

3.观察药物疗效和毒副反应

抗生素应用后如病情无改善、反复或恶化,应及时与医师联系,以便适当调整抗生素。头孢类抗生素可引起二重感染和凝血功能障碍。万古霉素可造成听力、肾脏损害，输液速度宜慢，保证输注 1 h 以上，并监测尿常规，及时做听力检查。

接触患儿前洗手，保持患儿皮肤黏膜清洁、干燥、完整，做好脐部护理等，以防止院内继发感染。

五、出院指导

(1)出院后用药：新生儿败血症的抗菌治疗必须用足疗程。病情治愈出院者，出院后不必再用药，用药疗程未足而自动出院者，可遵医嘱带口服抗生素直至用足疗程，具体用药种类、剂量与方法必须遵照医嘱。口服药物一般是在新生儿两餐奶间服用，服药时，将药物置于奶瓶中用适量的温开水溶化后套上奶嘴喂入，喂后再喂少许温开水，以冲尽奶瓶、奶嘴及口腔内的残余药液。

(2)出院时新生儿如存在某些问题，应告之家长做相应处理。脓疱疹每天 2 次在脓疱部位涂擦聚维酮碘溶液少许，勿用手挤压脓疱；脐炎者每天 2 次先用 3%的过氧化氢溶液清洗脐部，再涂 5%的聚维酮碘溶液至脐部完全愈合。

(3)家庭观察，需要引起警惕的异常症状：精神食欲欠佳、嗜睡、哭声减弱、体温改变、脐轮红肿、脐部有脓性渗液等。危险征兆：面色苍白或青灰、肢端厥冷、皮肤花斑等休克表现；并发化脓性脑膜炎时主要症状有发热、拒乳、呕吐、烦躁、颈部抵抗、尖叫、双眼发直、抽搐等。出现以上情况请立即就诊。

(4)做好日常护理，预防感染：保持婴儿皮肤黏膜、臀部及脐部的清洁干燥。勿用不洁布等揩洗新生儿口腔，不能针刺、艾灸、挑割和擦伤婴儿的皮肤黏膜。勤换尿布，每次大便后洗净臀部，预防尿布疹。避免尿液污染未愈合的脐部，包裹脐带的敷料必须无菌。接触婴儿前洗手，护理时动作应轻柔。减少探视，避免患病者护理婴儿。根据气候变化及时添减衣被，避免过冷或过热。

（徐桂新）

第十二节　新生儿溶血病的护理

新生儿溶血病是因母婴血型不合引起的同种免疫性溶血，治疗不及时将导致严重的贫血、心力衰竭，或留有神经系统后遗症，甚至危及患儿生命。新生儿溶血病以 ABO 溶血病和 Rh 溶血病最为常见。

一、护理关键

(1)观察患儿皮肤黄染的部位和范围，估计血清胆红素，判断其发展速度。

(2)协助患儿绝对卧床休息。

(3)做好家属的心理护理，避免精神紧张，积极配合治疗。

(4)预防并发症。

二、一般护理

(1)频繁哺乳促进患儿康复：对溶血病患儿，应当坚持早期、足量母乳喂养，每天可哺乳 8～

12 次。频繁有效的哺乳可减少患儿体内胆红素的肠肝循环。特别是在患儿出生后的最初 3～4 d,做到频繁有效的吸吮,可有效干预高胆红素血症的发生。

(2)为患儿营造温暖、清洁的环境:患儿体温过低不利于血清胆红素的降低,因此,室温以 22 ℃～24 ℃为宜,相对湿度以 50%～60%为宜。为患儿换衣服、换尿布、洗澡等操作应尽量集中进行,动作快速、轻柔,避免患儿受凉。要保持居室清洁,应用湿布擦灰,以防灰尘扬起。室内每天可用紫外线灯消毒 1 次,用消毒液拖地 1 次。室内严禁吸烟,尽量减少亲友探视,不要让宠物入内,以免患儿发生感染。此外,患儿的各类用品可用水煮、日晒、消毒液浸泡等方法消毒。

(3)患儿基础护理。①脐部护理:观察脐部有无渗血渗液、红肿、脓性分泌物等现象,如感染可用络合碘不定时涂抹,并把尿裤敞开,避免摩擦。②眼睛护理:观察双眼是否有分泌物增多、发炎等现象,如有感染,可涂红霉素眼膏。③皮肤护理:做到四勤,勤翻身、勤换尿布、勤沐浴、勤换衣,保证患儿的皮肤清洁舒适。

(4)还应密切观察是否有潜在的并发症,有无惊厥及抽搐,如双眼凝视、上翻、四肢抽动等现象。

三、症状护理

(一)监测体温和箱温变化

光疗时应每 2～4 h 测体温 1 次或根据病情、体温情况随时测量,使体温保持在 36 ℃～37 ℃为宜,根据体温调节箱温。光疗最好在空调病室中进行。冬天要特别注意保暖,夏天则要防止过热,若光疗时体温上升超过 38.5 ℃时,要暂停光疗,经处理体温恢复正常后再继续治疗。

(二)保证水分及营养供给

光疗过程中,应按医嘱静脉输液,按需喂奶,因光疗时患儿不显性失水比正常小儿高 2～3 倍,故应在奶间喂水,观察出入量。

(三)严密观察病情

光疗前后及期间要监测血清胆红素变化,以判断疗效。光疗过程要观察患儿精神反应及生命体征;注意黄疸的部位、程度及其变化;大小便颜色与性状;皮肤有无发红、干燥、皮疹;有无呼吸暂停、烦躁、嗜睡、发热、腹胀、呕吐、惊厥等;注意吸吮能力、哭声变化。若有异常须及时与医师联系,以便检查原因,及时进行处理。

一般采用光照 12～24 h 才能使血清胆红素下降,光疗总时间按医嘱执行,一般情况下,血清胆红素＜171 μmol/L时可停止光疗。出箱时给患儿穿好衣服,除去眼罩,抱回病床,并做好各项记录。

四、并发症护理

(一)黄疸

做好病情观察、实施光照和换血疗法,并做好相应护理。

(二)胆红素脑病

做好病情观察及给药护理。

(三)溶血性贫血

做好病情观察及给药护理,加强营养。

五、心理护理

患儿患溶血病时，父母常表现出忧虑和恐慌，这种情绪会感染患儿，不利于患儿的康复。父母应消除紧张、焦虑的心理，用笑脸来面对患儿，和患儿一起积极地战胜疾病。

六、健康指导

(1)使家长了解病情，取得家长的配合。

(2)对于新生儿溶血症，做好产前咨询及孕妇预防性服药。

(3)发生胆红素脑病者，注意后遗症的出现，给予康复治疗和护理。

(4)若为母乳性黄疸，可继续母乳喂养，如吃母乳后仍出现黄疸，可改为隔次母乳喂养逐步过渡到正常母乳喂养。若黄疸严重，患儿一般情况差，可考虑暂停母乳喂养，黄疸消退后再恢复母乳喂养。

(5)若为红细胞 G-6-PD 缺陷者，需忌食蚕豆及其制品，患儿衣物保管时勿放樟脑丸，并注意药物的选用，以免诱发溶血。

(徐桂新)

第十三节　新生儿低血糖的护理

一、概述

新生儿低血糖是指新生儿血糖值低于正常新生儿最低血糖值。目前认为<2.2 mmol/L 可诊断低血糖，而<2.6 mmol/L 为临床需要处理的临界值。

二、病情观察及评估

(一)生命体征

监测生命体征，观察有无低体温发生。

(二)症状体征

(1)观察患者有无精神反应差、多汗等低血糖反应。

(2)观察有无肌张力改变、肌震颤、惊厥、嗜睡等低血糖脑病症状。

(3)了解患者母亲有无糖尿病史。

(三)安全评估

评估有无因低血糖脑病抽搐导致窒息的危险。

三、护理措施

(一)补充能量

(1)尽快建立静脉通路，按时按量输注葡萄糖。

(2)能进食者尽早喂养，根据医嘱采用10%的葡萄糖或母乳喂养。

(3)早产患者喂养间隔时间不超 3 h,如每次喂养量少时应缩短间隔时间,保证足够的热量。

(二)监测血糖

遵医嘱监测血糖,及时调整葡萄糖输液量及速度,防止低血糖脑病或医源性高血糖发生。

(三)保暖

根据患者的体重、体温情况调整暖箱温度。

四、健康指导

(一)住院期

(1)告知低血糖发生的原因,如喂养不及时、喂养量不足、母亲有妊娠糖尿病史等,应引起家属重视。

(2)告知按需喂养的重要性,促进母亲角色的转变,增进亲子感情的建立。

(二)居家期

(1)教会家长掌握喂养方法及按需合理喂养的知识。

(2)如出现少吃、精神反应差、多汗等低血糖表现,应及时就医。

(徐桂新)

第十四节　新生儿破伤风的护理

一、概述

新生儿破伤风是因破伤风梭状杆菌经脐部侵入引起的一种急性严重感染,常在 7 d 左右发病。临床上以全身骨骼肌强直性痉挛、牙关紧闭为特征,并发症多,病死率高,多与不规范接生方式有关。

二、病情观察与评估

(一)生命体征

监测生命体征,观察患者抽搐时有无心率、心律变化;有无呼吸频率、节律、深浅度变化,有无呼吸暂停。

(二)症状体征

(1)观察抽搐部位、强度、持续时间、间隔时间,有无角弓反张等惊厥表现。

(2)观察脐周有无红肿及分泌物。

(三)安全评估

(1)评估有无因惊厥导致窒息的危险。

(2)评估有无因惊厥导致外伤的危险。

三、护理措施

（一）控制惊厥

1.环境

单间隔离、专人看护，病室隔音、避光，避免诱发惊厥。

2.减少刺激

患者戴避光眼罩，操作在使用止痉剂后有序集中进行，必要时置 PICC，既能解决无法经口喂养造成的能量营养不足，同时也避免因反复外周静脉穿刺诱发惊厥。

3.药物止惊

惊厥发作时遵医嘱尽快使用镇静剂，如地西泮。使用镇静剂过程中，速度应缓慢，避免引起呼吸抑制。

（二）气道护理

缺氧、发绀者给予间歇吸氧，抽搐者予呼吸气囊加压给氧。必要时床旁备气管切开包。

（三）脐部护理

保持脐部清洁干燥，遵医嘱用 3% 的过氧化氢或 1∶4 000 的高锰酸钾液清洗后涂以碘伏，必要时予破伤风抗毒素做脐周封闭。

（四）饮食护理

急性期禁食，以免误吸，静脉供给充足营养和热卡。病情允许时，从鼻饲喂养过渡至经口喂养。

四、健康指导

（一）住院期

（1）告知家属破伤风发生原因、治疗过程及预后。

（2）告知家属安静环境对本病恢复的重要性，以及保护性约束的必要性，取得家属理解及配合。

（二）居家期

（1）告知家属新生儿护理和患者个性化护理要点，树立照护信心。

（2）告知家属该病多与生产时无菌技术不严格有关，如再次生育，应至规范医疗机构生产。

（徐桂新）

第七章

感染科护理

第一节　流行性感冒的护理

一、疾病概述

(一)概念和特点

流行性感冒简称流感，是由流感病毒引起的急性呼吸道传染病。临床主要表现为急起高热，全身酸痛、乏力，多伴相对较轻的呼吸道症状。该病潜伏期短，传染性强，传播迅速，最大特点是极易发生变异，尤其是甲型流感病毒。

流感病毒不耐热，对紫外线及常用消毒剂均敏感。对干燥及寒冷有相当耐受力，可在真空干燥或－20 ℃以下长期保存。

传染源主要是流感患者和隐性感染者，主要经飞沫传播，也可通过病毒污染的茶具、食具、毛巾等间接传播。人群普遍易感，感染后可产生一定免疫力。由于流感病毒不断发生变异，故易重新感染而反复发病。极易引起流行和大流行，流行情况与人口密集程度有关。

(二)发病机制与相关病理生理

病毒复制导致细胞病变是发病的主要机制，但很少发生病毒血症。当病毒侵袭全部呼吸道，导致流感病毒性肺炎。其病理特征为纤毛上皮细胞脱落，黏膜下有灶性出血、水肿和白细胞浸润。肺泡内有纤维蛋白与水肿液。肺泡出血，肺泡间质增厚，肺泡与肺泡管中可有透明膜形成。

(三)临床特点

1.单纯型流感

该型最常见。急起高热，头痛、肌痛、全身不适等。上呼吸道症状较轻或不明显，少数可有腹泻水样便，发热经 3～5 d 消退。

2.肺炎型流感(流感病毒性肺炎)

年老体弱者、原有基础疾病或免疫受抑制患者感染流感，病情可迅速加重，出现高热、全身衰竭、烦躁不安、剧烈咳嗽、血性痰液、呼吸急促、发绀等一系列肺炎表现。

(四)辅助检查

1.血常规检查

白细胞计数正常或减少,分类正常或淋巴细胞相对增多,嗜酸性粒细胞消失。如继发细菌性感染,可有白细胞显著增多。

2.病原学检查

(1)鼻黏膜印片检查抗原或免疫荧光抗体技术检测病毒抗原。

(2)病毒分离。

(3)核酸检测。

3.血清学检查

取病后 3 d 内和经 2～4 周双份血清做补体结合试验或血凝抑制试验,抗体滴度有 4 倍或以上升高者,可以确诊。

(五)治疗原则

(1)卧床休息和支持治疗。

(2)高热者可用解热镇痛药物,酌情选用安乃近、苯巴比妥等。

(3)抗病毒治疗应用金刚烷胺和甲基金刚烷胺,奥司他韦(达菲),可抑制病毒复制。

(4)积极防治继发性细菌感染。

二、护理评估

(一)流行病学史评估

评估是否为流感高发季节,发病前有无流感患者接触史;有无流感疫苗注射史。

(二)一般评估

1.生命体征

流感患者高热,体温可达 39 ℃～40 ℃,伴畏寒;心率加快;呼吸加快;肺炎型流感可出现血压下降。

2.患者主诉

评估患者有无寒战、头痛、咽痛、全身酸痛、鼻塞、流涕、干咳、食欲减退等症状。

3.相关记录

记录生命体征、出入量、咳嗽、咳痰的情况、皮肤情况等。

(三)身体评估

1.头颈部

观察有无急性面容,典型流感可见结膜充血,咽喉红肿,肺炎性流感可见口唇发绀。

2.胸部

单纯型流感肺部可闻及干啰音。肺炎型流感肺部可闻及湿啰音,叩诊呈浊音。

3.腹部

患者可出现瑞氏综合征时可触及肝大,一般见于儿童。

(四)心理-社会评估

患者在疾病治疗过程中的心理反应与需求,对预防疾病相关知识的需求。

(五)辅助检查结果评估

1.血常规检查

白细胞计数有无减少,淋巴细胞有无相对增多,嗜酸性粒细胞有无消失。

2.病原学检查

咽拭子或痰液病毒分离是否阳性。

3.X线检查

X线检查有无肺部散在絮状阴影。

(六)常用药物治疗效果的评估

评估服用金刚烷胺有无中枢神经系统不良反应,如头晕、嗜睡、失眠和共济失调等神经精神症状。

三、护理诊断/问题

(一)体温过高

体温过高与病毒感染有关。

(二)气体交换受损

气体交换受损与病毒性肺炎或合并细菌性肺炎有关。

(三)头痛

头痛与病毒感染有关。

四、护理措施

(一)隔离要求

流感流行时,按标准预防和呼吸道飞沫传播隔离患者。

(二)休息和活动

急性期应卧床休息,协助患者做好生活护理。

(三)营养与饮食

发热期应多饮水,给予易消化、营养丰富的富含维生素的流质或半流质饮食。伴呕吐或腹泻严重者,应适当增加静脉营养的供给。

(四)病情观察

观察患者的生命体征,有无高热不退、呼吸急促、发绀、血氧饱和度下降;观察有无咳嗽、咳痰,咳嗽的性质、时间、诱因、节律、音色;痰液的性状、量等。协助采集血液、痰液或呼吸道分泌物标本,以明确诊断或发现继发性细菌感染。

(五)对症护理

患者体温过高时,采取有效的降温措施;患者有咳嗽、咳痰、胸闷、气急、发绀等肺炎症状时,应协助其取半卧位,予以吸氧,必要时吸痰,并报告医师及时处理。必要时,予以呼吸机辅助呼吸。

(六)健康教育

(1)室内每天进行空气消毒或开窗通风换气,患者使用过的食具应煮沸,衣物、手帕等可用含氯消毒液消毒或阳光下曝晒 2 h。房间用过氧乙酸熏蒸或其他方法终末消毒。

(2)预防流行性感冒:平时应注意锻炼身体,增强机体的抵抗力。流感流行季节要根据天气变化增减衣服。在流感流行时，应尽可能减少公众集会和集体娱乐活动，尤其是室内活动，以防止疫情扩散。房间要经常通风换气，保持清洁。接种疫苗是预防流感的基本措施，应在每年流感流行前的秋季进行，可获得60%～90%的保护效果。

(3)告诉患者如果出现下列任何一种情况，请速到医院就诊：①高热；②频繁的咳嗽、咳痰；③胸闷、呼吸急促。

五、护理效果评估

(1)患者咳嗽、咳痰症状好转。

(2)患者体温恢复正常。

(侯蓓蓓)

第二节　流行性腮腺炎的护理

一、疾病概述

(一)概念和特点

流行性腮腺炎是儿童和青少年中常见的急性呼吸道传染病，由腮腺炎病毒所引起，其临床特征为发热和腮腺非化脓性肿胀、疼痛。病毒可累及各种腺组织、神经系统及心、肝、肾、关节等器官，因而易并发脑膜脑炎、睾丸炎、胰腺炎、乳腺炎、卵巢炎等。

腮腺炎病毒属副黏液病毒，是核糖核酸(RNA)型病毒，直径为85～300 nm。病毒存在于早期患者的唾液、血液、脑脊液、尿及甲状腺中。病毒对理化因素的作用均甚敏感，来苏、乙醇、甲醛等可于2～5 min间将其灭活，暴露于紫外线下迅速死亡。在4 ℃时其活力可保持2个月，37 ℃时可保持24 h，加热至55 ℃～60 ℃，10～20 min即失去活力。

传染源为早期患者和隐性感染病例。实验证明隐性感染病例在流行时所占比例较大，为30%～50%，由于本身无症状，易被忽略而不予以隔离而造成疾病广为传播。自腮腺肿大前6 d至肿大后9 d具有高度传染性。本病通过飞沫经呼吸道感染。人群普遍易感，但由于1岁以内婴儿体内尚有获自母体的特异性抗体，成人中约有80%通过显性或隐性感染而产生一定的特异性抗体，因此约90%的病例发生于1～15岁的儿童。流行性腮腺炎为世界各地常见的传染病，全年均可发病，在温带地区以春、冬季最多，在热带无明显季节性差异。在儿童集体机构、部队以及卫生条件不良的拥挤人群中易造成暴发流行。病后可获持久免疫力。

(二)发病机制与相关病理生理

腮腺炎病毒侵入口腔黏膜和鼻黏膜，在上皮组织中大量增殖后进入血循环(第一次病毒血症)，经血流累及腮腺及一些组织，并在其中增殖，再次进入血循环(第二次病毒血症)，侵犯未受累及的一些脏器，引起相应器官的炎症。各种腺组织如睾丸、卵巢、胰腺、胸腺、甲状腺等均有受侵的可能，脑、脑膜、肝及心肌也常被累及，脑膜脑炎就是病毒直接侵犯中枢神经系统的后果，故腮腺炎的临床表现变化多端。

腮腺的非化脓性炎症为本病的主要病变。由于腮腺导管的部分阻塞，使唾液的排出受到阻碍,唾液中的淀粉酶排泄受阻而循淋巴进入血流,再从尿中排出,故患者血清及尿淀粉酶升高。本病病毒易侵犯成熟的睾丸,幼年患者很少发生睾丸炎。胰腺可充血、水肿,胰岛有轻度退化及脂肪性坏死。

(三)临床特点

流行性腮腺炎潜伏期为8～30 d,平均为18 d。患者大多无前驱期症状,而以耳下部肿大为首发征象。少数病例可出现肌肉酸痛、食欲缺乏、倦怠、头痛、低热、结膜炎、咽炎等症状。本病大多起病较急,有发热、畏寒、头痛、咽痛、食欲不佳、恶心、呕吐、全身疼痛等,数小时至1～2 d腮腺即显肿大。腮腺肿大最具特征性,一侧先肿胀,也有两侧同时肿胀者,一般以耳垂为中心,向前、后、下发展,状如梨形而具坚韧感,边缘不清。当腺体肿大明显时出现胀痛及感觉过敏,张口咀嚼及进酸性饮食时更甚。局部皮肤张紧发亮,表面灼热,有轻触痛。颌下腺或舌下腺也可肿大,腮腺四周的蜂窝组织亦可呈水肿。舌下腺肿大时可见舌及颈部肿胀,可出现吞咽困难。

腮腺管口(位于上颌第二磨牙旁的颊黏膜上)在早期常有红肿。唾液开始分泌增加,继之因潴留而减少。腮腺肿胀大多于1～3 d达高峰,持续4～5 d逐渐回复正常,整个病程为10～14 d。不典型病例可以单纯睾丸炎或脑膜脑炎的症状出现,也有仅见颌下腺或舌下腺肿胀者。

(四)辅助检查

1.常规检查

白细胞计数大多正常和稍增加,有睾丸炎者白细胞计数可以增高。有并发症时白细胞计数可增高,偶有类白血病反应。尿常规一般正常,有肾损害时可出现尿蛋白和管型。

2.血清和尿淀粉酶测定

90%患者的血清淀粉酶有轻至中度增高,尿中淀粉酶也增高,有助诊断。淀粉酶增高程度往往与腮腺肿胀程度成正比。血脂肪酶增高,有助于胰腺炎的诊断。

3.血清学检查

(1)中和抗体试验:低滴度如1∶2即提示现症感染。近年来应用凝胶内溶血法,与中和试验基本一致,而比中和抗体的检测简便迅速,但方法上还需进一步改进。

(2)补体结合试验:病程早期及第2～3周双份血清效价有4倍以上增高或1次血清效价达1∶64即有诊断意义。

(3)血凝抑制试验:用鸡胚受病毒感染,其羊水及尿囊液可使鸡的红细胞凝集。流行性腮腺炎患者恢复期血清有很强的抑制凝集作用,而早期血清的抑制凝集作用较弱,如2次测定效价相差4倍以上,即为阳性。

4.病原学检测

(1)特异性抗体检测:常用ELISA法检。血清流行性腮腺炎特异性IgM抗体效价增高是近期感染的诊断依据。对流行性腮腺炎病毒感染后不表现腮腺炎,但呈脑膜脑炎或脑炎的病例,可检测脑脊液中特异性IgM抗体来明确诊断。

(2)抗原检测:近年来有用特异性抗体或单克隆抗体来检测流行性腮腺炎病毒抗原,可作早期诊断。

(3)RNA检测:应用RT-PCR和巢式PCR技术检测流行性腮腺炎病毒RNA敏感度高,可明显提高患者的诊断率。

(4)病毒分离:腮腺肿大前6 d至肿大后9 d可从唾液中分离到病毒。并发脑膜脑炎或脑炎时脑脊液也常可分离到病毒。起病2 d内血中可查到病毒。起病2周内尿液可查到病毒。

(五)治疗原则

1.一般治疗

按呼吸道传染病隔离。卧床休息,注意口腔卫生,饮食以流质、软食为主,适当增加维生素。

2.对症治疗

高热头痛和腮腺胀痛,可用解热镇痛药。并发睾丸炎者可予以睾丸冷敷,己烯雌酚1 mg,每天3次,5~7 d。颅内高压患者可用20%甘露醇1~2 g/kg,静脉推注,每4~6 h 1次。

3.抗病毒治疗

发病早期可用利巴韦林,1 g/d,儿童15 mg/kg,静脉滴注,疗程为5~7 d。亦可应用小剂量干扰素,100万~300万U皮下注射,每天1次,疗程为5~7 d,能使腮腺炎和睾丸炎症状较快消失。

4.肾上腺皮质激素

尚无肯定疗效,对重症或并发脑膜炎、心肌炎、睾丸炎时可考虑短期使用。地塞米松5~10 mg,静脉滴注,3~5 d。

5.预防睾丸炎

青春期及男性成人患者,为预防睾丸炎的发生,早期可应用己烯雌酚1 mg,每天3次,3~5 d。

二、护理评估

(一)流行病学史评估

注意询问当地有无腮腺炎流行史,在2~3周间有无与腮腺炎患儿的密切接触史。有无麻疹、腮腺炎、风疹疫苗接种史,既往有无腮腺炎病史。

(二)症状、体征评估

评估患儿有无上呼吸道感染的前驱症状,重点评估有无腮腺炎症状、体征,如有无耳痛、咀嚼困难,以耳垂为中心的局部肿胀、压痛,有无腮腺管口的红肿。其他腺体如颌下腺、舌下腺、睾丸有无肿胀,有无发热、头痛、呕吐、颈项强直、神志改变等中枢神经系统受累的表现。

(三)心理-社会评估

流行性腮腺炎是一种常见的急性传染病,可累及包括腮腺在内的多个器官,临床症状多变,且易产生生殖系统、神经系统并发症,患者易产生惊慌失措等不良心理反应。要评估患者对疾病的心理状态、产生相应的情绪反应及对疾病知识的了解情况。要评估流行区儿童群体机构对疾病的应对方式及参与防治的态度。

(四)辅助检查结果评估

白细胞计数大多正常或稍增加,淋巴细胞相对增多。90%的患者血清淀粉酶有轻至中度增高,尿中淀粉酶也增高,有助于诊断。淀粉酶增高程度往往与腮腺肿胀程度成正比。脑脊液压力稍高,细胞数及蛋白量稍增多,符合病毒性感染的表现,对非典型病例,有条件时可作病毒分离和血清中特异性抗体测定。

三、护理诊断/问题

(一)疼痛

疼痛与腮腺肿胀有关。

(二)体温过高

体温过高与病毒感染有关。

(三)知识缺乏

患者及家属缺乏家庭护理及预防知识。

(四)有传播感染的危险

传播感染与病原体播散有关。

(五)潜在并发症

睾丸炎、卵巢炎与病毒侵入生殖腺体有关;脑膜脑炎与病毒侵入脑组织有关。

四、护理措施

(一)隔离要求

按呼吸道传染病隔离,一般患者可家庭隔离,病情较重或有并发症者需住院隔离。隔离期限自发病开始至腮腺消肿和症状消失为止,一般不少于 10 d。因被传染源唾液所污染的物品,在短时间接触易感者的口腔亦能引起感染,故患者用过的食具、毛巾等应予煮沸消毒,患者使用过的被褥及玩具等,可置于日光下暴晒或以紫外线照射消毒。

(二)休息和活动

保持病房安静,发热期及有并发症者均应卧床休息,热退及轻症患者可允许在室内活动,但要适当限制活动,不可劳累。

(三)营养与饮食

患者可因张口及咀嚼食物使局部疼痛加重,宜给予富有营养且易消化的半流质或软食,如稀饭、面汤、面条等。不宜给予酸、辣、甜味及硬而干燥的食物,否则会刺激唾液腺分泌增多,可因排出通路受阻而致腺体肿痛加剧。

(四)病情观察

密切观察患者有无高热、寒战、头痛、睾丸肿痛、坠胀感等;如有异常,应立即与医师联系处理。

(五)对症护理

1.发热的护理

密切监测患者体温,如体温超过 39 ℃以上者,可用物理降温或给予适当的退热剂口服。鼓励患者多饮水,成人每天保持饮水 1 500～2 000 mL。遵医嘱给予板蓝根冲剂、补液等治疗。保持皮肤清洁干燥,出汗后及时擦干并更换衣服,保持口腔清洁,预防继发细菌感染。指导和协助患者经常用生理盐水或复方硼砂溶液漱口,以清除口腔内食物残渣。

2.疼痛的护理

患者急性期应卧床休息。保持口腔清洁,协助患者饭后、睡前用生理盐水或复方硼砂溶液漱口。常规给予如意金黄散或青黛散调醋敷局部,每天 1～2 次。疼痛较剧者,可进行腮腺局部间歇冷敷。忌酸辣等饮食,以防加剧疼痛。

(六)心理护理

本病多发生于儿童及青少年,易产生恐惧心理,需耐心与患者交谈,介绍疾病的特点和发展趋势,使其消除不良心理反应,主动配合治疗和护理。

(七)并发症的观察与护理

1.脑膜脑炎

脑膜脑炎多见于腮腺肿胀后 1 周,可有高热、嗜睡、头痛、呕吐、脑膜刺激征阳性等表现,应密切观察生命体征及瞳孔变化，若有变化。立即告知医师，保持患儿安静，限制探视。嘱患者卧床休息，颅内压较高者注意取去枕平卧位。呕吐频繁者可暂禁饮食，给予静脉补液。有高热、头痛及烦躁不安者，可给予头部冷敷或服用退热止痛剂，重症患者可静脉滴注肾上腺皮质激素。颅内压增高者应静脉给予甘露醇或山梨醇等脱水剂。

2.睾丸炎

睾丸炎多见于 10 岁以上的男孩，发生于腮腺肿大后 1 周，表现为寒战、高热、睾丸肿痛、质硬、压痛明显，可伴阴囊水肿。护理人员应主动关心患者，密切观察病情，若出现上述症状，应立即与医师联系处理。嘱患者卧床休息，用丁字带将睾丸托起。每 4 h 监测体温 1 次，遵医嘱给予解热止痛剂，静脉滴注氢化可的松或口服泼尼松。疼痛难忍者给予局部冷敷，严重者可用 2%的普鲁卡因局部封闭。

3.胰腺炎

注意观察患者有无发热、腹痛、恶心、呕吐、血及尿淀粉酶增高等急性胰腺炎表现，有异常者按急腹症处理。暂禁食，静脉输液，腹胀严重者可行胃肠减压，腹痛缓解后从少量清淡流质开始，逐渐恢复饮食。上腹部置冰袋或肌内注射阿托品、东莨菪碱等用于解痉止痛，病情较重者可遵医嘱静脉滴注氢化可的松或地塞米松。便秘者可用开塞露通便。必要时给予抗生素。

(八)健康教育

(1)单纯性腮腺炎患者，一般不需住院治疗。护士应向家属介绍腮腺炎的症状、流行特点及可能产生的并发症，并指导家属做好隔离、用药、饮食等护理工作。一旦发现并发症，应立即到医院就诊。

(2)告知家属学龄前期或学龄期的患儿在患病期间应在家隔离，疾病愈后要增加体格锻炼。做好各种计划免疫，提高机体抗病能力。

五、护理效果评估

(1)患者体温逐渐下降至正常。

(2)腮腺肿痛消失。

(3)患者能按要求进行休息和饮食。

(4)患者及其家属能积极配合医务人员进行隔离、消毒工作，掌握对疾病的正确应对方式。

(5)住院期间没有发生新的潜在并发症和新的感染病例。

(侯蓓蓓)

第三节　流行性乙型脑炎的护理

一、疾病概述

(一)概念和特点

流行性乙型脑炎简称乙脑，由乙型脑炎病毒引起，以脑实质炎症为主要病变的中枢神经系统急性传染病。其临床特征为高热、意识障碍、抽搐、呼吸衰竭。重症患者可留有后遗症。

乙脑病毒抵抗力不强，对温度、乙醚和酸均很敏感。加热 100 ℃，2 min；56 ℃，30 min 可以灭活。乙脑是人畜共患的自然疫源性疾病，动物（家畜如猪、牛，家禽如鸭、鸡等）或人受感染后出现病毒血症是本病的传染源。蚊虫为其主要传播媒介，流行于夏、秋季。人群普遍易感，感染后可获持久免疫力。

（二）发病机制与相关病理生理

病毒随蚊虫叮咬侵入机体，在单核-吞噬细胞内繁殖，继而进入血液循环引起病毒血症。若不侵入中枢神经系统则呈隐性或轻型感染，仅在少数情况下，如机体免疫力低下、病毒量多、毒力强时，病毒才通过血-脑屏障进入中枢神经系统，引起脑炎。主要病理变化：神经细胞变性、肿胀与坏死，可形成大小不等、散在的软化灶。脑实质中有淋巴细胞和大单核细胞浸润。脑实质和脑膜血管扩张、充血，大量浆液性渗出，产生脑水肿。

（三）临床特点

典型乙脑临床表现分为初期、极期、恢复期和后遗症期。极期临床表现主要有持续高热、意识障碍、惊厥或抽搐和呼吸衰竭。高热、惊厥及呼吸衰竭是乙脑极期的严重症状，三者相互影响，其中，呼吸衰竭常为致死的主要原因。后遗症可表现为意识障碍、痴呆、失语及肢体瘫痪、癫痫等。癫痫后遗症可持续终生。

临床上根据发热、意识障碍、抽搐程度、病程长短、有无后遗症等病情轻重不同，把乙脑分为轻型、普通型、重型及极重型。

（四）辅助检查

1.血常规检查

血常规检查显示白细胞计数增高。

2.脑脊液检查

脑脊液检查显示为无菌性脑膜炎改变：压力增高，外观无色透明或微浊，白细胞计数轻度增加，氯化物正常，糖正常或偏高。

3.血清学检查

特异性 IgM 抗体测定和补体结合试验。

4.病原学检查

病毒分离和病毒核酸检测。

（五）治疗原则

（1）主要为对症治疗，处理高热、抽搐和呼吸衰竭等危重症状是乙脑患者抢救成功的关键。

（2）高热以物理降温为主，可用小量阿司匹林或肌内注射安乃近。

（3）持续高热伴反复抽搐者可加用亚冬眠疗法。

（4）惊厥或抽搐给予去除病因及镇静止痉。

（5）脑水肿所致者以脱水治疗为主。

（6）呼吸道痰阻者，应及时吸痰，并给予吸氧，必要时气管切开。

（7）脑实质炎症应及时予镇静止痉。

（8）呼吸衰竭应根据引起呼吸衰竭的原因给予相应的治疗。

（9）中枢性呼吸衰竭可用呼吸兴奋剂。

（10）恢复期及后遗症期应进行功能训练。

二、护理评估

(一)流行病学史评估

评估患者是否有家畜家禽,特别是猪的接触史;是否被蚊子叮咬;是否有乙脑感染史;是否发生在夏秋季节及患者的年龄。

(二)一般评估

1.生命体征

体温高达39 ℃以上,呼吸衰竭时表现为呼吸表浅,节律不整、叹息样呼吸、潮氏呼吸以至于呼吸停止;发生循环衰竭时,血压可下降,脉搏细速,颅内高压时可出现血压升高,脉搏变慢。有无出现意识障碍,如嗜睡、昏迷。

2.患者主诉

患者常有发热、头疼症状,伴有恶心呕吐等,患儿家长诉有昏迷和抽搐等。

3.相关记录

记录生命体征、神志、瞳孔大小及对光反射、肌张力、神经反射等。

(三)身体评估

1.头颈部

观察有无急性面容;有无口唇发绀,双瞳孔直径及对光反射情况。有无局部小抽搐,婴幼儿颅内高压时可见前囟隆起;重症患者恢复期可出现神志迟钝、痴呆。

2.肺部

并发支气管肺炎听诊呼吸音粗,坠积性肺炎可闻及湿啰音。

3.其他

观察患者有无肢体阵挛性抽搐、全身抽搐或强制性痉挛等。

4.神经系统评估

(1)较大儿童及成人均有不同程度的脑膜刺激征。

(2)若锥体束受损,常出现肢体痉挛性瘫痪、肌张力增强,Babinski 征阳性。

(3)小脑及动眼神经受累时,可发生眼球震颤、瞳孔扩大或缩小,不等大,对光反应迟钝等。

(4)自主神经受损常有尿潴留、大小便失禁;浅反射减弱或消失,深反射亢进或消失。

(四)心理-社会评估

患者在疾病治疗过程中的心理反应与需求,家长的反应及支持系统,后遗症期的康复需求等。

(五)辅助检查结果评估

白细胞及中性粒细胞有无升高;氯化物、糖是否正常;脑脊液压力有无增高,脑脊液外观颜色等。

(六)常用药物治疗效果的评估

1.亚冬眠疗法的评估

(1)评估生命体征变化:观察神志、体温、瞳孔变化,四肢及皮肤颜色;呼吸节律、幅度、方式、呼吸音;评估肌张力。

(2)观察抗惊厥药对呼吸的抑制作用,有无发生误吸。

(3)评估对外界的刺激反应有无减弱,有无瞳孔缩小、对光反射迟钝、呼吸深慢、深反射减弱或消失。

2.呼吸衰竭用药评估

(1)评估呼吸形态有无改变。

(2)指尖血氧饱和度和血气分析结果。

3.脱水治疗的评估

(1)有无电解质紊乱;生化检查有无低钾、低钙。

(2)准确记录出入量。

三、护理诊断/问题

(一)体温过高

体温过高与病毒血症及脑部炎症有关。

(二)意识障碍

意识障碍与中枢神经系统、脑实质损害、抽搐、惊厥有关。

(三)气体交换受损

气体交换受损与呼吸衰竭有关。

(四)躯体移动障碍

躯体移动障碍与意识障碍、感觉运动缺失、瘫痪、长期卧床有关。

(五)有皮肤完整性受损的危险

皮肤完整性受损与昏迷、长期卧床有关。

(六)有受伤的危险

受伤与惊厥、抽搐发作有关。

四、护理措施

(一)隔离要求

按接触传播隔离,预防蚊虫叮咬,病房有防蚊和降温设备,亚冬眠治疗者室内温度应维持在30 ℃以下。

(二)休息与环境

患者应卧床休息。环境安静、光线柔和,防止声音、强光刺激患者。

(三)病情观察

注意患者的意识状态,瞳孔大小、对光反射,体温变化,血压改变,呼吸频率、节律、幅度的改变,以早期发现脑疝的临床表现。观察惊厥发作先兆,如烦躁不安、口角抽动、指(趾)抽动、两眼凝视、肌张力增高等,以及发作次数、发作持续时间、抽搐的部位和方式。准确记录出入量。

(四)意识障碍的护理

根据意识障碍不同的原因,给予相应的护理:脑水肿所致者以脱水为主。呼吸道分泌物堵塞者,应清除口咽分泌物,以保持呼吸道通畅,并吸氧。舌后坠阻塞呼吸道可用缠有纱布的舌钳拉出后坠舌体并使用简易口咽通气管,必要时行气管切开。

(五)生活护理

做好眼、鼻、口腔的清洁护理,每天用漱口液清洁口腔 2 次,口唇涂以液状石蜡,以防干裂。定时翻身、拍背,骶尾部等受压处应经常按摩,防止压疮形成。注意患者安全,防止坠床,必要时用床栏或约束带约束。有吞咽困难或昏迷者,以鼻饲或静脉补充足够水分和营养。

(六)健康教育

(1)康复期患者有肢体瘫痪者,应注意协助使其肢体保持功能位,并进行按摩和被动运动,防止肌肉挛缩和功能障碍。失语、痴呆等神经精神症状者,应鼓励患者坚持康复训练和治疗,使残疾减到最低程度。

(2)流行季节前对猪进行疫苗接种,能有效控制乙脑在人群中的流行。大力开展防蚊、灭蚊工作。对10岁以下儿童和初进入流行区的人员进行疫苗接种。

五、护理效果评估

(1)患者体温下降。

(2)患者意识恢复、水电碱质平衡。

(3)患者呼吸平稳。

(4)患者皮肤完整性良好。

(侯蓓蓓)

第四节　病毒性肝炎的护理

一、甲型病毒性肝炎

甲型病毒性肝炎旧称流行性黄疸或传染性肝炎,早在8世纪就有记载。目前全世界有40亿人口受到该病的威胁。近年来对其病原学和诊断技术等方面的研究进展较大,并已成功研制出甲型肝炎病毒减毒活疫苗和灭活疫苗,可有效控制甲型肝炎的流行。

(一)病因

甲型肝炎传染源是患者和亚临床感染者。潜伏期后期及黄疸出现前数天传染性最强,黄疸出现后2周粪便仍可能排出病毒,但传染性已明显减弱。本病无慢性甲肝病毒(HAV)携带者。

(二)诊断要点

甲型病毒性肝炎主要依据流行病学资料、临床特点、常规实验室检查和特异性血清学诊断。流行病学资料应参考当地甲型肝炎流行疫情,病前有无肝炎患者密切接触史及个人、集体饮食卫生状况。急性黄疸型病例黄疸期诊断不难。在黄疸前期获得诊断称为早期诊断,该期表现似"感冒"或"急性胃肠炎",如尿色变为深黄色应疑及本病。急性无黄疸型及亚临床型病例不易早期发现,诊断主要依赖肝功能检查。根据特异性血清学检查可做出病因学诊断。凡慢性肝炎和重型肝炎,一般不考虑甲型肝炎的诊断。

1.分型

甲型肝炎潜伏期为2～6周,平均为4周,临床分为急性黄疸型(AIH)、急性无黄疸型和亚临床型。

(1)急性黄疸型。①黄疸前期:急性起病,多有畏寒发热,体温38 ℃左右,全身乏力,食欲缺乏,厌油、恶心、呕吐,上腹部饱胀不适或腹泻。少数病例以上呼吸道感染症状为主要表现,偶见荨麻疹，继之尿色加深。本期一般持续 5～7 d。②黄疸期：热退后出现黄疸，可见皮肤巩膜不同程度黄染。肝区隐痛，肝大，触之有充实感，伴有叩痛和压痛，尿色进一步加深。黄疸出现后全身及消化道症状减轻，否则可能发生重症化，但重症化者罕见。本期持续 2～6 周。③恢复期：黄疸逐渐消退，症状逐渐消失，肝脏逐渐回缩至正常，肝功能逐渐恢复。本期持续 2～4 周。

(2)急性无黄疸型：起病较缓慢，除无黄疸外，其他临床表现与黄疸型相似，症状一般较轻。多在 3 个月内恢复。

(3)亚临床型：部分患者无明显临床症状，但肝功能有轻度异常。

(4)急性淤胆型：本型实为黄疸型肝炎的一种特殊形式，特点是肝内胆汁淤积性黄疸持续较久，消化道症状轻，肝实质损害不明显。而黄疸很深，多有皮肤瘙痒及粪色变浅，预后良好。

2.实验室检查

(1)常规检查：外周血白细胞总数正常或偏低，淋巴细胞相对增多，偶见异型淋巴细胞，一般不超过 10%，这可能是淋巴细胞受病毒抗原刺激后发生的母细胞转化现象。黄疸前期末尿胆原及尿胆红素开始呈阳性反应，是早期诊断的重要依据。血清丙氨酸氨基转移酶(ALT)于黄疸前期早期开始升高，血清胆红素在黄疸前期末开始升高。血清 ALT 高峰在血清胆红素高峰之前，一般是在黄疸消退后 1 至数周恢复正常。急性黄疸型血浆球蛋白常见轻度升高，但随病情恢复而逐渐恢复。急性无黄疸型和亚临床型病例肝功能改变以单项 ALT 轻中度升高为特点。急性淤胆型病例血清胆红素显著升高而 ALT 仅轻度升高，两者形成明显反差，同时伴有血清 ALP 及 GGT 明显升高。

(2)特异性血清学检查：特异性血清学检查是确诊甲型肝炎的主要指标。血清 IgM 型甲型肝炎病毒抗体(抗-HAV-IgM)于发病数天即可检出，黄疸期达到高峰，一般持续 2～4 个月，以后逐渐下降乃至消失。目前临床上主要用酶联免疫吸附法(ELISA)检查血清抗-HAV-IgM，以作为早期诊断甲型肝炎的特异性指标。血清抗-HAV-IgM 出现于病程恢复期，较持久，甚至终生阳性，是获得免疫力的标志，一般用于流行病学调查。新近报道应用线性多抗原肽包被进行 ELISA 检测 HAV 感染，其敏感性和特异性分别高于 90% 和 95%。

(三)鉴别要点

本病需与药物性肝炎、传染性单核细胞增多症、钩端螺旋体病、急性结石性胆管炎、原发性胆汁性肝硬化、妊娠期肝内胆汁淤积症、胆总管梗阻、妊娠急性脂肪肝等鉴别。其他如血吸虫病、肝吸虫病、肝结核、脂肪肝、肝淤血及原发性肝癌等均可有肝大或 ALT 升高，鉴别诊断时应加以考虑。与乙型、丙型、丁型及戊型病毒型肝炎急性期鉴别除参考流行病学特点及输血史等资料外，主要依据血清抗-HAV-IgM 的检测。

(四)规范化治疗

急性期应强调卧床休息，给予清淡而营养丰富的饮食，外加充足的 B 族维生素及维生素 C。进食过少及呕吐者，应每天静脉滴注 10% 的葡萄糖液 1 000～1 500 mL，酌情加入能量合剂及 10% 氯化钾。热重者可服用茵陈蒿汤、栀子柏皮汤加减；湿重者可服用茵陈胃苓汤加减；湿热并重者宜用茵陈蒿汤和胃苓汤合方加减；肝气郁结者可用逍遥散；脾虚湿困者可用平胃散。

二、乙型病毒性肝炎

慢性乙型病毒性肝炎是由乙型肝炎病毒感染致肝脏发生炎症及肝细胞坏死，持续 6 个月以上而病毒仍未被清除的疾病。我国是慢性乙型病毒性肝炎的高发区，人群中约有 9.09% 为乙型肝炎病毒携带者。该疾病呈慢性进行性发展，间有反复急性发作，可演变为肝硬化、肝癌或肝衰竭等，严重危害人民健康，故对该疾病的早发现、早诊断、早治疗很重要。

(一)病因

1.传染源

传染源主要是有 HBV DNA 复制的急、慢性患者和无症状慢性 HBV 携带者。

2.传播途径

主要通过血清及日常密切接触而传播。血液传播途径除输血及血制品外，可通过注射，刺伤，共用牙刷、剃刀及外科器械等方式传播，经微量血液也可传播。由于患者的唾液、精液、初乳、汗液、血性分泌物均可检出 HBsAg，故密切的生活接触可能是重要传播途径。所谓“密切生活接触”可能是由于微小创伤所致的一种特殊经血传播形式，而非消化道或呼吸道传播。另一种重要的传播方式是母-婴传播(垂直传播)。生于 HBsAg/HBeAg 阳性母亲的婴儿，HBV 感染率高达95%，大部分在分娩过程中感染，低于10%～20%可能为宫内感染。因此，医源性或非医源性经血液传播，是本病的传播途径。

3.易感人群

感染后患者对同一 HBsAg 亚型 HBV 可获得持久免疫力。但对其他亚型免疫力不完全，偶可再感染其他亚型，故极少数患者血清抗-HBs(某一亚型感染后)和 HBsAg(另一亚型再感染)可同时阳性。

(二)诊断要点

急性肝炎病程超过半年，或原有乙型病毒性肝炎或 HBsAg 携带史，本次又因同一病原再次出现肝炎症状、体征及肝功能异常者可以诊断为慢性乙型病毒性肝炎。发病日期不明或虽无肝炎病史，但肝组织病理学检查符合慢性乙型病毒性肝炎，或根据症状、体征、化验及 B 超检查综合分析，亦可做出相应诊断。

1.分型

据 HBeAg 可分为 2 型。

(1)HBeAg 阳性慢性乙型病毒性肝炎：血清 HBsAg、HBVDNA 和 HBeAg 阳性，抗-HBe 阴性，血清 ALT 持续或反复升高，或肝组织学检查有肝炎病变。

(2)HBeAg 阴性慢性乙型病毒性肝炎：血清 HBsAg 和 HBVDNA 阳性，HBeAg 持续阴性，抗-HBe 阳性或阴性，血清 ALT 持续或反复异常，或肝组织学检查有肝炎病变。

2.分度

根据生化学试验及其他临床和辅助检查结果，可进一步分 3 度。

(1)轻度：临床症状、体征轻微或缺如，肝功能指标仅 1 或 2 项轻度异常。

(2)中度：症状、体征、实验室检查居于轻度和重度之间。

(3)重度：有明显或持续的肝炎症状，如乏力、食欲缺乏、尿黄、便溏等，伴有肝病面容、肝掌、蜘蛛痣、脾大，并排除其他原因，且无门静脉高压症者。实验室检查血清 ALT 和(或)AST 反复或持续升高，清蛋白降低或A/G比值异常，球蛋白明显升高。除前述条件外，凡清蛋白不超过32 g/L，胆红素＞5 倍正常值上限，凝血酶原活动度为 40%～60%，胆碱酯酶低于 2 500 U/L，4 项检测中有 1 项达上述程度者即可诊断为重度慢性肝炎。

3.B 超检查结果可供慢性乙型病毒性肝炎诊断参考

(1)轻度：B 超检查肝脾无明显异常改变。

(2)中度:B超检查可见肝内回声增粗,肝脏和(或)脾脏轻度肿大,肝内管道(主要指肝静脉)走行多清晰,门静脉和脾静脉内径无增宽。

(3)重度:B超检查可见肝内回声明显增粗,分布不均匀;肝表面欠光滑,边缘变钝;肝内管道走行欠清晰或轻度狭窄、扭曲;门静脉和脾静脉内径增宽;脾大;胆囊有时可见“双层征”。

4.组织病理学诊断

包括病因(根据血清或肝组织的肝炎病毒学检测结果确定病因)、病变程度及分级分期结果。

(三)鉴别要点

本病应与慢性丙型病毒性肝炎、嗜肝病毒感染所致肝损害、酒精性及非酒精性肝炎、药物性肝炎、自身免疫性肝炎、肝硬化、肝癌等鉴别。

(四)规范化治疗

1.治疗的总体目标

最大限度地长期抑制或消除乙肝病毒,减轻肝细胞炎症坏死及肝纤维化,延缓和阻止疾病进展,减少和防止肝脏失代偿、肝硬化、肝癌及其并发症的发生,从而提高生活质量和延长存活时间。主要包括抗病毒、免疫调节、抗炎保肝、抗纤维化和对症治疗,其中抗病毒治疗是关键,只要有适应证,且条件允许。就应进行规范的抗病毒治疗。

2.抗病毒治疗的一般适应证

适应证包括以下3种。①HBV DNA$\geqslant 2\times 10^4$ U/mL(HBeAg阴性者为不低于2×10^3 U/mL)。②ALT$\geqslant 2\times$ULN;如用干扰素治疗,ALT应不高于$10\times$ULN,血总胆红素水平应低于$2\times$ULN。③如ALT$<2\times$ULN,但肝组织学显示Knodell HAI$\geqslant 4$,或$\geqslant G_2$。

具有①并有②或③的患者应进行抗病毒治疗;对达不到上述治疗标准者,应监测病情变化,如持续HBV DNA阳性,且ALT异常,也应考虑抗病毒治疗。ULN为正常参考值上限。

3.HBeAg阳性慢性乙型肝炎患者

对于HBV DNA定量不低于2×10^4 U/mL,ALT水平不低于$2\times$ULN者,或ALT$<2\times$ULN,但肝组织学显示Knodell HAI$\geqslant 4$,或$\geqslant G_2$炎症坏死者,应进行抗病毒治疗。可根据具体情况和患者的意愿,选用IFN-α,ALT水平应低于$10\times$ULN,或核苷(酸)类似物治疗。对HBV DNA阳性但低于2×10^4 U/mL者,经监测病情3个月,HBV DNA仍未转阴,且ALT异常,则应抗病毒治疗。

(1)普通IFN-α:5 MU(可根据患者的耐受情况适当调整剂量),每周3次或隔天1次,皮下或肌内注射,一般疗程为6个月。如有应答,为提高疗效亦可延长疗程至1年或更长。应注意剂量及疗程的个体化。如治疗6个月无应答者,可改用其他抗病毒药物。

(2)聚乙二醇干扰素α-2a:180 μg,每周1次,皮下注射,疗程为1年。剂量应根据患者耐受性等因素决定。

(3)拉米夫定:100 mg,每天1次,口服。治疗1年时,如HBV DNA检测不到(PCR法)或低于检测下限、ALT复常、HBeAg转阴但未出现抗-HBe者,建议继续用药直至HBeAg血清学转归,经监测2次(每次至少间隔6个月)仍保持不变者可以停药,但停药后需密切监测肝脏生化学和病毒学指标。

(4)阿德福韦酯:10 mg,每天1次,口服。疗程可参照拉米夫定。

(5)恩替卡韦:0.5 mg(对拉米夫定耐药患者1 mg),每天1次,口服。疗程可参照拉米夫定。

4.HBeAg 阴性慢性乙型肝炎患者

HBV DNA 定量不低于 2×10^3U/mL，ALT 水平不低于 2×ULN 者，或 ALT＜2×ULN，但肝组织学检查显示 Knodell HAI≥4，或 G_2 炎症坏死者，应进行抗病毒治疗。由于难以确定治疗终点，因此，应治疗至检测不出 HBV DNA（PCR 法），ALT 复常。此类患者复发率高，疗程宜长，至少为 1 年。

因需要较长期治疗，最好选用 IFN-α（ALT 水平应低于 10×ULN）或阿德福韦酯或恩替卡韦等耐药发生率低的核苷（酸）类似物治疗。对达不到上述推荐治疗标准者，则应监测病情变化，如持续 HBV DNA 阳性，且 ALT 异常，也应考虑抗病毒治疗。

（1）普通 IFN-α：5 MU，每周 3 次或隔天 1 次，皮下或肌内注射，疗程至少 1 年。

（2）聚乙二醇干扰素 α-2a：180 μg，每周 1 次，皮下注射，疗程至少 1 年。

（3）阿德福韦酯：10 mg，每天 1 次，口服，疗程至少 1 年。当监测 3 次（每次至少间隔 6 个月）HBV DNA检测不到（PCR 法）或低于检测下限和 ALT 正常时可以停药。

（4）拉米夫定：100 mg，每天 1 次，口服，疗程至少 1 年。治疗终点同阿德福韦酯。

（5）恩替卡韦：0.5 mg（对拉米夫定耐药患者 1 mg），每天 1 次，口服。疗程可参照阿德福韦酯。

5.应用化疗和免疫抑制剂治疗的患者

对于因其他疾病而接受化疗、免疫抑制剂（特别是肾上腺糖皮质激素）治疗的 HBsAg 阳性者，即使 HBV DNA 阴性和 ALT 正常，也应在治疗前 1 周开始服用拉米夫定，每天 100 mg，化疗和免疫抑制剂治疗停止后，应根据患者病情决定拉米夫定停药时间。对拉米夫定耐药者，可改用其他已批准的能治疗耐药变异的核苷（酸）类似物。核苷（酸）类似物停用后可出现复发，甚至病情恶化，应十分注意。

6.其他特殊情况的处理

（1）经过规范的普通 IFN-α 治疗无应答患者，再次应用普通 IFN-α 治疗的疗效很低。可试用聚乙二醇干扰素 α-2a 或核苷（酸）类似物治疗。

（2）强化治疗指在治疗初始阶段每天应用普通 IFN-α，连续经 2～3 周改为隔天 1 次或每周 3 次的治疗。目前对此疗法意见不一，因此不予推荐。

（3）应用核苷（酸）类似物发生耐药突变后的治疗，拉米夫定治疗期间可发生耐药突变，出现"反弹"，建议加用其他已批准的能治疗耐药变异的核苷（酸）类似物，并重叠 1～3 个月或根据 HBV DNA 检测阴性后撤换拉米夫定，也可使用 IFN-α（建议重叠用药 1～3 个月）。

（4）停用核苷（酸）类似物后复发者的治疗，如停药前无拉米夫定耐药，可再用拉米夫定治疗，或其他核苷（酸）类似物治疗。如无禁忌证，亦可用 IFN-α 治疗。

7.儿童患者间隔

12 岁以上慢性乙型病毒性肝炎患儿，其普通 IFN-α 治疗的适应证、疗效及安全性与成人相似，剂量为 3～6 $\mu U/m^2$，最大剂量不超过 10 $\mu U/m^2$。在知情同意的基础上，也可按成人的剂量和疗程用拉米夫定治疗。

三、丙型病毒性肝炎

慢性丙型病毒性肝炎是一种主要经血液传播的疾病，是由丙型肝炎病毒（HCV）感染导致的慢性传染病。慢性 HCV 感染可导致肝脏慢性炎症坏死，部分患者可发展为肝硬化甚至肝细胞癌(HCC),严重危害人民健康,已成为严重的社会和公共卫生问题。

(一)病因

1.传染源

主要为急、慢性患者和慢性 HCV 携带者。

2.传播途径

与乙型肝炎相同,主要有以下 3 种。

(1)通过输血或血制品传播:由于 HCV 感染者病毒血症水平低,所以输血和血制品(输 HCV 数量较多)是最主要的传播途径。经初步调查,输血后非甲非乙型肝炎患者血清丙型肝炎抗体(抗-HCV)阳性率高达 80%以上,已成为大多数(80%～90%)输血后肝炎的原因。但供血员血清抗-HCV 阳性率较低,欧美各国为 0.35%～1.4%,故目前公认,反复输入多个供血员血液或血制品者更易发生丙型肝炎,输血3 次以上者感染 HCV 的危险性增高 2～6 倍。国内曾因单采血浆回输血细胞时污染,造成丙型肝炎暴发流行,经 2 年以上随访,血清抗-HCV 阳性率达到 100%。

(2)通过非输血途径传播:丙型肝炎亦多见于非输血人群,主要通过反复注射、针刺、含 HCV 血液反复污染皮肤黏膜隐性伤口及性接触等其他密切接触方式而传播。这是世界各国广泛存在的散发性丙型肝炎的传播途径。

(3)母婴传播:要准确评估 HCV 垂直传播很困难,因为在新生儿中所检测到的抗-HCV 实际可能来源于母体(被动传递)。检测 HCV RNA 提示,HGV 有可能由母体传播给新生儿。

3.易感人群

对 HCV 无免疫力者普遍易感。在西方国家,除反复输血者外,静脉药瘾者、同性恋等混乱性接触者及血液透析患者丙型肝炎发病率较高。本病可发生于任何年龄,一般儿童和青少年 HCV 感染率较低,中青年次之。男性 HCV 感染率超过女性。HCV 多见于 16 岁以上人群。HCV 感染恢复后血清抗体水平低,免疫保护能力弱,有再次感染 HCV 的可能性。

(二)诊断要点

1.诊断依据

HCV 感染超过 6 个月,或发病日期不明、无肝炎史,但肝脏组织病理学检查符合慢性肝炎,或根据症状、体征、实验室及影像学检查结果综合分析,做出诊断。

2.病变程度判定

慢性肝炎按炎症活动度(G)可分为轻、中、重 3 度,并应标明分期(S)。

(1)轻度慢性肝炎(包括原慢性迁延性肝炎及轻型慢性活动性肝炎):$G_{1\sim2}$,$S_{0\sim2}$。①肝细胞变性,点、灶状坏死或凋亡小体。②汇管区有(无)炎症细胞浸润、扩大,有或无局限性碎屑坏死(界面肝炎)。③小叶结构完整。

(2)中度慢性肝炎(相当于原中型慢性活动性肝炎):G_3,$S_{1\sim3}$。①汇管区炎症明显,伴中度碎屑坏死。②小叶内炎症严重,融合坏死或伴少数桥接坏死。③纤维间隔形成,小叶结构大部分保存。

(3)重度慢性肝炎(相当于原重型慢性活动性肝炎):G_4,$S_{2\sim4}$。①汇管区炎症严重或伴重度碎屑坏死。②桥接坏死累及多数小叶。③大量纤维间隔,小叶结构紊乱,或形成早期肝硬化。

3.组织病理学诊断

包括病因(根据血清或肝组织的肝炎病毒学检测结果确定病因)、病变程度及分级分期结果,如病毒性肝炎，丙型，慢性，中度，G_3/S_4。

(三)鉴别要点

本病应与慢性乙型病毒性肝炎、药物性肝炎、酒精性肝炎、非酒精性肝炎、自身免疫性肝炎、病毒感染所致肝损害、肝硬化、肝癌等鉴别。

(四)规范化治疗

1.抗病毒治疗的目的

清除或持续抑制体内的 HCV，以改善或减轻肝损害，阻止进展为肝硬化、肝衰竭或 HCC，并提高患者的生活质量。治疗前应进行 HCV RNA 基因分型(1 型和非 1 型)和血中 HCV RNA 定量，以决定抗病毒治疗的疗程和利巴韦林的剂量。

2.HCV RNA 基因为 1 型和(或)HCV RNA 定量不低于 4×10^5 U/mL 者

可选用下列方案之一。

(1)聚乙二醇干扰素 α 联合利巴韦林治疗方案：聚乙二醇干扰素 α-2a 180 μg，每周 1 次，皮下注射，联合口服利巴韦林 1 000 mg/d，至 12 周时检测 HCV RNA。①如 HCV RNA 下降幅度少于 2 个对数级，则考虑停药。②如 HCV RNA 定性检测为阴转，或低于定量法的最低检测限。继续治疗至 48 周。③如 HCV RNA 未转阴，但下降超过 2 个对数级，则继续治疗到 24 周。如 24 周时 HCV RNA 转阴，可继续治疗到 48 周；如果 24 周时仍未转阴，则停药观察。

(2)普通 IFN-α 联合利巴韦林治疗方案：IFN-α 3～5 MU，隔天 1 次，肌内或皮下注射，联合口服利巴韦林 1 000 mg/d，建议治疗 48 周。

(3)不能耐受利巴韦林不良反应者的治疗方案：可单用普通 IFN-α 复合 IFN 或 PEG-IFN，方法同上。

3.HCV RNA 基因为非 1 型和(或)HCV RNA 定量$<4\times10^5$ U/mL 者

可采用以下治疗方案之一。

(1)聚乙二醇干扰素 α 联合利巴韦林治疗方案：聚乙二醇干扰素 α-2a 180 μg，每周 1 次，皮下注射，联合应用利巴韦林 800 mg/d，治疗 24 周。

(2)普通 IFN-α 联合利巴韦林治疗方案：IFN-α 3 MU，每周 3 次，肌内或皮下注射，联合应用利巴韦林 800～1 000 mg/d，治疗 24～48 周。

(3)不能耐受利巴韦林不良反应者的治疗方案：可单用普通 IFN-α 或聚乙二醇干扰素 α。

四、丁型病毒性肝炎

丁型病毒型肝炎是由于丁型肝炎病毒(HDV)与 HBV 共同感染引起的以肝细胞损害为主的传染病，呈世界性分布，易使肝炎慢性化和重型化。

(一)病因

HDV 感染呈全球性分布。意大利是 HDV 感染的发现地。地中海沿岸、中东地区、非洲和南美洲亚马孙河流域是 HDV 感染的高流行区。HDV 感染在地方性高发区的持久流行，是由 HDV 在 HBsAg 携带者之间不断传播所致。除南欧为地方性高流行区之外，其他发达国家 HDV 感染率一般只占 HBsAg 携带者的 5%以下。发展中国家 HBsAg 携带者较高，有引起 HDV 感染传播的基础。我国各地 HBsAg 阳性者中 HDV 感染率为 0～32%，北方偏低，南方较高。活动性乙型慢性肝炎和重型肝炎患者 HDV 感染率明显高于无症状慢性 HBsAg 携带者。

1.传染源

主要是急、慢性丁型肝炎患者和 HDV 携带者。

2.传播途径

输血或血制品是传播 HDV 的最重要途径之一。其他包括经注射和针刺传播，日常生活密切接触传播，以及围产期传播等。我国 HDV 传播方式以生活密切接触为主。

3.易感人群

HDV 感染分两种类型：①HDV/HBV 同时感染，感染对象是正常人群或未接受 HBV 感染的人群。②HDV/HBV 重叠感染，感染对象是已受 HBV 感染的人群，包括无症状慢性 HBsAg 携带者和乙型肝炎患者，他们体内含有 HBV 及 HBsAg，一旦感染 HDV，极有利于 HDV 的复制，所以这一类人群对HDV 的易感性更强。

(二)诊断要点

我国是 HBV 感染高发区，应随时警惕 HDV 感染。HDV 与 HBV 同时感染所致急性丁型肝炎，仅凭临床资料不能确定病因。凡无症状慢性 HBsAg 携带者突然出现急性肝炎样症状、重型肝炎样表现或迅速向慢性肝炎发展者，以及慢性乙型肝炎病情突然恶化而陷入肝衰竭者，均应想到 HDV 重叠感染，及时进行特异性检查，以明确病因。

1.临床表现

HDV 感染一般只与 HBV 感染同时发生或继发于 HBV 感染者中，故其临床表现部分取决于HBV 感染状态。

(1)HDV 与 HBV 同时感染(急性丁型肝炎)：潜伏期为 6～12 周，其临床表现与急性自限性乙型肝炎类似，多数为急性黄疸型肝炎。在病程中可先后发生 2 次肝功能损害，即血清胆红素和转氨酶出现 2 个高峰。整个病程较短，HDV 感染常随 HBV 感染终止而终止，预后良好，很少向重型肝炎、慢性肝炎或无症状慢性 HDV 携带者发展。

(2)HDV 与 HBV 重叠感染：潜伏期为 3～4 周。其临床表现轻重悬殊，复杂多样。①急性肝炎样丁型肝炎：在无症状慢性 HBsAg 携带者基础上重叠感染 HDV 后，最常见的临床表现形式是急性肝炎样发作，有时病情较重，血清转氨酶持续升高达数月之久，或血清胆红素及转氨酶升高呈双峰曲线。在 HDV 感染期间，血清 HBsAg 水平常下降，甚至转阴，有时可使 HBsAg 携带状态结束。②慢性丁型肝炎：无症状慢性 HBsAg 携带者重叠感染 HDV 后，更容易发展成慢性肝炎。慢性化后发展为肝硬化的进程较快。早期认为丁型肝炎不易转化为肝癌，近年来在病理诊断为原发性肝癌的患者中，HDV 标志阳性者可达 11%～22%，故丁型肝炎与原发性肝癌的关系不容忽视。

(3)重型丁型肝炎：在无症状慢性 HBsAg 携带者基础上重叠感染 HDV 时，颇易发展成急性或亚急性重型肝炎。在“暴发性肝炎”中，HDV 感染标志阳性率高达 21%～60%，认为 HDV 感染是促成大块肝坏死的一个重要因素。按国内诊断标准，这些“暴发性肝炎”应包括急性和亚急性重型肝炎。HDV 重叠感染易使原有慢性乙型肝炎病情加重。如有些慢性乙型肝炎患者，病情本来相对稳定或进展缓慢，血清 HDV 标志转阳，临床状况可突然恶化，继而发生肝衰竭，甚至死亡，颇似慢性重型肝炎，这种情况国内相当多见。

2.实验室检查

近年丁型肝炎的特异诊断方法日臻完善，从受检者血清中检测到 HDAg 或 HDV RNA，或从血清中检测抗-HDV，均为确诊依据。

(三)鉴别要点

应注意与慢性重型乙型病毒型肝炎相鉴别。

(四)规范化治疗

丁型病毒性肝炎以护肝对症治疗为主。近年研究表明,IFN-α 可能抑制 HDV RNA 复制,经治疗后,可使部分病例血清 DHV RNA 转阴,所用剂量宜大,疗程宜长。目前 IFN-α 是唯一可供选择的治疗慢性丁型肝炎的药物,但其疗效有限。IFN-α 900 万 U。每周 3 次,或者每天 500 万 U,疗程 1 年,能使40%~70%的患者血清中 HDV RNA 消失,但是抑制 HDV 复制的作用很短暂,停止治疗后有 60%~97%的患者复发。

五、戊型病毒性肝炎

戊型病毒型肝炎原称肠道传播的非甲非乙型肝炎或流行性非甲非乙型肝炎,其流行病学特点及临床表现颇像甲型肝炎,但两者的病因完全不同。

(一)病因

戊型肝炎流行最早发现于印度,开始疑为甲型肝炎,但回顾性血清学分析,证明既非甲型肝炎,也非乙型肝炎。本病流行地域广泛,在发展中国家以流行为主,发达国家以散发为主。其流行特点与甲型肝炎相似,传染源是戊型肝炎患者和阴性感染患者,经粪-口传播。潜伏期末和急性期初传染性最强。流行规律大体分 2 种:一种为长期流行,常持续数月,可长达 20 个月,多由水源不断污染所致;另一种为短期流行,约 1 周即止,多为水源一次性污染引起。与甲型肝炎相比,本病发病年龄偏大,16~35 岁者占 75%,平均 27 岁。孕妇易感性较高。

(二)诊断要点

流行病学资料、临床特点和常规实验室检查仅作临床诊断参考,特异血清病原学检查是确诊依据,同时排除 HAV、HBV、HCV 感染。

1.临床表现

本病潜伏期为 15~75 d,平均为 6 周。绝大多数为急性病例,包括急性黄疸型和急性无黄疸型肝炎,两者比例约为 1∶13。临床表现与甲型肝炎相似,但其黄疸前期较长,症状较重。除淤胆型病例外,黄疸常于 1 周内消退。戊型肝炎胆汁淤积症状(如灰浅色大便、全身瘙痒等)较甲型肝炎为重,大约 20%的急性戊型肝炎患者会发展成淤胆型肝炎。部分患者有关节疼痛。

2.实验室检查

用戊型肝炎患者急性期血清 IgM 型抗体建立 ELISA 法,可用于检测拟诊患者粪便内的 HEAg,此抗原在黄疸出现第 14~18 d 的粪便中较易检出,但阳性率不高。用荧光素标记戊型肝炎恢复期血清 IgG,以实验动物 HEAg 阳性肝组织作抗原片,进行荧光抗体阻断实验,可用于检测血清戊型肝炎抗体(抗-HEV),阳性率为 50%~100%。但本法不适用于临床常规检查。

用重组抗原或合成肽原建立 ELISA 法检测血清抗-HEV,已在国内普遍开展,敏感性和特异性均较满意。用本法检测血清抗-HEV-IgM,对诊断现症戊型肝炎更有价值。

(三)鉴别要点

应注意与 HAV、HBV、HCV 相鉴别。

(四)规范化治疗

急性期应强调卧床休息,给予清淡而营养丰富的饮食,外加充足的 B 族维生素及维生素 C。

HEV ORF2 结构蛋白可用于研制有效疫苗，并能对 HEV 株提供交叉保护。HEV ORF2 蛋白具有较好的免疫原性，用其免疫猕猴能避免动物发生戊型肝炎和 HEV 感染。该疫苗正在研制，安全性和有效性正在评估。

六、护理措施

(1)甲、戊型肝炎进行消化道隔离；急性乙型肝炎进行血液(体液)隔离至 HBsAg 转阴；慢性乙型和丙型肝炎患者应分别按病毒携带者管理。

(2)向患者及家属说明休息是肝炎治疗的重要措施。重型肝炎、急性肝炎、慢性活动期应卧床休息；慢性肝炎病情好转后，体力活动以不感疲劳为度。

(3)急性期患者宜进食清淡、易消化的饮食，蛋白质以营养价值高的动物蛋白为主 1.0～1.5 g/(kg・d)；慢性肝炎患者宜高蛋白、高热量、高维生素易消化饮食，蛋白质 1.5～2.0 g/(kg・d)；重症肝炎患者宜低脂、低盐、易消化饮食，有肝性脑病先兆者应限制蛋白质摄入，蛋白质摄入＜0.5 g/(kg・d)；合并腹水、少尿者，钠摄入限制在 0.5 g/d。

(4)各型肝炎患者均应戒烟和禁饮酒。

(5)皮肤瘙痒者及时修剪指甲，避免搔抓，防止皮肤破损。

(6)应向患者解释注射干扰素后可出现发热、头痛、全身酸痛等“流感样综合征”，体温常随药物剂量增大而增高，不良反应随治疗次数增加而逐渐减轻。发热时多饮水、休息，必要时按医嘱对症处理。

(7)密切观察有无皮肤淤点瘀斑、牙龈出血、便血等出血倾向；观察有无性格改变、计算力减退、嗜睡、烦躁等肝性脑病的早期表现。如有异常及时报告医师。

(8)让患者家属了解肝病患者易生气、易急躁的特点，对患者要多加宽容理解；护理人员多与患者热情、友好交谈沟通，缓解患者焦虑、悲观、抑郁等心理问题；向患者说明保持豁达、乐观的心情对于肝脏疾病的重要性。

七、应急措施

(一)消化道出血

(1)立即取平卧位，头偏向一侧，保持呼吸道通畅，防止窒息。

(2)通知医师，建立静脉液路。

(3)合血、吸氧、备好急救药品及器械，准确记录出血量。

(4)监测生命体征的变化，观察有无四肢湿冷、面色苍白等休克体征的出现，如有异常，及时报告医师并配合抢救。

(二)肝性脑病

(1)如有烦躁，做好保护性措施，必要时给予约束，防止患者自伤或伤及他人。

(2)昏迷者，平卧位，头偏向一侧，保持呼吸道通畅。

(3)吸氧，密切观察神志和生命体征的变化，定时翻身。

(4)遵医嘱给予准确及时的治疗。

八、健康教育

(1)宣传各类型病毒性肝炎的发病及传播知识，重视预防接种的重要性。

(2)对于急性肝炎患者要强调彻底治疗的重要性及早期隔离的必要性。

(3)慢性患者、病毒携带者及家属采取适当的家庭隔离措施，对家中密切接触者鼓励尽早进行预防接种。

(4)应用抗病毒药物者必须在医师的指导、监督下进行，不得擅自加量或停药，并定期检查肝功能和血常规。

(5)慢性肝炎患者出院后避免过度劳累、酗酒、不合理用药等，避免反复发作，并定期监测肝功能。

(6)对于乙肝病毒携带者禁止献血和从事饮食、水管、托幼等工作。

(侯蓓蓓)

第五节　流行性出血热的护理

一、疾病概述

(一)概念和特点

流行性出血热亦称肾综合征出血热，是由流行性出血热病毒(EHFV)引起的急性、地方性、经鼠传播的自然疫源性传染病。临床上以发热、休克、充血、出血和急性肾功能损害为主要表现。

EHFV 不耐热和不耐酸，37 ℃和 pH 5.0 以下易灭活，56 ℃高温 30 min 和 100 ℃高温1 min 可灭活。对紫外线、乙醇和碘酒等消毒剂敏感。传染源在我国是鼠类，主要通过不同途径接触鼠类带有病毒的排泄物而感染。人群普遍易感。有明显高峰季节，主要与传染源的密度和带毒率改变有关。

(二)发病机制与相关病理生理

本病发病机制未完全清楚，多数研究认为是病毒直接作用与病毒感染诱发免疫损伤及细胞因子和介质共同作用的结果。以小血管和肾脏病变最明显。基本病变是全身小血管广泛受损，可见其内皮肿胀、变性和坏死，引起各脏器病变。

(三)临床特点

特征性临床表现为发热、出血和肾损害。典型病例病程中有发热期、低血压休克期、少尿期、多尿期和恢复期的五期经过。

1.发热期

除发热外主要表现有全身中毒症状，毛细血管损伤和肾损害征。毛细血管损伤，主要表现为充血、出血和渗出水肿征。患者面部、颈部及上胸部明显充血潮红(三红)。腋下、胸背部皮肤呈条索点状或搔抓样瘀点。肾损害主要表现为蛋白尿和尿镜检发现管型等。

2.低血压休克期

多数患者发热末期或热退同时出现血压下降，甚至休克，可出现烦躁、谵妄。休克持续过久，可出现 DIC、休克肺、脑水肿、急性肾衰竭等。

3.少尿期

少尿期主要临床表现为尿毒症、酸中毒和水电解质紊乱。严重患者发生高血容量综合征和肺水肿。

4.多尿期

尿量逐渐增加，若水和电解质补充不足或继发感染，可发生继发性休克，也可发生低钠、低钾症状。

5.恢复期

尿量逐渐恢复至正常，精神及食欲恢复。

(四)辅助检查

1.血常规

白细胞计数逐渐升高，出现异常淋巴细胞，血小板下降。

2.尿常规

患者可出现尿蛋白，尿中还可有红细胞、管型或膜状物。

3.血液生化检查

血尿素氮及肌酐在低血压休克期开始升高，多尿后期开始下降。血钾在发热期和休克期处于低水平，少尿期升高，多尿期又降低。

4.凝血功能检查

高凝期凝血时间缩短，消耗性低凝血期则纤维蛋白原降低，凝血酶原时间延长和凝血酶时间延长，进入纤溶亢进期则出现纤维蛋白降解物(FDP)升高。

5.免疫学检查

早期患者的血清及尿沉渣细胞均可检出 EHF 病毒抗原，有助于病原诊断。特异性抗体检查：包括血清 IgM 和 IgG 抗体。IgM(1∶20)为阳性。IgG(1∶40)为阳性，双份血清滴度 4 倍以上有确诊价值。

(五)治疗原则

(1)抓好“三早、一就近”(早诊断，早休息，早治疗，就近到有医疗条件的医疗机构救治)是本病治疗的关键。

(2)治疗中要注意防治休克、肾衰竭和出血。

(3)发热期应控制感染，减轻外渗，中毒症状重者可给予地塞米松 5～10 mg 静脉滴注。预防 DIC。

(4)低血压休克期应补充血容量，纠正酸中毒，应用血管活性药物与肾上腺皮质激素。

(5)少尿期应稳定内环境，促进利尿，可用甘露醇或呋塞米，也可使用导泻疗法或透析疗法。

(6)多尿期主要是维持水与电解质平衡，防治继发感染。

(7)恢复期应补充营养，逐步恢复工作。

二、护理评估

(一)流行病学史评估

评估患者居住地是否多老鼠，有无接触死鼠或鼠类排泄物，有无被鼠类咬伤史等。

(二)一般评估

1.生命体征

患者体温以稽留热和弛张热多见，心率加快或有心律失常；呼吸急促。高血容量综合征血压升高、脉搏洪大、脉压增大和心率增快等。肺水肿时患者呼吸急促、呼吸困难、发绀等。

2.患者主诉

评估患者有无全身中毒症状,例如疲乏、全身酸痛等和消化道症状。

3.相关记录

记录患者神志、皮肤、出入量等结果。

(三)身体评估

1.头颈部

观察充血、渗出及出血的表现:有无"三红"的表现,皮肤瘀斑的分布、范围及有无破溃出血,颜面部有无水肿等。

2.肺部

听诊有无呼吸音粗,有无干湿啰音。

3.腹部

触诊患者腹部有无压痛、反跳痛。肾脏有无叩击痛。

(四)心理-社会评估

评估患者对疾病知识的了解情况,患者在疾病治疗过程中的心理反应与需求,家庭及社会支持情况。

(五)辅助检查结果评估

实验室检查有无血液浓缩,异型淋巴细胞,血小板减少和蛋白尿。血液和尿沉渣细胞中是否检出特异性抗原和血清中检出特异性抗体。有无水电解质酸碱平衡失调。

(六)常用药物治疗效果的评估

(1)右旋糖酐-40 偶可见变态反应,例如发热、胸闷、呼吸困难、荨麻疹等。

(2)碳酸氢钠溶液剂量偏大或存在肾功能不全时,可出现水肿、精神症状、肌肉疼痛或抽搐、呼吸减慢、口内异味、异常疲倦虚弱等。

三、护理诊断/问题

(一)体温过高

体温过高与病原体感染有关。

(二)组织灌注量改变

组织灌注量改变与出血、感染、少尿和多尿等有关。

(三)疼痛

疼痛与全身中毒血症有关。

(四)潜在并发症

1.出血

出血与毛细血管损伤、凝血功能异常有关。

2.电解质紊乱

电解质紊乱与利尿、脱水、补液等有关。

3.肺水肿

肺水肿与少尿血容量增多有关。

4.感染

感染与抵抗力下降有关。

5.急性肾衰竭

急性肾衰竭与肾血流不足有关。

四、护理措施

（一）病情观察

观察生命体征，神志变化。注意有无出血、尿量及尿的颜色变化，记录 24 h 出入量。

（二）休息和饮食

急性期需绝对卧床休息，避免随意搬动患者，至恢复期逐渐增加活动量。发热期给予高热量、高维生素、富有营养的流质或半流质饮食，少量多餐。少尿期，严格控制入量，限制钠盐及钾盐的食物。

（三）疼痛的护理

患者有头痛、腰痛、眼眶痛等症状时，给予相应的解除疼痛的护理，创造舒适、安静的环境，减少噪声对患者的刺激，给予按摩止痛或按医嘱给予止痛药。

（四）发热的护理

观察发热的程度及热型、伴随症状并记录。每 4 h 测体温 1 次，体温＞38.5 ℃时，可在体表大血管处进行冷敷，不宜用乙醇擦浴、禁忌使用发汗退热药，以防大汗引起休克。遵医嘱补充液体。

（五）并发症的观察及护理

1.出血

观察出血的表现，有无咯血、呕血、便血、血尿、鼻衄以及注射部位有无渗血等。嘱患者勿用手挖鼻孔，以免损伤黏膜，引起出血。注意口腔清洁，刷牙尽量使用软毛牙刷，勿用牙签剔牙。勿用力搔抓皮肤。注射后针眼按压时间需延长，以防止出血及皮下血肿。遵医嘱应用药物。

2.心力衰竭、肺水肿

注意观察有无呼吸困难、烦躁、心率增快、咳粉红色泡沫样痰、肺底啰音等。发现左心功能不全表现后应立即停止输液或控制输液速度，并报告医师按医嘱用药，给予 20%～30%乙醇湿化给氧。

（六）健康教育

（1）预防出血热的根本措施是灭鼠。搞好环境卫生和室内卫生，清除垃圾，消灭老鼠的栖息场所。严防鼠类污染食物；做好个人防护。

（2）患者出院后仍应休息 1～3 个月。生活要有规律，保证足够睡眠，安排力所能及的体力活动，以不感疲劳为度。

（3）预防接种：重点人群可行沙鼠肾细胞疫苗（Ⅰ型汉坦病毒）和地鼠肾细胞疫苗（Ⅱ型汉坦病毒）注射。

五、护理效果评估

（1）患者体温恢复正常。

（2）患者血压平稳。

（3）患者自觉疼痛减轻、疲乏好转、食欲好转。

（4）患者尿量恢复正常，渗出征减轻，皮肤黏膜出血好转。

（5）患者维持水电解质平衡。

（侯蓓蓓）

第六节　手足口病的护理

一、疾病概述

(一)概念和特点

手足口病是肠道病毒引起的常见传染病之一，以婴幼儿发病为主。多数患儿表现为手、足、口腔等部位的皮疹、疱疹，大多预后良好。但少数患儿可表现为严重的中枢神经系统损害，引起神经源性肺水肿、无菌性脑膜炎、急性迟缓性麻痹等，病情进展迅速，病死率高。

(二)发病机制与相关病理生理

手足口病是肠道病毒包括柯萨奇病毒 A16 和肠道病毒 EV71 引起的小儿急性传染病，发病人群主要为婴幼儿、学龄前儿童，多发生于夏、秋季。口腔溃疡性损伤和皮肤斑丘疹为手足口病的特征性病变。光镜下斑丘疹可见表皮内水疱，水疱内有中性粒细胞嗜酸性粒细胞碎片，水疱周围上皮有细胞间和细胞内水肿，水疱下真皮有多种白细胞的混合型浸润。电镜下可见上皮细胞内有嗜酸性包涵体。脑膜脑炎表现为淋巴细胞性软脑膜炎，脑灰质和白质血管周围淋巴细胞、浆细胞浸润，局灶性出血和局灶性神经细胞坏死以及胶质反应性增生。心肌炎表现为局灶性心肌细胞坏死，偶见间质淋巴细胞和浆细胞浸润。肺炎表现为弥漫性间质淋巴细胞浸润、肺泡损伤、肺泡内出血和透明膜形成，可见肺细胞脱落和增生，有片状肺不张。

(三)临床特点

手足口病的潜伏期多为 2～10 d，平均为 5 d。

1.一般症状

急性起病，发热，口腔黏膜、手、足和臀部出现斑丘疹、疱疹，疱疹周围可有炎性红晕，疱内液体较少。可伴有咳嗽、流涕、食欲缺乏等症状。部分病例仅表现为皮疹或疱疹性咽峡炎。多在1 周内痊愈，预后良好。

2.重症病例表现

少数病例(尤其是低于 3 岁者)皮疹出现不典型，病情进展迅速，在发病 1～5 d 出现脑膜炎、脑炎(以脑干脑炎最为凶险)、脑脊髓炎、肺水肿、循环障碍等，可留有后遗症。极少数病例病情危重，可致死亡。

(1)神经系统表现：精神差、嗜睡、易惊、头痛、呕吐、谵妄甚至昏迷；肢体抖动，肌阵挛、眼球震颤、共济失调、眼球运动障碍；无力或急性弛缓性麻痹；惊厥。查体可见脑膜刺激征，腱反射减弱或消失，巴氏征等病理征阳性。

(2)呼吸系统表现：呼吸浅促、呼吸困难或节律改变，口唇发绀，咳嗽，咳白色、粉红色或血性泡沫样痰液；肺部可闻及湿啰音或痰鸣音。

(3)循环系统表现：面色苍灰、皮肤花纹、四肢发凉，指(趾)发绀；出冷汗；毛细血管再充盈时间延长。心率增快或减慢，脉搏浅速或减弱甚至消失。

(四)辅助检查

1.血常规

白细胞计数正常或降低,病情危重者白细胞计数可明显升高。重症病例白细胞计数可明显升高($>15\times10^9$/L)或显著降低($<2\times10^9$/L),恢复期逐渐恢复正常。

2.血生化检查

部分病例可有轻度谷丙转氨酶(ALT)、门冬氨酸氨基转移酶(AST)、肌酸激酶同工酶(CK-MB)升高,病情危重者可有肌钙蛋白(cTnI)、血糖升高。C 反应蛋白(CRP)一般不升高。乳酸水平升高。

3.血气分析

轻症患者血气分析在正常范围。重症患者呼吸系统受累时可有动脉血氧分压降低、血氧饱和度下降,二氧化碳分压升高,代谢性酸中毒。

4.脑脊液检查

脑脊液外观清亮,压力增高,白细胞计数增多,多以单核细胞为主,蛋白正常或轻度增多,糖和氯化物正常。脑脊液病毒中和抗体滴度增高有助于明确诊断。

5.病原学检查

用组织培养分离肠道病毒是目前诊断的标准,但 CoxA16、EV71 等肠道病毒特异性核酸是手足口病病原确认的主要方法。咽拭子、气道分泌物、疱疹液、粪便阳性率较高。

6.血清学检查

恢复期与急性期血清手足口病肠道病毒中和抗体 IgG 滴度 4 倍或 4 倍以上升高,证明手足口病病毒感染。

7.胸部放射学检查

胸部放射学检查可表现为双肺纹理增多,网格状、斑片状阴影,部分病例以单侧为著。

8.磁共振检查

神经系统受累者可有异常改变,以脑干、脊髓灰质损害为主。

9.脑电图检查

脑电图可表现为弥漫性慢波,少数可出现棘(尖)慢波。

10.心电图检查

心电图无特异性改变。少数病例可见窦性心动过速或过缓,Q-T 间期延长,ST-T 改变。

(五)治疗原则

1.普通病例

一般治疗:注意隔离,避免交叉感染。适当休息,清淡饮食,做好口腔和皮肤护理。

2.重症病例

(1)控制颅内高压限制入量,积极给予甘露醇降颅压治疗,每次 0.5～1.0 g/kg,每 4～8 h 1 次,20～30 min快速静脉注射。根据病情调整给药间隔时间及剂量。必要时加用呋塞米。

(2)保持呼吸道通畅,吸氧;呼吸衰竭者,尽早给予气管插管机械通气。

(3)早期抗休克处理:扩充血容量,10～20 mL/kg 快速静脉滴入,之后根据脑水肿、肺水肿的具体情况边补边脱,决定再次快速静脉滴入和 24 h 的需要量,及时纠正休克和改善循环。

(4)及时使用肾上腺糖皮质激素:可选用甲泼尼龙,氢化可的松,地塞米松。病情稳定后,尽早停用。

(5)掌握静脉注射免疫球蛋白的指征，建议应用指征：精神萎靡、抽搐、安静状态下呼吸频率超过40次/分钟；出冷汗、四肢发凉、皮肤花纹，心率增快>140次/分钟(按年龄)。

(6)合理应用血管活性药物，常用米力农注射液：维持量0.25～0.75 μg/(kg·min)，一般使用不超过72 h。血压高者，控制血压，可用酚妥拉明2～5 μg/(kg·min)，或硝普钠0.5～8 μg/(kg·min)，一般是由小剂量开始逐渐增加剂量，逐渐调整至合适剂量。如血压下降，低于同年龄正常下限，停用血管扩张剂，可使用正性肌力及升压药物，如多巴胺、多巴酚丁胺、肾上腺素、去甲肾上腺素等。

(7)注重对症支持治疗：①降温。②镇静、止惊。③保护各器官功能，特别注意神经源性肺水肿、休克和脑疝的处理。④纠正水电解质失衡。

(8)确保两条以上静脉通道通畅，监测呼吸、心率、血压和血氧饱和度，有条件监测有创动脉血压。

二、护理评估

(一)流行病学史评估

注意当地流行情况，评估患者病前1周内有无接触史。

(二)一般评估

注意患者有无发热、拒食、流涎、口腔疼痛、呕吐、腹泻等症状，注意皮疹出现部位和演变，有无脑膜炎、脑炎及心肌炎症状。

(三)身体评估

注意手、足、臀及其他体表部位有无斑丘疹及疱疹，形状及大小，周围有无红晕及化脓感染。注意唇、口腔黏膜有无红斑、疱疹及溃疡。有无局部淋巴结肿大。

(四)心理-社会评估

此病的患者多为小儿，评估小儿的状况，家长的关心和支持程度，家庭经济状况。

(五)辅助检查结果评估

白细胞计数及分类，咽拭子培养。疱疹如有继发感染，必要时取其内容物送涂片检查及细菌培养。咽拭子病毒分离；疱疹液以标记抗体染色检测病毒特异抗原，或PCR技术检测病毒RNA。如有神经系统症状应作脑脊液常规、生化及病毒RNA。必要时取血清检测病毒抗体。疑有心肌炎者检查心电图。

三、护理诊断/问题

(一)潜在并发症

潜在并发症如神经源性肺水肿、心力衰竭。

(二)体温升高

体温升高与病毒感染有关。

(三)皮肤完整性受损

皮肤完整性受损与手、足、口腔黏膜、臀部存在疱疹有关。

(四)营养失调

低于机体需要量与口腔存在疱疹不易进食有关。

(五)有传播感染的可能

传播感染与病原体排出有关。

四、护理措施

(一)隔离要求

及时安置在负压隔离病房内进行单间隔离。严格执行消毒隔离措施应,操作前后应严格洗手,做好手卫生。病房内每天以 600 mg/L 的含氯消毒剂对床及地面进行彻底消毒,医疗垃圾放入双层黄色垃圾袋中,外贴特殊标签,直接送至垃圾处理中心,不在其他地方中转。出院或转科后严格执行终末消毒。一旦诊断,医师应立即上报医院感染管理科,并留取大便标本备检。

(二)饮食护理

发热 1 周内应卧床休息,多饮开水。饮食宜给予营养丰富易消化的清淡、温凉的流质或半流质食物,如牛奶、米粥、面条等,禁食冰冷、辛辣等刺激性食物。意识障碍者暂禁食,逐渐改鼻饲流质,最后过渡到半流质饮食。

(三)病情观察

密切观察患儿的病情变化,24 h 监测心率、血氧饱和度、呼吸及面色,常规监测体温并观察热型和变化趋势。同时注意观察发热与皮疹出现的顺序。评估患儿的意识,大多数患儿神经系统受损发生在病程早期。对持续热不退,早期仅出现皮疹,但经 1～2 d 继发高热者需引起重视。

(四)对症护理

1.高热的护理

(1)体温超过 39 ℃且持续不退的患儿除给布洛芬混悬液等退热药物外,还需以温水擦浴、冰袋或变温毯降温。使用降温毯时严密监测生命体征,观察末梢循环,出现异常及时汇报医师。

(2)注意肢体保暖,防止冻伤,勤翻身,检查皮肤有无发红、发紫,衣被有无潮湿,防止压疮。

(3)遵医嘱给予抗病毒的药物。

2.口腔的护理

(1)每天 4 次口腔护理,常规的口腔护理用 0.05%的醋酸氯己定清洗口腔,然后喷活性银喷雾剂(银尔通),经口气管插管的患儿,采用口腔冲洗。

(2)患儿原有口腔疱疹,极易出现口腔溃疡,若出现溃疡,可给予复方维生素 B_{12} 溶液(贯新克)喷溃疡处,促进伤口的愈合。

3.皮肤黏膜的护理

(1)保持皮肤及床单位干燥清洁,剪短患儿指(趾)甲,必要时包裹患儿双手,避免抓破皮疹,防止感染。

(2)臀部有皮疹时要保持臀部干燥清洁,避免皮疹感染。皮疹或疱疹已破裂者,局部皮肤可涂抹抗生素药膏或炉甘石洗剂。

(五)并发症的护理

1.神经系统症状护理

EV71 具有嗜神经性,病毒在早期即可侵犯枢神经系统,密切观察患儿入院后第 1～3 d 的病情变化,重点观察患儿有无惊跳、意识、瞳孔、生命体征、前囟张力、肢体活动情况等,注意有无精神差、嗜睡、烦躁、易呕吐等神经系统病变的早期症状和体征。患儿呕吐时应将其头偏向一侧,保持呼吸的通畅,及时清除口腔内的分泌物,防止误吸;观察呕吐物的性质,记录呕吐的次数、呕吐物的颜色及量。

2.循环系统症状护理

持续心电监护，注意有无心率增快或缓慢、血压升高或下降、中心静脉压过高或过低、尿量减少；观察有无面色苍白、四肢发凉、指(趾)甲发绀、毛细血管再充盈时间延长(＞2 s)、冷汗、皮肤花纹；听诊有无心音低钝、奔马律及心包摩擦音等。立即报告医师，遵医嘱给予适当镇静，并遵医嘱给予强心、升压等处理，维持循环系统的稳定。

3.呼吸系统症状护理

严密观察呼吸形态、频率、节律，注意有无呼吸浅快、节律不规则、血氧饱和度下降、三凹征、鼻翼翕动等呼吸困难表现。神经源性肺水肿是手足口病常见的死亡原因，临床上以急性呼吸困难和进行性低氧血症为特征，早期仅表现为心率增快、血压升高、呼吸急促等非特异性表现，一旦出现面色苍白、发绀、出冷汗、双肺湿啰音、咳粉红色泡沫样痰、严重低氧血症时应及时通知医师，备好各类急救用品，紧急气管内插管辅助呼吸。使用呼吸机可减轻心肺功能，缓解呼吸困难症状，早期的心肺功能支持可改善 EV71 病毒感染患儿的预后。

(六)心理护理

由于患儿患病突然，尤其确诊后家长担心患儿的生命危险和后遗症的发生。患儿住隔离病室，限制探视，病情变化时及时跟家长沟通，评估患儿家长的心理承受能力，帮助家长树立信心，同时帮助家长接受现实，以取得家长的支持与配合。

五、护理效果评估

(1)患者的疱疹、斑丘疹消退，自感舒适。

(2)患者未发生并发症或发生但被及时发现和处理。

(3)患者的家属学会了如何进行皮肤的护理，并对疾病的预防知识有了一定的了解。

(侯蓓蓓)

第七节　肺结核的护理

肺结核是结核分枝杆菌入侵机体后在一定条件下引发的肺部慢性感染性疾病，其中痰排菌者为传染性肺结核病。

一、病因和发病机制

(一)病原

结核菌称抗酸杆菌，经革兰染色后，结核菌多呈弱阳性反应。

(二)流行病学

开放性肺结核患者的排菌为主要传染源，呼吸道传播为主要途径。

(三)发病机制

当微小飞沫核(每颗粒含结核菌 1～3 条)进入肺泡后，结核菌为肺泡巨噬细胞吞噬。因菌量、毒力和巨噬细胞的酶及杀菌素含量不同，被吞噬的结核菌的命运有所不同。经 2～4 周，机体产生两种形式的免疫反应，即细胞介导免疫（CMI）和迟发性变态（DTH）反应，构成对结核病发病和预后具有决定性影响的两大因素。

二、临床表现

（一）症状

1.全身症状

发热，多为长期午后低热，可伴倦怠、乏力、夜间盗汗。当病灶急剧进展扩散时则出现高热，呈稽留热型或弛张热型，可有畏寒。另外，可有食欲减退、体重减轻、妇女月经不调、易激惹、心悸、面颊潮红等轻度毒性和自主神经功能紊乱现象。

2.呼吸系统症状

可干咳或伴咳少量黏液痰，继发感染时咳脓痰，咯血，胸痛，气急。

（二）体征

取决于病变性质、部位、范围或程度。病灶以渗出为主或干酪性肺炎且病变范围较广时，出现实变体征，叩诊浊音，听诊闻及支气管呼吸音和细湿啰音。继发性肺结核在肩胛间区闻及细湿啰音提示有极大诊断价值。空洞性肺结核位置表浅而引流支气管通畅时有支气管呼吸音或伴湿啰音；巨大空洞可出现带金属调空瓮音。慢性纤维空洞性肺结核的体征有胸廓塌陷、气管和纵隔移位，叩诊浊音，听诊呼吸音降低或有湿啰音及肺气肿体征。粟粒性肺结核肺部体征很少，偶可并发 ARDS。

（三）临床分型

（1）原发性肺结核（1 型）：吸入感染的结核菌在肺部形成渗出性炎症病灶，多发生在上叶底部、中叶或下叶上部（肺通气较大部位），引起淋巴管炎和淋巴结炎。从 X 线表现分为原发复合征和胸内淋巴结核两个亚型，而临床上则分为隐匿型和典型原发性肺结核。

（2）血型播散性肺结核（2 型）：多由原发性肺结核发展而来，但成人更多见的是由继发于肺或肺外结核病灶（如泌尿生殖道的干酪样病灶）溃破到血管引起。根据结核菌侵入血液循环的途径、数量、次数、间隔时间和机体反应的不同分为急性、亚急性和慢性 3 种类型。

（3）继发性肺结核（Ⅲ型）：临床上又分为浸润性和慢性纤维空洞性肺结核，结核球及干酪性肺炎属于浸润性肺结核。浸润性肺结核是原发感染经血行播散（隐性菌血症）而潜伏在肺内的结核菌，绝大多数逐渐死亡。只有当人体免疫力下降时原先潜伏在病灶内的结核菌始有机会重新繁殖，引起以渗出和细胞浸润为主、伴有不同程度的干酪样病灶。而慢性纤维空洞性肺结核为继发性进展未得到及时合理治疗、反复恶化的晚期结果。

（4）结核性胸膜炎（Ⅳ型）。

（5）肺外结核（Ⅴ型）：按病变部位及其脏器命名，如骨结核、结核性脑膜炎、肾结核等。

三、辅助检查

（一）胸部 X 线检查

胸部 X 线检查可早期发现病灶，并可对病灶部位、范围、性质、发展情况和治疗效果做出判断。常见的 X 线表现有纤维钙化的硬结病灶（斑点、条索、结节状，密度较高，边缘清晰），浸润性病灶（云雾状、密度较淡、边缘模糊），干酪性病灶（密度较高、浓密不一）和空洞（有环形边界的透光区）。胸部 CT 检查对于发现微小或隐蔽性病变，了解病变范围及组成，有重要意义。

(二)痰结核菌检查

痰结核菌检查为确诊肺结核最特异性方法。

1.厚涂片抗酸染色镜检

快速简便,阳性率高,假阳性少,目前普遍推荐。

2.结核菌培养

结核菌生长缓慢,使用改良罗氏培养液,一般需4～8周始能报告。

3.聚合酶链反应(PCR)方法

使标本中所含微量结核菌DNA得到扩增,用电泳法检出。特异性强,快速、简便,还可作菌型鉴定,但时有假阳性或假阴性。

(三)结核菌素试验

结核菌素是结核菌的代谢产物,主要成分为结核蛋白,是从液体培养液生长的人型结核菌提炼出来的。旧结素(OT)抗原不纯,可引起非特异性反应。纯蛋白衍生物(PPD)优于OT,但PPD的抗原仍然比较复杂。流行病学调查和临床一般均以5 U为标准剂量。结果判断以72 h局部肿结直径大小为依据,见表7-1。PPD 0.1 mL为5 U,用于临床诊断,硬结平均直径≥5 mm为阳性反应。

表7-1　OT试验结果判断

局部肿结直径	结果及临床意义
≤4 mm	阴性(－)
5～9 mm	弱阳性(提示结核菌或非结核性分枝杆菌感染)(＋)
10～19 mm	阳性反应(＋＋)
≥20 mm或虽然水疱不超过此直径但有水疱、坏死	强阳性反应(＋＋＋)

四、诊断要点

痰结核菌检查是诊断肺结核的主要依据,也是考核疗效、随访病情的重要指标。肺结核患者咳痰有时呈间歇排菌,故常需连续多次查痰方能确诊。

五、鉴别诊断

(一)伤寒

患者可表现为高热,表情淡漠,皮疹,相对缓脉,肝脾肿大,白细胞计数降低。在疾病早期与急性血行播散型肺结核很难鉴别。加以近来血肥达反应阳性率下降,不典型临床表现增多,更给诊断带来困难。

(二)肺泡细胞癌和转移性肺癌

患者可表现为两肺粟粒状结节,但分布不均,肺尖部一般不受累。此外,肺泡细胞癌常有某一部位特别浓集,而转移性肺癌的结节以下肺阴影明显,均有助鉴别。

(三)肺含铁血黄素沉积症

以咯血为主要症状,两肺结节以下肺野为多,除非合并感染,一般无高热,继发性者可有心脏病和肺部淤血的临床和X线表现。

(四)肺尘埃沉着病

高热等临床表现和胸部X线也不支持该病诊断。

六、治疗

抗结核化学药物治疗对结核病的控制起着决定性的作用,合理的化疗可使病灶全部灭菌、痊愈。传统的休息和营养疗法都只起辅助作用。

(一)抗结核药物

一般可分为抗结核药物(即一线药物)及次要抗结核药物(即二线抗结核药物,复治用药)两大类,随着耐多药结核病的增多,还有新药类。

(1)基本抗结核药物:WHO所用的基本药物有异烟肼(INH,H)、利福平(RFP,R)、吡嗪酰胺(PZA,Z)、链霉素(SM,S)、乙胺丁醇(E)及氨硫脲(TBI,T)。

(2)次要抗结核药物:包括卡那霉素(KM)、阿米卡星(AK)、卷曲霉素(CPM,c)、对氨柳酸(PAS)、乙硫异烟胺(ETH)、丙硫异烟胺(PTH)、环丝胺酸(CS)。

(二)化疗原则

结核病化疗需要从结核菌、抗结核药物和宿主三者关系的诸多因素加以考虑。现代化疗的目标包括:①杀菌以控制疾病,临床细菌学转阴;②防治耐药以保持药效;③灭菌以杜绝或防止复发。鉴于结核菌的生物学特性、抗结核药的作用特点以及两者相互作用的特有规律,抗结核化疗必须掌握和贯彻正确的原则,即早期、联合、规则、足量、全程,尤以联合、规则用药和完成计划疗程最为重要。

七、护理评估

(一)健康史

评估时,要仔细询问了解患者的年龄,机体免疫情况、既往健康状况等,特别要注意询问接触史和预防接种史。原发性肺结核多见于儿童或边远山区、农村初次进城的成人,而浸润性肺结核多见于成人。年老体弱、营养不良、糖尿病、硅肺及有免疫缺陷或使用免疫抑制剂等使机体全身或局部抵抗力下降时易感染发病或引起原已稳定的病灶重新活动。应了解既往有无淋巴结炎、胸膜炎、咳血或肺结核病史;是否进行过正规的抗结核化疗,疗效如何;有无与确诊的肺结核患者特别是痰菌阳性的患者接触,是否按常规接种过卡介苗等。

(二)身体状况

1.主要症状

(1)全身中毒症状:多数患者起病缓慢,常有午后低热、盗汗、乏力、食欲缺乏、体重下降等。当肺部病变急剧进展播散时,可有不规则高热,女性患者可有月经失调或闭经等自主神经功能紊乱的症状。

(2)呼吸道症状:主要包括以下症状。①咳嗽、咳痰。一般为干咳或带少量黏液痰,继发感染时痰液呈黏液脓性且量增多。②咳血。约有1/3的患者有不同程度的咳血。根据咳血量的多少可分为:少量咳血,24 h咳血量在100 mL以内或仅痰中带血,主要因炎症病变的毛细血管扩张引起;中等量咳血,24 h咳血量在100～500 mL,可因小血管损伤或来自空洞的血管瘤破裂;大量出血,24 h咳血量在500 mL以上,或一次咳血量大于300 mL,大咳血时可发生失血性休克,有时血块阻塞大气道可引起窒息。③胸痛。因炎症波及壁层胸膜,可有相应部位胸痛且随呼吸和咳嗽而加重。④呼吸困难。慢性重症肺结核时,呼吸功能减退,常出现渐进性呼吸困难,甚至发绀,如并发气胸或大量胸腔积液,可急剧出现呼吸困难。

2.护理体检

早期病灶小或位于肺组织深部一般无明显体征。病变范围较大时,患侧呼吸运动减弱,叩诊浊音,可闻及支气管呼吸音或湿啰音。锁骨上下、肩胛区于咳嗽后可闻及湿啰音,对肺结核的诊断具有重要参考意义。病变广泛纤维化或胸膜增厚粘连时,可发现患侧胸廓塌陷、肋间隙变窄、气管向病侧移位,健侧有代偿性肺气肿。

3.临床类型

绝大多数人因机体免疫功能健全,感染结核菌后并不发病,称为结核感染。根据感染结核菌的来源,可分为原发性肺结核和继发性肺结核。原发性肺结核即初次感染所致的肺结核,多见于儿童;继发性肺结核多数为内源性感染,即潜伏在体内的结核菌在机体免疫力下降时,重新活动、再次繁殖而发病,也可因外源性感染(再感染)而发病。此时,机体已有相当的免疫力,结核菌一般不侵犯局部淋巴结,血行播散也少见,但肺内局部变态反应剧烈,容易发生干酪样坏死和形成空洞。临床上将肺结核分为五个类型。

(1)Ⅰ型:原发性肺结核。即初次感染所致的肺结核,多见于儿童或边远山区、农村初次进城的成人。症状轻、病程短,主要表现为微热、咳嗽、食欲缺乏、体重减轻等,数周好转。绝大多数患病儿童和青少年,病灶逐渐自行吸收或钙化,少数肺门淋巴结炎可经久不愈,甚至蔓延至附近纵隔淋巴结。肺部原发病灶的少量结核菌常可进入血循环播散到身体各脏器,因人体抵抗力强,仅产生肺尖等部位的孤立性病灶而逐渐愈合。但由于病灶内的结核菌可存活数年,当机体抵抗力下降时,可潜伏再发而发展为继发性肺结核。X线表现为原发病灶-淋巴管炎-淋巴结炎三者组成的哑铃状双极征象。

(2)Ⅱ型:血行播散性肺结核。包括急性、慢性或亚急性血行播散性肺结核。儿童多由原发性肺结核发展而来,成人多继发于肺或肺外结核病灶破溃至血管而引起。急性血行播散性肺结核儿童多见,当机体免疫力下降时,结核菌一次性或短期大量进入血液循环引起肺内广泛播散,常伴结核性脑膜炎和其他脏器结核。发病急剧,全身中毒症状严重,X线胸片见粟粒样大小的病灶,其分布和密度十分均匀。慢性或亚急性血行播散性肺结核系少量结核菌在较长时间内反复多次进入血流形成肺部播散。由于机体免疫力较强,病灶多以增殖为主,因此病情发展较缓慢,病程长,全身毒血症状轻,有些患者常无自觉症状,偶于X线检查时才被发现,X线可见两中上肺野粟粒状阴影,病灶可融合,密度不一,大小不等。

(3)Ⅲ型:浸润型肺结核。本型为临床上最常见的继发性肺结核,多见于成人。当人体免疫力下降时,潜伏在肺部病灶内的结核菌重新繁殖,引起以渗出和细胞浸润为主的肺部病变,可伴有不同程度的干酪样坏死。症状随病灶性质、范围及机体反应性而不同,轻者可无明显症状,或仅有低热、盗汗等;重者可有明显全身毒血症状和呼吸道症状,如发热、咳嗽、咳痰、咳血及呼吸困难等。X线胸片表现多种多样,多在肺尖、锁骨下区或下叶背段出现片状、絮状阴影,边缘较模糊。

(4)Ⅳ型:慢性纤维空洞性肺结核。由于浸润型肺结核未及时发现或治疗不及时、不彻底,或由于病情随机体免疫力的高低波动,病灶吸收、修复与恶化交替出现而导致空洞长期不愈、病灶出现广泛纤维化。本型病程长,患者可出现慢性咳嗽、咳痰、反复咳血和呼吸困难,严重者可发生呼吸困难。X线可见一侧或两侧有单个或多个厚壁空洞,伴有支气管播散病灶及明显的胸膜增厚，肺门向上牵拉，纵隔向患侧移位，肺纹理呈垂柳状，健侧呈代偿性肺气肿。

(5)Ⅴ型：结核性胸膜炎。当机体处于高敏状态时，结核菌侵入胸膜腔可引起渗出性胸膜炎。除全身中毒症状外，有胸痛和呼吸困难。早期出现局限性胸膜摩擦音，随着积液增多出现胸腔积液体征。X线检查可见中下肺野呈现一片均匀致密影，上缘呈外高内低凹面向上的弧形曲线。

4.并发症

有自发性气胸、脓气胸、支气管扩张、肺心病等。结核菌随血行播散可并发脑膜、心包、泌尿生殖系统及骨结核。

(三)实验室及其他检查

1.结核菌检查

痰中找到结核菌是确诊肺结核的主要依据。可直接涂片、厚涂片、荧光显微镜检查等，能快速找到结核菌。必要时留取 24 h 痰作浓缩细菌检查，应连续多次送检。痰菌阳性，说明病灶是开放性的，具有较强的传染性。如临床上高度怀疑肺结核，而细菌涂片检查又连续多次阴性者，宜取痰液标本进行细菌培养，不但可以提高阳性率，还可以鉴定菌型，作药物敏感试验。聚合酶链反应(PCR)法检查阳性率高，标本中有少量细菌即可获得阳性结果。

2.影像学检查

胸部 X 线检查不但可早期发现肺结核，而且对确定病灶部位、范围、性质、了解其演变过程及考核治疗效果都具有重要价值。胸部 CT 检查能发现微小或隐蔽性病变，有助于了解病变范围及组成，为早期诊断提供依据。

3.结核菌素(简称结素)试验

旧结素(OT)是结核菌的代谢产物，主要成分为结核蛋白，因抗原不纯可引起非特异性反应。目前多采用结素的纯蛋白衍生物(纯结素，PPD)，通常取 1∶2 000 结素稀释液 0.1 mL(5 U)在前臂掌侧作皮内注射，注射后 48～72 h 测皮肤硬结直径，如<5 mm 为阴性(－)，5～9 mm 为弱阳性(＋)，10～19 mm 为阳性(＋＋)，20 mm 以上或局部有水泡、坏死为强阳性(＋＋＋)。结素试验主要用于流行病学调查。我国城市中成年居民结核菌感染率高，用 5 U 结素进行试验，阳性仅表示有结核菌感染；但如果用 1 U 结素试验呈强阳性，则常提示体内有活动性结核病灶。结素试验对婴幼儿的诊断价值比成人高，因年龄越小，自然感染率越低。结素试验阴性除表明机体尚未感染结核菌外，还可见于：①结核菌感染尚未达到4～8 周。②应用糖皮质激素、免疫抑制剂、营养不良及年老体弱者。③严重结核病和危重患者。

4.其他检查

慢性重症肺结核的外周血象可有继发性贫血，活动性肺结核血沉增快，胸腔积液检查呈渗出性改变，必要时还可采用纤维支气管镜和浅表淋巴结活检做鉴别诊断。

(四)心理、社会评估

肺结核临床上多呈慢性经过，病程较长，同时因具有传染性，活动期需隔离治疗，导致患者较长时间不能与家人、朋友密切接触，情感交流受到影响，加上疾病带来的痛苦，因此患者常感到孤独、抑郁。因担心疾病传染给家人、同事或害怕家人和同事因自己感染肺结核遭受嫌弃，多数患者在患病期间十分关注亲友、同事对其的态度，对人际交往有自卑、紧张、恐惧心理。当出现咳血或大咳血时，患者会因此感到心情焦虑、紧张、恐惧，无所适从，从而导致出血的加重。恢复期，由于症状改善，一般情况好转，患者有时会对自己的疾病掉以轻心，不注意休息、不遵守医嘱，从而引起疾病反复，变成慢性或加重病情。本病住院及抗结核化疗时间均较长、医疗费用较高加上病后需休养较长的时间，需要一定的营养支持，给家庭带来一定的经济负担。

八、护理措施

（一）合理安排患者的休息和活动

（1）制定合理的休息与活动计划。护理人员应向患者及其家属解释导致乏力的原因、休息的重要性，以取得患者的合作，并根据患者的具体情况与患者及其家属共同制订休息和活动计划。

（2）督促患者严格执行休息与活动计划，并根据患者体能恢复情况及时加以调整。活动性肺结核患者或患者有咳血时，以卧床休息为主，可适当离床活动；大咳血患者应取患侧卧位，绝对卧床；恢复期可适当增加户外活动，如散步、打太极拳、做保健操等，加强体质锻炼，提高机体耐力和抗病能力。轻症患者在坚持化疗的同时，可进行正常工作和学习，但应避免劳累和重体力劳动。

（3）提供安静、整洁、舒适的病室环境，以利于患者的休息。了解患者的生活习惯，提供良好的生活护理，协助患者进餐、沐浴、如厕等。长期卧床患者应鼓励其在床上缓慢活动肢体，以保持肌张力。

（二）制定合理的饮食计划，保证足够的营养

（1）评估患者全身营养状况和进食情况，制定较全面的饮食营养摄入计划。向患者及其家属解释宣传饮食营养与人体健康及疾病康复的关系，以取得患者和家属的合作。

（2）肺结核是一种慢性消耗性疾病，体内分解代谢加速及抗结核药的毒副反应，常使患者食欲减退、胃肠吸收功能紊乱，最终导致机体营养代谢的失衡和抵抗力的下降。饮食计划首先要保证蛋白质的摄入，适当增加鱼、肉、蛋、牛奶、豆制品等优质动植物食品，成人每天蛋白质总量为90～120 g，以增加机体的抗病能力及修复能力。同时每天要摄入一定量的新鲜蔬菜和水果，满足机体对维生素和矿物质的需要。注意食物的合理搭配，保证色、香、味俱全，以增加进食的兴趣和促进消化液的分泌。

（3）由于发热、盗汗导致机体代谢增加、体内水分消耗过多，应鼓励患者多饮水，成人每天≥1 500 mL。提供足够量的水分，既能保证机体代谢的需要，又有利于体内毒素的排泄。

（4）提供安静、整洁、舒适的就餐环境。每周测体重 1 次，评估患者营养改善状况和进食情况，及时调整饮食营养摄入计划。

（三）保持呼吸道通畅

1.密切观察病情，及时发现咳血先兆

定时监测患者的生命体征，密切观察患者的病情变化，如发现患者出现面色苍白、心悸、气急、大汗淋漓、烦躁不安等咳血先兆症状，应立即通知医师，并做好抢救准备。

2.心理护理

患者一旦出现咳血先兆，要做好心理护理，消除其紧张情绪。少量咳血经静卧休息、有效处理后大多能自行停止。必要时遵医嘱使用小剂量镇静剂、止咳剂。但年老体弱、肺功能不全者要慎用强止咳药，以免抑制咳嗽反射和呼吸中枢，使血块不能咳出而发生窒息。向患者解释咳血时绝对不能屏气，以免诱发喉头痉挛、血液引流不畅形成血块，导致窒息。

3.大咳血的护理

（1）评估患者咳血的量、颜色、性质及出血的速度。

（2）嘱患者绝对卧床休息，协助患者取平卧位，头偏向一侧，尽量将血轻轻咯出，或取患侧卧位，以减少患侧活动度，防止病灶向健侧扩散，同时有利于健侧肺的通气功能。

(3)大咳血时暂禁食,咳血停止后宜进少量凉或温的流汁饮食,多饮水,多食含纤维素的食物,以保持大便通畅,避免排便时腹压增大而引起再度咳血。

(4)遵医嘱使用止血药物,密切观察止血效果和药物不良反应。可用垂体后叶激素 5 U 加入 50%葡萄糖 40 mL 中,在 15～20 min 内缓慢静脉注射,或将垂体后叶激素 10 U 加入 5%葡萄糖 500 mL 中,静脉滴注。垂体后叶激素的作用机制为收缩小动脉和毛细血管,降低肺循环血压,使肺血流减少而促进止血,但由于该药能同时收缩冠状动脉及子宫、肠道平滑肌,故高血压病、冠心病及哺乳期妇女禁用此药。如滴速过快会出现头痛、恶心、心悸、面色苍白、便意等不良反应,应加以注意。

(5)根据医嘱酌情给予输血,补充血容量,但速度不宜过快,以免肺循环压力增高,再次引起血管破裂而咳血。

4.窒息的抢救配合

如患者有窒息征象,应立即置患者于头低脚高位,轻拍背部,以便血块排出,并尽快用吸引器吸出或用手指裹上纱布清除口、咽、鼻部血块。气管血块清除后,若患者自主呼吸仍未恢复,应立即进行人工呼吸,给高流量吸氧或按医嘱应用呼吸中枢兴奋剂。

(四)用药护理

1.患者必须每天按时、按量有规律服药

不管患者有无症状或体征,社区护士都要督促其严格按化疗方案用药,不遗漏、不中断,直至全程结束。加强访视宣传,取得患者合作。不规律服药是肺结核治疗失败的主要原因。只有全程治疗才能尽量杀灭顽固的结核菌群,防止复发。

2.用药剂量要适当

患者不能盲目加大药量,否则不但造成浪费,且使毒副作用增加,因为抗结核药物对肝、肾、胃肠道都有一定的毒副作用,有的还会引起皮肤过敏性反应。

3.注意不良反应

服药期间应向患者说明用药过程中可能出现的不良反应,如发现巩膜黄染、肝区疼痛及胃肠道反应等异常情况要及时报告医师。

4.服药期间

(1)每月做 1 次痰液涂片(有条件的医院可在第 2、第 4 个月加痰液培养)至 6 个月治疗结束。

(2)服药后每月做 1 次肝功能、血象及尿常规化验,以掌握药物的毒副作用。

(3)治疗后每两个月拍 1 次胸片,以观察病灶变化情况,停药后半年、1 年均需拍片复查。

(五)健康指导

根据患者及其家属对结核病知识认识程度及接受知识的能力,进行卫生宣传教育,帮助患者及其家属获得他们必须具备和了解的与肺结核有关的知识。

要做好肺结核以下几点预防工作。

(1)早期发现患者并进行登记管理,及时给予合理化疗和良好护理,以控制传染源。

(2)指导患者及其家属采取有效的消毒、隔离措施。①患者咳嗽、喷嚏时要用手绢捂住口鼻,不大声喧哗,以免细菌扩散;有条件的患者在家中可单居一室,或用布帘隔开分床睡眠;饮食用具、衣服、卧具、手绢等要分开独用。②患者的痰要吐在专用有盖的能煮沸的容器内,可使用比痰量多一倍的消毒液浸泡至少两小时后再倒掉;痰量不多时,也可吐在纸内,将有痰的纸放在塑料袋内焚烧;食具要单独使用、单独洗刷消毒;日用品能煮沸的煮沸消毒,不能煮沸的,可用日光暴晒,每次两小时以上,连晒 2～5 d,并要经常翻动;室内保持良好通风,每天用紫外线照射消毒,或用 1%过氧乙酸 1～2 mL 加入空气清洁剂内作空气喷雾消毒。

(3)接触者的检测预防。①家庭成员的检测及预防:肺结核病的家庭成员都应检查,儿童少年是重点。15 岁以下儿童都要做结核菌素试验,强阳性者需服抗结核药物预防;15 岁以上少年及成人做 X 线透视或拍片检查,以期早期发现患者。如果肺结核患者长期不愈、持续痰菌阳性,其家庭成员应每半年至 1 年做 1 次胸部透视,以便及时发现,早期治疗。②学校、幼儿园等集体机构如发现结核患者,应在患者班内或年级内对全体学生做结素试验,对强阳性者也要用药物预防。

(4)对未受结核菌感染的新生儿、儿童及青少年及时接种卡介苗(BCG),使人体对结核菌产生获得性免疫力。我国规定新生儿出生 3 个月内接种 BCG,每隔 5 年左右对结素反应转阴者补种,直至 15 岁。对边远结核低发地区进入高发地区的学生和新兵等结素阴性者必须接种 BCG。已感染肺结核或急性传染病痊愈未满 1 个月者,禁忌接种。

(侯蓓蓓)

第八章

精神科护理

第一节 焦虑症的护理

焦虑症是一组以焦虑症状为主要临床表现的精神障碍。当焦虑的严重程度与客观的事件或处境不相称或持续时间过长时，则为病理性焦虑，临床称之为焦虑症状。

一、概述

(一)临床表现

1.惊恐障碍

惊恐障碍又称为急性焦虑障碍，主要临床表现如下。

(1)惊恐发作：突如其来的惊恐体验，伴濒死感或失控感。患者常伴有严重的自主神经功能紊乱，伴胸闷、心动过速、呼吸困难或过度换气、头痛、头昏、眩晕、四肢麻木和感觉异常、出汗、全身发抖或全身无力等。发作间期始终意识清晰，高度警觉。通常起病急骤，终止也迅速，一般历时 5～20 min，很少超过 1 个小时。

(2)预期焦虑：发作后的间歇期仍心悸，担心再发，惴惴不安，也可出现一些自主神经活动亢进症状。

(3)求助和回避：60%的患者由于担心发病时得不到帮助而产生回避行为，如不敢单独出门，不敢到人多热闹的场所，发展为场所恐惧症。

(4)惊恐障碍患者常伴有抑郁症状。

(5)有的病例可在数周内完全缓解，病期超过 6 个月者进入慢性波动病程。不伴场所恐惧的患者治疗效果较好。继发场所恐惧症者复发率高且预后欠佳。约 7%的患者有自杀未遂史，半数以上的患者合并抑郁症。

2.广泛性焦虑障碍

广泛性焦虑障碍是一种以持续、全面、过度的焦虑为特征，并且焦虑不限于任何特定环境的精神障碍。患者往往认识到这些担忧是过度和不恰当的，但不能控制。患者焦虑的症状是多变的，并可出现一系列生理和心理症状，是一种常见的焦虑障碍。

(1)担心和焦虑：广泛性焦虑障碍主要症状是担心和焦虑，这种担忧和担心是期待性的，与健康人的忧虑和担心相比，它不可控制，持续时间长，涉及范围广。

(2)高警觉性：易激惹、烦躁不安、肌肉紧张、注意力不能集中、睡眠障碍。这些症状常结伴成群出现。

(3)自主神经活动亢进和其他症状：坐立不安、颤抖、皮肤苍白出汗、口干、心动过速或心悸、恶心或腹部不适等。

(二)诊断

1.惊恐障碍

(1)符合神经症诊断标准。

(2)惊恐发作需符合以下4项：①发作无明显诱因、无相关的特定情境，发作不可预测；②在发作间歇期，除害怕再发作外，无明显症状；③发作时表现强烈的恐惧、焦虑及明显的自主神经症状，并常有人格解体、现实解体、濒死恐惧或失控感等痛苦体验；④发作突然开始，迅速达到高峰，发作时意识清晰，事后能回忆。

2.广泛性焦虑障碍

(1)不能控制、无明确对象的过度焦虑和忧虑，病程至少6个月。

(2)伴自主神经症状，运动性不安，如坐立不安或精神性紧张、注意力难以集中、易疲劳、易激惹、睡眠障碍、肌肉紧张。

(3)患者难以忍受，感到痛苦，社会功能受损。

二、治疗

(一)心理治疗

1.放松疗法

不论是对广泛性焦虑障碍还是惊恐障碍均是有益的。当个体全身松弛时，生理警醒水平全面降低，心率、呼吸、脉搏、血压、肌电等生理指标出现与焦虑状态逆向的变化。许多研究证实，松弛不仅有如此生理效果，亦有相应的心理效果。生物反馈疗法、音乐疗法、瑜伽、静气功的原理都与之接近，疗效也相仿。

2.认知疗法

很多焦虑症患者病前曾经历过较多的生活事件，病后又常出现所谓“期待性焦虑”，即总是担心结局不妙。在这种过分警觉的状态下，可产生对周围环境、人物的错误感知或错误评价，因而有草木皆兵或大祸临头之感。帮助患者解决这些问题可以试用认知疗法。在急性焦虑患者的治疗中，认知疗法可减轻对焦虑的躯体反应的害怕，向患者解释心悸或眩晕与惊恐发作有着相同的良性起源，由此可动摇患者的信念。

(二)药物治疗

1.苯二氮䓬类

目前苯二氮䓬是临床上广泛使用的抗焦虑药物，其中地西泮具有抗焦虑、镇静、催眠、抗惊厥、抗癫痫和中枢性肌肉松弛等作用。地西泮在治疗焦虑症方面非常有效，尤其是对于那些由焦虑、抑郁等心理问题引发的焦虑症状；奥沙西泮通过增强神经递质γ-氨基丁酸(GABA)在中枢神经系统的抑制作用，从而减少焦虑感受和紧张情绪。可以缓解焦虑症患者的症状，如焦虑、紧张、恐惧等；氟西泮有良好的镇静催眠作用；氯硝西泮不仅能抗焦虑、催眠，还有抗抽搐作用。惊恐障碍的持续时间都很短暂，常无须处理即已缓解平息。需即刻处理者或伴发于场所恐惧者，可以用劳拉西泮治疗，可快速控制发作症状。

但是，苯二氮䓬类药物可能会损害认知和运动两个方面的功能。在老年人中间，它们可能与摔倒引起的髋骨骨折有关。此外，苯二氮䓬类药物还会产生心理和生理两个方面的依赖性。所以对苯二氮䓬类药物的使用，注意短期应用，以缓解暂时性的危机或带来很大压力的生活事件相关的焦虑。

2.抗抑郁药

某些三环抗抑郁药和单胺氧化酶抑制药也有抗焦虑作用。治疗时从小剂量开始，渐加到有效剂量。但这类药物的不良反应较多，而且起效也较慢。5-羟色胺选择性再摄取抑制剂和5-羟色胺和去甲肾上腺素再摄取抑制剂治疗惊恐发作也有较好的效果，不良反应相对较少，但满意的疗效大多要在12周后才出现。美国食品药品监督管理局批准治疗广泛性焦虑症的药物为帕罗西汀和文拉法辛，批准治疗惊恐障碍的药物为帕罗西汀和艾司西肽普兰。

3.其他药物治疗

（1）β-肾上腺素阻断药，如普萘洛尔，不论是对慢性焦虑症还是惊恐发作均有疗效，治疗惊恐发作时通常配伍用药，如地西泮与普萘洛尔、丙米嗪与普萘洛尔均能取得满意效果。每天剂量从10 mg到100 mg不等。因个体之间的有效剂量和耐受量均差异很大，所以治疗时须严密观察，根据个体的不同情况及时调整药量。

（2）丁螺环酮、坦度螺酮不属于苯二氮䓬类的抗焦虑药物，没有抗痉挛、松弛肌肉和镇静的作用，不良反应较轻微。常用于焦虑症状较轻、较单纯、并不伴有明显躯体焦虑症状，睡眠影响也不突出的患者。用于混合性焦虑抑郁患者的疗效可能较单用好，与其他抗焦虑、抗抑郁药合用则具有增效作用。但丁螺环酮和坦度螺酮起效很慢，且对于苯二氮䓬类抗焦虑药物治疗无效的焦虑患者，改用上述药物反会加重其撤药反应。

三、护理

（一）护理评估

1.主观评估

患者焦虑及惊恐发作的频率、强度、持续时间和伴随症状；对焦虑及惊恐发作的担心，回避的程度；是否有自主神经功能症状，如胸闷、气促、窒息感、心悸、出汗等症状，症状的严重程度；是否出现焦虑的常见相关症状，如睡眠障碍、内感性不适的程度，有无诱发原因；因焦虑症状采取过何种应对措施，对治疗的态度及有何要求。

2.客观评估

（1）患者的一般状况，外表、思维、情感和行为有无改变，惊恐发作时的表现；躯体情况，如意识状态、生命体征、营养状态、睡眠及活动有无异常等；进食情况，有无特殊饮食习惯；排便规律有无改变，有无便秘、腹泻等症状。

（2）患者有无家族史、既往疾病史；以往治疗情况和效果，用药情况及有无药物不良反应；患者的常规化验以及特殊检查结果。

（3）近期有无重大生活事件发生，是否存在威胁性情境，不能适应或预感环境改变；有无身体的威胁（如手术、疾病等）；以往生活经历等。

（4）患者的人格特点，有无胆小怕事、自卑多疑、犹豫不决、适应差等个性特征；患者的社会支持系统情况，对应激的应付方式；疾病对社交活动的影响；患者对疾病的客观感受和自我评价。

(二)护理诊断

1.焦虑

与担心再次发作有关。

2.恐惧

与惊恐发作有关。

3.精力困扰

与精力状态改变有关。

4.孤立的危险

与担心发作而采取回避方式有关。

5.睡眠障碍

与焦虑有关。

6.有营养失调的危险

与焦虑、食欲缺乏有关。

(三)护理目标

(1)患者能认识自己的症状,能认识相关心理及社会因素与疾病的关系。

(2)焦虑及惊恐障碍症状减轻或消失,睡眠充足。

(3)患者能运用正确的支持系统,采用正确的应对方式。

(4)患者能建立正常的人际交往,社交关系恢复正常。

(5)惊恐发作期间保证患者安全。

(四)基础护理

1.生活护理

改善环境对住院患者的不良影响,保持病室安静、整洁、舒适,避免光线、噪声等不良刺激,尽量排除其他患者的不良干扰。关注睡眠环境,必要时根据医嘱使用催眠药物。观察用药的情况及不良反应,及时报告医师给予处理。饮食障碍患者,要合理安排饮食,鼓励进食。

2.对症护理

观察患者的面部表情、目光、语调、语气等,评估患者的焦虑程度、持续时间和躯体症状;观察用药后病情变化及睡眠情况。对伴自杀倾向的患者更要严密观察,防止意外;对焦虑患者应耐心倾听其痛苦和不安,可按医嘱给予抗焦虑药物;改善患者的焦虑情绪和睡眠,鼓励患者参加力所能及的工娱活动和体育锻炼。患者出现坐立不安、血压升高、心率增快、口干、头痛等症状时,要说明这些症状往往随着焦虑的控制而缓解,并配合生物反馈疗法减轻躯体不适。患者出现睡眠障碍时,注意保持生活规律,按时作息。避免导致患者情绪激惹的因素或话题,允许患者倾诉自己的情感,允许来回走动,发泄自己的情绪。

3.心理护理

建立良好的护患关系,在尊重、同情、关心患者的同时,又要保持沉着冷静的态度。帮助患者认识焦虑时的行为模式,护士要接受患者的病态行为,不进行限制和批评。鼓励患者用语言表达的方式疏泄情绪,表达焦虑感受。教会患者放松技巧,鼓励其多参加工娱治疗,转移注意力,减轻焦虑。

(五)康复护理

采取量表评估法,对患者的焦虑程度及躯体情况做全面细致的评估。适宜于中国城乡基层的常用量表为汉密尔顿焦虑量表，主要用于评定焦虑症及其他焦虑症状的严重程度。帮助患者了解疾病，认识疾病的性质，消除疑虑。以支持和疏泄为主要的交流方法，患者焦虑症状发作时，可采用分散其注意力的方法缓解症状。教会患者一些自我心理治疗的方法，如学习放松、自我鼓励、自我催眠、转移注意力等。

（六）健康教育

向患者介绍焦虑症的有关知识，寻找产生焦虑症的原因并避免，使患者明确躯体症状的产生原因，学会控制焦虑的技巧。积极参加各种活动，转移注意力。自信缺乏的患者要充分发挥自己的积极因素，提高自信。向患者家属介绍疾病相关知识，协助患者分析产生焦虑的原因。学会对患者支持的方法，主动督促患者参加各种社交活动。在焦虑发作时注意保护患者安全，并给予安慰。

（七）护理评价

(1)患者的焦虑及惊恐障碍的症状减轻，能认识焦虑及惊恐发作的表现，发作间歇期能自理生活。

(2)患者的睡眠时间充足，晨起精神饱满。

(3)患者惊恐发作时无意外发生。

(4)患者的社会支持情况良好，能采取正确的应对方式。

（周　丹）

第二节　强迫症的护理

强迫症是以反复出现强迫观念和强迫动作为主要临床表现的精神疾病。其主要特点是反复或重复出现的想法或行为，明知不合理或是过分的但难以控制或摆脱，为此感到焦虑和痛苦。

一、概述

（一）临床表现

1.强迫观念

强迫思维指反复进入头脑中的，不需要的或闯入性想法、怀疑、表象或冲动。它的出现令人痛苦、矛盾和自我失调。患者常认为这些闯入性思维是不可理喻或过分的，并试图抵制；但也有少部分患者的强迫思维达到超价观念或妄想程度。强迫思维一般包括怕脏，怕给自己和他人带来伤害，需要对称、精确、有序，对宗教的关注或对道德的思考等。常见形式有强迫表象、强迫联想、强迫回忆、强迫意向、强迫怀疑、强迫性穷思竭虑、强迫对立观念等。但强迫思维并不涉及广泛性焦虑障碍中出现的日常烦恼和担忧、抑郁障碍中的消极观念、进食障碍中对体重与体型的恐惧体像障碍中的外貌感知缺陷，或者疾病焦虑障碍中疾病先占观念和对疾病的恐惧等。

2.强迫行为

强迫行为指重复的行为或者动作，以阻止或降低强迫观念所致焦虑和痛苦的一种行为或仪式化动作，一般继发于强迫观念，多为非自愿的，但又很少被克制。强迫行为可表现为外显的或可察觉到的，如反复检查或洗涤；也可表现为隐匿或不易察觉到的，如心里重复特定的数字、词或短语。强迫行为一般包括强迫洗涤、强迫检查、强迫计数、强迫承认、强迫重复、强迫祈祷、强迫触摸、强迫敲打、强迫摩擦、强迫询问、强迫仪式动作、强迫性迟缓以及强迫性回避等。强迫症的强迫行为本身并不使人愉悦,甚至是令人苦恼的,这一点有别于与即时满足相关的冲动行为。"仪式"与强迫行为同义,但常指行为活动。强迫症患者有时存在无休止重复的心理活动,如患者以"兜圈子"来展现其无外显强迫行为但反复在思考某一问题。

3.其他症状

(1)强迫情绪:强迫思维或行为可以引起明显的情绪反应,如焦虑、抑郁及恐惧,并且因为强迫的表现浪费大量时间,往往影响患者的日常功能,表现为效率降低、生活质量下降、疏于自我照顾、回避某些环境和情景,甚至强迫他人顺从自己的强迫表现而干扰他人生活。

(2)抽动症状:儿童青少年起病的强迫症患者中,常合并存在抽动等肌肉运动异常表现。一般而言,抽动之前会出现局部躯体不适感,且抽动后可缓解。运动抽动症状包括发声抽动、局部肌肉或肢体的抽动以及不自主重复行为。如果该行为被重复了某一确定的次数或按一定的顺序实施,或者发生在固定的时间,继发于强迫思维,以及患者试图减轻焦虑或防止危害,则该行为是强迫行为而非抽动。

(3)其他:长期病程的患者往往有人格和行为方式的改变。

(二)诊断

(1)符合神经症的诊断标准,并以强迫症状为主,至少有下列 1 项:①以强迫思想为主,包括强迫观念、回忆或表象,强迫性对立观念、穷思竭虑、害怕丧失自控能力等。②以强迫行为(动作)为主,包括反复洗涤、核对、检查或询问等。③上述的混合形式。

(2)患者称强迫症状起源于自己内心,不是被别人或外界影响强加的。

(3)强迫症状反复出现,患者认为没有意义并感到不快,甚至痛苦,因此试图抵抗,但不能奏效。

(4)社会功能受损。

(5)符合症状标准至少已 3 个月。

(6)排除其他精神障碍的继发性强迫症状,排除脑器质性疾病特别是基底节病变的继发性强迫症状。

二、治疗

(一)药物治疗

1.三环类抗抑郁药

氯米帕明是治疗强迫症的有效药物之一,它具有明确的抗强迫作用。需要注意的是,氯米帕明并不作为治疗强迫症的一线药物。治疗强迫症主要应用以 5-羟色胺再摄取抑制剂为主的药物,比如氟伏沙明、舍曲林等药物。在临床足量、足疗程治疗效果欠佳时,才考虑应用氯米帕明。氯米帕明在治疗强迫症时可能会需要较大剂量,应密切注意治疗过程中的不良反应,比如口干、便秘、头晕等。因此,在使用氯米帕明治疗强迫症时,应从小剂量开始,并逐步增加剂量。同时,应坚持体育锻炼,提高自身的免疫力,降低疾病的发生。丙米嗪及多塞平对强迫症的治疗也有一定的疗效。

2.5-羟色胺选择性再摄取抑制剂

5-羟色胺选择性再摄取抑制剂用于强迫症的治疗,不良反应较三环类抗抑郁药少。5-羟色胺选择性再摄取抑制剂中的有些药物如氟伏沙明和舍曲林，由于能激动神经元内的 σ 受体，可能有利于对强迫症的治疗。在使用抗抑郁药对强迫症的治疗中需注意以下几点：①药物需采用高剂量，相对用于抑郁症治疗的剂量要高；②临床疗效出现较晚，不是 2 周左右，可在 4～5 周过后；③通常疗效不完善，大多只是不同程度的症状减轻，仅少部分病例或许可达缓解；④长程治疗，药物必须长期应用，也许维持治疗时可适当减低剂量，但停药后容易复发。

3.拟 5-羟色胺药物

拟 5-羟色胺药物是一类能够模拟 5-羟色胺(5-HT)的药物，这些药物通常用于治疗一些与 5-羟色胺相关的神经系统疾病和心理疾病。对某些难治性强迫症，可合并应用拟 5-羟色胺药物提高疗效，如加用碳酸锂、曲唑酮等。有学者提出强迫症中可见 DA 功能增加，及 D_1、D_2 参与强迫行为的发生机制，从理论上阐明抗精神病药物对强迫症有利，故现常在单用 5-羟色胺选择性再摄取抑制剂无效或疗效不佳时，以低剂量非典型抗精神病药与之配伍，可提高部分病例的疗效。

(二)心理治疗

1.行为治疗

行为治疗适用于各种强迫动作和强迫性仪式行为，也可用于强迫观念。用系统脱敏疗法可逐渐减少患者重复行为的次数和时间，如在治疗一名强迫性洗手患者时，规定第 1 周每次洗手不超过 20 min，每天不超过 5 次；第 2 周每次不超过 15 min，每天不超过 3 次。以后依次递减。第 6 周时，患者已能正常洗涤了。每次递减洗手时间，起初患者均有焦虑不安表现，除了教会患者全身放松技术外，还可配用地西泮和普萘洛尔以减轻焦虑。

2.认知疗法

强迫症的认知治疗是建立在对强迫症认知模式基础上的，了解强迫症的认知模式是认知疗法的基础。所有的治疗性接触中，治疗师首先设置本次治疗的主题，证实和确定患者的认知歪曲，向患者解释认知、情绪与行为的关系，自我监测的意义，布置作业，向患者表明通过作业练习的重要性。其目的是增强患者自信以减轻其不确定感；强调务实态度以减轻其不完美感。

(三)改良电休克治疗

改良电休克治疗适合于强迫症并发严重抑郁和自杀念头，不能耐受药物治疗者可考虑改良电休克治疗。

(四)精神外科治疗

经上述治疗方法仍无改善，带来严重社会功能损害及严重的而持久的精神病者可考虑精神外科治疗。

三、护理

(一)护理评估

1.一般情况

(1)一般资料的评估：注意评估患者既往健康状况，有无重大疾病，有无家族史、过敏史等。

(2)人格特点的评估：评估患者的人格特点，如内向或外向，有无突出的人格特征；患者从小做事的习惯，有无过分的仔细、谨慎、刻板和固执；有无追求完美，不合理地要求他人按照自己的意愿办事。

2.生理功能

患者的躯体状况 、意识状态、生命体征、营养状况、睡眠及活动有无异常。

3.精神状态

评估患者思维、情感和行为表现，评估发病时的症状特点、症状的轻重程度，强迫发作时有无相应的背景因素，强迫行为持续的时间，焦虑的情绪反应与强迫症状的关系以及有无自杀倾向等。

4.社会功能

评估患者社会支持系统是否良好，患者的人际关系是否良好；评估患者家庭教育的方式与患者成年后行为模式间的关系。评估患者幼年的生活环境、所受的教育；评估患者近期的工作环境、生活条件有无变化，近期有无重大生活事件的发生等。

(二)护理诊断

1.焦虑

与强迫症状有关。

2.睡眠形态紊乱

与强迫观念有关。

3.社交障碍

与强迫症状所致活动受限有关。

4.保持健康能力改变

与强迫行为有关。

5.生活自理能力下降

与强迫行为有关。

6.有皮肤完整性受损的危险

与强迫行为有关。

(三)护理目标

(1)患者主诉强迫观念、强迫行为、动作减轻或消失。

(2)患者能描述正确的应对方法。

(3)患者能寻求适当的支持系统。

(4)患者无自杀行为的发生。

(5)患者能够配合治疗。

(四)护理措施

1.生活护理

根据患者饮食情况，为患者提供易消化、营养丰富的食物，满足患者机体需求。提供安静、舒适住院环境，评估睡眠与患者焦虑、抑郁、强迫观念、强迫行为的相关性。晚间睡前避免安排过度兴奋的活动，睡前不饮用浓茶、咖啡、可乐，养成良好的睡眠习惯，改善睡眠，必要时遵医嘱给予助眠药物。

2.安全护理

增强风险意识，排查环境中的危险因素，患者强迫症状明显时，组织患者参加集体活动和工娱治疗，分散其注意力，使患者从强迫状态中逐渐解脱出来，以减少强迫行为，避免损害发生。如严重强迫洗涤患者已出现手部皮肤破损，应给予对症护理措施，避免皮损进一步加重或出现局部感染等情况。如手部裂口较多，可用无菌纱布包扎等。

3.用药护理

密切观察患者用药后的反应，强迫症患者常使用抗强迫药物、抗抑郁药物，如氯米帕明、丙米嗪、多塞平等药物。这些药物在较大剂量时可诱发癫痫、共济失调、震颤，还可以出现心悸、心律不齐、血压过低，促发或加重青光眼、黄疸、粒细胞减少，甚至出现意识障碍、意识模糊、谵妄以至昏迷。如果发现上述不良反应立即报告，及时处置、抢救、记录药物反应的速度，并重点交接班。

4.特殊护理

(1)自杀倾向患者的护理：强迫症患者表现为较多的强迫思维、强迫行为，这些一旦出现，患者便感到痛苦、苦闷，甚至产生悲观情绪和自杀行为，对此护理人员应加强巡视病房，要把有消极自杀行为可能的患者放在自己的视线之内，尤其是夜班护理人员要注意，应密切观察患者情绪的变化、睡眠情况，预防消极行为发生。

(2)强迫症状的护理：对于患者出现的强迫症状，在护理过程中，护理人员应注意对强迫症状加以控制，并给予行为治疗及护理。患者由于强迫行为时间过长而造成体力的过度消耗或局部皮肤的破损，如反复洗手造成患者的皮肤擦伤，护理人员在患者出现强迫行为时，可以转移其注意力，这样可以使患者的强迫行为得到有效的控制；不时地帮助患者不断纠正其不正确的或不适宜的态度和行为，并对患者正确的态度与行为进行鼓励，使其逐步地树立正确或适宜的态度与行为。还可以给予强化训练，对预期的正确行为在建立过程中用各种方法给予强化。对症状顽固者，必要时给予保护性约束或限制其活动范围，以保护其安全。

5.心理护理

(1)以支持疗法为主要内容。护理人员应给予患者以强有力的支持，与患者建立良好的护患关系；对患者和蔼可亲，操作认真细致，使患者获得安全感与责任感；与其他医护人员积极配合，参加心理治疗，为患者树立战胜疾病的信心。

(2)在护理过程中，护理人员可配合医师的心理治疗，通过解释、说理、逻辑论证，帮助患者追溯产生心理障碍的原因，帮助其分析和论证异常观念和行为的不合理性与不良后果，澄清对疾病错误及模糊的认识，从而使患者获得解脱，使患者以正确的观念与行为代替异常的观念与行为。

(五)健康教育

向患者介绍强迫症的有关知识。教导患者采取顺应自然的态度，学习应付各种压力的积极方法和技巧。进行自我控制训练和放松训练，学会用合理的行为模式代替原有的不良行为模式，减少强迫症状和焦虑情绪。转移注意力，多关注日常生活、学习和工作，多参加体育锻炼。帮助家属了解疾病知识和患者的心理状态，正确对待患者。教家属配合患者实施自我控制的强化技能，协助患者安排生活和工作。

(六)护理评价

(1)患者的强迫观念、行为、动作减轻或消失，能描述正确的应对方法。

(2)患者能寻求适当的支持系统。

(3)患者能够配合治疗，无自杀行为的发生。

(周　丹)

第三节　躯体形式障碍的护理

躯体形式障碍是一种以持久的担心或相信各种躯体症状的优势观念为特征的神经症。

一、概述

(一)临床分型及表现

1.躯体化障碍

临床表现为多种、反复出现、经常变化的躯体不适症状，症状可涉及身体的任何部分或器官，各种医学检查不能证实有任何器质性病变足以解释其躯体症状，常导致患者反复就医和明显的社会功能障碍，常伴有明显的焦虑、抑郁情绪。多在 30 岁以前起病，女性多见，病程至少 2 年。常见症状可归纳为以下几类：①疼痛为常见症状，部位涉及广泛，可以是头、颈、胸、腹、四肢等，部位不固定。疼痛性质一般不很强烈，与情绪状况有关，情绪好时可能不痛或减轻，可发生于月经期、性交或排尿时。②胃肠道症状为常见症状，可表现为嗳气、反酸、恶心、呕吐、腹胀、腹痛、便秘、腹泻等。有的患者可对某些食物感到特别不适。③泌尿生殖系统症状常见的有尿频、排尿困难、生殖器或其周围不适感、性冷淡、勃起或射精障碍、月经紊乱，经血过多、阴道分泌物异常等。④呼吸、循环系统症状，如气短、胸闷、心悸等。⑤假性神经系统症状常见的有共济失调、肢体瘫痪或无力、吞咽困难或咽部梗阻感、失明、失聪、皮肤感觉缺失、抽搐等。

2.未分化躯体形式障碍

躯体症状的主诉具有多样性、变异性的特点，其临床表现类似躯体化障碍，但典型性不够，其症状涉及的部位不如躯体化障碍广泛，也不那么丰富。病程在半年以上，但不足 2 年。

3.疑病症

疑病症又称疑病障碍，主要表现是担心或认为自己患有某种严重的躯体疾病，其关注程度与实际健康状况不相称。不同患者的症状表现不同，有的主要表现为疑病性不适感，常伴有明显焦虑抑郁情绪；有的则较单一或具体。不管何种情况，患者的疑病观念从未达到荒谬、妄想的程度。患者因为这种症状而反复就医，各种医学检查阴性的结论和医师的解释不能消除患者的顾虑。

4.躯体形式的自主神经功能紊乱

患者的临床症状主要涉及受自主神经支配的器官和系统，如心血管系统、胃肠道系统、呼吸系统和泌尿生殖系统。患者往往有自主神经功能紊乱的症状，如心悸、出汗、口干、脸发红或潮红、上腹部不适、震颤等；同时伴有部位不定、症状多样、描述不清的非特异性症状；而躯体检查和实验室检查都不能表明患者所述的器官和系统存在结构或功能的紊乱。

5.持续性躯体形式疼痛障碍

持续性躯体形式疼痛障碍是一种不能用生理过程或身体障碍予以合理解释的、持续严重的疼痛。患者常生动地描述其疼痛的部位和性质，如反复的头疼、持久的后背痛、盆腔痛或刀刺样的后背痛、腹部烧灼痛等。情绪冲突或心理社会问题直接导致了疼痛的发生。经过检查，未发现相应主诉的躯体病变，但患者往往认为自己疼痛严重，甚至不能工作或自理，常常要求治疗。尽管大量使用药物治疗，但疼痛仍然持续存在，患者甚至为此愿意接受手术治疗。病程迁延，常持续6个月以上。

(二)诊断

1.症状标准

(1)符合神经症的诊断标准。

(2)以躯体症状为主,至少有下列1项:①对躯体症状过分关心,但不是妄想;②对身体健康过分关心,如对通常出现的生理现象和异常感觉过分关心,但不是妄想。

(3)反复就医或要求医学检查,但检查的阴性结果和医师的合理解释均不能打消其顾虑。

2.严重标准

社会功能受损。

3.病程标准

符合症状标准至少已3个(躯体形式障碍要求至少2年、未分化的躯体形式障碍和躯体形式的疼痛障碍要求至少半年以上)。

4.排除标准

排除其他神经症性障碍、抑郁症、精神分裂症及偏执性精神障碍等。

二、治疗

躯体形式障碍的治疗较为困难,没有很好的治疗方法,多采用综合治疗。由于有躯体形式障碍的患者不认为自己的疾病归结于心理问题,往往辗转于基层医疗机构或大型综合医院,给有限的医疗卫生资源造成很大的浪费。如何减少患者过多使用医疗资源,也是在躯体形式障碍的治疗中应注意的问题。

(一)心理治疗

1.支持性心理治疗

给予患者解释、指导、疏通,令其了解疾病症状有关的知识,对于缓解情绪症状、增强治疗信心有效。

2.心理动力学心理治疗

帮助患者探究并领悟症状背后的内在心理冲突,对于症状的彻底缓解有效。

3.认知疗法

认识矫正治疗通过使患者了解躯体形式障碍的病因和病理机制,让患者明白自己的身体不适并不是因为身体本身的问题,而是由心理因素所引起的。通过改变患者的思维方式、信念和态度,教导患者的放松技巧、呼吸练习、身体感知等,帮助他们缓解身体不适和情绪焦虑、抑郁等症状,提高身体健康和心理适应能力。

4.森田疗法

使患者了解症状实质并非严重,采取接纳和忍受症状的态度,继续工作、学习和顺其自然地生活,对于缓解疾病症状、提高生活质量有效。

(二)药物治疗

患者对健康要求高,对躯体反应敏感,宜选用不良反应小的药物且以小剂量治疗为宜。焦虑、抑郁症状明显者可予适量抗焦虑药物或抗抑郁药,往往用一种抗焦虑药(阿普唑仑、劳拉西泮、氯硝西泮等)小剂量治疗有效。另外,针对躯体症状表现可予对症处理,如适量服用普萘洛尔,应短程给药。

三、护理

(一)护理评估

1.主观评估

(1)对患者应激源的评估,焦虑程度如何,能否找到处理压力的方法。

(2)对患者躯体形式障碍后继发性获益的评估。

(3)对患者症状的评估,躯体形式障碍常见为疑病,会因症状的程度不同而对疾病的自身感受不同,相应的行为表现不同。评估疑病的轻、中、重,以便区别对待。

2.客观评估

(1)个性因素的评估:评估患者是否具有自恋倾向、多疑、羞涩、偏执等性格特点,以及家族史、药物过敏史、重大疾病史对患者影响程度的评估。

(2)躯体状况的评估:生命体征、意识状态、营养、睡眠情况。

(3)评估患者躯体是否有过度疲劳、感染或过敏、外伤等。

(4)对夫妻关系、家庭亲属之间关系的评估,是否有重要的亲人生病及丧生等。

(5)对患者的人际关系及社交环境的评估。

(6)对患者家庭经济状况的评估,如经济收入、居住条件等。

(7)对患者生活的外界环境的评估,如是否有噪声及不良气味等。

(8)对患者社会支持系统的评估。

3.相关因素评估

(1)病理生理因素:如病情和症状的严重性、基本的干扰因素、年龄因素等。

(2)心理社会因素:①心理因素,多表现为感到某事的威胁或感到愤怒却不敢表现出来,对亲人过分依赖,失去亲人的支持就感到不适应、无助或无力,由此导致烦恼;②社会因素,体现为家庭关系中的压力,如亲人亡故,与他人交往不愉快或无法与他人建立关系;③其他因素,如经济困难、不良环境的过度刺激,由于宗教信仰不同或国籍不同引起的心理压力。

(二)护理诊断

1.有自杀的危险

与抑郁情绪有关。

2.睡眠形态紊乱

与焦虑或抑郁情绪有关。

3.营养失调(低于机体需要量)

与抑郁情绪、食欲缺乏有关。

4.生活自理能力下降

与抑郁情绪、无力感、无兴趣有关。

5.社交障碍

与情绪低落、无兴趣有关。

6.角色紊乱

与无自知力、否认躯体疾病的现实有关。

7.预感性悲哀

与自感将失去健康有关。

(三)护理目标

(1)建立良好的治疗性人际关系,探讨情绪与生理症状之间的关系,引导患者认识情绪和压力对身体的影响。

(2)正确认识自己的人格特征,重新认识自己,肯定自己、改善人际关系。

(3)引导患者缓解心理压力,获得心理平衡,学会其他调适的方法,使躯体化症状不再出现。

(4)能在意识层面体会自己的感受,增进自我觉察,能与他人分享。

(四)基础护理

1.生活护理

由于躯体症状常常干扰患者的日常生活,护士应协助患者更衣、洗漱、如厕等,同时鼓励患者尽最大能力自行完成。有睡眠障碍者,安排安静的病室,制订合理的作息时间,采取促进睡眠的技巧,保证患者睡眠。

2.心理护理

护士应以温和友善、接纳的态度对待患者,鼓励患者表达自己的情绪和不愉快的感受,建立良好的护患关系。对患者的疾病及症状不应急于持否定态度,应当根据患者的不同情况,在综合治疗的基础上,采取系统的、循序渐进的方法,让患者了解疾病的病因、特点,进行耐心细致的指导,从而取得满意的效果。以积极和肯定的态度激励患者,充分调动患者的主观能动性。多给予正性评价。鼓励和督促患者多与外界交往,制订社会功能训练计划,在社交和工作学习中找到乐趣,增强战胜疾病的信心,并使其逐步适应社会和承担一定的社会家庭功能,为回归社会打下基础。

3.躯体不适的护理

躯体形式障碍患者多有明显的躯体不适,且主诉多变,多为非特异性。应注意医护人员之间态度保持一致,勿过分关注、迁就患者,避免做过多的检查和随便给药,以免增强其病理信念。尽量分散患者对躯体症状的注意力,督促患者参加工娱活动,让患者在团体中感受到被他人接纳。避免同类患者住同一病室,以免相互影响而强化症状。

(五)康复护理

(1)给予患者解释、指导、疏通,使其了解疾病的有关知识,从而对疾病有正确的认识,消除疑病观念,增强治疗的信心。

(2)症状严重者需及时住院治疗,药物治疗对本病的效果较好。因此,按时、按量地服药是治疗的关键,家属应督促患者服药。

(3)帮助患者探究并领悟症状背后的内在心理冲突,对于症状的彻底缓解有效。

(4)对于疑病观念明显且有疑病性格的患者,予以认识矫正治疗,有远期疗效。

(5)学习森田疗法的理论,使患者了解症状实质并非严重,接受症状生活学习,顺其自然地生活,对于缓解疾病症状,提高生活质量有效。

(6)参加体育锻炼、文体娱乐活动,转移注意力,减轻患者对身体健康的过分关注和担忧,松弛其紧张、焦虑的情绪。

(六)健康教育

让患者了解本身疾病的性质、诱因、临床症状、治疗和康复事项。引导患者建立正确的健康观念,鼓励患者积极配合治疗,纠正其不良行为,调整生活节奏,合理安排工作、生活与学习。解释药物治疗的重要性,提高服药的依从性。教会患者减轻生活事件压力的方法,调整不良的情绪，增强心理承受能力。向患者家属讲解疾病相关知识，使家属了解疾病与压力、情绪等的关系，理解患者，减少家庭内可能存在的各种应激源，主动配合医务人员，支持和督促患者完成药物治疗计划，帮助患者战胜疾病。

（七）护理评价

（1）患者对重大心理压力与躯体症状之间关系有所理解，对疾病和自我能正确认识并正确表达自我感受。

（2）患者能正确应对疾病，有能力并愿意处理焦虑以避免躯体症状，独立完成自我照顾，积极参与治疗。

（3）患者能以适应性的方法调节压力并应用到生活中，主动寻求和利用支持系统。

（周　丹）

第四节　分离（转换）性障碍的护理

分离（转换）性障碍是由精神因素作用于易病个体引起的精神障碍，主要有分离症状和转换症状。分离指对过去经历与当今环境和自我身份的认知完全或部分不相符合，转换指精神刺激引起情绪反应，接着出现躯体症状，一旦躯体症状出现，情绪反应消退。

一、概述

（一）临床表现

1.分离障碍

（1）分离性遗忘：患者没有脑器质性损害，而对自己经历的重大事件突然失去记忆；被遗忘的事件往往与精神创伤有关。如果只限于某一段时间内发生的事件不能回忆，称局限型或选择性遗忘；对以往全部生活失去记忆者则称为广泛型遗忘。

（2）分离性漫游：患者突然从家中或工作场所出走或去外地。此时患者意识范围缩小，但日常的基本生活能力和简单的社交接触依然保持；有的患者忘却了自己既往的经历，而以新的身份出现，他人不能看出其言行和外表有明显异常；历时几十分钟到几天，清醒之后对病中经过不能回忆。

（3）分离性木僵：患者出现较深的意识障碍，在相当长时间维持固定的姿势，如仰卧或坐着，没有言语和随意动作，对光线、声音和疼痛刺激没有反应。此时患者的肌张力、姿势和呼吸可无明显异常。患者既非入睡，也不是处于昏迷状态，一般数十分钟即可自行醒转。

（4）出身与附体：表现为暂时性的同时丧失个人身份感和对周围环境的完全意识。患者的意识范围明显缩小，注意和意识仅局限于或集中在密切接触的环境的一二方面，只对环境中的个别刺激有反应。常有局限且重复的一系列运动、姿势、发音。如果患者的身份被鬼、神或死亡之人所代替，则被称为分离性附体障碍。发作过后，患者对过程全部或部分遗忘。

（5）分离性运动和感觉障碍：①分离性运动障碍表现为一个或几个肢体的全部或部分运动能力丧失。常见的形式有肢体瘫痪、肢体震颤抽动或肌阵挛、直立或行走不能等。瘫痪可为部分性的，即运动减弱或运动缓慢，也可完全性的。共济失调可为各种形式和不同程度，尤以双腿多见，引起离奇的姿势或不借扶助站立不能。也可有一个或多个肢端或全身的夸张震颤。②分离性抽搐是一种类似于癫痫发作的状态，但没有癫痫的临床特征和脑电生理改变，咬舌、严重摔伤、小便失禁等表现在分离性抽搐中很罕见，也不存在意识丧失，而代之以木僵或出神状态。③分离性感觉麻木和感觉丧失，皮肤麻木区域的边界表明，它更接近患者关于躯体功能的概念，而与医学知识不符。也可有不能用神经系统病灶解释的在不同感觉形式上有的丧失有的不丧失。感觉丧失可伴感觉异常的主诉。视觉丧失在分离性障碍中很少是完全的，视觉障碍多表现为丧失视觉敏锐性、整个视野模糊或“管状视野”。患者虽有视觉丧失的主诉，却惊人地保留着完好的整个活动能力与运动表现。分离性耳聋和嗅觉丧失比视觉丧失少见得多。

(6)其他分离障碍：除以上类型分离障碍外，临床上还可见到以下特殊类型。①情感暴发：常在与人争吵、情绪激动时突然发作，意识障碍较轻，哭啼、叫喊，在地上打滚，捶胸顿足，撕衣毁物，扯头发或以头撞墙；其言语行为有尽情发泄内心愤懑情绪的特点。在多人围观的场合发作尤为剧烈。一般历时数十分钟即可安静下来，事后可有部分遗忘。②多重人格障碍又称分离性身份障碍，表现为同一个体具有两种或更多完全不同的人格，但在某一时间，只有其中之一明显。每种人格都是完整的，有自己的记忆、行为、偏好，可以与单一的病前人格完全对立。相对常见的形式是双重人格，通常其中一种占优势，但两种人格都不进入另一方的记忆，几乎意识不到另一方的存在。

2.转换障碍

转换障碍主要表现为随意运动和感觉功能障碍，提示患者可能存在某种神经系统或躯体疾病，但体格检查、神经系统检查和实验室检查，都不能发现其内脏器官和神经系统有相应的器质性损害。其症状和体征不符合神经系统解剖生理特征，而被认为是患者不能解决的内心冲突和愿望具有象征意义的转换。转换障碍可出现以下常见类型。

(1)运动障碍：可表现为动作减少、增多或异常运动。①肢体瘫痪：可表现单瘫、截瘫或偏瘫，伴有肌张力增强或弛缓。有肌张力增强者常固定于某种姿势，被动活动时出现明显抵抗；慢性病例可有肢体挛缩或呈现失用性肌萎缩。检查不能发现神经系统损害证据。②肢体震颤、抽动和肌阵挛：表现为肢体粗大颤动或不规则抽动，肌阵挛则为一群肌肉的快速抽动，类似舞蹈样动作。③起立不能/步行不能：患者双下肢可活动，但不能站立，扶起则需支撑，否则向一侧倾倒；也不能起步行走，或行走时双足并拢，呈雀跃状跳行。④缄默症：患者不用言语表达意见或回答问题，但可用书写或手势与人交谈，称缄默症。想说话，但发不出声音，或只能用耳语或嘶哑的声音交谈时，则称失音症。检查神经系统和发音器官无器质性病变，也无其他精神病症状存在。

(2)痉挛障碍：常于情绪激动或受到暗示时突然发生。缓慢倒地或卧于床上，呼之不应，全身僵直，肢体一阵阵抖动，或在床上翻滚，或呈角弓反张姿势。呼吸时急停，可有揪衣服、抓头发、捶胸、咬人等动作。有的表情痛苦，双眼噙泪，但无咬破舌头或大小便失禁。大多历时数十分钟后症状缓解。

(3)感觉障碍：可表现为躯体感觉缺失、过敏或异常。①感觉缺失：表现为局部或全身皮肤缺乏感觉，或为半身痛觉消失，或呈手套、袜套型感觉缺失。其范围与神经分布不相一致。缺失的感觉可为痛觉、触觉、温觉、冷觉。②感觉过敏：表现为皮肤局部对触摸特别敏感，轻微的抚摸可引起剧烈疼痛。③感觉异常：如患者常感到咽部有异物感或梗阻感，咽喉部检查不能发现异常，称为分离(转换)障碍球。

(4)视觉障碍：可表现为弱视、失明、管窥、同心性视野缩小、单眼复视。常突然发生，也可经过治疗后突然恢复正常。分离(转换)性障碍性失明病例的视觉诱发电位正常。

(5)听觉障碍:多表现为突然听力丧失,电测听和听觉诱发电位检查正常。

3.特殊表现形式

(1)集体癔症发作:此种情况多发生于常在一起生活的群体中,如学校、教堂、寺院或在公众场所。起初有一人出现分离(转换)性障碍发作,周围目睹者精神受到感应,相继发生类似症状。这类发作大多历时短暂,表现形式相似。将患者一一隔离起来,给予对症处理,流行即可迅速控制。

(2)赔偿神经症:在纠纷中,受害人往往提出经济赔偿要求。在涉讼过程中,显示、保留和夸大症状,有利于受害人索取赔偿。症状的出现、夸大或持续存在一般并非受本人意志支配,而是由无意识机制起作用。应尽早处理,力求一次彻底解决,切忌拖延。

(3)职业神经症:是一类与职业密切相关的运动协调障碍。患者每天都需紧张地运用其手指的精细协调动作数小时之久,如抄写、打字、钢琴或提琴演奏持续较长时间,特别是在疲乏或赶任务时候,逐渐出现手部肌内紧张、疼痛、不听使唤,以致手指活动缓慢而吃力,或出现弹跳动作;严重时,由于肌肉震颤或痉挛而无法运用手指、前臂,甚至整个上肢。多见于容易紧张、焦虑、对工作感到厌倦或精神负担很重的人。起病大都缓慢,神经系统检查不能发现器质性损害。

(二)诊断

(1)心理因素作为诱因,并至少表现出下列1项:癔症性遗忘;癔症性漫游;癔症性多重人格;癔症性精神病;癔症性运动和感觉障碍;其他癔症形式。

(2)没有可解释上述症状的躯体疾病。

(3)起病和应激事件之间明确联系,病程多反复迁延。

二、治疗

临床当中治疗分离(转换)性障碍时,应遵循以下治疗原则:①不直接针对症状;②不鼓励症状的残留;③掌握适当的环境;④采取综合治疗方法。

(一)心理治疗

这是治疗这类疾病的基本措施,主要包括以下几方面。

1.暗示疗法

消除转换障碍的有效措施,特别适用于急性起病的患者。可分为觉醒时暗示和催眠暗示两种。觉醒状态下,通过语言暗示或配合适当理疗、针刺或按摩,即可取得良好效果。病程较长,病因不甚明确的病例,往往需要借助药物或语言催眠疗法。

2.催眠疗法

除用于增强暗示感受性,消除转换症状外,尚可用以治疗分离性遗忘、多重人格、缄默症、木僵状态以及情绪受到伤害或压抑的患者。在催眠状态下,可使被遗忘的创伤性体验重现,受到压抑的情绪获得释放,从而达到消除症状的目的。

3.解释性心理疗法

主要目的在于引导患者正确认识和对待致病的精神因素,认识疾病的性质,帮助患者分析个性存在的缺陷,以及克服个性缺陷的途径和方法。适用于发病期之外的各种类型。

4.分析性心理疗法

着重探寻患者的无意识动机，引导患者认识无意识动机对健康的影响，并加以消除。可采取精神分析技术或领悟疗法，主要适用于分离性遗忘、多重人格和各种转换障碍。

5.行为疗法

主要是采取循序渐进、逐步强化的方法对患者进行功能训练，适用于暗示治疗无效、肢体或言语有功能障碍的慢性病例。

6.家庭疗法

在当患者家庭关系因疾病受到影响或治疗需要家庭成员配合时，宜采用这一治疗方法，以改善患者的治疗环境，取得家庭的支持。

(二)药物治疗

分离(转换)性障碍或痉挛发作时，很难接受正规的精神治疗，可采用肌内注射地西泮 10～20 mg，促使患者入睡。有的患者醒后症状即消失。急性期过后，精神症状仍然明显者，可采用口服药物治疗。

(三)物理治疗

针刺或电刺激治疗对转换性瘫痪、耳聋、失明、失声或肢体抽动等功能障碍都可有良好效果；但应注意配合语言暗示进行。处于转换性木僵状态的患者，强刺激的针刺或电刺激治疗可促使患者意识状态恢复正常。

三、护理

(一)护理评估

1.主观资料评估

患者分离(转换)性障碍发作的症状特点、临床表现，患病个体在发作时的症状特点、类型、症状的频度、症状的严重程度。

2.客观资料评估

患者的一般情况，情绪及行为表现，谈话内容及思维习惯，

3.相关因素评估

患者心理社会家庭状况、社会支持系统，评估住院期间患者的性格特点。了解其人际关系的情况、处事作风、情绪反应类型、对刺激的应对方式及适应能力、易受暗示的程度、情感反应的特点等。心理社会因素往往是分离(转换)性障碍发作的诱发因素，不容忽视。

(二)护理诊断

1.有暴力行为的危险

与发作时意识活动范围狭窄有关。

2.有受伤的危险

与漫游时意识障碍有关。

3.个人应对无效

与心理卫生知识的不足有关。

(三)护理目标

(1)分离(转换)性障碍发作期间，患者在监护下无伤人及自伤行为发生。

(2)能客观评价自身性格缺陷，正确认识和对待疾病。

(四)护理措施

1.安全护理

分离(转换)性障碍发作时,有的患者可表现出漫游症:突然擅自离院,其间伴有不同程度的意识障碍。这时若缺少必要的专人看护或有不安全的环境因素,患者可能会受到不同程度的伤害。该病多以门诊治疗为主,因此,让患者及时到门诊治疗及院外护理很重要。无论是在院外还是住院,最好能做到有专人看护,不让患者独居一室,晚上房门要上锁,住院患者要限定其活动范围。不在患者居住的房间内放置危险物品,以减少安全隐患。为患者佩戴可以表明身份的证件,以防走失后意外发生。

2.生活护理

有的分离(转换)性障碍患者可以出现功能性癔症性瘫痪症状。这种症状虽无任何神经系统的阳性体征,但长时间得不到有效治疗或伴有躯体诱因时,仍可严重地影响患者的正常活动。患者长期卧床、不能下地行走,依赖他人料理日常生活,而导致躯体系统退化的危险状态。有的可出现躯体并发症,如压疮、便秘、泌尿系统感染等,力量和耐力也明显下降。因此,当患者出现“癔瘫”时,要做到以下几点:①要为患者讲清这种病症的性质,以减轻患者的恐惧、焦虑情绪。②告诉患者只要配合治疗是完全可以治愈的,以坚定患者战胜疾病的信心,赢得患者的合作。③掌握运用药物、催眠、结合良性语言暗示的方法和技巧协助医师,帮助患者定期训练肢体的功能活动,鼓励患者下床走动,防止肌肉萎缩。④每天做皮肤受压部位的按摩护理,防止压疮的发生。⑤为患者提供高纤维素类的食物,每天做腹部按摩,给患者多饮水,防止便秘;若已发生便秘,要及时交班、观察、遵医嘱使用缓泻剂或灌肠,以防肠梗阻。⑥保证房间的湿度,定时通风、消毒、协助患者随季节的变化增减衣服,以防感冒。⑦保持良好的睡眠环境,做好患者睡前的心理护理,必要时遵医嘱给予安眠药物以保证充足的睡眠。

3.对症护理

分离(转换)性障碍发作时,患者可表现为哭闹,撕扯衣物、头发,抓、咬别人等伤害自己和他人的行为。若在朦胧状态时,则意识活动范围狭窄。因此,要加强防范措施。①患者发作时,应将患者与其他患者隔离,避免众人的围观,避免嘈杂,以减轻患者发作的程度,也有利于治疗护理的顺利进行,若情感爆发或痉挛发作时,应将患者安置在安静的房间,必要时遵医嘱给予保护性约束,专人看护。②做好心理护理,与患者说话时要讲究语言的使用。正确使用暗示性语言,允许患者自我发泄,但不可过分地关注患者。患者可能会做出更加夸张的行为,造成自伤或伤人的后果,因此,要使语言既有威慑力让患者听从,明白自己行为的错误之处,又不对患者的心理构成恶性刺激。③对住院患者,要严格控制探视,尤其是要限制可能会对患者构成不良刺激的有关人员的探视,以利于病情的尽快康复。④对极度兴奋、躁动、强烈的情绪反应的患者要严密监护,请示医师应用适量的镇静药。

(五)健康教育

帮助患者正确认识疾病和对待疾病,充分认识自己,锻炼和纠正性格缺陷。向患者家属宣讲疾病知识,使其了解疾病的特点,端正对患者的态度,密切配合医疗护理,预防疾病复发。应使家属理解患者的痛苦和困境,既要关心和尊重患者,又不能过分迁就或强制,帮助患者合理安排工作、生活,恰当处理与患者的关系,并要教会患者恢复社会功能。

(六)护理评价

患者疾病发作的次数和频率减少,未发生攻击行为,未伤害自己或他人,能使用恰当的心理防御机制和应对方式。

(周　丹)

第九章

急诊科护理

第一节　急性腹膜炎的护理

腹膜炎是指发生于腹腔壁腹膜与脏腹膜的炎症，可由细菌、化学、物理损伤等因素引起。按病因分为细菌性和非细菌性两类，按发病机制分为原发性和继发性两类，按临床经过分为急性、亚急性和慢性三类，按累及的范围分为弥漫性和局限性两类。临床所称急性腹膜炎多指继发性化脓性腹膜炎，是一种常见的外科急腹症。

一、护理评估

(一)术前评估

1.健康史

了解患者既往史，注意有无胃十二指肠溃疡。腹部是否受过外伤，有无阑尾炎、急性胰腺炎、女性生殖器官化脓性感染及近期是否做过腹部手术。儿童近期有无呼吸道、泌尿系统感染及其他导致机体抵抗力降低的因素，如胃肠道疾病、营养不良、猩红热等。

2.症状与体征

了解患者腹痛发作的方式、诱因、性质、部位、程度、范围及伴随症状，注意有无腹膜刺激征。有无全身感染中毒症状，生命体征变化，电解质紊乱及休克表现。

(二)术后评估

(1)手术、麻醉方式及术中情况。

(2)生命体征、切口、引流情况，腹部症状、体征，有无并发症发生及康复状况。

二、护理诊断/问题

(一)疼痛

疼痛与相应脏器病变及腹膜炎症刺激有关。

(二)体温升高

体温升高与腹膜炎毒素吸收有关。

(三)体液不足

体液不足与腹腔内广泛渗出、禁食、呕吐、腹泻有关。

(四)组织灌注量改变

组织灌注量改变与炎症渗出、有效循环血量降低有关。

三、护理目标

(1)疼痛缓解或减轻,患者能够忍受。

(2)体温得以控制或恢复正常。

(3)保持水、电解质平衡。

(4)血容量维持在正常范围。

四、护理措施

(一)严密观察病情

必要时每1～2 h测体温1次,15 min测1次血压、脉搏和呼吸。病情稳定后改常规测量。注意患者表情、神志、皮肤、颜色,如有休克发生,按休克护理。

(二)体位

如无休克等特殊情况,取半卧位使腹腔炎性渗出液流入盆腔,以减少毒素的吸收,利于炎症局限于盆腔,避免膈下脓肿。

(三)腹痛的护理

观察、评估腹痛的程度、性质,伴随症状和体征,对比治疗前后疼痛的变化,为医疗提供翔实可靠的客观资料,向患者及其家属解释滥用止痛药物的危害,取得其理解。术后可遵医嘱给予止痛药物。

(四)胃肠减压、输液者按常规护理

急性腹膜炎的患者有随时手术的可能,做好相关的解释、准备工作。

(五)手术护理

1.术前护理

(1)体位:半坐卧位可以促使腹内渗出液积聚于盆腔,以减少吸收、减轻中毒症状并利于引流,同时使膈肌下移,腹肌松弛,减轻腹胀对呼吸和循环的影响。鼓励患者经常活动双腿,防止下肢静脉血栓形成。休克患者采取平卧位或头、躯干和下肢均抬高20°的体位。

(2)禁食、胃肠减压:胃肠道穿孔患者必须禁食,留置胃肠减压。胃肠减压可吸出胃肠道内容物和气体,减轻胃肠内积气,改善胃肠壁的血液循环,有利于炎症局限,促进胃肠功能恢复。

(3)纠正水、电解质紊乱。

(4)抗生素治疗:继发性腹膜炎多为混合性感染,抗感染治疗时需考虑致病菌的种类,根据细菌培养出的菌种及药敏结果选用合理的抗生素。

(5)补充热量和营养支持。

(6)镇静、止痛、吸氧:已确诊、治疗方案已定和手术后的患者,可用哌替啶类止痛剂,以减轻患者的痛苦。诊断不明或病情观察期间,暂不用止痛药物,以免掩盖病情。

2.术后护理

(1)病情观察:密切监测生命体征和腹部体征的变化,有无膈下或盆腔脓肿的表现等,及时发现异常并予以处理。

(2)体位:全麻清醒后或硬膜外麻醉患者平卧6 h后,若血压、脉搏平稳可改为半坐卧位,并

鼓励患者多翻身、多活动，预防肠粘连。

（3）饮食：继续禁食、胃肠减压，定时予以口腔护理。肠蠕动恢复后逐步恢复正常饮食。

（4）应用抗生素和营养支持。

（5）切口引流的护理：术后患者观察其切口敷料有无渗液，发现渗出时，应及时更换。向患者和家属解释引流的目的是将腹腔内的渗液排出体外，使残留的炎症得以局限、控制和吸收。妥善固定腹腔引流管，观察记录引流液的量、性状，防止引流管折叠、扭曲或受压，保持引流通畅。

五、健康教育

向患者介绍疾病相关知识，如半卧位的意义、滥用止痛药的后果，教会患者注意腹部症状和体征的变化。做好饮食指导，讲解术后随着肠蠕动的恢复，饮食应由流质、半流质逐步过渡为正常饮食。为患者提供康复指导，说明术后早期活动的重要性，教会患者床上活动的方法及其下床活动时的注意事项。

（李西翠）

第二节　急性阑尾炎的护理

急性阑尾炎是腹部外科最常见的疾病之一，是外科急腹症中最常见的疾病，其发病率约为1∶1 000。各年龄段人及妊娠期妇女均可发病，但以青年最为多见。阑尾切除术也是外科最常施行的一种手术。急性阑尾炎临床表现变化较多，需要与许多腹腔内外疾病相鉴别。早期明确诊断，及时治疗，可使患者在短期内恢复健康。若延误诊治，则可能出现严重后果。因此对本病的处理须予以重视。

一、病因

阑尾管腔较细且系膜短，常使阑尾扭曲，内容物排出不畅，阑尾管腔内本来就有许多微生物，远侧又是盲端，很容易发生感染。一般认为急性阑尾炎是由下列几种因素综合而发生的。

（一）梗阻

梗阻为急性阑尾炎发病最常见的基本因素，常见的梗阻原因如下：①粪石和粪块等。②寄生虫，如蛔虫堵塞。③阑尾系膜过短，造成阑尾扭曲，引起部分梗阻。④阑尾壁的改变，以往发生过急性阑尾炎后，肠壁可以纤维化，使阑尾腔变小，亦可减弱阑尾的蠕动功能。

（二）细菌感染

阑尾炎的发生也可能是细菌直接感染的结果。细菌可通过直接侵入、经由血运或邻接感染等方式侵入阑尾壁，从而形成阑尾的感染和炎症。

（三）其他

与急性阑尾炎发病有关的因素还有饮食习惯、遗传因素和胃肠道功能障碍等。阑尾先天性畸形，如阑尾过长、过度扭曲、管腔细小、血供不佳等都是易于发生急性炎症的条件。胃肠道功能障碍（如腹泻、便秘等）引起内脏神经反射，导致阑尾肌肉和血管痉挛，当超过正常强度时，可致阑尾管腔狭窄、血供障碍、黏膜受损，细菌入侵而致急性炎症。

二、病理

根据急性阑尾炎的临床过程和病理解剖学变化，可将其分为四种病理类型，这些不同类型可以是急性阑尾炎在其病变发展过程中不同阶段的表现，也可能是不同的病因和发病原理所产生的直接结果。

(一)急性单纯性阑尾炎

阑尾轻度肿胀，浆膜表面充血。阑尾壁各层组织间均有炎性细胞浸润，以黏膜和黏膜下层为最著；黏膜上可能出现小的溃疡和出血点，阑尾腔内可能有少量渗出液，临床症状和全身反应也较轻，如能及时处理，其感染可以消退、炎症完全吸收，阑尾也可恢复正常。

(二)急性化脓性阑尾炎

阑尾明显肿胀，壁内有大量炎性细胞浸润，可形成大量大小不一的微小脓肿；浆膜高度充血并有较多脓性渗出物，作为肌体炎症防御、局限化的一种表现，常有大网膜下移、包绕部分或全部阑尾。此类阑尾炎的阑尾已有不同程度的组织破坏，即使经保守治疗恢复，阑尾壁仍可留有瘢痕挛缩，致阑尾腔狭窄，因此，日后炎症可反复发作。

(三)坏疽性及穿孔性阑尾炎

坏疽性及穿孔性阑尾炎是一种重型的阑尾炎。根据阑尾血运阻断的部位，坏死范围可仅限于阑尾的一部分或累及整个阑尾。阑尾管壁坏死或部分坏死，呈暗紫色或黑色。阑尾腔内积脓，且压力升高，阑尾壁血液循环障碍。穿孔部位多存阑尾根部和尖端。如穿孔未被包裹，感染继续扩散，则可引起急性弥漫性腹膜炎。

(四)阑尾周围脓肿

急性阑尾炎化脓坏疽或穿孔，如果此过程进展较慢，大网膜可移至右下腹部，将阑尾包裹并形成粘连，形成炎性肿块或阑尾周围脓肿。

阑尾穿孔并发弥漫性腹膜炎最为严重，常见于坏疽穿孔性阑尾炎，婴幼儿大网膜过短、妊娠期的子宫妨碍大网膜下移，故易于在阑尾穿孔后出现弥漫性腹膜炎。由于阑尾炎症严重，进展迅速，局部大网膜或肠袢粘连尚不足以局限之，故一旦穿孔，感染很快蔓及全腹腔。患者有全身性感染、中毒和脱水等现象，有全腹性的腹壁强直和触痛，并有肠麻痹的腹胀、呕吐等症状。如不经适当治疗，病死率很高；即使经过积极治疗后全身性感染获得控制，也常因发生盆腔脓肿、膈下脓肿或多发性腹腔脓肿等并发症而需多次手术引流，甚至因下腹腔窦道、肠瘘、粘连性肠梗阻等并发症而使病情复杂、病期迁延。

三、临床表现

急性阑尾炎不论其病因如何，亦不论其病理变化为单纯性、化脓性或坏疽性，在阑尾未穿孔、坏死或并有局部脓肿以前，临床表现大致相似。多数急性阑尾炎都有较典型的症状和体征。

(一)症状

一般表现在三个方面。

1.腹痛不适

腹痛不适是急性阑尾炎最常见的症状，约有98%急性阑尾炎患者以此为首发症状。典型的急性阑尾炎腹痛开始时多在上腹部或脐周围，有时为阵发性，并常有轻度恶心或呕吐；一般持续6～36 h(通常约为12 h)。当阑尾炎症涉及壁腹膜时，腹痛变为持续性并转移至右下腹部，疼痛加剧,不少患者伴有呕吐、发热等全身症状。此种转移性右下腹痛是急性阑尾炎的典型症状,70%以上的患者具有此症状。该症状在临床诊断上有重要意义。但也应该指出:不少患者腹痛可能开始时即在右下腹,不一定有转移性腹痛,这可能与阑尾炎病理过程不同有关。没有明显管腔梗阻而直接发生的阑尾感染,腹痛可能一开始就是右下腹炎性持续性疼痛。异位阑尾炎在临床上虽同样也可有初期梗阻性、后期炎症性腹痛,但其最后腹痛所在部位因阑尾部位不同而异。

腹痛的轻重程度与阑尾炎的严重性之间并无直接关系。虽然腹痛的突然减轻一般显示阑尾腔的梗阻已解除或炎症在消退,但有时因阑尾腔内压过大或组织缺血性坏死,神经末梢失去感受和传导能力,腹痛也可减轻;有时阑尾穿孔以后,由于腔内压随之减低,自觉的腹痛也可突然消失。故腹痛减轻,必须伴有体征消失,方可视为是病情好转的证据。

2.胃肠道症状

恶心、呕吐、便秘、腹泻等胃肠道症状是急性阑尾炎患者所常有的。呕吐是急性阑尾炎常见的症状,当阑尾管腔梗阻及炎症程度较重时更为突出。呕吐与发病前有无进食有关。阑尾炎发生于空腹时,往往仅有恶心;饱食后发生者多有呕吐;偶然于病程晚期亦见有恶心、呕吐者,则多由腹膜炎所致。食欲缺乏,不思饮食,则更为患者常见的现象。

当阑尾感染扩散至全腹时,恶心、呕吐可加重。其他胃肠道症状如食欲缺乏、便秘、腹泻等也偶可出现,腹泻多由于阑尾炎症扩散至盆腔内形成脓肿,刺激直肠而引起肠功能亢进,此时患者常有排便不畅、便次增多、里急后重及便中带黏液等症状。

3.全身反应

急性阑尾炎患者的全身症状一般并不显著。当阑尾化脓坏疽并有扩散性腹腔内感染时,可以出现明显的全身症状,如寒战、高热、反应迟钝或烦躁不安;当弥漫性腹膜炎严重时,可同时出现血容量不足与脓毒症表现,甚至有心、肺、肝、肾等生命器官功能障碍。

(二)体征

急性阑尾炎的体征在诊断上较自觉症状更具重要性。它的表现取决于阑尾的部位、位置的深浅和炎症的程度,常见的体征有下列几类。

1.患者体位

不少患者来诊时常见弯腰行走,且往往以双手按在右下腹部。在床上平卧时其右髋关节常呈屈曲位。

2.压痛和反跳痛

最主要和典型的是右下腹压痛,其存在是诊断阑尾炎的重要依据,典型的压痛较局限,位于麦氏点(阑尾点)或其附近。无并发症的阑尾炎其压痛点比较局限,有时可以用一个手指在腹壁找到最明显压痛点;待出现腹膜炎时,压痛范围可变大,甚至全腹压痛,但压痛最剧点仍在阑尾部位。压痛点具有重大诊断价值,即使患者自觉腹痛尚在上腹部或脐周围,体检时往往已能发现在右下腹有明显的压痛点,常借此可获得早期诊断。

年老体弱、反应差的患者炎症有时即使很重,但压痛可能比较轻微,或必须深压才痛。压痛表明阑尾炎症的存在和其所在的部位,较转移性腹痛更具诊断意义。

反跳痛具有重要的诊断意义,体检时将压在局部的手突然松开,患者感到剧烈疼痛,更重于压痛。这是腹膜受到刺激的反应,可以更肯定局部炎症的存在。阑尾部位压痛与反跳痛的同时存在对诊断阑尾炎比单个存在更有价值。

3.右下腹肌紧张和强直

肌紧张是腹壁对炎症刺激的反应性痉挛,强直则是一种持续性不由自主的保护性腹肌收缩,都见于阑尾炎症已超出浆膜并侵及周围脏器或组织时。检查腹肌有无紧张和强直,要求动作轻柔,患者情绪平稳,以避免引起腹肌过度反应或痉挛,导致不正确结论。

4.疼痛试验

有些急性阑尾炎患者以下几种疼痛试验可能呈阳性,其主要原理是处于深部但有炎症的阑尾黏附于腰大肌或闭孔肌,在行以下各种试验时,局部受到明显刺激而出现疼痛。①结肠充气试验(Rovsing 征),深压患者左下腹部降结肠处,患者感到阑尾部位疼痛。②腰大肌试验,患者左侧卧,右腿伸直并过度后伸时阑尾部位出现疼痛。③闭孔内肌试验,患者屈右髋右膝并内旋时感到阑尾部位疼痛。④直肠内触痛:直肠指检时按压右前壁患者有疼痛感。

(三)化验

急性阑尾炎患者的血常规、尿常规检查有一定重要性。有 90%的患者常有白细胞计数增多,是临床诊断的重要依据,一般为$(10\sim15)\times10^9/L$。随着炎症加重,白细胞可以增加,甚至可为$20\times10^9/L$以上。但年老体弱或免疫功能受抑制的患者,白细胞不一定增多,甚至反而下降。白细胞数增多常伴有核左移。急性阑尾炎患者的尿液检查一般无特殊改变,但对排除类似阑尾炎症状的泌尿系统疾病,如输尿管结石,常规检查尿液仍有必要。

四、诊断

多数急性阑尾炎的诊断以转移性右下腹痛或右下腹痛、阑尾部位压痛和白细胞计数升高三者为决定性依据。典型的急性阑尾炎(约占 80%)均有上述症状体征,易于据此做出诊断。对于临床表现不典型的患者,尚需考虑借助其他一些诊断手段,以做进一步确定。

五、鉴别诊断

典型的急性阑尾炎一般诊断并不困难,但在另一部分病例,由于临床表现并不典型,诊断相当困难,有时甚至诊断错误,以致采用错误的治疗方法或延误治疗,产生严重并发症,甚至死亡。要与急性阑尾炎相鉴别的疾病很多,常见的为以下三类。

(一)内科疾病

临床上,不少内科疾病具有急腹症的临床表现,常被误诊为急性阑尾炎而施行不必要的手术探查,将无病变的阑尾切除,甚至危及患者生命,故诊断时必须慎重。常见的需要与急性阑尾炎鉴别的内科疾病有以下几种。

1.急性胃肠炎

一般急性胃肠炎患者发病前常有饮食不慎或食物不洁史。症状虽亦以腹痛、呕吐、腹泻三者为主,但通常以呕吐或腹泻较为突出,有时在腹痛之前即已有吐泻。急性阑尾炎患者即使有吐泻,一般也不严重,且多发生在腹痛以后。

急性胃肠炎的腹痛有时虽很剧烈,但其范围较广,部位较不固定,更无转移至右下腹的特点。

2.急性肠系膜淋巴结炎

本病多见于儿童,往往发生于上呼吸道感染之后。患者过去大多有同样腹痛史且常在上呼吸道感染后发作。起病初期于腹痛开始前后往往即有高热,此与一般急性阑尾炎不同;腹痛初起时即位于右下腹,而无急性阑尾炎之典型腹痛转移史。其腹部触痛的范围亦较急性阑尾炎为广,部位亦较阑尾的位置高，并较靠近内侧。腹壁强直不甚明显，反跳痛亦不显著。Rovsing 征和肛门指检都是阴性。

3.Meckel 憩室炎

Meckel 憩室炎往往无转移性腹痛，局部压痛点也在阑尾点之内侧，多见于儿童，由于 1/3Meckel憩室中有胃黏膜存在，患者可有黑便史。Meckel 憩室炎穿孔时成为外科疾病。临床上如诊断为急性阑尾炎而手术中发现阑尾正常者，应即检查末段回肠至少约 100 cm，以视有无 Meckel 憩室炎，免致遗漏而造成严重后果。

4.局限性回肠炎

典型局限性回肠炎不难与急性阑尾炎相区别。但不典型急性发作时，右下腹痛、压痛及白细胞计数升高与急性阑尾炎相似，必须通过细致临床观察，发现局限性回肠炎所致的部分肠梗阻的症状与体征（如阵发绞痛和可触及条状肿胀肠袢），方能鉴别。

5.心胸疾病

如右侧胸膜炎、右下肺炎和心包炎等均可有反射性右侧腹痛，甚至右侧腹肌反射性紧张等，但这些疾病以呼吸、循环系统功能改变为主，一般没有典型急性阑尾炎的转移性右下腹痛和压痛。

6.其他

如过敏性紫癜、铅中毒等，均可有腹痛，但腹软无压痛。详细的病史、体检和辅助检查可予以鉴别。

（二）外科疾病

1.胃十二指肠溃疡急性穿孔

本病为常见急腹症，发病突然，临床表现可与急性阑尾炎相似。溃疡病穿孔患者多数有慢性溃疡史，穿孔大多发生在溃疡病的急性发作期。溃疡穿孔所引起的腹痛，虽亦起于上腹部并可累及右下腹，但一般均迅速累及全腹，不像急性阑尾炎有局限于右下腹的趋势。腹痛发作极为突然，程度也颇剧烈，常可引致患者休克。体检时右下腹虽也有明显压痛，但上腹部溃疡穿孔部位一般仍为压痛最显著地方；腹肌的强直现象也特别显著，常呈“板样”强直。腹内因有游离气体存在，肝浊音界多有缩小或消失现象；X 线透视如能确定膈下有积气，有助于诊断。

2.急性胆囊炎

总体上急性胆囊炎的症状与体征均以右上腹为主，常可扪及肿大和有压痛的胆囊，Murphy 征阳性，辅以B 超不难鉴别。

3.右侧输尿管结石

本病有时表现与阑尾炎相似。但输尿管结石以腰部酸痛或绞痛为主，可有向会阴部放射痛，右肾区叩击痛（＋），肉眼或镜检尿液有大量红细胞，B 超检查和肾、输尿管、膀胱 X 线片（KUB）可确诊。

（三）妇科疾病

1.右侧异位妊娠破裂

这是育龄妇女最易与急性阑尾炎相混淆的疾病，尤其是未婚怀孕女性，诊断时更要细致。异位妊娠患者常有月经过期或近期不规则史，在腹痛发生以前，可有阴道不规则的出血史。其腹痛的发作极为突然，开始即在下腹部，并常伴有会阴部垂痛感觉。全身无炎症反应，但有不同程度的出血性休克症状。妇科检查常能发现阴道内有血液，子宫颈柔软而有明显触痛，一侧附件有肿大且具压痛；如阴道后穹隆或腹腔穿刺抽出新鲜不凝固血液，同时妊娠试验阳性可以确诊。

2.右侧卵巢囊肿扭转

本病可突然出现右下腹痛，囊肿绞窄坏死可刺激腹膜而致局部压痛，与急性阑尾炎相似。但急性扭转时疼痛剧烈而突然，坏死囊肿引起的局部压痛位置偏低，有时可扪到肿大的囊肿，都与阑尾炎不同，妇科双合诊或B超检查等可明确诊断。

3.其他

如急性盆腔炎、右侧附件炎、右侧卵巢滤泡或黄体破裂等，可通过病史、月经史、妇科检查、B超检查、后穹隆或腹腔穿刺等做出正确诊断。

六、治疗

手术切除是治疗急性阑尾炎的主要方法，但阑尾炎症的病理变化比较复杂，非手术治疗仍有其价值。

(一)非手术治疗

1.适应证

(1)患者一般情况差或因客观条件不允许，如合并严重心、肺功能障碍时，也可先行非手术治疗，但应密切观察病情变化。

(2)急性单纯性阑尾炎早期，药物治疗多有效，其炎症可吸收消退，阑尾能恢复正常，也可不再复发。

(3)当急性阑尾炎已被延误诊断超过 48 h，病变局限，已形成炎性肿块，也应采用非手术治疗，待炎症消退，肿块吸收后，再考虑择期切除阑尾。当炎性肿块转成脓肿时，应先行脓肿切开引流，以后再进行择期阑尾切除术。

(4)急性阑尾炎诊断尚未明确，临床观察期间可采用非手术治疗。

2.方法

非手术治疗的内容和方法有卧床、禁食、静脉补充水、电解质和热量，同时应用有效抗生素以及对症处理(如镇静、止痛、止吐等)。

(二)手术治疗

绝大多数急性阑尾炎诊断明确后均应采用手术治疗，以去除病灶、促进患者迅速恢复。但是急性阑尾炎的病理变化和患者条件常有不同，因此也要根据具体情况，对不同时期、不同阶段的患者采用不同的手术方式分别处理。

七、急救护理

(一)护理目标

(1)患者焦虑情绪明显好转，配合治疗及护理。

(2)患者主诉疼痛明显缓解或消失。

(3)术后未发生相关并发症或并发症发生后能得到及时治疗与处理。

(二)护理措施

1.非手术治疗

(1)体位：取半卧位休息，以减轻疼痛。

(2)饮食：轻者可进流质饮食，重症应禁食以减少肠蠕动，利于炎症局限。

(3)加强病情观察：定时测量生命体征，密切观察患者的腹部症状和体征，尤其注意腹痛的变化；观察期间禁用镇静止痛剂，如吗啡等，以免掩盖病情。

(4)避免增加肠内压力：禁服泻药及灌肠，以免肠蠕动加快，增高肠内压力，导致阑尾穿孔或炎症扩散。

(5)使用有效的抗生素控制感染。

(6)心理护理：耐心做好患者及家属的解释工作，减轻其焦虑和紧张情绪；向患者及其家属介绍疾病相关知识，使之积极配合治疗和护理。

2.术后护理

(1)体位：患者全麻术后清醒或硬膜外麻醉平卧 6 h 后，血压平稳，采用半卧位，以减少腹壁张力，减轻切口疼痛，有利于呼吸和引流。

(2)饮食护理：患者术后禁食，禁食期间给予静脉补液。待肛门排气，肠蠕动恢复后，进流质饮食，逐渐向半流质和普食过渡。

(3)合理使用抗生素：术后遵医嘱及时正确使用抗生素，控制感染，防止并发症发生。

(4)早期活动：鼓励患者术后在床上活动，待麻醉反应消失后可起床活动，以促进肠蠕动恢复，防止肠粘连，增进血液循环，促进伤口愈合。

(5)切口的护理：①及时更换污染敷料，保持切口清洁、干燥。②密切观察切口愈合情况，及时发现出血及感染征象。

(6)引流管的护理：①妥善固定引流管和引流袋，防止引流管折叠、受压或牵拉而脱出，并减少牵拉引起的疼痛。②保持引流通畅，经常从近端至远端挤压引流管，防止血块或脓液堵塞。如发现引流液突然减少，应检查引流管有无脱落和堵塞。③观察并记录引流液的颜色、性状及量，准确记录 24 h 的引流量。当引流液量逐渐减少、颜色逐渐变淡至浆液性，患者体温及血象正常，可考虑拔管。④每周更换引流袋2～3 次。更换引流袋和敷料时，严格执行无菌操作，防止污染和避免引起逆行感染。

(7)术后并发症的观察及护理。①切口感染：是阑尾切除术后最常见的并发症，多见于化脓性或穿孔性阑尾炎。切口感染可通过术中有效保护切口、彻底止血、消灭无效腔等措施得到预防。一般临床表现为术后 2～3 d体温升高，切口处出现红、肿、痛。治疗原则：先试穿刺抽脓液，一经确诊立即充分敞开引流。排出脓液，放置引流，定期换药，短期内可愈合。②粘连性肠梗阻：与局部炎性渗出、手术损伤和术后长期卧床等因素有关。早期手术、术后早期下床活动可以有效预防该并发症，完全性肠梗阻者应手术治疗。③腹腔内出血：常发生在术后 24～48 h 内，多因阑尾系膜结扎线松脱或止血不彻底而引起。临床表现为腹痛、腹胀和失血性休克等。一旦发生出血，应立即输血、补液，紧急手术止血。④腹腔感染或脓肿：多发生于化脓性或坏疽性阑尾炎术后，尤其阑尾穿孔伴腹膜炎的患者。患者表现为体温升高，腹痛、腹胀、腹部压痛及全身中毒症状。按腹膜炎治疗和护理原则处理。⑤阑尾残株炎：阑尾残端保留过长超过 1 cm 时，术后残株易复发炎症，仍表现为阑尾炎的症状。X 线钡剂检查可明确诊断。症状较重者，应手术切除阑尾残株。⑥粪瘘：很少见。残端结扎线脱落、盲肠原有结核或癌肿等病变、手术时误伤盲肠等因素均是发生粪瘘的原因。临床表现类似阑尾周围脓肿，经非手术治疗后，粪瘘多可自行闭合。少数需手术治疗。

(三)健康教育

(1)术前向患者解释禁食的目的和意义，指导患者采取正确的卧位。

(2)指导患者术后早期下床活动，促进肠蠕动恢复，避免肠粘连。

(3)术后鼓励患者进食营养丰富的食物,以利于伤口愈合。

(4)出院指导:若出现腹痛、腹胀等症状,应及时就诊。

(李西翠)

第三节 急性胰腺炎的护理

急性胰腺炎是常见的急腹症之一,为胰酶对胰脏本身自身消化所引起的化学性炎症。胰腺病变轻重不等,轻者以水肿为主,临床经过属自限性,一次发作数天后即可完全恢复,少数呈复发性急性胰腺炎;重者胰腺出血坏死,易并发休克、胰假性囊肿和脓肿等,死亡率高达 25%~40%。

一、病因及发病机制

胰腺是一个其有内、外分泌功能的实质性器官,胰腺的腺泡分泌胰液(外分泌),对食物的消化起重要作用;而散在地分布在胰腺内的胰岛,其功能细胞主要分泌胰岛素和胰高糖素(内分泌)。正常情况下,当胰液中无活力的胰蛋白酶原等进入十二指肠时,在碱性环境中被胆汁和十二指肠液中的肠激酶激活,成为具有消化能力的胰蛋白酶。在胆总管、胰管、壶腹部炎症、梗阻等病理情况下,多种胰酶在胰腺内被激活,并大量溢出管壁及腺泡壁外,导致胰腺自身消化,引起水肿、出血、坏死等,而产生急性胰腺炎。

引起急性胰腺炎的病因甚多。常见病因为胆道疾病、酗酒。急性胰腺炎的各种致病相关因素(表 9-1)。

表 9-1 急性胰腺炎致病相关因素

梗阻因素	①胆管结石。②乏特氏壶腹或胰腺肿瘤。③寄生虫或肿瘤使乳头阻塞。④胰腺分离现象并伴副胰管梗阻。⑤胆总管囊肿。⑥壶腹周围的十二指肠憩室。⑦奥狄氏括约肌压力增高。⑧十二指肠袢梗阻
毒素	①乙醇。②甲醇。③蝎毒。④有机磷杀虫剂
药物	①肯定有关(有重要试验报告):硫唑嘌呤/6-巯基嘌呤、丙戊酸、雌激素、四环素、甲硝唑、呋喃妥因、呋塞米、磺胺、甲基多巴、阿糖胞苷、西咪替丁。②不一定有关:(无重要试验报告)噻嗪利尿剂、依他尼酸、苯乙双胍、普鲁卡因胺、氯噻酮、L-门冬酰胺酶、对乙酰氨基酚
代谢因素	①高甘油三酯血症。②高钙血症
外伤因素	①创伤:腹部钝性伤。②医源性:手术后、内镜下括约肌切开术、奥狄氏括约肌测压术
感染因素	①寄生虫:蛔虫、华支睾吸虫。②病毒:流行性腮腺炎、甲型肝炎、乙型肝炎、柯萨奇 B 病毒、EB 病毒。③细菌:支原体、空肠弯曲菌
血管因素	①局部缺血:低灌性(如心脏手术)。②动脉粥样硬化性栓子。③血管炎:系统性红斑狼疮、结节性多发性动脉炎、恶性高血压
其他因素	①穿透性消化性溃疡。②十二指肠克罗恩病。③妊娠有关因素。④儿科有关因素 Reye's 综合征、囊性纤维化特发性

(一)梗阻因素

胆石症常是老年人急性胰腺炎首次发作的原因,老年女性特别常见。一般认为是在胆石一过性阻塞胰管开口处或紧邻此开口处的总胆管时发生。如在胆石性胰腺炎发作后立即仔细收集和检查粪便,常常可以找到胆结石。胆石症引起胰腺炎的机制尚不清楚。可能是乏特氏壶腹被胆石阻塞,引起胆汁反流入胰管,损伤胰腺实质。也有认为是胰管一过性梗阻而无胆汁反流。

有人认为副乳头的先天畸形和狭窄必然引起胰腺炎。奥狄氏括约肌压力增高是急性胰腺炎反复发作的原因之一,据此内镜下括约肌切开术治疗已获得良好效果。胰小管或壶腹周围的小肿瘤也能引起胰腺炎。

(二)毒素和药物因素

乙醇、甲醇、蝎毒和有机磷杀虫剂等均可引起急性胰腺炎。

药物诱发的胰腺炎通常与对药物的超敏有关而与剂量无关。其特点是在接触药物的第一个月内发生,通常病情轻且有自限性。与成人胰腺炎发病有关的药物最常见的是硫唑嘌呤及其类似物6-巯基嘌呤。应用这类药物的个体中有3%～5%发生胰腺炎,引起儿童胰腺炎最常见的药物是丙戊酸。

(三)代谢因素

甘油三酯水平超过11.3 mmol/L时,易发中至重度的急性胰腺炎。如其水平降至5.65 mmol/L以下,反复发作次数可明显减少。各种原因引起的高钙血症亦易发生急性胰腺炎。

(四)外伤因素

胰腺的创伤或手术都可引起胰腺炎。内镜逆行胰胆管造影所致创伤也可引起胰腺炎,发生率为1%～5%。

(五)先天性因素

胰腺炎的易感性呈常染色体显性遗传。临床特点是儿童或青年期起病,逐渐演变成慢性胰腺炎和胰功能不全。胰腺结石可显著。少数家族还合并有氨基酸尿症。

(六)感染因素

血管功能不全(低容量灌注,动脉粥样硬化)和血管炎可能因减少胰腺血流而引起或加重胰腺炎。

二、临床表现

急性胰腺炎的临床表现和病程,取决于其病因、病理类型和治疗是否及时。水肿型胰腺炎一般于3～5 d间症状即可消失,但常有反复发作。如症状持续1周以上,应警惕已演变为出血坏死型胰腺炎。出血坏死型胰腺炎亦可在一开始时即发生,呈暴发性经过。

(一)腹痛

为本病最主要表现,约见于95%急性胰腺炎病例,多数突然发作,常在饱餐和饮酒后发生。轻重不一,轻者上腹钝痛,患者常能忍受,重者呈腹绞痛、钻痛或刀割痛。疼痛常呈持续性伴阵发性加剧。疼痛的部位可因病变的部位不同而异,通常在上中腹部。如炎症以胰头部为主,疼痛常在右上腹及中上腹部;如炎症以胰体、尾部为主,常为中上腹及左上腹疼痛,并向腰背放射。疼痛在弯腰或起坐前倾时可减轻。病情轻者腹痛3～5 d缓解;出血坏死型的病情发展较快,腹痛延续较长。由于渗出液扩散至腹腔,腹痛可弥漫至全腹。极少数患者尤其年老体弱者可无腹痛或极轻微痛。

腹肌常紧张,并可有反跳痛。但不像消化道穿孔时表现的肌强硬,如检查者将手紧贴于患者腹部,仍可能按压下去。有时按压腹部反可使腹痛减轻。腹痛发生的原因是胰管扩张;胰腺炎症、水肿；渗出物、出血或胰酶消化产物进入后腹膜腔，刺激腹腔神经丛；化学性腹膜炎；胆管和十二指肠痉挛及梗阻。

(二)恶心、呕吐

84%的患者有频繁恶心和呕吐，常在进食后发生。呕吐物多为胃内容物，重者含胆汁甚至血样物。呕吐是机体对腹痛或胰腺炎症刺激的一种防御性反射。呕吐后，进入十二指肠的胃酸减少，从而减少胰泌素及缩胆素的释放，减少了胰液胰酶的分泌。

(三)发热

大多数患者有中度以上发热，少数可超过 39.0 ℃，一般持续 3～5 d。发热系胰腺炎症或坏死产物进入血循环，作用于中枢神经系统体温调节中枢所致。多数发热患者中找不到感染的证据，但如果高热不退强烈提示合并感染或并发胰腺脓肿。

(四)黄疸

黄疸可于发病后 1～2 d 出现，常为暂时性阻塞性黄疸。黄疸的发生主要由于肿大的胰头部压迫了胆总管所致。合并存在的胆道病变如胆石症和胆道炎症亦是黄疸的常见原因。少数患者后期可因并发肝损害而引起肝细胞性黄疸。

(五)低血压及休克

出血坏死型胰腺炎常发生低血压和休克。患者烦躁不安，皮肤苍白、湿冷、呈花斑状，脉细弱，血压下降，少数可在发病后短期内猝死。发生休克的机制主要有以下几点。

(1)胰舒血管素原释放，被胰蛋白酶激活后致血浆中缓激肽生成增多。缓激肽可引起血管扩张，毛细血管通透性增加，使血压下降。

(2)血液和血浆渗出到腹腔或后腹膜腔，引起血容量不足，这种体液丧失量可达血容量的 30%。

(3)腹膜炎时大量体液流入腹腔或积聚于麻痹的肠腔内。

(4)呕吐丢失体液和电解质。

(5)坏死的胰腺释放心肌抑制因子使心肌收缩不良。

(6)少数患者并发肺栓塞、胃肠道出血。

(六)肠麻痹

肠麻痹是重型或出血坏死型胰腺炎的主要表现。初期，邻近胰腺的上腹部可见扩张的充气肠袢，后期则整个肠道均发生肠麻痹性梗阻。临床上以高度腹胀、肠鸣音消失为主要表现。肠麻痹可能是肠管对腹膜炎的一种反应。另外，炎症的直接作用，血管和循环的异常、低钠和低钾血症，肠壁神经丛的损害也是肠麻痹发生的重要促发因素。

(七)腹水

胰腺炎时常有少量腹水，由胰腺和腹膜在炎症过程中液体渗出或漏出所致。淋巴管受阻塞或不畅可能也起作用。偶尔出现大量的顽固性腹水，多由于假性囊肿中液体外漏引起。胰性腹水中淀粉酶含量甚高，以此可以与其他原因的腹水区别。

(八)胸膜炎

常见于严重病例，系腹腔内炎性渗出透过横膈微孔进入胸腔所引起的炎性反应。

(九)电解质紊乱

胰腺炎时，机体处于代谢紊乱状态，可以发生电解质平衡失调，血清钠、镁、钾常降低。特别是血钙降低，约见于 25%的病例，常低于 2.25 mmol/L(9 mg/dL)，如低于 1.75 mmol/L(7 mg/dL)提示预后不良。血钙下降的原因是大量钙沉积于脂肪坏死区，同时胰高糖素分泌增加刺激，降钙素分泌，抑制了肾小管对钙的重吸收。

(十)皮下淤血斑

出血坏死型胰腺炎，因血性渗出物透过腹膜后渗入皮下，可在肋腹部形成蓝绿-棕色血斑，称为Grey-Turner 征；如在脐周围出现蓝色斑，称为 Cullen 征。此两种征象无早期诊断价值，但有确诊意义。

三、并发症

急性水肿型胰腺炎很少有并发症发生，而急性出血坏死型则常出现多种并发症。

(一)局部并发症

1.胰脓肿形成

出血坏死型胰腺炎起病经 2～3 周，如继发细菌感染，于胰腺内及其周围可有脓肿形成。检查局部有包块，全身感染中毒症状。

2.胰假性囊肿

胰假性囊肿是由胰液和坏死组织在胰腺本身或其周围被包裹而成。常发生于出血坏死型胰腺炎起病后 3～4 周，多位于胰体尾部。囊肿可累及邻近组织，引起相应的压迫症状，如黄疸、门静脉高压、肠梗阻、肾盂积水等。囊肿穿破可造成胰源性腹水。

3.胰性腹膜炎

含有活性胰酶的渗出物进入腹腔，可引起化学性腹膜炎。腹腔内出现渗出性腹水。如继发感染，则可引起细菌性腹膜炎。

4.其他

胰局部炎症和纤维素性渗出可累及周围脏器，引起脾周围炎、脾梗阻、脾粘连、结肠粘连(常见为脾曲综合征)、小肠坏死出血及肾周围炎。

(二)全身并发症

1.败血症

常见于胰腺炎并发胰腺脓肿时，死亡率甚高。病原体大多数为革兰阴性杆菌，如大肠埃希菌、产碱杆菌、产气杆菌、铜绿假单胞菌等。患者表现为持续高热，白细胞升高，以及明显的全身毒性症状。

2.呼吸功能不全

因腹胀、腹痛，患者的膈运动受限，加之磷脂酶 A 和在该酶作用下生成的溶血卵磷脂对肺泡的损害，可发生肺炎、肺淤血、肺水肿、肺不张和肺梗死，患者出现呼吸困难，血氧饱和度降低，严重者发生急性呼吸窘迫综合征。

3.心律失常和心功能不全

因有效血容量减少和心肌抑制因子的释放，导致心肌缺血和损害，临床上表现为心律失常和急性心力衰竭。

4.急性肾衰竭

出血坏死型胰腺炎晚期，可因休克、严重感染、电解质紊乱和播散性血管内凝血而发生急性肾衰竭。

5.胰性脑病

出血坏死型胰腺炎时，大量活性蛋白水解酶、磷脂酶A进入脑内，损伤脑组织和血管，引起中枢神经系统损害综合征，称为胰性脑病。偶可引起脱髓鞘病变。患者可出现谵妄、意识模糊、昏迷、烦躁不安、抑郁、恐惧、妄想、幻觉、语言障碍、共济失调、震颤、反射亢进或消失及偏瘫等。脑电图可见异常。某些患者昏迷由并发糖尿病所致。

6.消化道出血

可为上消化道或下消化道出血。上消化道出血主要为胃黏膜炎性糜烂或应激性溃疡，或因脾静脉阻塞引起食管静脉破裂。下消化道出血则由于结肠本身或结肠血管受累所致。近年来发现胰腺炎时可发生胃肠型微动脉瘤，瘤破裂后可引起大出血。

7.糖尿病

有5%～35%的患者在病程中出现糖尿病，常见于暴发性坏死型胰腺炎患者，是由B细胞遭到破坏，胰岛素分泌下降；A细胞受刺激，胰高糖素分泌增加所致。严重病例可发生糖尿病酮症酸中毒和糖尿病昏迷。

8.慢性胰腺炎

重症胰腺炎病例可因胰腺泡大量破坏而并发胰外分泌功能不全，演变成慢性胰腺炎。

9.猝死

见于极少数病例，由胰腺-心脏性反应所致。

四、检查

实验室检查对胰腺炎的诊断具有决定性意义，一般对水肿型胰腺炎，检测血清淀粉酶和尿淀粉酶已足够，对出血坏死型胰腺炎，则需检查更多项目。

(一)淀粉酶测定

血清淀粉酶常于起病后2～6 h开始上升，12～24 h达高峰。一般大于500 U。轻者24～72 h即可恢复正常，最迟不超过3～5 d。如血清淀粉酶持续增高达1周以上，常提示有胰管阻塞或假性囊肿等并发症。病情严重度与淀粉酶升高程度之间并不一致，出血坏死型胰腺炎，因胰腺泡广泛破坏，血清淀粉酶值可正常甚至低于正常。若无肾功能不良，则尿淀粉酶常明显增高，一般在血清淀粉酶增高后2 h开始增高，维持时间较长，在血清淀粉酶恢复正常后仍可增高。尿淀粉酶下降缓慢，为时可达1～2周，故适用于起病后较晚入院的患者。

胰淀粉酶分子量约55 000 D，易通过肾小球。急性胰腺炎时胰腺释放胰血管舒缓素，体内产生大量激肽类物质，引起肾小球通透性增加，肾脏对胰淀粉酶清除率增加，而对肌酐清除率无改变。故淀粉酶，肌酐清除率比率(cam/ccr)测定可提高急性胰腺炎的诊断特异性。正常人cam/ccr为1.5%～5.5%。平均为3.1%±1.1%，急性胰腺炎为9.8%±1.1%，胆总管结石时为3.2%±0.3%。cam/ccr>5.5%即可诊断急性胰腺炎。

(二)血清胰蛋白酶测定

应用放射免疫法测定，正常人及非胰病患者平均为400 ng/mL。急性胰腺炎时增高10～40倍。因胰蛋白酶仅来自胰腺，故具特异性。

(三)血清脂肪酶测定

血清脂肪酶正常范围为0.2～1.5 U。急性胰腺炎时脂肪酶血中活性升高，常人于1.7 U。该酶在病程中升高较晚且持续时间较长，达7～10 d。在淀粉酶恢复正常时，脂肪酶仍升高，故对起病后就诊较晚的急性胰腺炎病例有诊断价值。特别有助于与腮腺炎加以鉴别，后者无脂肪酶升高。

(四)血清正铁清蛋白(MHA)测定

腹腔内出血后，红细胞破坏释放的血红蛋白经脂肪酸和弹性蛋门酶作用，转变为正铁血红蛋白。正铁血红蛋白与清蛋白结合形成 MHA。出血坏死型胰腺炎起病 12 h 后血中 MHA 即出现，而水肿型胰腺炎呈阴性，故可作该两型胰腺炎的鉴别。

(五)血清电解质测定

急性胰腺炎时血钙通常不低于 2.12 mmol/L。血钙<1.75 mmol/L。仅见于重症胰腺炎患者。低钙血症可持续至临床恢复后 4 周。如胰腺炎由高钙血症引起，则出现血钙升高。对任何胰腺炎发作期血钙正常的患者，在恢复期均应检查有无高钙血症存在。

(六)其他

测定 α_2 巨球蛋白、α_1 抗胰蛋白酶、磷脂酶 A_2、C 反应蛋白、胰蛋白酶原激活肽及粒细胞弹性蛋白酶等均有助于鉴别轻、重型急性胰腺炎，并能帮助病情判断。

五、护理

(一)休息

发作期绝对卧床休息，或取屈膝侧卧位等舒适体位，避免衣服过紧、剧痛而辗转不安者要防止坠床，保证睡眠，保持安静。

(二)输液

急性出血坏死型胰腺炎的抗休克和纠正酸碱平衡紊乱自入院始贯穿于整个病程中，护理上需经常、准确记录 24 h 出入量，依据病情灵活调节补液速度，保证液体在规定的时间内输完，每天尿量应>500 mL。必要时建立两条静脉通道。

(三)饮食

饮食治疗是综合治疗中的重要环节。近年来临床中发现，少数胰腺炎患者往往在有效的治疗后，因饮食不当而加重病情，甚至危及生命。采用分期饮食新法则取得较满意效果。胰腺炎的分期饮食分为禁食、胰腺炎Ⅰ号、胰腺炎Ⅱ号、胰腺炎Ⅲ号、低脂饮食五期。

1.禁食

绝对禁食可使胰腺安静休息，胰腺分泌减少至最低限度。患者需限制饮水，口渴者可含漱或湿润口唇。此期患者需静脉补充足够液体及电解质。禁食适用于胰腺炎的急性期，一般患者 2～3 d，重症患者为5～7 d。

2.胰腺炎Ⅰ号饮食

该饮食内不含脂肪和蛋白质。主要食物有米汤、果子水、藕粉、每天 6 餐，每次约 100 mL，每天热量约为 1.4 kJ(334 卡)，用于病情好转初期的试餐阶段。此期仍需给患者补充足够液体及电解质。Ⅰ号饮食适用于急性胰腺炎患者的康复初期，一般在病后 5～7 d。

3.胰腺炎Ⅱ号饮食

该饮食内含少量蛋白质，但不含脂肪。主要食物有小豆汤、果子水、藕粉、龙须面和少量鸡蛋清，每天 6 餐，每次约 200 mL，每天热量约为 1.84 kJ。此期可给患者补充少量液体及电解质。Ⅱ号饮食适用于急性胰腺炎患者的康复中期(病后 8～10 d)及慢性胰腺炎患者。

4.胰腺炎Ⅲ号饮食

该饮食内含有蛋白质和极少量脂类。主要食物有米粥、小豆汤、龙须面、菜末、鸡蛋清和豆油

(5～10 g/d),每天 5 餐,每次约 400 mL,总热量约为 4.5 kJ。Ⅲ号饮食适用于急、慢性胰腺炎患者康复后期,一般在病后 15 d 左右。

5.低脂饮食

该饮食内含有蛋白质和少量脂肪(约 30 g),每天 4～5 餐,用于基本痊愈患者。

(四)营养

急性胰腺炎时,机体处于高分解代谢状态,代谢率可高于正常水平的 20%～25%。同时,由于感染使大量血浆渗出,因此,如无合理的营养支持,必将使患者的营养状况进一步恶化,降低机体抵抗力、延缓康复。

1.全胃肠外营养(TPN)支持的护理

急性胰腺炎特别是急性出血坏死型胰腺炎患者的营养任务主要由 TPN 来承担。TPN 具有使消化道休息、减少胰腺分泌、减轻疼痛、补充体内营养不良、刺激免疫机制、促进胰外漏自发愈合等优点。近年来更有代谢调理学说认为通过营养支持供给机体所需的能源和氮源,同时使用药物或生物制剂调理体内代谢反应,可降低分解代谢,共同达到减少机体蛋白质的分解,保存器官结构和功能的目的。应用 TPN 时需严密监护,最初数天每 6 h 检查血糖、尿糖,每 1～2 d 检测血钾、钠、氯、钙、磷;定期检测肝、肾功能;准确记录 24 h 出入量;经常巡视,保持输液速度恒定,不突然更换无糖溶液;每天或隔天检查导管、消毒插管处皮肤,更换无菌敷料,防止发生感染。一旦发生感染要立即拔管,尖端部分常规送细菌培养。TPN 支持一般经 2 周左右的时间,逐渐过渡到肠道营养(EN)支持。

2.EN 支持的护理

EN 即从空肠造口管中滴入要素饮食,混合奶、鱼汤、菜汤、果汁等多种营养。EN 护理要求如下。

(1)应用不能过早,一定待胃肠功能恢复、肛门排气后使用。

(2)EN 开始前 3 d,每 6 h 监测尿糖 1 次,每天监测血糖、电解质、酸碱度、血红蛋白、肝功能,病情稳定后改为每周 2 次。

(3)营养液浓度从 5%开始逐渐增加到 25%,多以 20%以下的浓度为宜。现配现用,4 ℃下保存。

(4)营养液滴速由慢到快,从 40 mL/h(15～20 滴/分钟)逐渐增加到 100～120 mL/h。由于小肠有规律性蠕动,当蠕动波近造瘘管时可使局部压力增高,甚至发生滴入液体逆流,因此在滴入过程中要随时调节滴速。

(5)滴入空肠的溶液温度要恒定在 40 ℃左右,因肠管对温度非常敏感,故需将滴入管用温水槽或热水袋加温,如果应用不当很容易发生腹胀、恶心、呕吐、腹痛、腹泻等症状。

(6)灌注时取半卧位,滴注时床头升高 45°,注意电解质补充,不足的部分可用温盐水代替。

3.口服饮食的护理

经过 3～4 周的 EN 支持,此时患者进入恢复阶段,食欲增加,护理上要指导患者订好食谱,少吃多餐,食物要多样化,告诫患者切不可暴饮暴食增加胰腺负担,防止再次诱发急性胰腺炎。

(五)胃肠减压

抽吸胃内容和胃内气体可减少胰腺分泌,防止呕吐。虽本疗法对轻-中度急性胰腺炎无明显疗效,但对并发麻痹性肠梗阻的严重病例,胃肠减压是不可缺少的治疗措施。减压同时可向胃管内间歇注入氢氧化铝凝胶等碱性药物中和胃酸,间接抑制胰腺分泌。腹痛基本缓解后即可停止胃肠减压。

(六)药物治疗的护理

1.镇痛解痉

予阿托品、山莨菪碱(654-2)、溴丙胺太林、可待因、水杨酸、异丙嗪、哌替啶等及时对症处理减轻患者痛苦。据报道静脉滴注硫酸镁有一定镇痛效果。禁单用吗啡止痛,因其可引起奥狄括约肌痉挛加重疼痛。抗胆碱能药亦不宜长期使用。

2.预防感染

轻症急性水肿型胰腺炎通常无须使用抗生素。出血坏死型易并发感染,应使用足量有效抗生素。处理时应按医嘱正确使用抗生素,合理安排输注顺序,保证体内有效浓度,保持患者体表清洁,尤其应注意口腔及会阴部清洁,出汗多时应尽快擦干并及时更换衣、裤等。

3.抑制胰腺分泌

抗胆碱能药物、制酸剂、H_2 受体拮抗剂、胰岛素与胰高糖素联合应用、生长抑素、降钙素、缩胆囊素受体拮抗剂(丙谷胺)等均有抑制胰腺分泌作用。使用时注意抗胆碱能药不能用于有肠麻痹者及老年人,H_2 受体拮抗剂可有皮肤过敏。

4.抗胰酶药物

早期应用抗胰酶药物可防止向重型转化和缩短病程。常用药有 FOY、Micaclid、胞磷胆碱、6-氨基己酸等。使用前二者时应控制速度,药液不可溢出血管外,注意测血压,观察有无皮疹发生。对有精神障碍者慎用胞磷胆碱。

5.胰酶替代治疗

慢性胰功能不全者需长期用胰浸膏。每餐前服用效佳。注意观察少数患者可出现过敏和叶酸水平下降。

(七)心理护理

对急性发作患者应予以充分的安慰,帮助患者减轻或去除疼痛加重的因素。由于疼痛持续时间长,患者常有不安和郁闷而主诉增多,护理时应以耐心的态度对待患者的痛苦和不安情绪,耐心听取其诉说,尽量理解其心理状态。采用松弛疗法,皮肤刺激疗法等方法减轻疼痛。对禁食等各项治疗处理方法及重要意义向患者充分解释,关心、支持和照顾患者,使其情绪稳定、配合治疗,促进病情好转。

(李西翠)

第四节　强酸、强碱损伤的护理

一、疾病概述

强酸、强碱损伤是指强酸或强碱类物质接触皮肤黏膜后造成的腐蚀性烧伤,以及进入血液后造成的全身中毒损伤。

(一)临床表现

1.强酸损伤

(1)常见不同强酸损伤的特点:①浓硫酸作用于组织时,其吸水性强,能使有机物质炭化。

②浓硫酸含三氧化硫，吸入后对肺组织产生强烈的刺激和腐蚀作用，可导致严重肺水肿。③硝酸吸收入血后，逐步变为亚硝酸盐和硝酸盐，前者能使血红蛋白变为正铁血红蛋白，并引起中毒性肾病。硝酸烟雾与空气接触，释出二氧化氮，吸入后直接刺激支气管黏膜和肺泡细胞，可导致肺水肿。④浓盐酸与空气呈白色的烟雾，具有剧烈的刺激气味，可引起口腔、鼻、支气管黏膜充血、水肿、坏死、溃疡，眼睑痉挛或角膜溃疡。⑤氢氟酸可溶解脂肪和脱钙，造成持久的局部组织坏死，损害可深达骨膜，甚至骨骼坏死高浓度氢氟酸可伴发急性氟中毒。⑥草酸可结合钙质，引起低血钙、手足搐搦。皮肤及黏膜可产生粉白色顽固溃烂。⑦铬酸接触引起溃烂及水疱，如不及时处理，铬离子可从创面吸收，导致全身中毒。铬酸雾反复吸入接触后可发生鼻中隔穿孔。

(2)各部位强酸损伤的表现。①皮肤接触者：创面干燥，边界分明，坏死可深入到皮下组织，局部灼痛。皮肤呈暗褐色，严重者出现糜烂、溃疡、坏死、迅速结痂，一般不起水疱。皮肤大面积烧伤时，可导致休克。烧伤痂皮或焦痂色泽：硫酸为黑色或棕黑色，硝酸为黄色，盐酸为灰棕色，氢氟酸为灰白色。②眼部接触者：发生眼睑水肿、结膜炎、角膜混浊、穿孔，甚至全眼炎、失明。③吸入强酸类的烟雾：出现咳嗽、咳泡沫状痰或血痰、气促、喉或支气管痉挛、喉头水肿、胸部压迫感、呼吸困难、窒息。④口服强酸后，立即出现消化道损伤处的剧烈烧灼样疼痛，口腔、咽喉部等易见黏膜充血、糜烂、溃疡。出现难以抑制的呕吐，呕吐物中可有血液和黏膜组织。重者发生胃穿孔、休克。酸类吸收入血，可致代谢性酸中毒、肝肾功能受损、昏迷、呼吸抑制。幸存者常形成食管和胃部瘢痕收缩、狭窄，腹膜粘连，消化道功能减退等后遗症。

2.强碱损伤

(1)常见不同强碱损伤的特点：①氢氧化钠和氢氧化钾具有较强的刺激性和腐蚀性，能和组织蛋白结合形成复合物，使脂肪组织皂化，产生热量继续损伤组织，烧伤后疼痛剧烈，创面较深，愈合慢。②生石灰遇水后，产生氢氧化钙并释放大量热能，产生热烧伤和化学烧伤双重作用，除对皮肤有刺激性和腐蚀性外，加上其产热对皮肤的热烫伤，使组织烧伤程度较深，创面较干燥。③浓氨溶液主要成分为氢氧化氨，挥发后释放出氨，对呼吸道有强烈刺激性，可致黏膜充血、水肿、分泌物增多，严重者可发生喉头水肿、支气管肺炎和肺水肿。

(2)各部位强碱损伤的表现。①皮肤接触者：局部充血、水肿、糜烂、溃疡、起水疱，局部灼痛，可形成白色痂皮。周围红肿，可出现红斑、丘疹等皮炎样改变。皮肤烧伤可达Ⅱ度以上。②眼部接触者：结膜充血、水肿，角膜溃疡、混浊、穿孔，甚至失明。③吸入强碱者：吸入高浓度氨气体，表现为刺激性咳嗽、咳痰，甚至咳出溶解坏死组织碎片，导致喉头水肿和痉挛、窒息、呼吸困难、肺水肿，可迅速发生休克和昏迷。④口服强碱者：口腔、咽部及食管剧烈灼痛，腹部绞痛、恶心、呕吐，可并发消化道出血，呕出血性黏液和黏膜组织坏死碎片。可有血性腹泻。固体的碱颗粒可黏附在口咽和食管黏膜表面，引起环形烧伤，可致局部穿孔。口服液体碱可对消化道黏膜产生快速和严重的液化性腐蚀损伤。强碱吸收入血后可引起代谢性碱中毒、手足痉挛、肝肾功能损伤，重者昏迷、休克，迅速危及生命。幸存者常遗留食管狭窄。

(二)病因及发病机制

强酸、强碱损伤多因意外事故经体表接触或口服所致。工业上，强酸损伤也可由生产过程中接触或吸入酸雾所致。

1.强酸

强酸类腐蚀的程度和深度与其浓度、接触时间、剂量和温度相关。强酸类腐蚀损伤机制是游离出的氢离子使皮肤和黏膜接触部位的组织坏死。皮肤黏膜接触强酸后，引起细胞脱水，组织蛋白凝固性坏死、溃疡，并形成结痂，对防止创面继续受损害有一定作用。

2.强碱

强碱对组织的损伤程度，主要决定于其浓度，是由氢氧离子对组织起作用所致。强碱作用于机体，迅速吸收组织水分，使组织细胞脱水。强碱与人体内脂肪结合引起脂肪皂化产热反应，导致细胞结构破坏、深层组织坏死，易致深度烧伤、使人体丧失较多液量。强碱引起蛋白质和胶原组织溶解导致组织液化性坏死，与强酸所致的凝固性坏死相比，更易于引起组织溶化、穿孔。

(三)诊断要点

根据强酸、强碱损伤史和损伤的临床表现即可做出诊断。尽可能了解损伤化学物的种类、接触途径、浓度剂量及接触时间。痂皮等损伤特征有助于分析损伤物的种类。了解皮肤接触的面积，了解有关症状发生的时间。在现场处理时，应注意收集患者的呕吐物、排泄物等标本用做化学毒物分析。

(四)治疗要点

1.局部处理

抢救者需做好自身防护，如穿戴防护衣、防护手套、防护眼镜、防护面罩等，立即将伤者救离现场。

(1)皮肤损伤处理：应迅速脱除污染的衣服，清洗毛发皮肤。①对强酸损伤者，可先用大量清水冲洗 10～30 min，再用 2%～4%碳酸氢钠溶液冲洗 10～20 min，或用 1%浓氨溶液、肥皂水或石灰水等冲洗，然后用 0.1%苯扎溴铵、生理盐水或清水冲洗创面，直到冲洗干净。②对强碱损伤者，用清水反复持续冲洗 1 h 以上，直至创面无滑腻感，然后选用 1%醋酸、3%硼酸、5%氯化钠或 10%枸橼酸钠等中和，或用 2%醋酸湿敷皮肤损伤处，皮肤烧伤应及时处理。

(2)眼损伤处理：立即用大量清水冲洗眼部 10 min，再以生理盐水冲洗 10 min，滴入 1%阿托品眼液、可的松和抗生素眼药水。但生石灰烧伤禁用生理盐水冲洗，以免产生更强的氢氧化钠。强碱所致的眼损伤，勿用酸性液体冲眼，以免产热造成眼睛热力烧伤。眼内有石灰粒者可用 1%～2%氯化铵溶液冲洗，使之溶解，禁用酸性液中和。眼部剧痛者，可用 2%丁卡因滴眼。

(3)吸入性损伤处理：可予以异丙肾上腺素、麻黄碱、普鲁卡因、糖皮质激素及抗生素气管内间断滴入或雾化吸入。对症治疗包括镇咳、吸氧，呼吸困难若发生肺水肿，应尽快行气管切开术，呼吸机辅助呼吸，以保护呼吸道通畅，防止坏死黏膜脱落窒息。

(4)口服损伤处理：抢救原则是迅速清除、稀释、中和腐蚀剂，保护食管、胃肠黏膜，减轻炎症反应，防止瘢痕形成，止痛、抗休克等对症治疗。①一般禁忌催吐和洗胃，避免发生消化道穿孔及反流的胃液再度腐蚀食管黏膜。可立即口服清水 1 000～1 500 mL，以稀释强酸或强碱的浓度，并保护消化道黏膜。②对口服强酸者，禁服碳酸氢钠、碳酸钠等碳酸盐类中和，以免产生大量二氧化碳致胃肠胀气、穿孔。可先口服蛋清、牛奶或豆浆 200 mL 稀释强酸，继之口服氢氧化铝凝胶 2.5%氧化镁或 7.5%氢氧化镁 60 mL，或石灰水 200 mL 中和强酸。③对口服强碱者，可先口服生牛奶 200 mL，之后口服食醋，1%～5%醋酸、柠檬水，但碳酸盐(如碳酸钠、碳酸钾)中毒时需改用口服硫酸镁，以免产生过多二氧化碳导致胃肠胀气、穿孔。

2.对症及综合治疗

疼痛剧烈者，可予以镇痛药。对有昏迷、抽搐、呼吸困难等症状的危重患者应立即给氧，建立静脉通道，组织抢救，防止肺水肿和休克；对吞咽困难患者应加强支持疗法；维持酸碱、水、电解质平衡；保护肝、肾功能，防治急性肾衰竭等严重并发症。

二、护理诊断

(一)疼痛

其与组织破坏、炎症反应有关。

(二)体液平衡失调

其与创面大量渗出有关。

(三)有感染的危险

其与皮肤屏障功能丧失、创面污染、机体免疫力低下有关。

(四)有窒息的危险

其与吸入性呼吸道烧伤有关。

(五)自我形象紊乱

其与身体皮肤烧伤有关。

三、护理措施

(一)护理评估

(1)评估损伤原因、强酸或强碱接触或进入人体的剂量。

(2)评估局部损伤或全身脏器损伤程度。

(3)观察意识、脉搏、呼吸、心跳,积极评估抢救效果。

(二)排除毒物

(1)强酸强碱皮肤烧灼后,立即用大量流水冲洗。

(2)口服中毒者,严禁洗胃。

(3)强酸强碱类使眼部受到损害,应立即用大量清水或生理盐水彻底冲洗,然后遵医嘱给予眼部用药。

(三)病情观察

严密观察生命体征、神志的变化。观察有无并发症的出现,如有无纵隔炎、腹膜炎。给予4～6 L/min 的氧气吸入,以防出现急性呼吸窘迫综合征。注意有无因剧烈疼痛、胃肠道出血等因素导致的休克,有无并发胃肠道穿孔、急性肾衰竭等情况。

(四)营养支持

早起静脉补充营养,严格禁食水,病情好转后可留置胃管,给予流质饮食,逐渐过渡到半流质、普食,避免生、冷、硬及刺激性食物。

(五)口腔护理

用 1%～4%过氧化氢溶液擦洗口腔,防止厌氧菌感染。动作应轻柔,避免损伤新鲜创面。

(六)心理护理

患者极度痛苦,尤其是可能造成机体畸形、面部灼伤毁容或出现食管狭窄不能进食者,容易产生悲观绝望情绪,因此,应加强沟通,及时进行心理疏导,防止过激行为发生,鼓励患者树立战胜疾病的信心和生活的勇气。

(李西翠)

第五节 休克的护理

休克是人体在各种病因打击下引起的，以有效循环血量急剧减少、组织器官的氧和血液灌流不足、末梢循环障碍为特点的一种病理综合征。

目前休克分为失血性休克、感染性休克、创伤性休克、心源性休克、神经源性休克和过敏性休克。在外科中常见的是失血性休克、感染性休克和创伤性休克。

一、特级护理

对休克患者 24 h 专人护理，制订护理计划，在实施过程中根据患者休克的不同阶段和病情变化，及时修改护理计划。随时做好重症护理记录。

二、严密观察病情变化

除每 15～30 min 为患者测量脉搏、呼吸、血压外，还应观察以下变化。

(一)意识和表情

休克患者的神态改变如烦躁、淡漠、恐惧，昏迷是全身组织器官血液灌注不足的一种表现，应将患者仰卧位，头及躯干部抬高 20°～30°，下肢抬高 15°～20°，防止膈肌及腹腔脏器上移，影响心肺功能，并可增加回心血量，改善脑血流灌注量。

(二)皮肤色泽及温度

休克时患者面色及口唇苍白，皮肤湿冷，四肢发凉，皮肤出现出血点或瘀斑，可能为休克已进入弥散性血管内凝血阶段。

(三)血压、脉压及中心静脉压

休克时一般血压常低于 10.6/6.6 kPa(80/50 mmHg)，脉压<4.0 kPa(<30 mmHg)。因其是反应血容量最可靠的方法，对心功能差的患者，可放置 Swan-Ganz 导管，监测右心房压、肺动脉压、肺毛细血管嵌压及心排血量，以了解患者的血容量及心功能情况。

(四)脉搏及心率

休克患者脉搏增快，随着病情发展，脉搏减速或出现心律不齐，甚至脉搏摸不到。

(五)呼吸频率和深度

注意呼吸的次数和节律，如呼吸增快、变浅，不规则为病情恶化，当呼吸每分钟增至 30 次以上或下降至 8 次以下，为病情危重。

(六)体温

休克患者体温一般偏低，感染性休克的患者，体温可突然升高至 40 ℃以上，或骤降至常温以下，均反映病情危重。

(七)瞳孔

观察双侧瞳孔的大小、对光反射情况，如双侧瞳孔散大、对光反射消失，说明脑缺氧和患者病情严重。

(八)尿量及尿比重

休克患者应留置导尿管,每小时测尿量 1 次,如尿量每小时少于 30 mL,尿比重增高,说明血容量不足;每小时尿量在 30 mL 以上,说明休克有好转。若输入一定量的液体后尿量仍不足平均每小时 30 mL,则应监测尿比重和血肌酐,同时注意尿沉渣的血细胞、球型等。怀疑有急性肾小球坏死者,更应监测血钠、尿钠和尿肌酐,以便了解肾脏的损害情况。

三、补充血容量注意输液速度

休克主要是全身组织、器官血液灌注不足引起。护士应在血压及血流动力学监测下调节输液速度。当中心静脉压低于正常值时,应加快输液速度;高于正常值时,说明液体输入过多、过快,应减慢输液速度,防止肺水肿及心、肺功能衰竭。

四、保持呼吸道通畅

休克(尤其是创伤性休克)有呼吸反常现象,应随时注意清除患者口腔及鼻腔的分泌物,以保持呼吸道通畅,同时给予氧吸入。昏迷患者口腔内应放置通气管,并注意听诊肺部,监测动脉血气分析,以便及时发现缺氧或通气不足。吸氧浓度一般为 40%～50%,每分钟 6～8 L 的流量。

五、应用血管活性药物的护理

(一)从低浓度慢速开始

休克患者应用血管活性药,应从低浓度慢速开始,每 5 min 监测血压 1 次,待血压平稳后改为每 15～30 min 监测 1 次。并按等量浓度严格掌握输液滴数,使血压维持在稳定状态。

(二)严防液体外渗

静脉滴入升压药时,严防液体外渗,造成局部组织坏死。出现液体外渗时,应立即更换输液部位,外渗部位应用 0.25%普鲁卡因做血管周围组织封闭。

六、预防并发症的护理

(一)防止坠床

对神志不清、烦躁不安的患者,应固定输液肢体,并加床挡防止坠床,必要时将四肢以约束带固定于床旁。

(二)口腔感染

休克、神志不清的患者,由于唾液分泌少容易发生口腔感染,床旁应备口腔护理包。根据口腔 pH 选择口腔护理液,每天做 4 次口腔护理,保持口腔清洁,神志不清的患者做口腔护理时,要认真检查黏膜有无异常。

(三)肺部感染

休克、神志不清的患者由于平卧位,活动受限,易发生坠积性肺炎。因此,应每天 4 次雾化吸入,定时听诊双肺部以了解肺部情况,必要时给予吸痰。

(四)压疮

休克患者由于血液在组织灌注不足,加之受压部位循环不良,极易发生压疮。因此,应保持皮肤护理,保持皮肤清洁、干燥、卧位舒适,定时翻身,按摩受压部位及骨突处,检查皮肤有无损伤,并严格接班。

(李西翠)

第十章

麻醉科护理

第一节 麻醉前评估

麻醉前对患者的评估是完善术前准备和制订麻醉方案的基础，一般通过麻醉前访视来完成。对于即将接受麻醉和手术的患者来说，麻醉前评估还能够减轻其紧张和恐惧的心理，使患者以最佳状态来配合麻醉和手术。一个及时、准确和全面的麻醉前评估，是保障患者围术期护理安全的重要因素。

一、麻醉前评估的目的

(1)实现优质化护理，达到患者满意、舒适、便利。

(2)通过准确地评估影响麻醉风险的因素，可能改变原计划的麻醉方式，减少围术期的发病率和死亡率。

(3)减少手术延迟或预防当天手术取消的情况。

(4)为患者选择适当的术后处置，根据患者的状态，是送回病房还是送重症监护室。

(5)评估患者的整体健康状况，明确术前检查，必要时做专家咨询。

(6)制订一个最适合围麻醉期护理和患者术后护理的计划。

(7)与看护人员有效沟通患者的管理问题。

(8)针对麻醉、手术、术中和术后护理，以及术后疼痛的治疗，对患者进行宣教，以减少患者的焦虑和提高患者满意度。

(9)确保有时效、高效率的患者评估。

二、麻醉前访视

麻醉护士应与麻醉医师一起对患者进行访视，一般是在麻醉前一天，对于复杂病例往往在麻醉前数天进行，以便有充足的时间完善麻醉前准备。

(一)麻醉前访视的重要性

麻醉前访视多数采用面对面访视的形式，但是对于那些由于某种原因不能来医院的患者，可以通过电话来完成访视，主要以患者方便和个人情况而定。不论什么地点、使用什么方法，访视都能够促进患者和麻醉访视者之间的信任关系。当访视者表现得从容不迫、富有同情心时，患者对其信任度增强。此外，当患者受到尊重时，更愿意遵守围麻醉期的相关制度。

麻醉前访视中，患者的评估以一份完整的病历回顾和与患者交谈开始，其次是身体检查。一个全面的病史和体格检查是患者后续准备的基石，从这一评估过程中收集的信息，可以指导进一步的评估（即获得诊断结果，然后咨询专家）。术前检查的范围取决于患者目前的身体状况、拟施手术方式和麻醉类型。来自最初评估中的一些重要资料，能够使麻醉护士在患者护理方面做出适当调整（即明确最初的治疗方法才能使患者原拟定的手术和麻醉条件得到最优化）。

（二）麻醉前访视的目的

（1）了解患者有关病史、体格检查、实验室检查的资料及精神状态。

（2）指导患者和家属了解有关麻醉过程，以更好地配合麻醉和手术工作。

（3）评估患者对麻醉和手术的耐受性，规避麻醉相关风险因素。

（4）鼓励患者遵守预防保健知识，如戒烟，促进心血管健康。

（5）与患者和家属有效沟通，减轻患者焦虑心理，建立良好的护患关系。

（三）病史回顾

患者的病史在一定程度上取决于手术前病历中的可参考资料。如果外科医师已经记录了一份完整的病史和体格检查，访视时可以把重点放在确认检查结果上，并直接获取和患者麻醉管理相关的信息。如果在术前访视中，病例中的病史是不可用的，那么麻醉访视者必须亲自获取并记录一份详细的病史。

以一种有计划和系统的方法来获取患者的病史，以减少可能遗漏的重要数据。针对每一类别的检查，可以直接提出开放式的问题。通过这种方法，从患者身上得到更详细的、分类的病史报告。为避免使患者产生困惑，要以患者能够理解的方式，进行分别和分类提问。

1.个人史

个人史包括患者的生活习惯，有无饮酒、吸烟史，以及睡眠、饮食习惯，是否进行体育锻炼；患者的职业与工作条件，有无有毒、放射性物质接触史；还包括患者的活动能力，能否胜任较重的体力劳动等。

2.现病史

现病史是记述患者病后的全过程，即发生、发展演变和诊治经过。浏览病历，查看各种化验结果、用药情况及治疗效果。

3.手术史

患者的手术史可以从病例或术前访视中获得。大多数患者只能隐约记起手术经历，甚至来自童年的手术。列出与先前手术有关的并发症，比如周围神经损伤或不受控制的失血，以确定进一步的探查。

4.麻醉史

患者过去的麻醉经历，往往不能和手术史一样明确。明确患者对先前注射的麻醉药物的反应是至关重要的。麻醉药物的不良反应（如长期呕吐，困难气道，恶性高热，术后躁动，变态反应和心力衰竭）对患者来说，或许只是一个小麻烦，但也可能威胁到患者的生命。麻醉前了解相关并发症，可以根据具体情况更改麻醉方式，从而避免并发症的再次发生。对于先前手术被停掉的住院患者，需要全面调查其引发因素。困难气道可以改变气管插管的方法，视患者病情而定。不明原因的发热和抽搐反应值得进一步调查，以排除恶性高热的可能。

5.家族性麻醉史

许多涉及代谢紊乱的遗传性疾病，可能会影响患者对压力和某些药物的反应，包括麻醉药物。明确询问患者，是否有家庭成员在手术期间经历过麻醉的不良反应。调查是否有家族性倾向的疾病，如非典型血浆胆碱酯酶、恶性高热等。在手术前要明确诊断，因为需要做患者麻醉管理方面的调整。

6.用药史

术前用药史为患者术前访视的方向和深度提供了一个很好的指南。评估药物治疗剂量、日程安排和治疗时间，向患者问及这些药物治疗的目的和效果。使用药物治疗的高血压或心绞痛的患者，需要做进一步的检查，如果没有近期检查报告，可以请专家会诊。

7.药物间的不良反应

在术前评估期间，现用药物必须仔细核查，以防和麻醉药物发生不良反应或潜在反应。药品管理的策略之一——术前停止特定药物的使用，为了减少潜在的不良反应。同时要权衡这些药物疗效突然中断所带来的风险。对于长期药物治疗的患者来说，突然停药可能引起不良的停药症状。大多数药物可以持续用药到手术前，只有少数例外。手术前应该保留一种特定的药物，允许足够的时间代谢。

8.药物过敏性

患者的用药史应该包括对某一食物或药物变态反应的信息。明确了先前的变态反应，这样就能够和药物不良反应区分开来。如果产生胃肠道不良反应，就应该避免使用某种抗生素和阿片类药物。然而这些不代表真正的变态反应。区分变态反应和不良反应是至关重要的，因为过敏药物是绝对禁止使用的。要避免同一类别药物的变态反应，在围术期更要高度重视潜在的变态反应。

(四)体格检查

麻醉护士应该在麻醉访视前先查阅患者的病历，因为病历中提供了最基本和最直接的患者各方面检查和身体评估信息。详细阅读病历，查看各种诊断学检查和化验结果。通常从入院信息中获得患者的基本资料，如患者的年龄，身高和体重等。在患者的病程记录和会诊报告中，概括了患者的身体状况和疾病史，还包括一些治疗措施，如药物剂量、给药时间等资料。

访视患者时，了解其全身状况，观察有无营养不良、贫血、脱水、发热、意识障碍等问题。评估患者有无心血管系统、呼吸系统疾病以及肥胖、凝血异常、糖尿病等。评估患者精神状况，对其担忧的问题进行相应的解释和心理护理，以取得患者的配合。另外，了解拟施行手术的部位、切口是否标记、手术难易程度、预计出血量以及手术时间长短等情况，评估麻醉和手术的风险性，是否需要特殊的麻醉和护理准备。评估过程中，如发现需要补充的问题，立即向麻醉医师汇报，必要时做进一步的检查。

欧洲麻醉学会(ESA)成人非心脏手术术前评估指南，主要评估：心血管疾病、呼吸疾病、吸烟和阻塞性睡眠呼吸暂停综合征(OSAS)、肾脏疾病、糖尿病、肥胖、凝血异常、贫血和术前血液保护策略、老年、乙醇滥用与成瘾、过敏。

三、病情评估

根据麻醉前访视结果，将患者病史、体格检查和实验室检查结果，结合麻醉和手术风险进行整体评估。最终对麻醉和手术的耐受性做全面评估。目的是减少麻醉意外事件发生，提高围麻醉期安全性。

对患者病情和体格情况的评估，多采用美国麻醉医师协会(ASA)的标准，将患者分为五级。

1级：患者的重要器官、系统功能正常，对麻醉和手术耐受良好，正常情况下基本无风险。

2级：有轻微系统性疾病，重要器官有轻度病变，但代偿功能健全。对一般麻醉和手术可以耐受，风险较小。

3级：有严重系统性疾病，重要器官功能受损，但仍在代偿范围内，行动受限，单位丧失工作能力。施行麻醉和手术有一定顾虑和风险。

4级：有严重系统性疾病，重要器官病变严重，功能代偿不全，已丧失工作能力，经常面临对其生命安全的威胁。施行麻醉和手术均有危险，风险很大。

5级：病情严重、濒临死亡。麻醉和手术异常危险。

这种分类也适用于急症手术。在评定的级别旁加“E”或“急”。

四、术前宣教

(一)患者宣教的目的

(1)促进患者和麻醉护士之间的相互沟通。

(2)鼓励患者参与到围麻醉期护理的实践之中去。

(3)提高了患者处理自身健康状况的能力。

(4)提高了患者对围术期护理的依从性。

(5)提供了个性化的术前指导。

(二)术前宣教的内容

(1)向患者介绍手术室环境、手术时间、麻醉和手术相关程序，以减轻患者紧张、焦虑心理。

(2)完善各项实验室检查，体格检查和诊断程序，以做好充分的术前准备工作。

(3)告知患者术前要禁食、水，成人一般术前禁食6～8 h，禁水4 h，小儿术前应禁食4～8 h，禁水2～3 h。其目的是防止术中或术后胃内容物反流而发生误吸、肺部感染或窒息的危险。

(4)患者自身注意事项，如穿着病号服，不要化妆或佩戴首饰，取出活动性义齿，不要携带金属、贵重物品进入手术室。

(5)戒除一些不良习惯，如吸烟、喝酒。嘱患者进入手术室前要排空膀胱，以防止术中尿床和术后尿潴留。

(6)告知麻醉和手术体位，以取得患者的配合。

(7)指导术后注意事项，如预期的恢复过程，出院指导，如何处理并发症。

(刘培培)

第二节　麻醉前准备

在经过正确地麻醉前评估的基础上，必须进行详细、全面的麻醉前准备工作。麻醉前准备一般包括麻醉前药物、器械、仪器以及患者的准备。其目的是使患者体格和精神两方面均达到最佳状态，以增强患者对手术和麻醉的耐受能力，减少麻醉后的并发症。麻醉前的充分准备，能够使患者平稳度过围麻醉期，提高麻醉安全性。

一、患者身体与心理方面的准备

(一)身体方面的准备

麻醉前要改善患者的全身状况，为麻醉和手术做充分的准备。在术前宣教中已告知患者关于禁食、水问题及自身注意事项，除此之外，在麻醉前要及时纠正患者的水、电解质和酸碱失衡的情况，术前应常规输液补充。对于营养不良及贫血的患者，必要时给予输血及注射水解蛋白和维生素等进行纠正。指导患者术后深呼吸、咳嗽、咳痰的正确方法，并向其解释重要性。对于吸烟患者应向其详细解释吸烟对麻醉的不良反应及可能导致术后肺部并发症的危险。要求患者麻醉前主动进行的四肢和各关节的活动，对于运动功能障碍者应加强关节的被动活动，以避免术后关节功能障碍。病情较复杂的患者，对于自带药物，确定是否继续使用，并注意药物之间的反应。麻醉前应详细了解患者原有的内科疾病及治疗情况，查看各项检查及化验结果，必要时请专家会诊。

手术前应对全部准备工作进行复查，如临时发现患者感冒、发热、妇女月经来潮等情况，除非急诊，否则应延迟手术。

(二)心理方面的准备

手术和麻醉均存在一定的风险，患者必然会对其安全性及可能出现的并发症产生担忧和焦虑心理。而这种情绪上的波动会进一步引起机体内环境的紊乱，可严重影响患者对麻醉和手术的耐受力。因此，麻醉前患者精神方面的准备尤为重要，主要表现为与患者有效的术前沟通与心理护理。

麻醉前，要结合患者病情，以通俗易懂的语言介绍疾病的相关知识，说明麻醉和手术的必要性，并举例说明成功案例，以增强患者信心。对于小儿患者，应向其家属做好解释和安慰工作。应尊重患者的人格权和知情权，向其讲解手术和麻醉的过程，以及需要患者配合的要点，说明术后放置各种引流管的意义。同时耐心听取患者提出的问题，并做出合理的解答，以取得患者的信任。针对患者对疼痛的恐惧，说明麻醉医师会提供良好的术后镇痛，减轻患者的忧虑。对于情绪过度紧张者，应予以药物治疗。与患者谈话时，要注意沟通技巧，言辞恰如其分，对麻醉的危险性及可能出现的并发症，既不过分强调，又让患者充分了解。鼓励患者以积极、乐观的态度面对麻醉和手术。

二、麻醉前药品准备

麻醉前充足的药物准备，是保障患者围麻醉期安全的重要因素。

麻醉准备室是麻醉前后进行各项准备、清洗和消毒工作的场所，包含有麻醉用具和药品的准备及使用后的处理。在麻醉准备室中，应有一定数量的麻醉护士和辅助人员。准备室人员根据手术通知单、麻醉方式和麻醉医师的具体要求来准备药品、用具和一次性耗材。

麻醉药品应分类放置，标识清楚，毒麻药品应按规定放置于保险柜中，双人管理。麻醉护士应根据手术通知单和麻醉医师具体要求准备次日手术的麻醉基本用药和特殊用药，手术完成后核对处方、空安瓿及退药数量，防止药品丢失。

不同麻醉方式，需要准备的药品不同，但是无论何种麻醉方式，均应准备各种抢救药品。在每个手术间设有专用柜，将麻醉科常用药品准备齐全，并定期检查补充，以备急救使用。

(一)常用药品

1.静脉麻醉药

经静脉注射进入体内,通过血液循环作用于中枢神经系统而产生全身麻醉作用的药物,称为静脉麻醉药。常用静脉麻醉药:巴比妥类如硫喷妥钠,非巴比妥类如丙泊酚、氯胺酮、依托咪酯等。

2.吸入麻醉药

吸入麻醉药是指经呼吸道吸入人体内并产生全身麻醉作用的药物,如氧化亚氮、七氟烷、异氟烷、地氟烷、氟烷等。

3.镇静药

镇静药主要用于焦虑和烦躁等的对症治疗。常用药物有苯二氮䓬类(地西泮、氟硝西泮、咪达唑仑等)、丁酰苯类(氟哌利多等)、吩噻嗪类(异丙嗪等)。

4.中枢性镇痛药

中枢性镇痛药通常指作用于中枢神经系统,能解除或减轻疼痛并改变患者对疼痛的情绪反应的药物。常用的镇痛药为阿片生物碱类药(吗啡、可待因)与人工合成品(芬太尼、哌替啶、舒芬太尼等)。

5.肌肉松弛药

肌肉松弛药简称肌松药,是指能够阻断神经-肌肉传导功能而使骨骼肌松弛的药物,如琥珀胆碱、维库溴铵、罗库溴铵、阿曲库铵等。

(二)辅助药品

1.局部麻醉药

局部麻醉药简称局麻药,是一类可阻断神经冲动和传导,在意识清醒的条件下,使有关神经支配的部位出现暂时性、可逆性感觉丧失的药物。常用药物有利多卡因、丁卡因、普鲁卡因等。

2.心血管药物

(1)血管扩张药:乌拉地尔、酚妥拉明、尼卡地平、尼硝普钠等。

(2)抗心律失常药:利多卡因、美托洛尔、艾司洛尔等。

(3)强心药:毛花苷C、多巴胺、多巴酚丁胺等。

3.利尿药

呋塞米、甘露醇等。

4.拟肾上腺药

肾上腺素、去甲肾上腺素、异丙肾上腺素、麻黄碱等。

5.拮抗药

(1)中枢神经兴奋药:尼可刹米、氨茶碱等。

(2)苯二氮䓬类拮抗药:氟马西尼等。

(3)阿片受体拮抗药:纳洛酮等。

(4)肌松拮抗药:新斯的明等。

6.抗胆碱能药

东莨菪碱、山莨菪碱、阿托品等。

7.钙通道阻滞药

维拉帕米、尼莫地平等。

8.止血药

氨基己酸、凝血酶、鱼精蛋白、维生素 K 等。

9.抗凝药

肝素等。

10.激素类药

地塞米松、氢化可的松、甲泼尼龙等。

(三)麻醉前药品准备注意事项

进行麻醉诱导前，需将麻醉诱导和麻醉维持药品准备妥当。

(1)抽吸药品时必须做到“三查七对”和无菌操作原则。

(2)根据医嘱抽吸和稀释药液，在注射器外用标签笔注明药名和浓度。

(3)注射器应置于无菌盘中，所用注射器不得重复使用。

(4)安瓿内药液要抽吸干净，将安瓿置于利器盒中。

(5)给药前需经两人核对药品名称及用量。

三、麻醉器具、设备的检查与准备

为了使麻醉和手术安全顺利地进行，防止意外事件发生，麻醉前必须对麻醉设备、麻醉器具和药品进行全面准备和安全核查。麻醉过程中所需的器具包括一次性耗材和辅助性器械等。根据麻醉方式和患者自身情况的不同，所需准备的麻醉用物不同。

(一)麻醉一次性耗材的准备

呼吸道一次性耗材：一次性呼吸回路、麻醉面罩、储气囊、各种气管导管、喉罩、人工鼻、牙垫、气管固定器、吸痰管、一次性输氧面罩、通气道及气管插管导丝等。

动静脉通路一次性耗材：中心静脉穿刺套件、动脉留置针、压力监测传感器、镇痛泵、三通和连接管等。

区域神经阻滞一次性耗材：硬膜外麻醉穿刺套件、腰椎麻醉穿刺套件、腰硬联合麻醉套件等。

(二)麻醉器械的准备

常用麻醉辅助器械有气管插管钳、管钳、开口器、喉头喷雾器、麻醉喉镜、纤维支气管镜、听诊器、简易呼吸囊、环甲膜穿刺针、微量注射泵等。根据患者不同的麻醉方式，做充分的术前准备。

(三)气源的检查

无论施行何种麻醉方式，可靠的氧气供应是麻醉过程中患者的基本保障。手术室有 2 种形式的氧气来源：中心供氧和高压氧气瓶。采用中心供氧时，应注意检查管道是否通畅，管道连接处是否有破损、漏气现象。若采用高压氧气瓶供氧，应防止接错气源，按照国际惯例以不同颜色区分，氧气瓶为蓝色，氧化亚氮气瓶为灰色，压缩空气瓶为黄色。如气源无颜色标识，应注意查看有其他明确标志。采用高压氧气瓶供氧，还要确认高压氧气瓶内气体的存量。无论采取何种形式氧气供应，必须确认准确无误后，再将气源连接至麻醉机上的相应部位进行检查。

(四)麻醉机的检查与准备

麻醉机结构复杂，麻醉前应检查各部件性能是否完好，并处于备用状态，需特别注意。

1.检查气体流量

查看流量表及流量控制钮，如发现部件有损坏，应立即更换。

2.二氧化碳吸收剂(碱石灰)

麻醉前检查,发现二氧化碳吸收剂的颜色改变,颗粒变硬,应及时更换,废弃的二氧化碳吸收剂按医疗废物处理条例有关规定处理。

3.快速充气阀

麻醉前检查其功能是否正常。

4.麻醉机的密封性

仔细检查麻醉机各管道有无破损,接头部位有无漏气;然后检查麻醉机本身的密封性,保证正常运行。

5.呼气和吸气导向活瓣

若活瓣内有异物或水滴残留,应将其清除。

6.氧浓度探头

如氧电池耗竭或探头已损坏,应立即更换。

7.麻醉机、呼吸器及检测仪的电源

检查各线路、电压及接地装置。

通过对以上各部件的重点检查,按照患者资料设定各项参数,使麻醉机试运行数分钟,并观察麻醉机工作是否正常。

(五)监测仪器的检查

麻醉监测仪器是监测患者生命体征的重要设备,在麻醉实施前必须认真检查,保证其处于安全备用状态。麻醉监测仪器除能对患者基本生命体征进行监测,即血压、心率、呼吸、体温、心电图和血氧饱和度,还可根据病情和需要,选择适当的特殊监测项目,如中心静脉压、呼气末二氧化碳分压、心排血量等。

四、患者进入手术室后的复核

患者进入手术室后,进行麻醉前的复核至关重要。逐项核对患者的姓名、性别、年龄、住院号、拟施手术名称,查看有无手术部位标识,并明确左右侧。询问患者最后一次进食时间,并查看胃管及导尿管是否通畅。再次核查患者是否随身携带金属及贵重物品,活动性义齿是否已取出。询问患者有无过敏史、是否做过药物过敏试验及其结果。了解患者最新化验结果、血型及备血情况。以上复核完成后,监测患者各项生命体征及建立静脉通道,再次核对麻醉器具和药品的准备是否完善,以保障麻醉工作的顺利进行。

(刘培培)

第三节　麻醉前护理

麻醉前护理是麻醉患者护理工作的首要步骤和重要环节之一。做好麻醉前的护理工作,对于保证患者麻醉期间的安全性、提高患者对麻醉和手术的耐受力、减少麻醉后并发症等均具有重要意义。

一、护理评估

(一)健康史

了解患者既往有无中枢神经系统、心血管系统及呼吸系统疾病等病史;既往麻醉及手术史;近期有无应用强心药、利尿药、抗高血压药、降血糖药、镇静药、镇痛药、抗生素以及激素等用药史;有无药物、食物等过敏史;有无遗传性疾病的家族史;有无烟酒嗜好以及有无药物成瘾等个人史。

(二)身体状况

重点评估心、肺、肝、肾和脑等重要脏器功能状况,患者的生命体征及营养状况,水、电解质代谢和酸碱平衡情况,牙齿有无缺少、松动或义齿,局麻穿刺部位有无感染,脊柱有无畸形及活动受限。

(三)心理-社会状况

了解患者的情绪状态和性格特征,对疾病、手术和麻醉的认识程度,对术前准备、护理配合和术后康复知识的了解程度,患者的经济状况和社会支持程度等。

二、护理诊断

(一)恐惧或焦虑

其与对麻醉和手术缺乏了解有关。

(二)知识缺乏

缺乏有关麻醉及麻醉配合的知识。

三、护理目标

(1)患者恐惧或焦虑减轻。

(2)了解有关麻醉及麻醉配合知识。

四、护理措施

(一)提高机体对麻醉和手术的耐受力

努力改善患者的营养状况,纠正各种生理功能紊乱,使各重要脏器的功能处于较好的状态,为麻醉创造条件。

(二)心理护理

用恰当的语言向患者讲解麻醉方法和手术方案、配合方法,安慰并鼓励患者,缓解患者恐惧、焦虑情绪,取得患者的信任和配合,确保麻醉与手术的顺利实施。

(三)胃肠道准备

择期手术患者麻醉前常规禁食 12 h,禁饮 4～6 h,以减少术中、术后因呕吐和误吸导致窒息的危险。急诊手术的患者,只要时间允许,应尽量准备充分。饱食后的急诊手术患者,可以采取局部麻醉方式,因手术需要必须全麻者,则应清醒插管,主动控制气道,避免引起麻醉后误吸。

(四)局麻药过敏试验

应详细了解患者的药物过敏史。普鲁卡因使用前,常规做皮肤过敏试验,并准备好肾上腺素和氧气等急救用品。

(五)麻醉前用药

用药目的:稳定患者情绪,减轻患者的心理应激反应;抑制呼吸道及唾液腺分泌,保持呼吸道通畅;消除因手术或麻醉引起的不良反应,提高痛阈,增强麻醉效果,减少麻醉药用量。临床工作中,常根据患者病情、手术方案、拟用麻醉药及麻醉方法等确定麻醉前用药的种类、剂量、用药途径等(表 10-1)。一般手术前一晚给催眠药,术前 30～60 min 应用抗胆碱药和其他类药物各一种合理配伍,肌内注射。抗胆碱药物能抑制汗腺分泌和影响心血管活动,甲状腺功能亢进、高热、心动过速者不宜使用。吗啡有抑制呼吸中枢的不良反应,故小儿、老年人应慎用,孕妇、呼吸功能障碍者禁用。

表 10-1　麻醉前用药的种类、作用及应用方法

药物类型	药名	作用	成人用法和用量
安定镇静药	地西泮	安定镇静、催眠、抗焦虑、抗惊厥、中枢性肌肉松弛及一定的抗局麻药毒性的作用	肌内注射 5～10 mg
	氟哌利多		肌内注射 5 mg
催眠药	苯巴比妥	镇静、催眠、抗惊厥,并能防治局麻药毒性反应	肌内注射 0.1～0.2 g
镇痛药	吗啡	镇痛、镇静,提高痛阈,增强麻醉效果	肌内注射 5～10 mg
	哌替啶		肌内注射 50～100 mg
抗胆碱药	阿托品	抑制腺体分泌,解除平滑肌痉挛和迷走神经兴奋	肌内注射 0.5 mg
	东莨菪碱		肌内注射 0.2～0.6 mg

(六)麻醉物品的准备

药品准备包括麻醉药和急救药。器械准备包括吸引器、面罩、喉镜、气管导管、供氧设备、麻醉机、监测仪等。

(七)健康教育

(1)术前向患者详细讲解麻醉方法和手术过程,消除患者不必要的顾虑和恐惧。

(2)指导患者自我调控,保持情绪稳定。

(3)术前指导患者练习术中的特殊体位,便于手术的配合。

(4)讲解术后并发症的表现、预防及康复训练方法,使患者有充分的心理准备。

五、护理效果评价

(1)患者的紧张、焦虑及恐惧心理是否得到缓解,能否积极主动配合治疗、安静地休息和睡眠。

(2)能否很好地配合麻醉,生命体征是否稳定,是否出现窒息、呼吸困难等麻醉潜在并发症。

(刘培培)

第四节 常用麻醉方法及护理

一、常用麻醉方法

(一)局部麻醉

1.常用局部麻醉药物

常用局部麻醉药物见表 10-2。

表 10-2 **常用四种局麻药的性能**

局麻药	毒性*	麻醉强度*	显效时间(min)	作用时间(h)	常用浓度(%)			次限量(mg)
					表面麻醉	局部麻醉	神经阻滞	
普鲁卡因	1	1	5～10	0.75～1	—	0.5	1～2	1 000
丁卡因	12	10	10	2～3	0.5～1(眼) 1～2	—	0.15～0.3	表面麻醉 40 神经阻滞 80
利多卡因	4	4	<2	1～2	2～4	0.25～0.5	1～2	表面麻醉 100 局部麻醉 400 神经阻滞 400
丁哌卡因	10	16	3～5	5～6	—	—	0.25～0.5	150

* 毒性及麻醉强度以普鲁卡因=1。

(1)按化学结构分类:可分为酯类和酰胺类。常用的酯类局麻药有普鲁卡因、丁卡因;酰胺类局麻药有利多卡因、丁哌卡因和罗哌卡因等。因酯类局麻药易引起患者变态反应,所以目前临床常用局麻药多为酰胺类。

(2)按临床作用时效分类:可分为短效(如普鲁卡因)、中效(如利多卡因)和长效局麻药(如丁哌卡因、丁卡因和罗哌卡因)。

2.常用局部麻醉方法

局部麻醉分为表面麻醉、局部浸润麻醉、区域阻滞和神经阻滞四类。

(1)表面麻醉:将穿透力强的局麻药与黏膜接触,使其透过黏膜阻滞浅表的神经末梢而产生的局部麻醉现象,称为表面麻醉,常用于眼、鼻、咽喉、气管和尿道等处的浅表手术或内镜检查。一般眼部的表面麻醉多采用滴入法,鼻腔黏膜常采用棉片浸药填敷法,咽及气管内黏膜用喷雾法,尿道内黏膜表面麻醉用灌入法。临床上常用的表面麻醉药有 2%～4%利多卡因,1%～2%丁卡因。

(2)局部浸润麻醉:沿手术切口将局麻药按组织层次由浅入深注射在组织中,使神经末梢发生传导阻滞,称为局部浸润麻醉,是应用最广的局麻方法。常用药物为 0.5%～1%普鲁卡因,0.25%～0.5%利多卡因。如无禁忌,局麻药中加入少量肾上腺素,可降低吸收速度,延长麻醉时间并减少出血。

(3)区域阻滞麻醉:将局麻药注射在手术区的四周及基底部的组织中,阻滞通向手术区的神经末梢和细小的神经干，称为区域阻滞麻醉。此法常与局部浸润麻醉合用，常用药物为0.5%～1%普鲁卡因，0.25%～0.5%利多卡因。

(4)神经阻滞麻醉：将局麻药注射到神经干、丛、节的周围，使其所支配的区域产生麻醉作用。例如，颈丛神经阻滞、臂丛神经阻滞分别用于颈部手术和上肢手术等，常用药物为1%～2%利多卡因，0.5%～0.75%丁卡因。

(二)椎管内麻醉

将局麻药选择性注入椎管内的某一腔隙中，使部分脊神经的传导功能发生可逆性阻滞的麻醉方法，称椎管内麻醉。根据局麻药注入的腔隙不同，分为蛛网膜下腔阻滞、硬脊膜外腔阻滞。椎管内麻醉时，患者神志清醒，镇痛效果确切，肌肉松弛良好，但可引起一系列生理功能紊乱，也不能完全消除内脏牵拉反应，需加强管理。

1.蛛网膜下腔阻滞麻醉

蛛网膜下腔阻滞麻醉(又称腰麻)是将局麻药注入蛛网膜下腔，作用于脊神经根，使一部分脊神经的传导受到阻滞的麻醉方法。特点是使麻醉平面以下区域产生麻醉现象，止痛完善，肌肉松弛良好，操作简便。

(1)适应证：适用于手术时间在2～3 h的下腹部、盆腔、肛门、会阴和下肢手术。

(2)禁忌证：①中枢神经系统疾病。②穿刺部位皮肤感染。③脊柱畸形、外伤。④全身情况极差(如休克等)。⑤婴幼儿及不合作者。⑥老人、孕妇、高血压、心脏病或有水、电解质及酸碱平衡失调者。

(3)常用药物：最常用的是普鲁卡因和丁卡因。一般多使用比重比脑脊液高的重比重液。使用时，用5%葡萄糖溶液或脑脊液溶解至总量3 mL，使之成5%浓度即可。

(4)操作方法：患者屈体侧卧，弓腰抱膝。选择$L_{3\sim4}$或$L_{4\sim5}$棘突间隙为穿刺点，见有脑脊液滴出，即注入药液。注射后立即测麻醉平面和血压，如平面过高或血压下降均应立即处理。影响蛛网膜下腔阻滞平面的因素包括药物剂量、比重和容积，其中以药物剂量最为重要。如药物因素不变，则穿刺间隙、患者体位及注药速度等是影响麻醉平面的重要因素。

2.硬脊膜外阻滞麻醉

将局麻药注入硬膜外间隙，作用于脊神经根，使其支配区域产生暂时性麻痹的麻醉方法，称硬脊膜外阻滞或硬膜外麻醉。特点是麻醉效果为节段性，可在硬膜外腔留置导管，技术要求较高。给药方式有单次法和连续法两种。因可间断注入麻醉药，手术时间不受限制。

(1)适应证：适用范围比腰麻广，主要适用于腹部、腰部和下肢手术，尤其适用于上腹部手术，也可用于颈、胸壁和上肢手术。

(2)禁忌证：与腰麻相似，凝血机制障碍者禁用。

(3)常用药物：该类药物应具备穿透性和弥散性强、起效时间短、作用时间长、不良反应小等特点，常用药物为利多卡因、丁卡因和丁哌卡因。

(4)操作方法：穿刺体位、进针部位和针所经过的层次均与腰麻相同，仅硬膜外穿刺在针尖通过黄韧带后即需停止前进。在预定的椎间隙进行穿刺，出现负压证实针头在硬膜外腔后，插入导管退出穿刺针，经留置导管向硬膜外腔注药。影响硬膜外阻滞的因素有药物容量、注药速度、导管位置和方向等。妊娠后期由于下腔静脉受压，硬膜外间隙静脉充盈，间隙相对变小，用药量减少。机体处于低凝状态时，容易引起硬膜外腔出血和血肿等并发症。

(三)全身麻醉

全身麻醉(简称全麻)是麻醉药物经呼吸道吸入或静脉、肌内注射进入人体内,对患者的中枢神经系统产生暂时性抑制,呈现暂时性意识及全身痛觉消失,反射活动减弱,肌肉松弛状态的一种麻醉方法。全身麻醉是临床最常使用的麻醉方法,其安全性、舒适性均优于局部麻醉和椎管内麻醉。按给药途径的不同,全身麻醉可分为吸入麻醉、静脉麻醉和复合全身麻醉。

1.吸入麻醉

经呼吸道吸入挥发性液体或气体麻醉药物而产生全身麻醉的方法称吸入麻醉。吸入麻醉可产生安全、有效的完全无知觉状态,使患者消除焦虑,肌肉松弛,痛觉消失。

(1)吸入麻醉的方法。①开放滴药吸入麻醉:将挥发性液体麻醉药(如乙醚等)直接滴在特制的麻醉面罩纱布上,患者吸入药物的挥发气体而进入麻醉状态。目前很少采用。②气管内吸入麻醉:指在药物诱导下,将特制气管导管经口腔或鼻腔插入气管内,连接麻醉机吸入麻醉药而产生麻醉的方法。优点是便于吸出呼吸道分泌物,确保呼吸道通畅;不受手术体位及手术操作的限制;易控制麻醉药的用量和麻醉深度,适用于各种大手术,尤其是开胸手术。

(2)常用吸入麻醉药。①氟烷:优点是术后恶心、呕吐发生率低,因其可降低心肌耗氧量,适用于冠心病患者的麻醉。缺点是安全范围小,有肝损害的危险;肌松作用不充分。氟烷麻醉期间禁忌用肾上腺素和去甲肾上腺素。②恩氟烷:优点是不刺激气道,不增加分泌物,肌松弛效果好,可与肾上腺素合用。缺点是对心肌有轻微抑制,在吸入浓度过高时可产生惊厥,深麻醉时抑制呼吸和循环。③异氟烷:优点是麻醉诱导及复苏快,肌松良好,麻醉性能好,较少引起颅内压增高,是颅脑手术较好的麻醉剂之一。缺点是价格昂贵,有刺激性气味,可使心率增快。④氧化亚氮:也称笑气,其优点是麻醉诱导及复苏迅速,镇痛效果强,不刺激呼吸道黏膜。缺点是麻醉效能弱,使用高浓度时易产生缺氧。

2.静脉麻醉

自静脉注入麻醉药,通过血液循环作用于中枢神经系统而产生全身麻醉的方法,称为静脉麻醉。静脉麻醉最突出的优点是无须经气道给药,不污染手术间,操作方便,药物无爆炸性等。缺点是镇痛效果不强,肌肉松弛效果差;可控性不如吸入麻醉;药物代谢受肝肾功能影响;个体差异较大;无法连续监测血药浓度变化。

(1)分类。①按给药方式分类:分单次、间断和连续给药,后者可分人工设置或计算机设置给药速度。②按具体用药分类:包括硫喷妥钠、氯胺酮和羟丁酸钠静脉麻醉等。

(2)常用静脉麻醉药。①硫喷妥钠:一种超短效的巴比妥类药物,用药后 1 min 就进入麻醉状态,消失也快,需小剂量反复注射;患者醒后无任何不适,麻醉效果佳。适用于全身麻醉的诱导及不需肌肉松弛的短小手术。②氯胺酮:属分离性麻醉药,其特点是体表镇痛作用强,临床上出现痛觉消失后而意识可能部分存在,这种意识和感觉分离的现象称为分离麻醉。麻醉中咽喉反射存在,在苏醒后可能出现精神症状。临床主要用于体表小手术的麻醉以及全身麻醉的诱导。③地西泮类:临床常用的是咪达唑仑,其作用强度为地西泮的 1.5～2 倍,诱导剂量为 0.2～0.3 mg/kg,静脉注射后迅速起效。④丙泊酚(异丙酚):属于超短效静脉麻醉药,临床主要用于全身麻醉的诱导与维持,尤其适用于小儿和颅脑外科手术的麻醉。复苏迅速,苏醒后无后遗症。

3.复合麻醉

复合麻醉又称平衡麻醉,常以多种药物或方法合理组合使用,借以发挥优势,取长补短,最大限度地减少对患者生理功能的不利影响,同时充分满足麻醉和手术的需要。根据给药途径不同分为全静脉复合麻醉和静吸复合麻醉。

(1)全静脉复合麻醉:在静脉麻醉诱导后,采用多种短效静脉麻醉药复合应用,以间断或连续静脉注射法维持麻醉。其用药包括静脉麻醉药、麻醉性镇痛药和肌松药。

(2)静吸复合麻醉:在静脉麻醉的基础上,于麻醉减浅阶段间断吸入挥发性麻醉药。一方面可维持麻醉相对稳定,另一方面还可减少吸入麻醉药的用量,且有利于麻醉后迅速复苏。

二、常用麻醉护理

(一)护理评估

(1)了解麻醉方法、手术方式、术中情况、出血量、尿量、输液输血量及用药情况。

(2)密切观察局部麻醉有无毒性反应及变态反应;椎管内麻醉有无呼吸、循环系统及局部并发症;全麻至苏醒前是否发生呼吸系统、循环系统和中枢神经系统并发症。

(二)护理诊断

1.有窒息的危险

与麻醉过程中、麻醉后发生呕吐引起的误吸有关。

2.潜在并发症

局麻药毒性反应、呼吸道梗阻、循环功能衰竭等。

3.头痛

与脑脊液压力降低有关。

(三)护理目标

(1)避免发生呕吐,呕吐后及时处理,避免窒息。

(2)生命体征稳定。

(3)麻醉后无明显头痛。

(四)护理措施

1.局部麻醉患者的护理

(1)一般护理:局麻药对机体影响小,一般无须特殊护理。门诊手术患者若术中用药多、手术过程长,应于术后休息片刻,经观察无异常后方可离院,若有不适,立即就诊。

(2)局麻药的毒性反应与护理。①毒性反应:局麻药吸收入血后,单位时间内血中局麻药浓度超过机体耐受剂量就可发生毒性反应,严重者可致死。②常见原因:一次用量超过患者的耐量;误将药液注入血管内;局部组织血运丰富,吸收过快或局麻药中未加肾上腺素;患者体质衰弱,耐受力低;肝功能严重受损,局麻药代谢障碍;药物间相互影响使毒性增高。应用小剂量局麻药后即出现毒性反应者称为高敏反应。③临床表现:轻度毒性反应患者表现为嗜睡、眩晕、多语、惊恐不安和定向障碍等症状。此时若药物停止吸收,一般在短时间内症状可自行消失,否则出现意识丧失、谵妄、惊厥,严重时出现呼吸、心跳停止。④急救:立即停止给药,吸氧,保持呼吸道畅通;烦躁不安患者可进行肌内或静脉注射地西泮 10～20 mg,有惊厥者给予 2.5%的硫喷妥钠1～2 mg/kg,缓慢静脉注射;出现呼吸、循环功能抑制的患者应进行面罩给氧,人工呼吸,静脉输液,给予升压药麻黄碱或间羟胺维持血压;心率缓慢者静脉注射阿托品等;呼吸、心搏骤停者,立即进行心肺复苏。⑤预防:限定麻醉药剂量,一次最大剂量普鲁卡因不超过 1 g,利多卡因不超过 0.4 g,丁卡因不超过 0.1 g;麻醉前用巴比妥类、地西泮、抗组胺类药物,提高毒性阈值;在每 100 mL局麻药中加入 0.1%肾上腺素 0.3 mL,可减慢局麻药的吸收,减少毒性反应的发生,并能延长麻醉时间,但不能用于指(趾)、阴茎神经阻滞麻醉和高血压、心脏病、甲状腺功能亢进、老年患者;注药前常规回抽,无血液时方可注药;根据患者状态或注射部位适当减量,如在血液循环丰富的部位,年老、体弱及对麻醉药耐受力差的患者,用药要适当减量。

(3)局麻药的变态反应与护理:多见于普鲁卡因和丁卡因。预防的关键是麻醉前询问过敏史和进行药物过敏试验。变态反应的临床表现为注入少量局麻药后出现荨麻疹、喉头水肿、支气管痉挛、低血压和血管神经性水肿等体征。必须立即停止用药,给予对症抗过敏处理。病情严重者立即皮下或静脉注射肾上腺素,然后给皮质激素或抗组胺药物。

2.椎管内麻醉患者的护理

(1)蛛网膜下腔麻醉的护理。①体位:穿刺时协助麻醉师摆好患者体位,注药后立即帮助患者平卧,以后根据麻醉要求调整体位。麻醉后常规去枕平卧 6~8 h。②观察病情:严密监测血压、脉搏和呼吸的变化。继续输液,连接和固定好各种引流管。③并发症及护理。血压下降,心动过缓:因交感神经抑制,迷走神经亢进所致。应立即快速输液,以扩充血容量。必要时静脉或肌内注射麻黄碱 15~30 mg。心动过缓时静脉注射阿托品 0.3~0.5 mg。呼吸抑制:因麻醉平面过高使呼吸肌运动无力或麻痹所致,表现为胸闷气短、说话无力、发绀,如出现严重呼吸困难,应给予气管插管、人工呼吸、给氧等抢救措施。腰麻后头痛:因蛛网膜穿刺处脑脊液漏,颅内压降低,颅内血管扩张所致;也可因腰穿出血或药物刺激蛛网膜和脑膜所致。典型的头痛可发生在穿刺后 6~12 h,疼痛常位于枕部、顶部或颞部,呈搏动性,抬头或坐起时加重。约有 75%的患者在 4 d内症状消失,多数不超过 1 周,但个别患者的病程可长达半年以上。麻醉时采用细针穿刺、提高穿刺技术、缩小针刺裂孔、保证术中术后输入足量液体及手术后常规去枕平卧 6~8 h 可预防头痛发生;出现头痛症状者,应平卧休息,服用镇痛或镇静类药物,每天饮水或静脉补液2 500~4 000 mL。严重头痛者经上述处理无效时,可在硬膜外腔隙注入生理盐水或中分子右旋糖酐 15~30 mL,疗效较好。④对症处理:注意有无恶心呕吐、尿潴留、穿刺处疼痛等,若发现异常,配合医师做相应处理。

(2)硬膜外麻醉的护理。①硬脊膜外麻醉的并发症及护理。全脊髓麻醉:硬膜外麻醉最严重的并发症。因麻醉穿刺时,穿破硬脊膜,将大量药液误注入蛛网膜下腔而产生异常广泛的阻滞,引起意识丧失,呼吸停止,血压下降,继而心搏骤停而致死。一旦疑有全脊髓麻醉,应立即进行面罩正压通气,必要时进行气管插管维持呼吸,输液、用升压药,维持循环功能,如抢救及时,呼吸、血压和神志可能恢复。硬膜外麻醉前常规准备抢救器械,穿刺时认真细致,注药前先回抽,观察有无脑脊液,注射时先用 3~5 mL 试验剂量并观察 5~10 min,改变体位后需再次注射试验剂量,以重新检验,防止患者术中躁动。穿刺损伤脊神经根:多由于穿刺不当所致。如穿刺过程中患者主诉有电击样痛并向单侧肢体传导,应调整进针方向。术后出现该神经根分布区疼痛或麻木,一般 2 周内多能缓解或消失,但麻木可遗留数月,可对症治疗。硬膜外血肿:因穿破血管而引起出血,血肿压迫脊髓可并发截瘫。如发现患者有下肢的感觉运动障碍,应在 8 h 内手术清除血肿。置管动作宜细致轻柔,对凝血功能障碍或在抗凝治疗期间患者禁用硬膜外阻滞麻醉。硬膜外脓肿:无菌操作不严格或穿刺经过感染的组织,可引起硬膜外腔隙感染甚至形成脓肿,出现全身感染表现及头痛、呕吐、颈项强直等脑膜刺激症状。应用大剂量抗生素治疗,在出现截瘫前及早手术切开椎板排脓。②麻醉后处理:麻醉后患者平卧 4~6 h,其他护理同腰麻。

3.全身麻醉患者的护理

(1)并发症的观察和护理。①呕吐与窒息:呕吐可发生于麻醉诱导期、术中或麻醉苏醒期,呕吐物误吸入呼吸道可导致窒息或吸入性肺炎。应密切观察呕吐的先兆，如发现恶心、唾液分泌增多且频繁吞咽时，立即将患者上身放低、头偏向一侧，以利呕吐物排出，同时迅速清理口、鼻腔内残留的呕吐物。若呕吐物已进入呼吸道，应诱发咳嗽或进行气管内插管，彻底清除呼吸道内异物。②呼吸暂停：多见于使用硫喷妥钠、丙泊酚或氯胺酮等施行的小手术，也见于全身麻醉者苏醒拔管后，是因苏醒不完全而发生呼吸暂停，表现为胸腹部无呼吸动作，发绀。一旦发生，应立即施行人工呼吸，必要时在肌松药辅助下气管内插管进行人工呼吸，吸氧。③呼吸道梗阻：上呼吸道梗阻最常见原因是舌后坠及咽部分泌物积聚堵塞气道。吸气困难为主要症状，舌后坠时可听到鼾声，咽部有分泌物则呼吸时有水泡音。完全梗阻时出现鼻翼翕动和三凹征。一旦发生则应立即托起下颌或置入咽导管，及时清除分泌物，梗阻即可解除。下呼吸道梗阻的常见原因为气管、支气管分泌物积聚，应给予气管内插管，清除分泌物。④急性支气管痉挛：好发于既往有哮喘病史或对某些麻醉药过敏者，气管内导管插入过深致反复刺激隆突或诱导期麻醉过浅均可诱发。患者表现为呼吸阻力极大，两肺下叶或全肺布满哮鸣音，严重者气道压异常增高可＞3.92 kPa（40 cmH_2O）。应在保证循环稳定的情况下，快速加深麻醉，经气管或静脉注入利多卡因、氨茶碱、皮质激素、平喘气雾剂等，松弛支气管平滑肌。⑤低血压：麻醉药引起的血管扩张、术中器官牵拉所致的迷走神经反射、大血管破裂引起的大失血以及术中长时间血容量补充不足或不及时等均可引起低血压。应根据手术刺激强度调整麻醉状态；根据失血量，快速补液，酌情输血，必要时使用升压药。⑥心搏骤停与心室颤动：全身麻醉最严重的并发症。原因复杂，多发生于原有器质性心脏病、低血容量、高或低碳酸血症、高或低钾血症等患者，麻醉深度不当、呼吸道梗阻、手术牵拉内脏等均可成为诱发因素，需立即施行心肺复苏。

（2）全麻恢复期的护理：全麻手术结束至苏醒前，药物对机体的影响将持续一段时间，易发生呼吸系统、循环系统和中枢神经系统并发症。必须重视麻醉恢复期的护理，严密观察生命体征，争取及早发现并及时处理各种并发症。具体护理措施如下。①一般护理：了解麻醉和手术方式、术中用药情况、出血量及尿量等。保持输液及各种引流管通畅，监测记录用药及出入量。②安置适当卧位：清醒前去枕平卧，头偏向一侧或侧卧。③密切观察病情：全麻苏醒前应有专人护理，每15～30 min测量脉搏、呼吸、血压1次，同时观察意识、肢体运动和感觉、口唇与皮肤色泽、心电图和血氧饱和度，并做好记录，直至患者完全清醒。保持呼吸道通畅。床边备吸痰器和气管切开包，防止呕吐物引起误吸和窒息。保持正常体温。因手术中内脏暴露时间长，多数大手术后患者体温较低，应给予保暖，但避免烫伤。保证患者安全。麻醉恢复过程中，患者可能出现躁动现象，应专人守护，适当约束，防止坠床、外伤、拔除输液管和引流管等。评估患者麻醉恢复情况，达到以下标准可转回病房。神志清醒，有定向力，能正确回答问题；呼吸平稳，能深呼吸及咳嗽，SaO_2＞95%；血压、脉搏平稳，心电图无严重心律失常和ST-T改变。

（五）护理评估

评估：①患者呼吸道是否通畅，有无缺氧症状。②患者生命体征是否平稳。③各种麻醉的潜在并发症是否避免。

四、术后镇痛管理

（一）术后镇痛的意义

手术后疼痛是一种伤害性刺激，可引起机体一系列的病理生理改变。有效的术后镇痛有利于患者早期下床活动，促进胃肠功能的早期恢复，减少肺部并发症及下肢静脉血栓的形成，加速康复进程。

(二)术后镇痛的方法

1.传统方法

传统镇痛方法是在患者需要时根据医嘱肌内注射阿片类药物镇痛(吗啡或哌替啶)。因需经历患者需要-开处方-肌内注射-起效的过程,不能做到方便及时、反应迅速,结果使多数患者存在不同程度的镇痛不全,且多次肌内注射还增加了患者的痛苦。

2.现代方法

现代术后镇痛的宗旨是尽可能完善地控制术后疼痛,使患者感觉不到疼痛。可请患者参与镇痛方法的选择,使用患者自控镇痛、硬膜外置管镇痛以及持续外周神经阻滞镇痛等新型镇痛装置和技术。具体方法如下。

(1)持续镇痛:以镇痛泵持续输入小剂量镇痛药。

(2)患者自控镇痛:在持续镇痛基础上,允许患者根据自身对疼痛的感受,触发释放一定量的药物。该电子泵系统可在预先设定的时间内对患者的第二次要求不做出反应,以防止药物过量。它包括患者自控静脉镇痛:以阿片类药物为主;患者自控硬膜外镇痛:以局麻药为主;皮下自控镇痛:药物注入皮下;神经干旁阻滞镇痛:以局麻药为主。

(3)其他:物理疗法、神经电刺激以及心理治疗等。

(三)术后镇痛的并发症及护理

1.并发症

(1)恶心、呕吐:术后引起恶心、呕吐的原因很多,阿片类药物对延髓呕吐中枢化学感受区的兴奋作用可能是引起恶心、呕吐的主要原因。术后呕吐可增加腹压,加剧切口疼痛,引发伤口出血,故出现呕吐时应给予甲氧氯普胺(胃复安)注射,同时采取平卧位头偏向一侧,防止呕吐物误入气管。

(2)呼吸抑制:阿片类药物最危险的不良反应为直接作用于脑干,抑制呼吸中枢,导致呼吸衰竭。开始表现为呼吸频率减慢,继而通气量减少,呼吸运动不规则,最后出现呼吸抑制,每分钟呼吸频率<10次,甚至停止。一旦发生上述表现,应立即报告医师,采取急救措施。

(3)内脏运动减弱:发生尿潴留时予以留置导尿管,可将尿管的拔出时间延长至镇痛结束;若消化道排气延迟,甲氧氯普胺能促进胃肠运动,在减轻恶心、呕吐症状的同时减轻胃潴留。通过术后早期活动可预防或减轻以上情况发生。

(4)皮肤瘙痒:瘙痒是阿片类药物诱发组胺释放而引起的不良反应,表现为荨麻疹和瘙痒,给予抗组胺类药物可使症状缓解,严重者可以用纳洛酮对抗。

2.护理

(1)护士在术前应详细向患者介绍所使用镇痛方法的益处及操作要领,同时使患者增强战胜疼痛的信心。

(2)监测记录患者的生命体征:监测呼吸变化是自控镇痛护理的关键,应每小时测量呼吸1次,每6 h测量血压、脉搏、体温各1次,并做好记录,直到自控镇痛结束。由于局麻药及吗啡类药物有扩张血管作用,加上术中血容量相对不足,少数患者可出现低血压反应。当发现血压较基础血压下降10%时,可适当加快输液速度。当血压下降20%时,则应暂停使用镇痛药并补液。

(3)评价镇痛效果:镇痛不全或患者需要更为复杂地调整剂量时,要与麻醉科人员联系。

(4)保护留置导管,防止脱落、扭曲,以防影响药物的输入。同时注意观察局部有无发红或脓性分泌物渗出，如发生感染，应报告医师及时拔管并加强抗感染治疗。

(5)协助诊治并发症，发现异常应立即停用镇痛泵。如遇呼吸抑制、心搏骤停的紧急情况，则立即就地抢救，同时请麻醉科会诊参与。

(刘培培)

第五节　围麻醉期并发症的护理

围麻醉期导致并发症的 3 个方面：患者的疾病情况，麻醉医师素质，麻醉药、麻醉器械及相关设备的影响和故障。麻醉期间常见的并发症包括呼吸道梗阻、呼吸抑制、低血压和高血压、心肌缺血、体温升高或降低、术中知晓和苏醒延迟、咳嗽、呃逆、术后呕吐、术后肺感染、恶性高热等。下面介绍与患者疾病情况、麻醉操作与不当、麻醉药影响及麻醉器械故障有关的并发症。

一、术后麻醉评估

麻醉药物的影响、手术的直接创伤、神经反射的亢进，以及患者原有的病理生理的特殊性等，均可导致某些并发症的发生。手术结束后，麻醉作用并未结束。即使患者已经清醒，药效却未必完全消除，保护性反射也未必恢复正常，如意识不清醒，难免发生意外。麻醉时如果对发生并发症的可能不予考虑，或是缺乏经验或认识，如此则对并发症毫无防范措施，并发症不仅易于发生，甚至可以酿成事故。

(一)全麻术后护理常规

(1)对于麻醉清醒的患者，去枕仰卧位 6 h，头偏向一侧，以防唾液或呕吐物吸入呼吸道，引起呼吸道感染或误吸。去枕平卧 6 h 后可改为半卧位。

(2)保持呼吸道通畅，及时清除呼吸道内分泌物，防止舌根下坠或呕吐物堵塞呼吸道。

(3)给予吸氧，一般用低流量吸氧(一般呼吸功能恢复良好的 30%左右，呼吸差的需要面罩，提高浓度)。

(4)密切观察患者病情变化，每 30～60 min 监测血压、脉搏、呼吸 1 次并做好记录。

(5)妥善固定好各类引流管，防止扭曲、折叠和脱落。

(6)一般术后禁食 6 h，根据医嘱给予饮食。

(二)蛛网膜下腔阻滞麻醉后护理常规

(1)术后去枕平卧或头低位 6～8 h。麻醉后头痛者平卧 24 h，必要时取头高足低位。

(2)保持呼吸道通畅，及时清理呼吸道分泌物。术后有呼吸抑制或呼吸困难者，给予吸氧或使用人工呼吸器辅助呼吸。

(3)严密观察病情变化，每 60 min 监测呼吸、血压、脉搏 1 次至血压平稳，并做好记录。

(4)观察患者有无恶心、呕吐、头痛、尿潴留及神经系统症状，对症处理。避免突然改变体位，引起血压下降。

(5)评估患者下肢活动情况，注意有无局部麻木、刺痛、麻痹、瘫痪等，并及时报告医师处理。

(6)术后 6 h 遵医嘱给予饮食。

(三)硬脊膜外腔阻滞麻醉后护理常规

(1)术后平卧 6 h,血压平稳后酌情取适当卧位。避免突然改变体位,引起血压下降。

(2)监测患者生命体征变化,做好记录。

(3)麻醉后出现恶心、呕吐、穿刺处疼痛及尿潴留等现象,及时报告医师,查明原因,对症处理。

(4)术后禁食经 4～6 h,遵医嘱给予饮食。

二、气道完整性

(一)支气管痉挛

在麻醉过程和手术后均可发生急性支气管痉挛,表现为支气管平滑肌痉挛性收缩,气道变窄,气道阻力骤然增加,呼气性呼吸困难,引起严重缺氧和 CO_2 蓄积。若不及时予以解除,患者不能进行有效通气,不仅发生血流动力学的变化,甚至发生心律失常和心搏骤停。

1.病因

(1)气道高反应性:患有呼吸道疾病的患者如支气管哮喘或慢性炎症,使气道对各种刺激反应较正常人更为敏感。此与兴奋性神经和受体活性增强,而抑制性神经和受体活性的减弱有关。还有炎症细胞致敏、气道上皮损伤,以及气道表面液体分子渗透浓度改变等,也都是不容忽视的诱发因素。

(2)与麻醉手术有关的神经反射,如牵拉反射、疼痛反射,乃至咳嗽反射和肺牵张反射都可成为诱发气道收缩的因素。

(3)气管插管等局部刺激是麻醉诱导期间发生气道痉挛最常见的原因。由于气道上皮下富含迷走神经传入纤维,尤其是隆突部位。气管插管过深直接刺激隆突,或浅麻醉下行气管插管、吸痰也都可引起反射性支气管痉挛。一般认为,其反射途径除经迷走神经中枢反射外,还有轴反射和释放的神经递质,如 P 物质、神经激肽 A 和降钙素基因相关肽受体、色胺受体的参与。

(4)应用了具有兴奋性迷走神经、增加气道分泌物促使组胺释放的麻醉药、肌松药或其他药物。如支气管哮喘患者应避免应用兴奋性迷走神经药物(如硫喷妥钠、γ-羟丁酸钠),或促进组胺释放的肌松药(筒箭毒碱)。手术后早期的支气管痉挛,多非哮喘所致,常见的原因是由于气管内导管移位或受阻,以致气管发生部分梗阻或受到刺激而引起支气管痉挛。应该指出的是,支气管痉挛可能是急性肺水肿早期唯一的症状,远比啰音或泡沫样痰出现得更早。

2.预防

(1)对既往有呼吸道慢性炎症或支气管哮喘史的患者应仔细了解其过去发病的情况,分析可能存在的诱发因素。术前应禁吸烟 2 周以上。若近期有炎症急性发作,则应延缓择期手术 2～3 周。术前患者应行呼吸功能的检查,可请呼吸专科医师会诊,必要时应用激素、支气管扩张药、抗生素等作为手术前准备。

(2)避免应用可诱发支气管痉挛的药物,如可用哌替啶或芬太尼来取代吗啡,因前几种药对支气管平滑肌张力影响较弱。异喹啉类肌松药要比甾类肌松药更易引起组胺释放,如泮库溴铵、维库溴铵、哌库溴铵在临床剂量下不至于引起明显的组胺释放。肌松药引起组胺释放是与药量、注药速度有关,减少用药量和注药速度可减少组胺释放量。琥珀胆碱仍可引起少量组胺释放,故文献上既有用来治疗支气管痉挛,也有数例患者引起支气管痉挛的报道。吸入性麻醉药则可选用氟烷、恩氟烷、异氟烷等,氯胺酮可明显减低支气管痉挛的气道阻力,这与拟交感效应,促进内源性儿茶酚胺释放有关。此外，还能抑制肥大细胞释放组胺，故对气道高反应性患者，可选用氯胺酮麻醉诱导。

(3)阻断气道的反射，选用局麻药进行完善的咽喉部和气管表面的麻醉，可防止因刺激气道而诱发支气管痉挛。

3.处理

(1)明确诱因、消除刺激因素，若与药物有关应立即停用并更换。

(2)如因麻醉过浅所致，则应加深麻醉。

(3)面罩吸氧，必要时施行辅助或控制呼吸。

(4)静脉输注皮质类固醇类药(如氢化可的松和地塞米松)、氨茶碱等，两药同时应用可能吸收效果更好。若无心血管方面的禁忌，可用β受体激动药如异丙肾上腺素，稀释后静脉滴注或雾化吸入。目前，还可采用选择性β_2受体激动药如吸入特布他林，尤其适用于心脏病患者。

呼吸系统的并发症仍是全身麻醉后能威胁患者生命安危的主要原因之一，以及拖延术后的康复。除误吸之外还包括气道阻塞、低氧血症和通气不足(高碳酸血症)等。据报告在接受全身麻醉后转入麻醉后恢复室(PACU)的24 057例患者中，发生呼吸系统紧急问题的有1.3%，其中低氧血症发生率为0.9%，通气不足发生率为0.2%，气道阻塞发生率为0.2%。需要置入口咽或鼻咽气道的为59.7%，需手法处理气道者占47.6%。只有2例患者(占0.1%)需要行气管内插管，80例需行人工通气。

(二)气道阻塞

全麻后气道阻塞最常见的原因是神志未完全恢复，发生舌后坠而引起咽部的阻塞；喉阻塞则可因喉痉挛或气道直接损伤所致。对舌后坠处理采用最有效的手法是患者头后仰的同时，前提下颌骨，下门齿反咬于上门齿。根据患者不同的体位进行适当的调整，以达到气道完全畅通。如果上述手法处理未能解除阻塞，则应置入鼻咽或口咽气道。但在置入口咽气道时，有可能诱发患者恶心、呕吐甚至喉痉挛，故需密切观察。极少数患者才需重行气管内插管。

(三)低氧血症

低氧血症不仅是全身麻醉后常见的并发症，而且可导致严重的后果。据文献报道，术后发生一次或一次以上低氧血症[动脉血氧饱和度(SaO_2)<90%]的患者占55%，并指出其发生是与全麻时间、麻醉药应用及吸烟史有关。自采用脉搏血氧饱和度(SpO_2)的监测方法后，能及时地发现低氧血症且有了较准确的评估标准。

1.易于引起麻醉后低氧血症的因素

(1)患者的年龄>65岁。

(2)体重超重的患者，如>100 kg。

(3)施行全身麻醉的患者要比区域性麻醉更易于发生。

(4)麻醉时间>4 h。

(5)施行腹部手术者对呼吸的影响显著于胸部，以肢体手术的影响较为轻微。

(6)麻醉用药：如苯二氮䓬类与阿片类药物并用，用硫喷妥钠诱导麻醉对呼吸的影响要显著于异丙酚。术前应用芬太尼>2.0 μg/(kg·h)或并用其他阿片类药物则影响更为显著。尤其非去极化肌松药的应用剂量、时效和肌松是否已完全反转都是极其重要的因素，如术中应用阿曲库铵>0.25 mg/(kg·h)，则将增加发生低氧血症的危险。至于术前，患者一般情况(ASA分级)对此的影响无明显的差异。

2.发生低氧血症的主要原因

在全麻后发生低氧血症的原因是多因素的，也较为复杂，主要有以下几点。

(1)由于供氧浓度的低下或因设备的故障引起吸入氧浓度<0.21。尽管发生此意外并不多见，但发生误接电源或混合气体装置的失灵可能性仍然存在，是不能大意的。

(2)通气不足。

(3)术后肺内右至左的分流增加，如术后发生肺不张、急性气胸或急性肺梗死等，使经肺的静脉血得不到充分的氧合，提高了动脉内静脉血的掺杂，造成动脉低氧血症是必然的结果。

(4)肺通气/灌流(V/Q)的失衡，如因麻醉药的影响损害了低氧下肺血管收缩的补偿，V/Q的失衡加重。同时，术后患者的心排血量低下也促进了这种失衡。

(5)采用不正确的吸痰方法，是易被忽视的原因。应用过高的吸引负压、过粗的吸痰管和超时限的吸引，可以引起患者 SaO_2 的显著下降，尤其是危重和大手术后患者。

(6)其他：术后患者的寒战可使氧耗量增高500%，对存在肺内分流患者，通过混合静脉血氧张力，使氧分压(PaO_2)下降。

(四)通气不足

通气不足系指因肺泡通气的降低引起二氧化碳分压($PaCO_2$)的增高。手术后通气不足的原因如下。

(1)中枢性呼吸驱动的削弱。

(2)呼吸肌功能恢复的不足。

(3)体内产生 CO_2 增多。

(4)受到呼吸系统急性或慢性疾病的影响。

(五)处理方法

(1)削弱中枢性呼吸驱动：事实上，应用任何麻醉药对呼吸中枢都具有抑制的效应，尤其是麻醉性镇痛药。这种呼吸的抑制，可以通过对 CO_2 曲线的向下、向右的移位来加以证实。又如芬太尼或芬太尼-氟哌利多混合剂的应用，可呈双相性呼吸抑制，在手术终末可用较小剂量的拮抗剂来消除其呼吸抑制。

(2)呼吸肌功能的障碍：包括手术切口部位、疼痛均影响到深呼吸的进行。如上腹部手术后，患者是以胸式呼吸为主，呼吸浅快，肺活量(Vc)和功能余气量(FRC)均呈降低，直至术后第2～3 d才开始逐渐恢复。Vc在手术当天可降至术前的40%～50%，术后第5～7 d才恢复至术前60%～70%。Vc的下降使术后患者有效的咳嗽能力受限，为肺部并发症发生提供有利条件。FRC的下降，使FRC与闭合容量(CC)的比率发生了改变，CC/FRC相对升高具有重要的临床意义。即小气道易于闭合，局部通气/血灌流比率失调，导致肺泡气体交换障碍，则发生低氧血症和通气不足是必然的结果。

目前认为膈肌功能障碍是造成术后肺功能异常的一个重要原因。用麻醉药、镇静药或疼痛等对膈肌功能虽有一定的影响。但对膈肌功能障碍的原因不能全面加以说明。如今较能为人们所接受的观点是，由于手术创伤通过多渠道传入神经途径减弱了中枢神经系统的驱动，对膈神经传出冲动减少，而引起术后膈肌功能障碍。

应用非去极化肌松药的残留效应。长效肌松药应用、拮抗肌松的效应不足和肾功能障碍等均可使肌松药的作用残留，而影响了术后呼吸肌功能的恢复，也是造成术后患者通气不足的常见原因。有报告指出，在术后发生呼吸系统问题的患者中，有25%是与肌松药的应用有关，其中

8.3%的患者需要进一步反转肌松药的残留效应。

(3)肥胖患者、胃胀气、胸腹部的敷料包扎过紧也会影响到呼吸肌功能。

(六)监护与预防

临床上不能忽视肉眼的观察,如呼吸的深度、呼吸肌的协调和呼吸模式等,监测方面包括脉搏血氧饱和度的持续、呼气末二氧化碳分压($PETCO_2$)和 $PaCO_2$ 的监测。

一般认为对如下患者应加强术后的呼吸功能监测和氧的支持:①胸腹部手术后;②显著超重的患者,如 BMI>27 kg/m^2;③用过大剂量阿片类药物;④存在急性或慢性呼吸系统疾病。

以下患者即使其 PaO_2 处于正常范围,但仍有发生组织低氧或缺氧的可能:①低血容量(低中心静脉压、少尿);②低血压;③贫血,血红蛋白<70 g/L;④心血管或脑血管缺血患者;⑤氧耗增高,如发热的患者。

一般要求这些患者可以增强氧的支持,直到呼吸空气时的 SpO_2>90%或恢复至手术前的水平。对有气道慢性阻塞的患者,其呼吸功能有赖于 CO_2 或低氧的驱动,所以谨慎调节供氧的浓度,经常进行动脉血气分析是必要的措施。

三、心血管系统稳定性

(一)低血压

以往血压正常者以麻醉中血压<10.7/6.7 kPa(80/50 mmHg)、有高血压史者以血压下降超过术前血压的30%为低血压的标准。麻醉中引起低血压的原因,包括麻醉药引起的血管扩张、术中脏器牵拉所致的迷走神经反射、大血管破裂引起的大失血,以及术中长时间容量补充不足或不及时等。

(二)高血压

高血压是全身麻醉中最常见的并发症。除原发性高血压外,多与麻醉浅、镇痛药用量不足、未能及时控制手术刺激引起的强烈应激反应有关。故术中应加强观察、记录,当患者血压大于18.7/12.0 kPa(140/90 mmHg)时,即应处理;包括加深麻醉,应用降压药和其他心血管药物。

1.原因

(1)疼痛:除手术切口刺激外,其他造成不适感还来自胃肠减压管、手术引流和输液的静脉通路等,同时还伴有恐惧、焦虑等精神因素的影响。疼痛的刺激是与麻醉前后和麻醉维持过程处理有关。

(2)低氧血症与高碳酸血症:轻度低氧血症所引起的循环系统反应是心率增快与血压升高,以高动力的血流动力学来补偿血氧含量的不足。血内 CO_2 分压的升高,可直接刺激颈动脉和主动脉化学感受器,以及交感-肾上腺素系统反应,则呈现心动过速和血压升高。

(3)术中补充液体超负荷和升压药用量不当。

(4)吸痰的刺激,吸痰管对口咽、气管隆嵴的刺激,尤其操作粗暴或超时限吸引更易引起患者的呛咳和躁动、挣扎,则使循环系统更趋显著。

(5)其他:如术后寒战,尿潴留,膀胱高度膨胀也会引起血压的升高。

对术后持续重度高血压,若不能及时消除其发生原因和必要的处理,则可因心肌氧耗量的增高,而导致左室心力衰竭、心肌梗死或心律失常,高血压危象则可发生急性肺水肿或脑卒中。

2.预防和处理

(1)首先要发现和了解引起高血压的原因,并给予相应的处理,如施行镇痛术,呼吸支持以纠正低氧血症及计算液体的出入量以减缓输液的速率或输入量。

(2)减少不必要的刺激,使患者处于安静状态。当患者呼吸功能恢复和血流动力学稳定时,应尽早拔除导管,为了减少拔管时的刺激和心血管不良反应,可在操作前3~5 min给予地西泮0.1 mg/kg或美达唑仑1~2 mg和1%利多卡因(1 mg/kg)。有报告在拔管前20 min用0.02%硝酸甘油4 μg/kg。经鼻孔给药,可防止拔管刺激引起高血压。

(3)药物治疗:由于多数患者并无高血压病史,且在术后4 h内高血压能缓解,故不必应用长效抗高血压药物。值得选用的药物:①硝普钠的优点在于发挥药效迅速,且停止用药即可反转。对动脉、静脉壁均有直接的扩张效应。一般多采用持续静脉滴注给药,开始可以0.5~1.0 μg/(kg·min)给药达到可以接受的血压水平。但应密切监测动脉的动态,适时调整给药速率。②盐酸乌拉地尔若在拔管时给予0.5 mg/kg,可有效预防当时高血压反应和维持循环功能的稳定。③β受体阻滞剂如拉贝洛尔和艾司洛尔,前者兼有α和β受体阻滞的作用,常用来治疗术后高血压。但对β受体阻滞更为突出,由于负性变力效应使血压降低。艾司洛尔为超短效β受体阻滞药,对处理术后高血压和心动过速有效。但因半衰期短应予持续静脉滴注给药,依据血压的反应调节给药速率,相当于25~300 mg/(kg·min)。④对高龄、体弱或心脏功能差的患者,则可采用硝酸甘油降压。它对心脏无抑制作用,可扩张冠脉血管,改善心肌供血和提高心排血量。停药后血压恢复较缓,且较少发生反跳性血压升高。

(三)急性心肌梗死

麻醉期间和手术后发生急性心肌梗死,多与术前有冠心病,或潜在有冠脉供血不足有关。同时又遭受疾病、疼痛和精神紧张的刺激,以及手术和麻醉等的应激反应,都将进一步累及心肌耗氧和供氧间的平衡,任何导致耗氧量增加的症状或心肌缺氧都可使心肌功能受损,特别是心内膜下区。有资料表明,非心脏手术的手术患者围术期心肌缺血的发生率可高达24%~39%,冠心病患者中可高达40%。如果发生心肌梗死的范围较广,势必影响到心肌功能,排血量锐减,终因心泵衰竭而死亡。尤其是新近(6个月以内)发生过心肌梗死的患者,更易于出现再次心肌梗死。

1.病因

(1)诱发心肌梗死的危险因素:①冠心病;②高龄;③外周血管疾病,如存在外周血管狭窄或粥样硬化,则提示冠脉也有相同的病变;④高血压(收缩压≥21.3 kPa(160 mmHg),舒张压≥12.4 kPa(95 mmHg)患者,其心肌梗死发生率为正常人的2倍;⑤手术期间有较长时间的低血压;⑥手术时间长短,据文献报道,手术时间1 h的发生率为1.6%,6 h以上则可达16.7%;⑦手术的大小,心血管手术的发生率为16%,胸部手术的发生率为13%,上腹部手术的发生率为8%;⑧手术后贫血。

(2)麻醉期间易于引起心肌氧耗量增加或缺氧的因素:①患者精神紧张、焦虑和疼痛、失眠,均可致体内儿茶酚胺释放和血内水平升高,周围血管阻力增加,从而提高心脏后负荷、心率增速和心肌氧耗量增加。②血压过低或过高均可影响到心肌的供血、供氧。若在麻醉过程中发生低血压,比基础水平低30%并持续10 min以上者,其心肌梗死发生率,特别是透壁性心肌梗死明显增加。另外,高血压动脉硬化的患者,多伴有心肌肥厚,其发生心内膜下(非Q波型)心梗的机会较多,即使未出现过低血压,也可发生心肌缺血性损伤。③麻醉药物对心肌收缩力均有抑制的效应,如氟烷、甲氧氟烷、恩氟烷、异氟烷,且抑制程度随吸入浓度而递增。曾报告当恩氟烷的呼气末浓度为1.4%时,使动脉压降低50%,11例中有4例呈心肌缺血。同时,还应该注意药物对整个心血管和机体代偿机制的影响。④麻醉期间供氧不足或缺氧,势必使原冠状动脉供血不全的心肌供氧进一步恶化。⑤因麻醉过浅或其他用药引起了心率增快或心律失常。

2.诊断

在全身麻醉药物作用下，掩盖了临床上急性心肌梗死的症状和体征。在全麻期间，如发生心律失常尤其是室性期外收缩，左心衰竭（如急性肺水肿），或不能以低血容量或麻醉来解释的持续性低血压时，都应及时地追查原因。直至排除急性心肌梗死的可能。

心电图的记录仍然是诊断急性心肌梗死（急性心肌梗死）的主要依据，尤其是用 12 导联心电图检查，诊断心肌梗死的依据是Q 波的出现（即所谓透壁性心肌梗死），以及 ST 段和 T 波的异常，非透壁性则可不伴有 Q 波的出现。同时应进行血清酶的检查，如谷草转氨酶（GOT）、乳酸脱氢酶（LDH）和磷酸肌酸激酶（CPK），尤其是 CPK-MM；但酶水平的升高多出现在前 24 h，对即时的诊断仍帮助不大。近年提出的测定血内心肌肌钙蛋白 T，肌钙蛋白包括 3 个亚单位，即肌钙蛋白 C（TnC）、肌钙蛋白 I（TnI）和肌钙蛋白 T（TnT）。当心肌细胞缺血时，细胞内 pH 下降，激活蛋白溶解酶使心肌肌钙蛋白透过细胞膜进入循环。测定 TnT 的优点在于：在心肌梗死 3 h 左右开始升高，12～24 h呈峰值，可持续 5 d 以上，对诊断急性心肌梗死的敏感度高达 98%～100%。

3.预防

对手术患者，特别是有高血压或冠状动脉供血不足的患者，要力求心肌氧供求的平衡，在降低氧耗的同时，还要提高供氧，如减轻心脏做功（高血压的治疗），改善和保持满意的血流动力学效应（如麻醉方法选择，纠正心律失常，应用洋地黄等）；提高供氧如纠正贫血以提高携氧能力，保持满意的冠状动脉灌注压和心肌舒张间期。术前对患有心肌供血不足应给予必要药物治疗和镇静药。对心肌梗死患者的择期手术，尽量延迟到 4～6 个月以后再施行，如此可把再梗死的发生率降至 15%，两者相距的时间越短，则再发率越高。再发心肌梗死患者的病死率可高达50%～70%。

4.处理

（1）麻醉期间或手术后心肌梗死的临床表现很不典型，主要依据心电图的提示和血流动力学的改变，宜及时请心血管专科医师会诊和协同处理。

（2）必不可少的血流动力学监测如平均动脉压、中心静脉压、体温、尿量，以及漂浮导管置入，以便进一步了解肺动脉压（PAP）、肺毛细血管楔压（PCWP）和左室舒张末压（LVEDP）等。

（3）充分供氧，必要时行机械性辅助呼吸。

（4）暂停手术，或尽快结束手术操作。

（5）应用变力性药物，如多巴胺、去甲肾上腺素以保持冠状动脉血液灌注。近年有推荐用多巴酚丁胺具有较强的变力性效应，对变时性和诱发心律失常要比异丙肾上腺素少见。变力性药物可使心肌氧耗量增加，如并用血管扩张药硝酸甘油或硝普钠，不仅可降低心肌氧供量，且将提高心排血指数和降低已升高的 LVEDP。

（6）应用辅助循环装置——主动脉内囊辅助，即反搏系统，通过降低收缩压，减少左室做功，使心肌氧耗量随之下降，同时还增加舒张压，有利于冠状动脉血流和心肌供氧。

（7）其他对症治疗，如应用镇静和镇痛药（罂粟碱或吗啡）。

四、胃肠反应

（一）反流、误吸

1.原因

麻醉过程中，易于引起呕吐或胃内容物反流的情况包括以下几种。

(1)麻醉诱导时发生气道梗阻,在用力吸气时使胸膜腔内压明显下降;同时受头低位的重力影响。

(2)胃膨胀除与术前进食有关外,麻醉前用药,麻醉和手术也将削弱胃肠道蠕动,胃内存积大量的空气和胃液或内容物,胃肠道张力下降。

(3)用肌松药后,在气管插管前用面罩正压吹氧,不适当的高压气流不仅使环咽括约肌开放,使胃迅速胀气而促其发生反流;同时喉镜对咽部组织的牵扯,又进一步使环咽括约肌功能丧失。

(4)患者咳嗽或用力挣扎,以及晚期妊娠的孕妇,由于血内高水平的孕酮也影响到括约肌的功能。

(5)胃食管交界处解剖缺陷而影响正常的生理功能,如膈疝患者、置有胃管的患者也易于发生呕吐或反流;带有套囊的气管导管,在套囊的上部蓄积着大量的分泌物也易于引起误吸。

(6)药物对食管括约肌功能的影响,如抗胆碱能药物阿托品、东莨菪碱和格隆溴铵对括约肌的松弛作用,吗啡、哌替啶和地西泮则可降低括约肌的张力。琥珀胆碱因肌颤,使胃内压增高,引起胃内容物反流。易致反流与误吸的危险因素如下:①胃内容物增多,增加反流的倾向,喉功能不全;②胃排空延迟,食管下端括约肌,全身麻醉;③张力低下,急症手术;④无经验麻醉医师;⑤胃液分泌增多,胃-食管反流,夜间手术;⑥头部创伤;⑦脑梗死/出血;⑧神经肌肉疾病;⑨过饱,食管狭窄/食管癌,多发性硬化;⑩没有禁食,食管内压性,帕金森病;⑪食管内压性失弛缓症;⑫肌肉营养不良;⑬大脑性麻痹;⑭高龄患者,颅脑神经病;⑮创伤、灼伤;⑯糖尿病性自主神经性疾病。

口咽部或胃内大量出血,胃食管反流或衰竭的患者都易发生误吸。临产的孕妇因麻醉发生误吸窒息而致死者,国外报告的较多。国内对孕妇施行剖宫产术或其他手术采用硬膜外阻滞麻醉,保持神志清醒和吞咽、咳嗽反射,是减少误吸发生的重要原因。当然,当孕妇具有施行全身麻醉的适应证,或手术过程中改行全麻,此时更应谨慎保护气道,严密防止误吸的发生。

2.误吸胃内容物的性质

麻醉过程中发生误吸会使患者发生急性肺损伤,而急性肺损伤的严重程度与误吸入胃内容物的理化性质(如 pH、含脂碎块及其大小)、误吸量及细菌污染程度直接相关。动物实验结果显示,误吸引起急性肺损伤的胃内容物 pH 临界值为 2.5,而误吸量临界值约为 0.4 mL/kg(相当于 25 mL)。Schwartz 等进行的动物实验(实验对象为狗)结果显示,当误吸的内容物 pH 为5.9、误吸量达到 2 mL/kg 时可引起严重肺内分流和低氧血症,若伴有食物残渣的吸入则可导致高二氧化碳血症、酸中毒及肺炎的发生,但是在 42 h 内并未引起实验动物死亡。另有实验表明,当对猴子进行气管盐酸滴入时,盐酸容量达到 0.4～0.6 mL/kg 时,仅仅会产生轻度X线改变和轻微临床表现,其 LD 50 为1.0 mL/kg。若以此参数推算成人误吸量的临界值,结果约为 50 mL。

(1)高酸性(pH＜2.5)胃液:误吸后,即时(3～5 min)出现斑状乃至广泛肺不张,肺泡毛细血管破裂,肺泡壁显著充血,还可见到间质水肿和肺泡内积水,但肺组织结构仍比较完整,未见坏死。患者迅速出现低氧血症,这可能与继发的反射机制,肺表面活性物质失活或缺失,以及肺泡水肿、肺不张有关。由于缺氧性血管收缩而出现肺高压症。

(2)低酸性(pH≥2.5)胃液:肺损伤较轻,偶见广泛斑状炎症灶,为多型核白细胞和巨噬细胞所浸润。迅速出现 PaO_2 下降和肺血分流率(Qs/Qt)的增加;除非吸入量较多,此改变一般在 24 h内可恢复,且对 $PaCO_2$ 和 pH 影响较小。

酸性胃内容物吸入肺内,低 pH 可被迅速中和,但却因导致促炎症细胞因子如 TNF、IL-8 的释放，并将激活中性粒细胞趋集于受损的肺内。隐匿于肺微循环内的中性粒细胞，则与广泛的肺毛细血管内皮和肺泡上皮细胞黏附和移行，引起肺毛细血管壁和上皮细胞通透性改变和损害，以致出现含蛋白质的肺间质水肿。在此过程中，将涉及一系列黏附分子（如选择素、整合素）及细胞间黏附分子（如 IACM-1）的活化与参与。有理由认为，在误吸引起的急性肺损伤过程中，中性粒细胞的趋化、激活和黏附是发挥着重要作用的环节。

（3）非酸性食物碎块：炎症主要反映在细支气管和肺泡管的周围，可呈斑状或融合成片，还可见到肺泡水肿和出血。炎症特点是对异物的反应，以淋巴细胞和巨噬细胞浸润为主，在食物碎屑周围可呈肉芽肿。实际上小气道梗阻，而低氧血症远比酸性胃液的误吸更为严重，且呈升高 $PaCO_2$ 和 pH 下降。多存在肺高压症。

（4）酸性食物碎块：此类食物的误吸，患者的病死率不但高，且早期就可发生死亡。引起肺组织的严重损害，呈广泛的出血性肺水肿和肺泡隔坏死，肺组织结构完全被破坏。患者呈严重的低氧血症、高碳酸血症和酸中毒，多伴有低血压和肺高压症。晚期肺组织仍以异物反应为主，或有肉芽肿和纤维化。

总之，误吸胃内容物引起的肺生理学紊乱、病理生理学改变，早期除与反射的机制有关外，细胞因子和递质的释放是引起肺急性损伤不可忽视的重要环节。晚期肺组织仍以异物反应为主，出现肉芽肿和纤维化。

3.误吸的临床表现

（1）急性呼吸道梗阻：无论固体或液体的胃内容物，均可引起气道机械性梗阻而造成缺氧和高碳酸血症。如果当时患者的肌肉没有麻痹，则可见到用力的呼吸，尤以呼气时更为明显，随之出现窒息。同时血压骤升、脉速；若仍未能解除梗阻，则两者均呈下降。由于缺氧使心肌收缩减弱、心室扩张，终致室颤。有的患者因吸入物对喉或气管的刺激而出现反射性心脏停搏。

（2）哮喘样综合征：在误吸发生不久或 2～4 h 后出现，患者呈发绀、心动过速、支气管痉挛和呼吸困难。在受累的肺野可听到哮鸣音或啰音。肺组织损害的程度与胃内容物的 pH 直接相关外，还与消化酶活性有关。胸部 X 线的特点是受累的肺野呈不规则、边缘模糊的斑状阴影，一般多在误吸发生后 24 h 才出现。

（3）吸入性肺不张：大量吸入物可使气道在瞬间出现堵塞，而完全无法进行通气，则后果严重。若只堵塞支气管，又由于支气管分泌物的增多，可使不完全性梗阻成为完全性梗阻，远侧肺泡气被吸收后发生肺不张。肺受累面积的大小和部位，取决于发生误吸时患者的体位和吸入物容量，平卧位时最易受累的部位是右下叶的尖段。

（4）吸入性肺炎：气道梗阻和肺不张导致肺内感染。有的气道内异物是可以排出的，但由于全身麻醉导致咳嗽反射的抑制和纤毛运动的障碍，使气道梗阻不能尽快地解除，随着致病菌的感染，势必引起肺炎，甚至发生肺脓肿。

4.预防

主要是针对构成误吸和肺损害的原因采取以下措施。

（1）禁食和胃的排空。对刚进食不久的患者，若病情许可，理应推迟其手术时间。其所需延迟的时间，可依据食物性质、数量、病情、患者情绪和给药的情况等因素综合加以考虑。过去临床上多以手术前天晚餐后开始禁食禁饮。事实上如此长时间禁食，特别是禁饮会增加患者的水和电解质紊乱。有的患者由于饥饿或口渴难忍而佯装已禁食禁饮，反而增加医疗上困难。对饱胃患者尽可能采用局部麻醉或椎管内阻滞麻醉。若是全身麻醉适应证，又不允许推迟手术时间，则可采取的措施：①置入硬质的粗胃管（直径为 7 mm），通过吸引以排空胃内容物，细而软的胃管是难以吸出固体食物的碎块。要检查吸引的效果，切不可置而不顾。②采用机械性堵塞呕吐的通道，如带有套囊的 Macintoch 管或 Miller-Abbott 管等，但因食管壁有高度的可扩张性，故对其确切的效果尚有疑问。③过去在临床上曾用不同的药物以求达到抗恶心呕吐、抗酸和抑制胃液量和减少误吸的危险。事实上用药未必都能达到预期的效果，不同药物各有其适应证，而不作为常规的应用。依据 ASA 专家小组提出的建议，可作为参考。用药提高 pH 和减少胃液的分泌，如口服 0.3 M 枸橼酸钠 30 mL 于手术前 15～20 min，作用可持续 1～3 h。近年来主张用组胺 H_2受体拮抗药，如西咪替丁 300 mg 于术前 1 h 口服或肌内注射，儿童的剂量为7.5 mg/kg，提高 pH>2.5 的有效率可达 90%，但对胃液容量影响较差。西咪替丁的峰效应在给药后 60～90 min，持续 4 h。雷尼替丁在术前 1 h 静脉注射，不仅可提高 pH，且能降低胃液容量，作用可持续 8 h 左右。若为降低误吸的危险，不推荐应用抗胆碱能药物如阿托品和东莨菪碱，因这两种药物可使食管下括约肌能力减弱，导致胃内容物反流至食管。

（2）麻醉的诱导。麻醉诱导过程更易于发生呕吐和反流，对饱胃患者可采用的方法有如下内容：①清醒气管内插管，可用 1%～2%丁卡因或 2%～4%利多卡因溶液进行表面麻醉和经环甲膜气管内注射，一旦气管插管成功，即将气管导管的套囊充气，此法较为有效。②处平卧位的患者，在诱导时可把环状软骨向后施压于颈椎体上，为了闭合食管来防止误吸。③采用头高足低进行诱导，当足较平卧位低于 40°时，此时咽的位置较食管贲门交界处高 19 cm。一般认为，即使在胃膨胀情况下，胃内压的增高也不超过 18 cmH_2O，因此可以防止反流。但在此体位下一旦发生胃内容物反流，则发生误吸是难以避免的，特别是心血管功能差的患者，不宜采用此体位。另一体位，是轻度头低足高位。虽然由于胃内压增高而易致反流，但头低位使反流的胃内容物大部滞留于咽部，迅速予以吸引可避免误吸入气管，故临床上可采用此体位。④恰当选用诱导药物，如应用氧化亚氮-氧-氟烷诱导，让患者保持自主呼吸和咽反射，直至麻醉深度足以插管，则发生呕吐和反流的机会较少。至于硫喷妥钠-琥珀胆碱快速诱导插管，因大剂量可迅速抑制呕吐中枢，同时琥珀胆碱对膈肌和腹肌麻痹作用，故在短暂时间内不至于发生呕吐，但要求具有很熟练的插管技巧。无论采用何种方法进行麻醉诱导，都应准备好有效的吸引器具。⑤应完全清醒时才能拔气管内导管。患者呕吐、吞咽或咳嗽并非神志完全清醒的标志，所以拔管时患者不仅能睁眼，应具有定向能力、能作出相应表情的应答。否则仍有误吸之可能。

（3）采用附有低压、高容量套囊的气管导管，通过染料进行误吸，实验表明，用普通高压低容量套囊的导管，其误吸率可达 56%；若改用前一种导管，则其发生率可降至 20%。

5.处理

处理的关键在于及时发现和采取有效的措施，以免发生气道梗阻窒息和减轻急性肺损伤。

（1）重建通气道：①使患者处于头低足高位，并转为右侧卧位，因受累的多为右侧肺叶，如此则可保持左侧肺有效的通气和引流。②迅速用喉镜检查口腔，以便在明视下进行吸收清除胃内容物。如为固体物可用手法直接清除，咽部异物则宜用 Magil 钳夹取。若气道仅呈部分梗阻，当患者牙关紧闭时，可通过面罩给氧，经鼻腔反复进行吸引，清除反流物。亦可采用开口器打开口腔，或纤维光导支气管镜经鼻腔导入进行吸引。此时不宜应用肌松药，因喉反射的消失有进一步扩大误吸的危险。

（2）支气管冲洗：适用于气管内有黏稠性分泌物，或为特殊物质所堵塞。在气管内插管后用生理盐水 5～10 mL 注入气管内，边注边吸和反复冲洗，或用双腔导管分别冲洗两侧支气管。

(3)纠正低氧血症:大量酸性胃液吸入肺泡,不仅造成肺泡表面活性物质的破坏,而且导致肺泡Ⅱ型细胞的广泛损害和透明膜形成,使肺泡萎陷,并增加肺内分流和静脉血掺杂。用一般方式吸氧,不足以纠正低氧血症和肺泡-动脉血氧分压差的增大,需应用机械性通气以呼气末正压通气 0.49～0.98 kPa (5～10 cmH_2O),或持续气道正压(CPAP)以恢复 FRC 和肺内分流接近生理学水平,避免或减轻肺损害的严重性。

(4)激素:至今为止,对误吸后患者应用类固醇类药物的认识不一,仍有争议。早期应用激素有可能减轻炎症反应,改善毛细血管通透性和缓解支气管痉挛的作用;虽不能改变其病程,也难以确切的说明激素对预后的最终影响,但在临床上仍多有应用。一般要早期应用并早期停药,如静脉内给予氢化可的松或地塞米松。

(5)气管镜检查:可待病情许可后进行,其目的在于检查并清除支气管内残留的异物,以减少和预防肺不张和感染的发生。

(6)其他支持疗法:如保持水和电解质的平衡,纠正酸中毒。进行血流动力学、呼末 CO_2、SpO_2和动脉血气分析及心电图的监测,必要时给予变力性药物和利尿药。

(7)抗生素的应用:以治疗肺部继发性感染。

(二)术后恶心与呕吐

术后的恶心与呕吐(postoperation nausea and vomiting,PONV)是全麻后很常见的问题,尽管不是严重的并发症,但仍造成患者的不安和不适而影响休息,甚至延迟出院的时间,尤其是非住院患者的手术。PONV 发生率为 20%～30%。

1.易于发生 PONV 的危险因素

(1)倾向性因素:包括年轻患者,妇女,早期妊娠,月经周期的天数(与排卵和血内孕酮的水平有关),以及糖尿病和焦虑的患者。

(2)胃容量增加:如肥胖、过度焦虑等。

(3)麻醉用药与方法:全麻远比区域性麻醉或局部麻醉多见,用药以氧化亚氮、乙醚酯和氯胺酮,以及新斯的明为多见。

(4)手术部位与方式:如手术时间、牵拉卵巢和宫颈扩张术,以及腹腔镜手术,斜视纠正术,中耳的手术等为多见。

(5)手术后的因素:如疼痛,应用阿片类药物、运动、低血压和大量饮水等。胃肠减压导管刺激也常引起呕吐。

对术前有明显发生 PONV 倾向的患者,才考虑采用药物预防,一般不需预防性用药。

2.治疗

用来预防和治疗恶心、呕吐的药物主要有以下几类。

(1)丁酰苯类:常用的药物为氟哌利多,是强效神经安定药。通过对中枢多巴胺受体的拮抗而发挥镇吐效应,又不影响住院患者的出院时间,当>20 μg/kg 时将呈明显的镇静作用可延长出院时间。有报告指出,小剂量氟哌利多与甲氧氯普胺并用时,对腹腔镜胆囊切除术的镇吐作用要比恩丹西酮效果好。但剂量过大时则可出现不良反应,包括运动障碍、好动和烦躁不安的反应。

(2)吩噻嗪类:此类药物抗呕吐的作用,可能是通过阻断中枢化学触发带多巴胺受体所致。如多年来应用氯丙嗪和异丙嗪来拮抗阿片类药物引起的恶心、呕吐。但有可能发生低血压、强度镇静而影响出院时间,特别是可能发生椎体系统的症状如烦躁不安和眼球旋动等。

(3)胃动力性药:甲氧氯普胺和多潘立酮均为胃动力性药。以促进胃和小肠运动和提高食管下括约肌的张力。甲氧氯普胺(20 mg 静脉注射或 0.2 mg/kg 静脉注射)可以预防 PONV,由于半衰期短应在即将结束手术前给药,以保证术后早期的药效。

(4)抗胆碱能药:传统的抗胆碱能药物有阿托品、格隆溴铵和东莨菪碱,因它们具有止涎和解迷走神经效应。但由于这些药物不良反应较为突出,如口干、谵妄、瞳孔扩大和眩晕等而限制了应用。

(5)抗组胺药:茶苯醇胺和羟嗪主要作用于呕吐中枢和前庭通路,可用于预防 PONV 的发生。尤其用于治疗运动病和中耳手术后的患者。

(6)5-羟色胺拮抗剂:由于发现 5-羟色胺(5-HT)在细胞毒性药物引起呕吐中所发生的病理生理作用,因此启发人们用 5-HT 拮抗剂如恩丹西酮等对 5-HT 受体有高度选择性的药物,能有效预防和治疗 PONV,且无多巴胺受体拮抗剂、毒蕈碱或组胺拮抗剂的不良反应。但偶尔可出现镇静、焦虑、肌张力失常,视力紊乱和尿潴留等不良反应,对呼吸和血流动力学无明显的影响。静脉输注时,可发生无症状性 QRS、PR 间期的延长。预防性用量为 0.05~0.20 mg/kg 静脉注射或口服。由于目前此类药物的耗费高昂,所以影响其广泛常规的应用。

五、神经系统问题

近来,全身麻醉逐渐增加,老年患者手术也越来越多,全麻后并发症防治受到重视,以往认为全麻后中枢神经系统的并发症并不常见,但随着临床研究的深入和监测技术的发展,麻醉医师知识面的扩展及患者对医疗要求的提高,对全麻后中枢神经系统并发症更加关注。全麻后中枢神经系统损伤的范畴包括行为和认知功能的变化,也可有严重的甚至是致命的脑损伤,如脑出血和脑梗死。

(一)脑梗死与脑出血

脑梗死与脑出血可由很多原因引起,包括如下内容:①患者本身存在的心脑血管疾病。②手术麻醉方法或药物引起的血栓或气栓造成的脑梗死。③围术期血压异常升高而导致脑出血。④长时间低血压引起脑血栓形成,导致脑梗死。在手术结束停止麻醉后,患者苏醒延迟或有异常神经系统表现,如偏瘫、截瘫、单瘫、偏身感觉障碍、偏盲、象限盲、皮质盲等时,应按神经系统体格检查纲要进行检查,同时应及时与神经专科医师联系会诊。

(二)术后谵妄和认知功能障碍

术后谵妄指在术后数天内发生的一种可逆的,波动性的急性精神紊乱综合征,包括注意、定向、感知、精神运动行为及睡眠等方面的紊乱。根据临床表现,术后精神障碍可分为 3 种类型:①躁狂型,表现为交感神经过度兴奋,对刺激的警觉性增高,以及精神运动极度增强;②抑郁型,表现为对刺激的反应下降和退却行为;③混合型,在躁狂和抑郁状态间摆动。

术后认知功能障碍按照北美精神障碍诊断和统计手册对认知障碍的分类,术后认知功能障碍属于轻度神经认知障碍,其特征是由一般的医疗处理引起而又不属于谵妄、痴呆、遗忘等临床类型,最重要的是其诊断需神经心理学测试。认知功能障碍在临床上较常见,表现为患者在麻醉、手术后出现记忆力,集中力等智力功能的损害,在老年患者易被误诊为痴呆恶化,它可能是某些严重基础疾病(如急性心肌梗死、肺梗死、肺炎、感染等)的最初或唯一表现。

六、体温调节

体温是监测患者状态的重要生命体征之一，麻醉可以打破机体产热散热的平衡，继而会引起体温上升或降低，这种体温变化常可以导致极为有害的后果。

(一)低体温

当中心体温低于 36 ℃时，即为低体温，低体温是麻醉和手术中常见的体温失调。

1.原因

(1)低室温：当室温低于 21 ℃时，皮肤和呼吸道散热明显增多，患者体温易下降，体温下降幅度和手术时间长短、患者体表面积大小与体重有关。经研究证实，手术室温度低于 21 ℃时，一般患者均有体温降低，室温在 21 ℃～24 ℃，70%的患者可保持体温正常，若室温在 24 ℃～26 ℃，患者均能维持体温稳定。故手术室温度应该控制在 24 ℃～26 ℃，相对湿度维持在 40%～50%。

(2)室内通风：对流散热是在空气流动情况下实现的，手术室内使用层流通气设备，可以使对流散热由正常的 12%上升到 61%，而使蒸发散热由正常的 25%下降到 19%。

(3)术中大量输注较冷液体，特别是输入 4 ℃的冷藏库血，可使体温下降 0.5 ℃～1.0 ℃，输血量越大，体温下降明显。为防止体温下降过多，宜将输入的液体或库血用 40 ℃温水加温或输血、输液加温器加温后再输入。

(4)术中内脏暴露时间长及用冷溶液冲洗腹腔或胸腔，可使体温明显降低。

(5)全身麻醉药有抑制体温调节中枢的作用，此种情况下如使用肌松剂，使体热产生减少(肌肉活动是体热产生的来源)，致使体温降低。

2.低体温的影响

(1)使麻醉药及辅助麻醉药作用时间延长。

(2)出血时间延长。

(3)使血流黏稠性增高，影响组织灌流。

(二)体温升高

当中心体温高于 37.5 ℃即为体温升高，体温升高也称为发热。临床常按发热程度将发热分为：低热、高热、超高热。

1.诱发原因

(1)室温超过 28 ℃，湿度过高。

(2)无菌单覆盖过于严密妨碍散热。

(3)开颅手术在下视丘附近操作。

(4)麻醉前用药给阿托品量大，抑制出汗。

(5)输血输液反应。

(6)采用循环紧闭法麻醉，钠石灰可以产热，通过呼吸道使体温升高。

(7)恶性高热。

2.体温升高的影响

(1)体温升高 1 ℃，基础代谢增加 10%，需氧量也随之增加。

(2)高热时常伴有代谢性酸中毒、高血钾及高血糖症状。

(3)体温升高至 40 ℃以上时，常导致惊厥。

(刘培培)

第六节 麻醉安全的护理管理

良好的麻醉不但可消除患者疼痛感、保持患者安静，利于术者顺利操作，还可降低术中应激反应，减轻或消除不良心理体验，提高围术期安全性。随着近代新麻醉药、新型麻醉机的临床应用及电子监护仪的不断更新和完善，临床麻醉进入了一个更安全的境地；但由于医师应用麻醉技术的熟练程度、应急状态判断和处理的方法、患者对麻醉药及手术耐受的个体差异，使既有的“手术风险”依然存在；同时随着手术适应证扩大，高龄、幼儿、复杂、危重和急诊手术的患者日趋增多等因素，新的“手术风险”不断产生。手术室护士与麻醉医师是一个工作整体，手术过程需要相互密切配合。因此，加强手术室护理技术和质量管理，尤其是提高对麻醉实施、病情监护、意外情况的救治过程中的护理技术水平，落实麻醉安全所必需的具体护理措施是麻醉安全不可或缺的重要环节。

一、护理技术管理

“质量就是生命”。手术室是外科治疗、抢救的重要场所，人员复杂，工作节奏快，各种意外情况多。其中，麻醉意外常突然发生、病情变化快，抢救不当或不及时将导致严重后果，要求医务人员应急能力强，医护配合好，因此，加强麻醉护理技术的质量管理必不可少。

（一）规范护理工作行为

制度是工作的法规，是处理各项工作的准则，是评价工作的依据，是消灭事故、差错的重要措施。因此，要把建章立制作为确保安全的关键环节来抓。

1.依法从事

临床工作是事关患者健康甚至生命的行为，为保障患者的切身利益和医护人员合法权益，需运用现有法律、法规对医疗过程加以规范。因此，医护人员在执行各项医疗护理技术操作过程中，必须遵守国家制订的各种法律、法规，严格按国家卫生部或军队总后卫生部制定医疗护理技术操作常规执行（以下简称常规）。各省、市卫生部门及各医院制订的相关补充规定，也作为其工作依据。科室在制订管理规定、操作标准时必须遵循常规要求，对个别操作项目暂时不能够按照规范要求执行时，必须报告医院职能部门，征求他们的意见和建议，获得技术指导和支持，有利于保护医护人员合法权益。任何人或科室不要私自更改操作方法或标准，以免造成医疗问题。麻醉更是高风险、易出意外的医护行为，更需遵守各种医疗法律、法规，严格按麻醉医疗护理技术操作常规进行，并以此制定各种麻醉医疗护理技术操作规范和质量管理措施。

2.制度先行

确保安全的良方在于事前预防，而不是事后检讨。认真执行查对制度、交接班制度和各种操作规程，建立健全各项管理制度。经常将科室的具体工作与医护技术操作常规、各项管理规定、标准流程等进行对照检查，及时纠正存在的问题，以适应情况的不断变化。在不断健全制度的基础上，做到学制度、用制度，以制度或规定规范各项护理行为；此外，定期召开安全分析会，查找工作问题，制订改进措施；利用“质量园地”，定期张贴标准流程、隐患告示、防护措施等警示，起到常提醒的作用。对于麻醉过程中的护理、护理配合内容和程序可辅以“麻醉护理安全防护预案”，协助进行。

3.有章可循

对各专科具体的基础操作、难点环节、质量重点等，制订标准流程、质量标准和检查细则，做到各项管理有章可循，质量评价有量化指标。对一些高危操作、急救技术，在制订标准操作流程、应急处理流程的基础上，应将其置放在机器旁或玻璃下，使每位医护人员都能遵从执行。尤其是对各专科在麻醉、手术过程中所出现常见麻醉和专科意外的应急处理、护理配合更应有明确的标准流程。

(二)强化理论技能培训

手术工作是一项科学性、实践性很强的工作，要高度重视麻醉手术的风险性，严防麻醉意外的发生，要不断进行理论和技能培训，以具备娴熟的技术和丰富的临床经验，治病救人。

1.加强作风养成

手术配合与麻醉工作是一个不可分割的整体，而医师实施麻醉与护理配合也是密不可分的。麻醉医师与护士定期开展业务培训、安全质量分析、危重病例讨论等，不断提高诊治能力和救治水平；培养护士能胜任各种手术麻醉配合、药物反应判断和熟知急救器材操作、充分评估术中出血，以及在意外情况发生时护士的应急准备和护理配合；严格麻醉期间的医护管理，密切观察患者病情变化，适时调整麻醉用药，确保各项治疗操作及时、正确、有效。在麻醉或手术操作中发现问题，要及时报告，确保手术麻醉安全或将负面影响降至最低。通过以上医护的互动，养成麻醉过程中医护间的默契配合的良好作风。

2.拓宽知识结构

随着医学的发展和技术的不断创新，新医药、新设备不断在临床上的应用，在强化专业理论知识学习和技能培训的同时，加强临床麻醉学、危重医学、现代药理学及法律知识的学习和运用，尤其是监护设备的应用和技术参数的分析等，不断培养护士对手术病情的观察力、判断力和处理问题的能力，做好麻醉医师的参谋和助手，确保手术安全。

(三)提高患者手术麻醉耐受力

1.实施术前访视

手术和麻醉均为有创性治疗，术前常导致患者出现生理和心理的应激反应，表现为对手术和麻醉怀有紧张、恐惧、焦虑等负性心理，并对麻醉用药的药物效应造成直接影响。因此，术前一天应访视患者。术前一天，医护人员应深入病房向患者简单介绍手术环境、麻醉手术经过，耐心解答患者的提问，让其对手术有一个大概了解，尤其是非全麻状态下可能听到电刀切割、心电监护、手术器械操作等发出的各种声音，应做必要的说明，消除恐惧心理，使其处于良好的心理状态接受麻醉和手术；配合护士查看手术病历，明确诊断、手术方式、手术部位、生化检验结果(尤其是生化阳性结果)及药物过敏情况等，以便做好术前各项物品准备；同时，与患者接触时，医护人员应仪表端庄、态度和蔼、举止稳重，以增加亲近感和信任感，起到安定患者情绪的作用。

2.完善手术工作内容

保持手术间安静，关闭门户，既保障患者隐私，又排除使患者兴奋的因素。患者进入手术间实施麻醉前，护士应立即给予问候和自我介绍，利用有限的时间与患者进行简单交流，稳定其情绪，安抚其进入陌生环境后的恐惧感；通过术前核对手术资料，了解患者前日的饮食、睡眠、术前医嘱执行等情况；对药物高敏者，应及时报告麻醉医师；对患者提出的某些合理要求，应及时予以帮助、解决，使其体会到医护人员的关心、爱护。

术中非全麻患者,多数意识存在或未完全丧失。因此,手术人员应做到说话、走步和拿放物品轻;各种监护仪器的报警声应调低音量,尽量减少噪声;避免大声谈笑,不谈与手术无关的事情,更不能拿患者的隐私或病情开玩笑。护理操作及配合过程中,动作要轻巧、利索,给患者安全感。遇病情变化或紧急抢救时,应有条不紊,积极配合医师采取有效抢救措施,以免增加患者的恐惧和焦虑。

术后护送患者返回病房,应摆好麻醉后体位,说明麻醉注意事项,主动告知患者或亲属手术顺利,使其放心,并适当给予术后指导。

二、麻醉安全的护理措施

(一)麻醉前配合

麻醉前准备的目的在于消除或减轻患者对麻醉与手术的恐惧与紧张心理,以减少麻醉的并发症,利于麻醉的诱导与维持,减少麻醉意外。

1.核对记录手术资料

患者入手术室后,将手术患者与手术通知单、病历进行资料核对,核对患者姓名、性别、住院号、手术名称(何侧)、手术时间,以及术前禁食、禁饮、术前用药等情况,并将相关资料记录于"手术护理记录登记本",防止开错刀。

若患者进食后实施急诊手术,可能会发生呕吐和误吸。巡回护士应将其去枕,头偏向一侧或垂头仰卧,有助于呕吐物排出,防止误吸。

2.建立静脉通道

通常在下肢建立静脉通道,以免影响手术者操作;手术历时短、术后下地活动早的手术患者,可选择上肢静脉穿刺。全麻、大手术,宜选择大号套管针(如 18 号、20 号),连接输液专用三通接头,方便术中加药;输液连接头一定要解除紧密,必要时用胶布加固,防止肢体移动或摆体位时松脱;小儿输液,应选择小儿输液装置,每次液体量 100~150 mL,方便麻醉医师临时调整用药。选择近关节部位的静脉穿刺后,应用小夹板或空纸盒跨关节固定,既保证输液通畅,又防止套管针脱出。

静脉穿刺前,应脱下患者衣服,以便手术消毒和麻醉医师观察呼吸、测量血压。

3.麻醉用药护理

严格执行查对制度:术中用药多为口头医嘱(无医嘱单),护士在给药过程中必须严格执行给药前的二人查对制度及大声重复药名、浓度、剂量、用法,无误后方可执行;若为大制剂(如哈特曼 500 mL换瓶),也应先征得医师同意后方可悬挂使用,严防用错药。用药毕,及时提醒麻醉医师将用药情况记录在麻醉记录单上,以便核查。克服习惯性思维方式,以免用错药。抽吸药液的注射器,必须贴药品标签纸或用油笔标记,套上原药空安瓿,定位放置;所有使用后的液体瓶或空袋、空安瓿,必须保留,待患者离室后方可处理。

严格执行无菌操作技术:操作前应着装整齐,洗手;抽取麻药前,瓶口应消毒,尤其是腰麻的操作配合,避免污染。

掌握正确用药方法:不同部位黏膜吸收麻药的速度不同,在大片黏膜上应用高浓度及大剂量麻药时,易出现毒性反应。因此,局部浸润麻醉时,应按组织解剖逐层注射、反复抽吸,以免误入血管;感染及癌肿部位不宜做局部浸润麻醉,以防扩散及转移。若麻醉剂量使用较大时,宜采用低浓度麻醉药;采用气管及支气管喷雾法时,局麻药吸收最快,应严格控制剂量。

常用局麻药中加用肾上腺素时，要注意浓度及适应证；浸渍局麻药的棉片，填敷于黏膜表面之前，应先挤去多余的药液，以防黏膜吸入过多药液而引起中毒反应；易引起变态反应的药物，使用前注意应查对药物过敏试验结果，并及时转告医师。

准备急救药品和器材：巡回护士连接吸引器、吸引管，并处于备用状态；协助麻醉医师备好麻醉机、氧气、气管插管、急救药品及复苏器材。

(二)麻醉配合护理要点

1.气管插管全麻的护理配合

气管插管全麻成功的关键在于物品准备充分、体位摆放合适、选择用药合理及医护人员默契配合。

协助医师准备麻醉用品，如吸引器、心电监护仪、抢救药品及宽胶布等；去枕，协助患者头向后仰，肩部抬高。

全麻诱导时，由于患者最后丧失的知觉是听觉，应关闭手术间的门，维持正压，停止谈话，室内保持安静；行气管插管时，患者可能会有咳嗽和"强烈反抗"，护士应床旁看护，给予适当约束和精神支持，避免发生意外伤；外科麻醉期，护士应再次检查患者卧位，注意遮挡和保护患者身体暴露部位。

急诊手术患者可能在急性发病前或事故发生前刚进食、进饮，应仔细询问，以供麻醉方式的选择；若必须立即行全麻手术，应先插管将胃内容物排空，此时巡回护士应备好插管用物，协助麻醉医师插管。

若只有一位医师实施全麻操作，巡回护士应协助医师工作，面罩给氧、患者口咽部局麻药喷雾，快速插管时静脉推注肌松剂，插管时协助显露声门、固定导管等。

插管过程中要注意：①保证喉镜片明亮，特别是在快速诱导致呼吸肌松弛，需迅速插入气管导管接通氧气。②固定气管插管时，应先安置牙垫再退出喉镜，防止患者咬瘪导管致通气障碍。③正确判断气管插管位置，护士可在患者胸前按压1～2下，辅助麻醉医师用面部感触气流或用听诊器试听双肺呼吸音，确保在气管中，避免导管插入过深进入支气管妨碍肺通气。④注入气管导管套囊内空气5～8 mL。气压过大，可压迫气管导管使管腔通气变小，也可压迫气管黏膜致坏死。

气管拔管时，麻醉变浅，气管导管机械性刺激，切口疼痛、吸痰操作等，使患者肾上腺素能神经过度兴奋、血管紧张素-醛固酮系统失衡致血浆肾上腺素浓度明显升高。因此，拔管过程中要注意监测血氧饱和度、血压、心率变化，给予相应的拮抗药物；吸痰动作要轻柔，减少刺激，保持患者略带俯倾的侧卧位，易使分泌物排出，防止误吸；苏醒期患者烦躁不安，护士要守在床旁，上好约束带，将患者卧位固定稳妥，防止因烦躁而坠床、输液管道脱出、引流管拔出等意外情况发生。如患者未能彻底清醒，应在复苏室观察，待生命体征平稳后方可送回病房。

护送患者回病房时，仍应交代护士监测呼吸、血压情况，防止由于麻醉药和肌松药的残余作用，熟睡后下颌松弛造成的上呼吸道梗阻或由于腹部手术后切口疼痛、腹部膨胀、腹带过紧造成的呼吸困难或呼吸停止。

若为浅麻醉复合硬膜外阻滞麻醉时，体位变动多，应向患者做必要解释，以取得配合；同时，加强体位护理，防止摔伤。

2.椎管内麻醉的护理配合

(1)协助麻醉医师摆放穿刺体位，即患者背部靠近手术边缘，头下垫枕，尽量前屈；肩部与臀部水平内收，双手或单手抱屈膝，显露脊柱。可利用术前访视的机会指导患者体位摆放要点，说明意义，以便能较好配合。

(2)穿刺前应备好穿刺包及药品，核查患者有无局麻药过敏史，协助麻醉医师抽药；穿刺操作时，护士站在患者腹侧，保持患者身体姿势平稳，不宜摇摆身体或旋转头部，防止躯体移动造成邻近椎体移位致穿透硬膜甚至损伤脊髓神经或导致穿刺针折断等意外发生。

(3)穿刺过程中，护士应注意观察患者面部表情、呼吸、脉搏情况，发现异常及时报告麻醉医师；同时，不时与患者交谈，分散其注意力，减轻紧张心理。

(4)实施腰麻的患者，宜在穿刺前建立静脉通路，以便及时扩容；根据麻醉需要，调节手术床的倾斜度。

(5)固定硬膜外导管时，应先用胶布压住穿刺点，再顺势平推黏附两端，防止导管误拔；在翻身摆放体位和移动患者时，应用手托扶穿刺点进行移位，防止导管脱出。

(6)护送患者返回病房时，向病房护士交代患者术中的情况及注意事项；鼓励患者消除术后切口疼痛心理，指导术后康复锻炼。

3.小儿麻醉的护理配合

(1)一般护理：由于患者对就医持有本能的害怕、恐惧，拒绝接受治疗操作。因此，进入手术室前，可让亲属在等候厅陪护，协助安抚患者情绪，必要时准备玩具，减轻患者的焦虑和哭闹，减少胃肠胀气和呼吸道分泌物的增加；一般情况下，术前禁食，2 岁以上为 8 h、1～2 岁为6 h、6 个月左右为 4 h；由于婴幼儿耐受饥饿的能力差，患儿择期手术宜安排在上午第一台为宜。

提前准备好麻醉后体位所需物品，长条形软垫一个置于患者肩背部、四头带 4 个固定四肢腕踝部、小夹板 1 块固定静脉穿刺部位。

手术铺巾前，室温宜相对调高(尤其是冬天)，防止受凉；选择小号套管针(如 24 号)、小包装液体，控制滴速；备好吸引器、氧气、4 mm 吸氧导管(可用头皮针上的导管代替)、气管插管等急救物品。

连续监测氧分压、呼吸、心率变化，>2 岁则应监测无创血压，严密观察患者辅助呼吸参与的强弱及呼吸节律，皮肤、指甲、口唇色泽，如患者出现分压下降或呼吸抑制(口唇发绀)，应立即托起下颌，面罩吸氧2～3 min，一般情况下症状可缓解；如患者有痰鸣音，呼吸短促，口中有涎液流出时，应予吸痰，吸痰不超过 10 s，动作轻柔，边吸边向上旋转。

(2)全面恢复期护理：苏醒前期，患儿意识尚未恢复，出现幻觉、呼吸不规则、躁动、哭闹，四肢随意运动，往往容易发生窒息和意外伤。因此，应注意观察患儿意识，年长儿尤应注意其神志变化；加强床旁看护和制动，防止坠床；保持呼吸道通畅，防止窒息。躁动也可由尿潴留、疼痛引起，应观察膀胱充盈情况，及时对症处理。同时，患者躁动时可能将被子踢开，应随时盖好，注意保暖。及时处理并发症：①呼吸不规则，多由全麻后分泌物积聚于咽喉及呼吸道、麻醉本身对呼吸抑制及口腔手术后出血、舌根后坠等引起。应立即吸出呼吸道分泌物；口腔手术的患者取肩部垫高头偏向一侧仰卧位；呼吸有鼾声、屏气等症状的患者，应立即托住下颌，双手将下颌向前向上托起至听到呼吸音通畅为止，若效果不佳，可用舌钳拉出舌头或置通气导管。②喉头水肿，可由于插管时动作粗暴或管径较粗、插管时间过长引起。积极协助医师用药处理。③呕吐物误吸造成窒息、肺不张或吸入性肺炎。

(3)用药护理：小儿施行手术和麻醉多不能合作，常选择氯胺酮作为基础麻醉药。患者进入手术室前，应准确测量体重，保证用药剂量的准确；氯胺酮作用快、维持时间短，麻醉诱导后应尽早开始手术，节省手术过程时间，减少氯胺酮用量。

氯胺酮用药后分泌物明显增加，麻醉浅、手术刺激、缺氧等情况均可诱发喉痉挛。因此，术中应将患者头偏向一侧，及时吸出口腔分泌物，给予吸氧，保证呼吸道通畅，备好气管插管用物及抢救药物。

采取深部肌内注射，促进药物吸收、减少麻醉药及组织刺激。由于小儿自制能力差，多不能很好地配合肌内注射或静脉穿刺；肌内注射时应固定好针头，防止断针。

防止液体外渗，穿刺部位在足背与手背的患者，穿刺好后常规用一小药盒或夹板，在穿刺部位上下方各用一长胶布固定，注意松紧度，以不影响血液回流为宜。穿刺部位在关节处的患者，术后常规用小夹板固定，尽可能使用套管针进行静脉穿刺输液，可避免因患者躁动致穿刺针损伤血管而造成液体外渗。

(4)椎管阻滞麻醉的体位配合：小儿腹部、会阴部、下肢手术采用基础麻醉加复合骶管阻滞麻醉，可有效减轻内脏牵拉和神经刺激反应、减少麻醉药使用剂量、起到术后患者苏醒快的麻醉效果。但临床上常见骶管阻滞不全或出现单侧阻滞现象，若单纯追加麻药用量将使药物中毒概率增加。因此，穿刺时协助麻醉医师让患者取倾侧卧位，暴露骶裂孔，此时应显露患者面部，观察呼吸情况，防止患者口鼻被被褥堵塞；穿刺成功后缓慢注入麻药，并保持手术侧在下 5 min，然后再摆放手术体位。同时，基础麻醉加复合骶麻是在患者无知觉下变动体位，容易导致缺氧，故术中应严密监护。

4.局麻的护理配合

(1)局麻下手术的患者更易出现精神紧张、恐惧，手术时肌肉紧张甚至颤抖，严重者出现面色苍白、心悸、出冷汗、恶心、眩晕、脉搏加快、血压升高等。适时与患者进行交流，分散注意力，解释术中可能出现的感觉，必要时为患者按摩一下受压部位，有助于提高麻醉效果，使手术顺利完成。

(2)熟悉所用局麻药的性质、用法及剂量，严格落实用药查对制度。

正确识别局麻后各种不良反应：①中毒反应。轻者出现精神紧张、面部肌肉抽搐、多语不安、判断力一时减退、心悸脉快、呼吸急促、血压升高；重者出现谵望、肌肉抽动、皮肤发绀、血压稍下降、脉率减慢、周围循环迟滞、出冷汗、昏睡及深度昏迷，处理不及时会导致呼吸抑制或停止、循环衰竭及心跳停止。②防治。掌握局麻药的一次性剂量，采用小剂量分次注射的方法；局麻药中加用肾上腺素，减慢吸收；麻醉注药前必须回抽，防止误入血管。出现中毒反应，立即停止局麻药，报告麻醉医师；早期吸氧、补液严密观察病情变化，积极配合麻醉医师，维持呼吸循环稳定。

(3)巡回护士在手术过程中应坚守岗位，不可离开手术间。

(三)合理摆放手术体位

不同体位对椎管内麻醉效果有影响，根据需要调节体位，有利于麻醉药的扩散、增加麻醉平面。因此，正确摆放体位，可充分显露手术野、让患者舒适、防止意外伤，又可减少药物用量，避免麻药中毒。

1.麻醉侧卧位

侧卧位穿刺插管麻醉时，协助患者摆放体位，尽量显露椎间隙；穿刺过程，护士站在患者腹侧进行床旁照顾，并协助固定穿刺部位，嘱患者若有不适可立即说明但不要移动身体，防止断针；穿刺中，注意观察患者面部表情，必要时与患者交谈，分散其注意力。

2.升腰桥(或折床)侧卧位

据报道，患者行硬膜外阻滞麻醉后丧失知觉，肌肉处于松弛状态，机体的保护性反射及自身调节能力下降，此时给予侧卧位升腰桥，可导致回心血量减少，心排血量下降。体位摆放不适，随着手术时间延长，患者耐受能力下降，出现躁动、不配合等。因此，摆放体位时，动作轻柔，准确迅速，一次到位，减少重复移动。侧卧前，应准备好体位垫、托手板、床沿挡板、肢体约束带等物品；翻身侧卧时，注意头部、肩部、髂部的着力点均匀受力，平移患者身体，避免压迫神经和血管；肾及肾区手术升高腰桥（或折床），应正对肋缘下3 cm，使患侧腰部皮肤有轻微的张力，髂嵴抬高，腰部平展；腋下、髂嵴前后、双腿之间放置体位垫固定，必要时上骨盆挡板，四肢上约束带，防止术中因患者烦躁发生身体移位，造成意外损伤和增加出血机会。

3.剖宫产仰卧位

硬膜外阻滞麻醉下剖宫产术，由于产妇巨大的子宫压迫下腔静脉，可造成一时性回心血量减少、心排血量下降，出现血压下降；同时，硬膜外阻滞麻醉给药后，阻滞了腰以下的感觉运动及交感神经，腹部及下腔静脉扩张，血管容量增加，血液存留于腹部及下肢，造成血容量相对不足，出现血压下降，常常发生低血压。因此，麻醉后取水平位仰卧时，应将手术床左倾 15°～30°，将产妇子宫推向左侧，减少下腔静脉的压迫。同时，选择左上肢静脉穿刺，左侧卧位麻醉穿刺，麻醉后仰卧，适当加快输液速度，积极配合医师进行补液，预防低血压。

（四）注意保暖

手术创面越大、麻醉范围越广、手术时间越长及输液量越多，患者体温降低的可能性和降温幅度也就越大。环境温度在 23 ℃时，冷感受器受到刺激，经体温调节中枢发生肌肉寒战产热，以维持体温；冷的消毒液直接刺激皮肤，引起患者寒战；冷的生理盐水冲洗体腔，吸收机体热量，额外增加机体能量消耗，使体温下降。对手术紧张、害怕引起情绪波动，使周围血管痉挛收缩。硬膜外阻滞麻醉阻断了交感神经，使阻滞区皮肤血管扩张，骨骼肌已丧失收缩产热能力，为保持体温恒定则通过非阻滞区的骨骼肌收缩，即发生寒战。同时，硬膜外阻滞麻药初量用足后，阻滞区血管扩张，有效循环减少，血量下降。此时麻醉医师往往用加快输液速度来纠正，造成单位时间内大量冷液体进入血液，直接刺激体温调节中枢出现寒战。因此，加强术中保暖，对小儿、老人的术后恢复尤为重要（如预热输入的液体、切口冲洗，体弱或手术历时长的手术患者使用变温毯等）。

1.控制手术间温度

接患者前 30 min，将手术间空调调至 24 ℃～26 ℃，冬季应适当调高至 26 ℃～27 ℃；等待麻醉期间，应盖好小棉被，注意双肩、双足保暖，在对皮肤进行消毒时，患者穿衣少或不穿衣，注意覆盖非消毒区域躯体部位，必要时暂停冷气输入，待手术铺巾盖好后再降室温；手术过程中，台上应加强术野以外部位的敷料覆盖，台下应注意肢体暴露部位的遮盖保暖，避免不必要的暴露；手术结束前将室温及时调高；对于婴幼儿、老年人、低温麻醉患者，最好使用变温毯，必要时提前预热被褥或暖箱。如果使用热水袋，温度不得超过 50 ℃，以免烫伤。

2.加温输液

为防止体温下降过多，术中静脉输注的液体及血液应加以温输注为宜。可将液体加温至 37 ℃左右、库存血加温至 34 ℃左右，必要时使用液体加温器控制；及时处理输液引起的热源反应，此类反应除寒战外，伴有皮疹等临床表现，应认真细致观察并加以区别，及时给予抗过敏处理。

3.温水冲洗体腔

提醒医师尽量缩短皮肤消毒时间，减少体热丢失；术中使用盐水纱布拭血；进行体腔冲洗时，应使用 37 ℃左右热盐水冲洗，以免引起体热散失。

4.严格规范麻醉药品及用量

低体温可引起麻醉加深，出现苏醒延迟，增加呼吸系统的并发症等，如区域麻醉时，阻滞区域的血管不能代偿性收缩，削弱了机体对寒冷的血管收缩防御反应，体热由深部向外传导，使体温下降，甚至刺激机体的温度感受器引起寒战反应；全麻药可抑制体温调节中枢，导致全身皮肤血管扩张，散热增加；肌松药使全身骨骼肌处于松弛状态，消除肌紧张及肌肉运动产热的来源。因此，必须科学、正确、合理地使用麻醉药。

（五）紧急抢救原则

（1）迅速解除呼吸道梗阻，保持呼吸道通畅，给氧、吸痰。

（2）迅速建立静脉输液通道，若穿刺困难，立即协助医师做深静脉穿刺或静脉切开，需要动脉输血者，立即准备输血器材。迅速备齐急救药品和器材，包括盐酸肾上腺素、阿托品、多巴胺、地塞米松、利多卡因、氯化钙、盐酸异丙嗪、肾上腺素、呋塞米、5%碳酸氢钠，以及除颤器、心电图机、心脏监护仪、血液加温仪及心脏按压包等，除颤器应处于备用状态，并置于手术间便于取用的中心位置上。

（3）严格按医嘱用药，严格执行三查七对制度，及时记录用药、治疗、复苏的全过程；使用中的注射器、液体袋，必须贴有药名、浓度、剂量标志；使用后的药袋或瓶、安瓿，全部保留至抢救结束。

（4）固定患者，上好约束带，防止坠床，并注意保暖。

（5）保持良好照明，协助安装人工呼吸机、除颤器等。

（6）密切观察体温、脉搏、呼吸及血液变化，并详细记录。

（7）严格执行无菌技术操作规程，及时、准确留取各种样本，随时配合手术、麻醉医师工作。

（8）具有防受伤观念，一切操作应轻、稳，防止粗暴，避免在抢救中并发其他损伤。

（9）抢救完毕，及时清洁、整理、补充急救药品和器材，保持基数齐备，器材性能良好。

三、局部麻醉

（一）麻醉药液的配置和用药

采用复方局部浸润麻醉剂，其中包括盐酸普鲁卡因 3 g，盐酸利多卡因 400 mg，盐酸丁哌卡因200 mg，哌替啶 100 mg，盐酸肾上腺素（1∶1 000）0.5 mL，生理盐水加到 1 000 mL。要求一次性将 1 000 mL 药液配置好备用，不允许随用随配以免在药量比例上发生问题，影响麻醉效果或出现中毒现象。局部浸润麻醉时分次进行皮内、皮下、肌肉或神经根周围注射。成人量 500～1 000 mL，8 岁以内的小儿用量减半（250～500 mL）。

（二）术中用药

术中患者如果有难以忍受的疼痛时，还可以在 3～5 h 间再给予二次哌替啶肌内注射，每次50 mg，8 岁以内的小儿减半量，加上局部麻药液中的哌替啶 100 mg，共计不超过 200 mg。

四、术前护理配合

（一）术前访视

手术患者难免存在种种思想顾虑、恐惧、紧张和焦虑心情。情绪激动和失眠均可导致中枢神经系统和交感神经系统过度活动。这些反应过于强烈，不仅对神经、内分泌及循环系统产生影响，并且会直接干扰麻醉和手术，因而削弱患者对麻醉和手术的耐受力，引发术中术后的并发症，通过术前访视患者，护士能够全面了解每个患者在身心方面的需求，从关怀、安慰、解释和鼓励着手，酌情将手术目的、麻醉方式、手术体位及麻醉和术中可能出现的不适情况，用通俗、恰当的语言向患者做具体的解释，针对存在的顾虑疑问进行交谈，取得患者的信任和配合，顺利地完成麻醉和手术。

（二）麻醉前用药护理

麻醉前给患者注射苯巴比妥钠、阿托品、哌替啶等药物，以达到镇定、止痛、降低基础代谢及神经反射的应激性，减少麻醉药用量，减少术中发生反射性低血压症，预防和对抗某些麻醉药物的不良反应。因此，麻醉前和用药后注意观察患者的血压、脉搏和呼吸，并且应用推车将患者送到手术室，以避免因其步行引起直立性低血压而发生意外。

（三）严格执行查对制度

患者入手术室后，仔细核对患者的姓名、性别、床号、住院号、麻醉方式、手术名称、手术部位等，检查麻醉前用药情况，各种皮试反应结果，是否禁饮禁食等。

（四）建立静脉通道

建立和保持静脉通路通畅，是麻醉及术中给药、补液、输血和患者出现危症时极为重要的一项抢救措施。静脉通路首选上肢静脉，因为循环时间短，药效发生快，便于麻醉管理，较大手术或紧急情况可做锁骨下静脉穿刺，监测中心静脉压，以指导输液。

五、术后护理配合

手术完毕，手术室护士应与麻醉师一同护送患者回病房，并与病房护士详细交接所施手术麻醉方法，手术中用药及术中和麻醉过程中患者的基本情况，麻醉后注意事项等。

（刘培培）

第七节　麻醉术后监护病房工作常规与离室标准

一、工作常规

麻醉术后患者在麻醉术后监护病房，虽然仅有短暂的停留，但因在此期间对其生命的支持等同于手术中的麻醉管理，所以麻醉后监测治疗室（PACU）是保证麻醉手术后患者的生命安全重要的一个监护治疗环节；在 PACU 期间主要的管理工作是由护理人员完成的。当患者的病情出现变化时，护士首先给予初步的处理；当发生严重并发症时，护士会迅速汇报医师进行急救，稍有贻误便可发生不可逆转的后果。患者从手术室至 PACU 及从 PACU 返回病房的二次转运，也都存在着很大的风险，所以必须严格按照统一可行的制度和流程去执行，才能确保 PACU 患者的生命安全。

（一）PACU 医护人员的基本素质和工作要求

（1）PACU 是个相对封闭并与外界隔离的治疗环境，对医护人员基本素质要求更高，医护人员首先具备较高的业务素质，熟练的专业护理技能，同时还必须具备高尚的医德品质、优良的医德修养，更需具备能够处处严于律己、踏实工作、慎独工作的敬业精神；对患者实施人文护理关怀及优质的护理服务。

(2)PACU 医务人员需具备熟练使用苏醒室内的呼吸机、监护仪、除颤器、简易呼吸器、负压吸引器等设备的能力,在患者进入前需确保这些设备均处于良好的备用状态(图 10-1、图 10-2)。

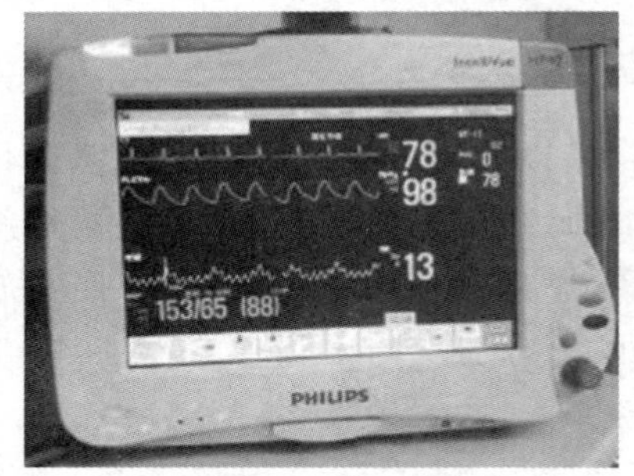

图 10-1 监护仪

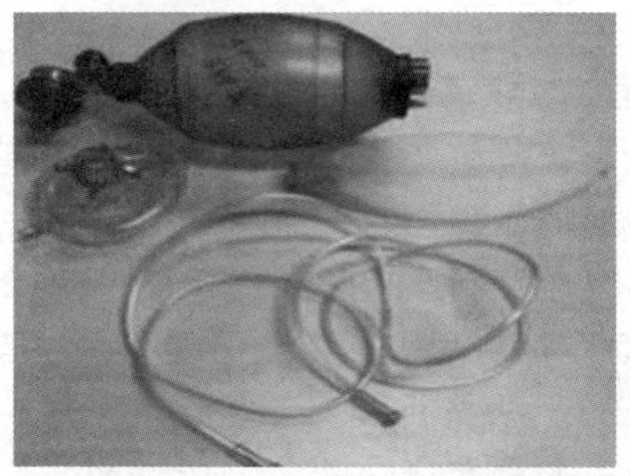
图 10-2 简易呼吸器与加压吸氧面罩

(3)熟知常规必备物品,如喉镜、气管插管、氧气袋、手电、吸痰管、口咽通气管、鼻咽通气管、加压面罩、听诊器、血压计及抢救药品的放置位置,随手便可触及(图 10-3、图 10-4、图 10-5)。

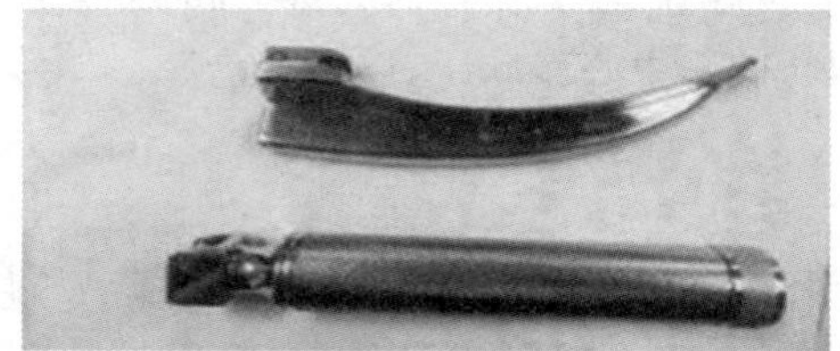
图 10-3 麻醉用喉镜

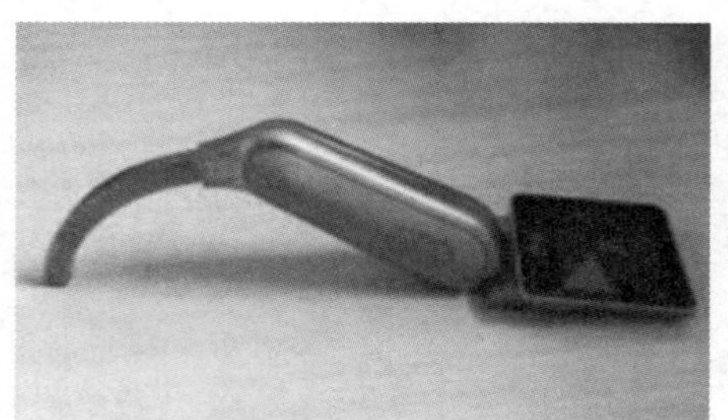
图 10-4 电子喉镜

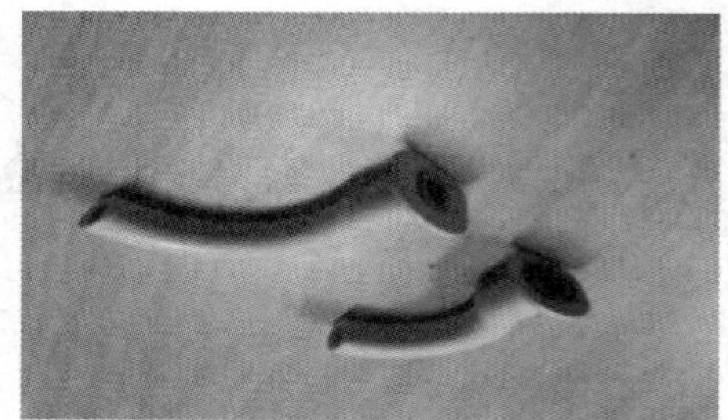
图 10-5 口咽通气道

(4)保证吸痰管、注射器、吸氧管、电极片、消毒剂、洗手液、手消毒液、无菌手套等一次性用品充足供应。

(5)保证供给氧气的准确性,防止吸入混合气体而致意外低氧血症甚至是死亡的情况发生;保障用电不可间断,专人负责管理。

(6)感染控制制度:为预防医院患者间发生交叉感染,入室前需要穿着隔离服,除苏醒室工作人员、相关麻醉及手术医师外,减少其他人员出入;与患者接触的医护人员须佩戴口罩帽子;传染病及感染患者需要专用病室监护,并在其使用呼吸机时配用人工鼻;患者出 PACU 后做空气及用物消毒处理;苏醒室内严格执行无菌技术操作原则及操作前洗手制度,执行物体表面、地面、空气消毒制度,避免医源性感染的发生。

(二)PACU 入室的标准

麻醉术后的患者,都有一个恢复的过程,为确保患者术后安全,避免术后意外情况或并发症的发生,同时减少医疗工作不必要的重复性工作,术后进入 PACU 按如下标准执行。

(1)凡是全麻患者麻醉后清醒不完全,自主呼吸未完全恢复者、肌肉张力差或因某些原因气管导管未拔除者,均应送入恢复室。

(2)各种神经阻滞麻醉术后生命体征不稳定、术中发生意外情况、术中使用大量镇痛镇静药物、有迟发性呼吸抑制危险者。

(3)特殊病情手术后,需要在手术室环境短暂监测、治疗者。

(三)进入 PACU 的交接流程和内容

1.交接流程

负责患者的麻醉医师、巡回护士与恢复室医师护士交接,护士还需在"手术患者签字单"三联单上签字备案。

2.交接内容

(1)麻醉医师与 PACU 医师交接内容。①一般资料:手术名称、时间、麻醉方法;②药物使用:镇痛药、肌松药、心血管活性药等;③特殊情况:失血量、输血量、液体量、尿量、牙齿松动等情况;拔管特殊注意事件、病情特殊注意事项。

(2)手术巡回护士与 PACU 护士交接内容。①核对资料:病历、患者身份(腕带)、物品、记录单、病号服、药品、X 线等各种片子;②输液管路通畅及固定情况、皮肤情况、各种引流管通畅情况、妥善安置固定情况;③安全检查:输液用药性质、血液制品、腕带、病历核对。

(四)患者入苏醒室的转运

麻醉术后患者,多数转运过程都是很常规的工作,但是有部分患者因手术间面临紧急的接台手术,或手术结束过快而麻醉药物还需要时间代谢,或是呼吸功能恢复不完全需要简易呼吸器辅助呼吸,或术后已苏醒出现躁动,甚至还有因血压低用升压药物持续维持等情况出现,所以术后转运过程要根据病情不同而有侧重,存在一定的风险,应该重视并要严格按工作流程执行。

(1)由麻醉医师负责把患者送入 PACU,或由 PACU 护士从手术间接患者至 PACU。

(2)将患者从手术台移至苏醒室平车上,给予患者头低脚高位或头低位。

(3)妥善固定好各种管路,维持各管路通畅,生命支持药物正常输入,防治各种管路被刮碰或被患者自行拔除。

(4)转运途中有气道阻塞或呕吐误吸发生的危险,注意让患者保持侧卧位(图 10-6)。

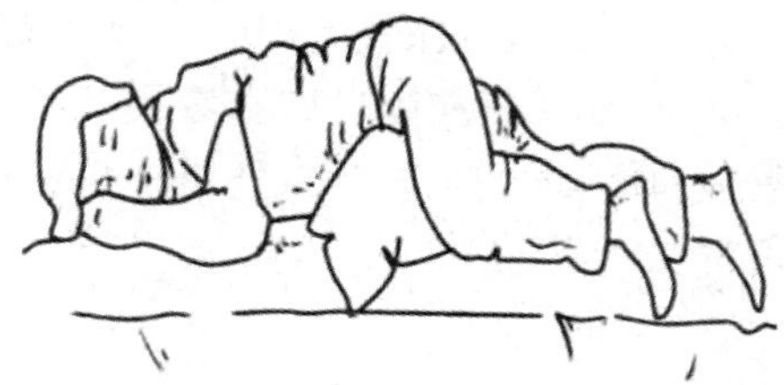

图 10-6 拔管后防止误吸的体位

(5)病情重者,途中应不间断给予吸氧或辅助呼吸,以防发生低氧血症,并适当加快转运速度。

(6)转运中负责的麻醉医师或苏醒护士,应在患者头部位置严密观察患者面色、呼吸状态等,防止发生病情突变以急救。

(五)PACU评估及监测处理

常规工作是对术后患者进行呼吸功能恢复的正确评估，选择有效的给氧方式，降低低氧血症发生概率；给予术后患者保温，以提高患者舒适度并加快复苏。病情发生变化时，护士首先要快速进行初步处理，有困难时需立即通知医师。

(1)常规监测血氧饱和度、心电及无创血压，评估气道通畅程度；少数患者因病情的需要给予监测呼气末二氧化碳浓度($ETCO_2$)、有创动脉压力及体温，至少15 min一次并记录。

(2)实时对患者意识、疼痛、恶心、呕吐、手术切口出血等进行评估和初步的处理，必要时按医嘱执行用药并记录。

(3)气管插管者等待呼吸完全恢复，血气分析正常，患者清醒，循环功能基本稳定及无特殊情况即可拔除插管。

(4)全麻后苏醒期间重点注意以下方面。①保持呼吸道通畅，插管患者注意保持插管固定的牢靠性，防止脱出。及时负压吸引清除气道内分泌物，保持插管气囊压力在1.5～2.5 kPa(15～25 cmH_2O)，检查插管深度并记录，拔管后清醒者去枕平卧，头偏向一侧，有效方式为吸氧。加强对呼吸频率、呼吸幅度、皮肤颜色的观察，对缺氧及二氧化碳蓄积应做出确切诊断并汇报给医师治疗处理。②保持循环稳定，密切观察血压、脉搏、中心静脉压，如有血压下降、高血压、心律失常，立刻汇报医师查明原因并及时处理。③监测心电，观察尿量、引流情况，若有继发出血立即报告医师，做好二次手术准备。④意识恢复评估：全麻后2 h意识未恢复即认为麻醉苏醒延迟，应考虑麻醉药物的影响，回顾手术麻醉中有无严重低血压与低氧血症；严重贫血，低温，糖代谢紊乱，水、电解质失衡及中枢神经系统本身疾病影响，均应及早防治，除加强呼吸循环管理，查明原因对症处理外，必要时遵照医嘱给相应麻醉药拮抗如纳洛酮、毒扁豆碱、氨茶碱、贝美格、哌甲酯等药物处理。⑤实时评估患者肢体活动情况，区域麻醉肢体活动及感觉运动功能情况，全麻后四肢能否自主活动及清醒后对握力的评估。

(5)拔管指征的评估及实施拔管。①拔管指征：呼吸空气的情况下，血氧饱和度达92%；呼吸方式正常，患者自主呼吸不费力，每分钟呼吸频率<30次，潮气量>300 mL；患者意识恢复，可以合作；保护性吞咽、咳嗽反射恢复；肌张力恢复，持续握拳有力，抬头试验阳性(无支撑抬头坚持10 s)。②实施拔除插管：患者已经符合拔管指征即拔管，或是病情需要可提前拔管，但拔管后要严密监测血氧情况。拔管前要了解气道情况，充分吸氧，清理气道内、口腔内分泌物；放出气囊气体；加大吸氧流量，监测血氧饱和度达95%；嘱患者张嘴，边吸引边将吸痰管连同插管一起拔出，头偏向一侧，继续用面罩给氧，现在也有主张拔管同时不做气道吸痰，气道吸痰负压下有可能导致肺泡塌陷，拔管瞬间导致误吸，可在拔管前先做膨肺吸痰后即刻拔管，气道里即使有分泌物也可被肺内气体吹出；监测血氧饱和度，评估是否存在气道梗阻或通气不足的征象，若发生低氧血症应迅速处理，积极纠正处理诱发因素。

二、离室标准

(一)PACU离室标准

1.全麻患者离室标准

(1)全麻患者需完全清醒，恢复知觉，能正确辨别时间和地点。

(2)呼吸道通畅，呼吸交换满意，无呕吐及误吸危险。

(3)全麻后四肢能自主活动。

(4)循环功能稳定。

2.患者离室的其他标准

(1)中枢神经系统标准:术前神智正常者,神志恢复,有指定性动作;定向能力恢复,能辨认时间和地点;肌张力恢复,平卧抬头能持续 10 s 以上。

(2)呼吸系统标准:能自行保持呼吸道通畅,吞咽及咳嗽反射恢复,通气功能正常,呼吸频率为 12～30 次/分钟,能自行咳嗽排除呼吸道分泌物,$PaCO_2$在正常范围,或达到术前水平,呼吸空气条件下 5 min 后血氧饱和度仍能高于 95%。

(3)循环系统标准:心率、血压不超过术前值的 20%并稳定 30 min。

(4)椎管内麻醉后,呼吸循环稳定,麻醉平面在 T_6 以下,最后一次椎管内给予局麻药 1 h 以后,感觉及运动神经功能已有恢复,交感神经功能已恢复,循环功能稳定不需要升压药。

(5)术后麻醉性镇痛药或镇静药用后观察 30 min 无异常反应。凡是术中术后使用了镇静镇痛药物,出室前均由麻醉医师根据 Steward 评分对患者进行评价,≥4 分方可离开恢复室。

(6)没有麻醉或手术并发症,如气胸、活动性出血等。

(7)如果病情危重,需进一步加强监测和治疗的患者则直接转入 ICU。

(二)PACU 转出流程及交接内容

患者达到转出标准,由 PACU 护士提出,麻醉医师确认签字转送原来病房。

1.转出流程

测定 Steward 评分在 4 分以上,特殊患者血气指标正常;由麻醉医师签字;填写记录单小结,通知护工电梯等待;告知患者,患者整理衣物;根据病情,必要时备好氧气袋及急救用品;妥善固定各种管道,摆放合适体位,护送者位于患者头部;一般由护士与护工陪送患者回病房,与病区护士交接签字,患者特殊物品由患者家属同时签字备案。

2.与病房护士交接内容

(1)与病房护士交接病情,监护仪显示患者生命体征正常且平稳,在护理记录单上双方签字。

(2)交接内容包括:简要病史、诊断、麻醉及手术经过,术中用药、生命体征变化、输血情况、输液情况、麻醉药及拮抗剂使用情况、恢复苏醒经过、仍有可能发生的问题、下一步需要注意观察和处理事项,及皮肤完好情况等,并将患者随身携带的病服、活动义齿、药品、各种检查资料等一并交予护士及家属,签字备案。

(3)转运工作应由 PACU 护士及护工护送;危重患者应由麻醉医师或与手术医师共同护送,转运流程参见患者入苏醒室的转运;并向病房医师详细交接病情,移交病历与治疗记录。

(三)PACU 患者转入 ICU 的流程及交接

凡是需要转入 ICU 的患者,均是因为在 PACU 短时间内其意识不能恢复、需要长时间带气管插管、需长时间循环支持、术中或术后发生过严重并发症等患者,这些患者的转运过程都存在着生命危险,有的需要辅助呼吸,有的需要升压药维持,必须重视转运过程中的安全。

(1)对较为复杂的大手术,评估生理功能在 1～2 d 间难以稳定,患者随时可能出现严重并发症者,手术后直接转至 ICU。

(2)对已经进入恢复室的患者,术后已 2 h 以上生理功能不稳定或出现比较严重并发症,由 PACU 室护士提出,麻醉医师下达医嘱,与患者家属沟通后转入 ICU 继续监测治疗。

(3)首先电话联系 ICU 做好准备,呼叫电梯等候,以缩短患者等待时间。

(4)苏醒室进行病情记录小结,对患者现在的状态、下一步加强观察护理问题总结并记录。

(5)各种管路妥善放置,需要泵入的药物要保证连续不间断;需要使用简易呼吸器辅助呼吸的患者途中不可间断,必要时携带氧气袋等急救物品。

(6)由麻醉医师、苏醒室护士和手术医师同时参加患者 ICU 的转运。外科医师和护士在转运车前方,麻醉医师在转运车后方(患者头部位置处)保证充分通气,必要时用简易呼吸器辅助呼吸。

(7)途中密切观察患者的呼吸、血压,心率及面色等,以维持途中的治疗和应对病情突变。

(8)至 ICU 后,与护士交接内容同病房交接并签字。

(刘培培)

第十一章

院感科护理

第一节　气性坏疽感染的预防与控制

气性坏疽通常又称梭状芽孢杆菌性肌坏死，是由一群梭状芽孢杆菌引起的一种快速进展的急性严重特异性感染性疾病。致病菌产生的外毒素可引起严重毒血症及肌肉组织的广泛性坏死，病情发展迅速，病死率高。患者早期临床表现为表情淡漠，头晕、头痛、恶心、呕吐、出冷汗、烦躁不安、高热、脉搏快速，呼吸急促，并有进行性贫血。自觉伤口局部沉重，有包扎过紧感。以后突然出现患部“胀裂样”剧痛，这种疼痛为特征性的疼痛，不能用一般止痛剂缓解。患部肿胀明显，压痛剧烈。伤口周围水肿、皮肤苍白、紧张发亮。随着病变进展，静脉淤滞，皮肤很快变为紫红色，进而变为紫黑色。伤口内肌肉由于坏死，呈暗红色或土灰色，失去弹性，刀割时不收缩，也不出血，犹如煮熟的肉。伤口周围皮肤有捻发音，表示组织间有气体存在。轻轻挤压患部，常有气泡从伤口逸出，并有稀薄、恶臭的浆液样血性分泌物流出。伤口分泌物涂片检查有大量革兰染色阳性杆菌，X线检查伤口肌群间有气体。晚期患者有严重中毒症状，血压下降，最后出现黄疸、谵妄和昏迷。如处理不及时，患者常丧失肢体，甚至死亡。气性坏疽多见于战伤、地震损伤以及日常各种原因的严重创伤。

一、气性坏疽的流行病学

导致气性坏疽多数病例以A型产气荚膜杆菌为主，其他如水肿杆菌、败血杆菌等均可介入。梭状芽孢杆菌是腐物寄生菌，普遍存在于泥土、人及动物的肠道或粪便中。气性坏疽多为散发，日常生活中产生的损伤或医源性损伤都可导致感染发生，如臀部手术、臀部注射，或大块的肌肉和大动脉的损伤、开放性骨折、烧伤等。在地震或战争时，如果撤离或治疗时间的延误，可出现气性坏疽的暴发。少数情况下，气性坏疽也可在没有伤口的情况下发生，气性坏疽可以是阴囊和会阴处的原发感染。气性坏疽患者的死亡率可达11%～31%，但如果不及时治疗，死亡则无一例能幸免。

(一)传染源

在医院内，气性坏疽患者是主要的传染源。病原体大量存在于患者坏死组织和渗出液中，以及被伤口分泌物污染的敷料、器械和物品等表面。

(二)传播途径

1.接触传播

接触患者伤口的坏死组织和渗出液,接触污染的敷料和织物,尤其是接触者皮肤有破损,病原体可通过破损伤口侵入感染。病原体也可通过医务人员污染的手从一个患者传播到另一个患者。

2.可疑气溶胶传播

伤口冲洗过程中产生气溶胶污染空气、环境等,恰好附近有介入性操作或开放性伤口患者的存在,有引发感染的风险。

3.污染的诊疗器械传播

被病原体污染的医疗器械或物品,未经有效消毒和灭菌,如拔牙、手术等操作导致感染的发生。

(三)人群易感性

梭状芽孢杆菌广泛存在,容易进入伤口,但不一定致病。疾病的发生依赖于下列多种因素。

(1)有伤口存在,尤其是组织肌肉广泛损伤或大片坏死的患者。

(2)人体抵抗力低下。

(3)伤口局部氧浓度降低,伤口的缺氧环境适合梭状芽孢杆菌生长。如大量失血或休克,局部血供障碍。伤口污染泥土、弹片或被覆盖物覆盖。尤其是进行臀部、会阴部手术,接近粪源性细菌,或使用止血带时间过长等,都容易发生气性坏疽。

(四)潜伏期

潜伏期 1～4 d,常在伤后 3 d 发病,亦可短至 24 h,个别情况下可短至 1～6 h。

(五)病原体特性和流行特征

1.病原体特性

气性坏疽的致病菌为厌氧菌,革兰染色阳性,可形成芽孢,产生外毒素。梭状芽孢杆菌在自然界广泛存在。在有氧的环境下,菌体不能生长,还能抑制毒素的产生。当皮肤有破损尤其是伤口处有坏死组织,异物存在,或缺血使伤口局部氧浓度降低,有利于细菌大量繁殖生长。

2.流行特征

多为散发,偶有暴发。多见于战争、地震伤害导致的创伤感染暴发。日常生活中的严重损伤以及结肠直肠手术等,也可导致感染发病。

二、气性坏疽的医源性感染控制

(一)管理传染源

(1)战争、地震等伤害引起开放性伤口患者较多时,应认真做好预检分诊工作,将可疑感染患者与其他患者分开,以减少患者之间的交叉感染。

(2)接诊患者车辆的铺单应采用一次性防渗透床单,并做到一人一用,用后严格按照医疗废物焚烧处理。

(3)确诊或可疑气性坏疽患者应单间隔离,伤口局部必须进行彻底清创,在伤后 6 h 内清创,几乎可完全防止气性坏疽的发生。即使受伤已超过 6 h,在大量抗生素的使用下,清创术仍能起到良好的预防作用。清创后的伤口可用 3%过氧化氢或 1∶1 000 高锰酸钾溶液冲洗、湿敷,对已缝合的伤口,应将缝线拆开,敞开引流。

(4)固定换药室、手术间,诊疗物品固定专用。换药和手术结束后,房间严格终末消毒。

(5)加强病区管理,严格探视制度,做好疾病的预防宣传工作。

(二)切断传播途径

(1)科室:对气性坏疽患者使用后的可重复应用的医疗器械和用品,要双层密闭包装,并标明感染性疾病名称后,送消毒供应中心集中处理。供应室应先采用含氯或含溴消毒剂 1 000~2 000 mg/L 浸泡经 30~45 min,有明显污染物时应采用含氯消毒剂 5 000~10 000 mg/L浸泡至少 60 min 后,再进行清洗和灭菌处理。

(2)医疗废物放置双层包装袋内,粘贴标识,密闭送医疗废物暂存处,交集中处置单位焚烧处理。

(3)截肢后的肢体,采用过氧化氢处理后,专用袋密闭封装,注明特殊感染标识,交火葬场火化,并做好交接登记。

(三)保护易感人群

(1)加强防病的宣传,使医务人员和患者了解疾病的特性,做到疾病的早发现、早治疗,因为早诊断和及时治疗是保存患者肢体和挽救生命的关键。早隔离确诊或疑似患者,还可减少疾病的传播。

(2)医务人员接触患者应做好个人防护,进入病室必须穿隔离衣,戴口罩、帽子,接触伤口或污染物戴手套。给患者冲洗伤口,为防止喷溅或吸入气溶胶,应戴外科口罩及护目镜。医务人员皮肤有伤口或渗出性皮炎等,应戴双层手套或暂时调离现岗位。

(3)主动免疫保护方法仍在试验中。

(王清芳)

第二节 破伤风感染的预防与控制

破伤风是一种急性致死性疾病,是由破伤风杆菌经皮肤或黏膜伤口侵入人体,在缺氧环境下生长繁殖,产生毒素而引起的以阵发性肌肉强直收缩和痉挛为主要临床特征的特异性感染。

一、破伤风的流行病学

破伤风杆菌是革兰染色阳性厌氧性芽孢杆菌,广泛存在于自然环境,如灰尘、土壤和人畜粪便中。甚至在医院和手术室的空气中也可检出。主要发病为免疫接种开展不充分的贫穷国家,好发人群为青年和新生儿,男性较女性多发。在发病的不同年龄组中,老年人和婴儿死亡率高。

(一)传染源

在医院内破伤风感染患者是主要的传染源。破伤风杆菌仅停留在伤口局部繁殖。伤口处组织和分泌物可检出大量病原体。

(二)传播途径

1.接触传播

皮肤破损处接触患者伤口分泌物或被病原体污染的物品,可导致感染发生。也可通过医务人员污染的手,将破伤风杆菌从一个感染患者,传播到下一个经常需要伤口护理的患者。

2.可疑气溶胶传播

进行伤口冲洗或清创，产生大量携带病原体的气溶胶，导致周围环境和空气严重污染，附近患者正好有开放性伤口和多次实施侵入性操作，有感染发病的报道。

3.通过污染医疗用品传播

患者污染的医疗器械和物品，下一个患者使用前未经有效消毒灭菌，可导致疾病的传播。

（三）人群易感性

未接受免疫接种，尤其是皮肤有破损者都为易感人群。但伤口内有破伤风杆菌，并不一定都发病。破伤风的发生除了与细菌数量多，毒力强以及缺乏免疫力等情况外，伤口局部有坏死组织、活动性炎症和异物存在导致的厌氧环境，是破伤风发生的有利条件。

（四）潜伏期

破伤风的潜伏期一般为7～10 d，也可短至24 h或长达数月、数年。约有90%的患者在受伤后2周内发病。潜伏期和前驱期越短，疾病就越严重。

（五）病原体特性和感染特征

1.病原体特性

破伤风杆菌是专性厌氧菌，可形成芽孢。菌体易杀灭，但芽孢有特殊的抵抗力，须经煮沸30 min，压力蒸汽10 min或用苯酚浸泡10～12 h可将其杀灭。

2.感染特征

破伤风杆菌无法侵入正常的皮肤与黏膜，一般都是发生在创伤后。破伤风杆菌的滋生繁殖需要无氧环境。破伤风芽孢必须在组织内氧化还原电位低至150 mV时才能迅速繁殖。未经清创处理污染严重的伤口、组织缺血性坏死、引流不畅或伤口合并需氧化脓菌感染时，破伤风便容易发生。少数破伤风可在无明显伤口存在的情况下出现，如皮肤非常细微的伤口沾染土壤、粪肥或接触锈蚀的金属物品也可能被感染，因为有15%～25%的患者没有近期受伤的经历。破伤风可发生于手术后和肌内注射药物后，偶发于手术摘除留在体内多年的异物后。也可并发于烧伤、溃疡、冻伤、坏疽、开放性骨折、人工流产和产后。新生儿破伤风常见于脐带残端消毒不严格的接生技术。

二、破伤风的医源性感染控制

坚持预防为主的方针，破伤风是可以预防的。常见的措施是加强劳动保护，防止创伤发生。注射破伤风类毒素进行主动免疫。一旦意外发生创伤，坚持伤口的正确处理，及时进行被动免疫，可预防疾病发生。

（一）管理传染源

（1）对患者实施单间隔离，同种病原体感染患者可同住一室。保持病室环境安静，防止光声刺激。

（2）患者诊疗物品固定专用。

（3）换药或手术最好固定在隔离房间，每次进行伤口清创或换药后，房间都必须进行终末消毒。

（二）切断传播途径

（1）普及新法接生技术，产科严格脐带残端消毒处理，减少新生儿感染破伤风。

（2）严格医疗器械和用品的消毒灭菌，防止病原体经污染医疗器械、设备及用品导致的感染发生。

(3)患者污染的织物类,需要双层包装,集中焚烧。

(4)患者房间的物体表面,可用500～1 000 mg/L有效氯或有效溴消毒剂进行擦拭消毒,有污染随时消毒。

(5)对没有保留价值的废弃物,如患者伤口敷料等,严格按照医疗废物进行焚烧处理。

(6)医务人员工作中严格个人防护,进行伤口冲洗时应穿隔离衣、戴口罩和护面屏。接触伤口或污染物戴手套,手有破损戴双层手套或暂时调离工作岗位。

(7)严格实施手卫生,医务人员接触患者前后要严格消毒双手。

(三)保护易感人群

(1)加强职业防护,尽量避免发生创伤,一旦发生皮肤或黏膜破损,应及时正确处理伤口。

(2)对于严重污染的伤口及时进行彻底清创,如切除无活力的组织,清除异物,打开无效腔,敞开伤口,充分引流等措施,可减少或防止破伤风的发生。

(3)对于从事容易发生创伤的医院工作人员,如总务处的水暖工、维修工、医疗废物处理人员等,可给予注射破伤风类毒素(ATT),使人体获得自动免疫。采用破伤风类毒素基础免疫通常需要注射3次。首次皮下注射0.5 mL,间隔4～6周再注射0.5 mL,第2针经6～12个月再注射0.5 mL。以后每隔5～7年皮下注射类毒素0.5 mL,作为强化注射。一般抗体产生是在首次注射类毒素10 d左右,30 d后达到有效保护抗体浓度。接受全程主动免疫者,伤后仅需皮下注射类毒素0.5 mL,即可在3～7 d产生有效的保护抗体。国外一些国家推荐每10年进行一次ATT的免疫接种,以维持人群的免疫水平。

(4)对于未进行过破伤风主动免疫注射而发生创伤的医院员工,尤其被锈蚀的金属刺伤,且伤口细而深,可注射破伤风抗毒血清(TAT)或人体破伤风免疫球蛋白(TIG)进行被动免疫。破伤风抗毒血清是最常用的被动免疫制剂。常用剂量是1 500 U肌内注射,伤口污染严重或受伤超过12 h,剂量加倍,有效作用可维持10 d左右。TAT是血清制品,容易发生变态反应,注射前必须做皮肤过敏试验,TAT皮肤试验过敏者,常采用脱敏注射方法。脱敏注射时,应仔细观察接受注射者的各种变化,防止致死性变态反应的发生。如出现面色苍白,出皮疹、血压下降等症状,应立即停止注射,马上给予肾上腺素皮下注射和吸氧等抢救措施。人体破伤风免疫球蛋白预防剂量为250～500 U,一次注射后免疫效能10倍于TAT,可在体内维持4～5周。如果距离最后一次接种ATT已超过5年的感染或较大创伤者,推荐再给予接种一次0.5 mL ATT,可减少破伤风发病的概率。但不推荐鞘内和伤口周围局部浸润注射破伤风抗毒血清,因其效果不肯定。

(王清芳)

第三节 皮肤软组织感染的预防与控制

皮肤软组织感染种类繁多,包括皮肤、软组织感染,压疮感染,烧伤感染,乳腺感染,脐炎和婴儿脓疱病等,有些相当常见,如疖、痈、蜂窝织炎等,有些虽少见,但发病后很凶险,如新生儿皮下坏疽。皮肤软组织感染虽为局部感染,但当免疫缺陷、粒细胞减少、糖尿病、营养不良等情况下,局部感染可成为传染源,播散至全身其他部位,甚至发生败血症等全身感染。

一、病原微生物

皮肤感染病原菌种类很多,包括细菌、真菌、病毒及寄生虫,与医院感染有关的皮肤感染病原菌有:①金黄色葡萄球菌,能穿透皮肤引起脓疱病及伤口感染。②化脓性链球菌,链球菌伤口感染常播散到周围组织并发生败血症。③表皮葡萄球菌。④大肠埃希菌、肠杆菌属等,虽然种类不多,但其危害性大。

二、危险因素

(1)患有糖尿病、肾病、贫血等慢性疾病的患者和接受放化疗、免疫抑制剂治疗的患者危险性增高。

(2)抵抗力低下老人及小儿。

(3)接受各种插管的患者。感染部位以导管插入部位感染及脓疱疹最常见。

三、感染诊断

(一)皮肤感染

1.临床诊断

皮肤有脓性分泌物、脓疱、疖肿等或患者有局部疼痛或压痛,局部红肿或发热,无其他原因解释者。

2.病原学诊断

临床诊断基础上,从感染部位的引流物、抽吸物中培养出病原体或者血液、感染组织特异性病原体抗原检测阳性即可诊断。

(二)软组织感染

软组织感染包括坏死性筋膜炎、感染性坏疽、坏死性蜂窝组织炎、感染性肌炎、淋巴结及淋巴管炎。

1.临床诊断

符合下述 3 条之一即可诊断。

(1)从感染部位引流出脓液。

(2)外科手术或组织病理检查证实有感染。

(3)患者有局部疼痛或压痛、局部红肿或发热,无其他原因解释。

2.病原学诊断

临床诊断基础上,符合下述 2 条之一即可诊断。

(1)血液特异性病原体抗原检测阳性,或血清 ISM 抗体效价达到诊断水平,或双份血清 IgG 呈 4 倍升高。

(2)从感染部位的引流物或组织中培养出病原体。

(三)压疮感染

压疮感染包括压疮浅表部和深部组织感染。

1.临床诊断

压疮局部红、压痛或压疮边缘肿胀,并有脓性分泌物。

2.病原学诊断

临床诊断基础上,分泌物培养阳性。

(四)烧伤感染

1.临床诊断

烧伤表面的形态或特点发生变化,如焦痂迅速分离,焦痂变成棕黑、黑或紫罗兰色,烧伤边缘水肿,同时创面有脓性分泌物或患者出现发热>38 ℃或低体温<36%,合并低血压即可诊断。

2.病原学诊断

临床诊断基础上,血液培养阳性并除外有其他部位感染或烧伤,组织活检显示微生物向邻近组织浸润。

(五)乳腺脓肿或乳腺炎

1.临床诊断

符合下述3条之一即可诊断。

(1)红、肿、热、痛等炎症表现或伴有发热,排除授乳妇女的乳汁淤积。

(2)外科手术证实。

(3)临床医师诊断的乳腺脓肿。

2.病原学诊断

临床诊断基础上,引流物或针吸物培养阳性。

(六)脐炎

1.临床诊断

新生儿脐部有红肿或有脓性渗出物。

2.病原学诊断

临床诊断基础上,有引流物、针吸液培养阳性或血液培养阳性(排除其他部位感染)即可诊断。

(七)婴儿脓疱病

1.临床诊断

皮肤出现脓疱或临床医师诊断为脓疱病。

2.病原学诊断

临床诊断基础上,分泌物培养阳性。

四、预防控制措施

(1)重视皮肤卫生,保持皮肤清洁;尽量避免皮肤潮湿和摩擦刺激。

(2)卧床患者加强护理措施,定期变换体位,避免局部长时间受压,防止压疮发生。

(3)及时处理体表软组织的损伤,积极治疗皮肤病,减少抓破损伤。

(4)所有皮肤侵入性操作必须严格皮肤消毒,执行无菌操作。

(王清芳)

第四节　呼吸机相关肺炎感染的预防与控制

一、定义

呼吸机相关肺炎(VAP)是指气管插管或气管切开患者接受机械通气 48 h 后发生的肺炎，机械通气撤机、拔管后 48 h 内出现的肺炎也属于 VAP 范畴。

二、流行病学

VAP 属于医院获得性感染，我国大规模的医院感染横断面调查结果显示，住院患者中医院获得性感染的发生率为 3.22％～5.22％，其中医院获得性下呼吸道感染为 1.76％～1.94％。国内外研究结果均显示，包括 VAP 在内的下呼吸道感染居医院获得性感染构成比之首。

三、危险因素和发病机制

(一)危险因素

发生 VAP 的危险因素涉及各个方面，可分为宿主自身和医疗环境两大类因素，主要危险因素见表 11-1。患者往往因多种因素同时存在或混杂，导致 VAP 的发生、发展。

表 11-1　医院获得性肺炎/呼吸机相关肺炎反生的危险因素

分类	危险因素
宿主自身因素	高龄
	误吸
	基础疾病(慢性肺部疾病、糖尿病、恶性肿瘤、心功能不全等)
	免疫功能受损
	意识障碍、精神状态失常
	颅脑等严重创伤
	电解质紊乱、贫血、营养不良或低蛋白血症
	长期卧床、肥胖、吸烟、酗酒等
医疗环境因素	ICU 滞留时间、有创机械通气时间
	侵袭性操作，特别是呼吸道侵袭性操作
	应用提高胃液 pH 的药物(H_2-受体阻断剂、质子泵抑制剂)
	应用镇静剂、麻醉药物
	头颈部、胸部或上腹部手术
	留置胃管
	平卧位
	交叉感染(呼吸器械及手感染)

(二)发病机制

VAP 的发病机制是病原体到达支气管远端和肺泡，突破宿主的防御机制，从而在肺部繁殖并引起侵袭性损害。致病性微生物主要通过两种途径进入下呼吸道。

(1)误吸。

(2)致病性微生物以气溶胶或凝胶微粒等形式通过吸入进入下呼吸道，其致病性微生物多为外源性，如结核分枝杆菌、曲霉和病毒等。此外，VAP 也有其他感染途径，如感染病原体经血行播散至肺部、邻近组织直接播散或污染器械操作直接感染等。

气管插管使得原来相对无菌的下呼吸道直接暴露于外界，同时增加口腔清洁的困难，口咽部定植菌大量繁殖，含有大量定植菌的口腔分泌物在各种因素(气囊放气或压力不足、体位变动等)作用下通过气囊与气管壁之间的缝隙进入下呼吸道；气管插管的存在使得患者无法进行有效咳嗽，干扰了纤毛的清除功能，降低了气道保护能力，使得 VAP 发生风险明显增高；气管插管内外表面容易形成生物被膜，各种原因(如吸痰等)导致形成的生物被膜脱落，引起小气道阻塞，导致 VAP。此外，为缓解患者气管插管的不耐受，需使用镇痛镇静药物，使咳嗽能力受到抑制，从而增加 VAP 的发生风险。

VAP 可自局部感染逐步发展到脓毒症，甚至感染性休克。其主要机制是致病性微生物进入血液引起机体失控的炎症反应，导致多个器官功能障碍，除呼吸系统外，尚可累及循环、泌尿、神经和凝血系统，导致代谢异常等。

四、病原学

非免疫缺陷患者的 VAP 通常由细菌感染引起，由病毒或真菌引起者较少，常见病原菌的分布及其耐药性特点随地区、医院等级、患者人群及暴露于抗菌药物的情况不同而异，并且随时间而改变。我国 VAP 常见的病原菌包括鲍曼不动杆菌、铜绿假单胞菌、肺炎克雷伯菌、金黄色葡萄球菌及大肠埃希菌等。但需要强调的是，了解当地医院的病原学监测数据更为重要，在经验性治疗时应根据及时更新的本地区、本医院甚至特定科室的细菌耐药特点针对性选择抗菌药物。

(一)病原谱

我国 VAP 患者主要见于 ICU。VAP 病原谱中，其中鲍曼不动杆菌分离率高达 35.7%～50%，其次为铜绿假单胞菌和金黄色葡萄球菌，二者比例相当(表 11-2)。≥65 岁的患者中铜绿假单胞菌的分离率高于其他人群。

表 11-2　我国呼吸机相关肺炎患者常见细菌的分辨率(%)

菌种	≥18 岁	≥65 岁
鲍曼不动杆菌	12.1～50.5	10.3～18.5
铜绿假单胞菌	12.5～27.5	27.7～34.6
肺炎克雷伯菌	9～16.1	5.1～13.9
金黄色葡萄球菌	6.9～21.4	5.8～15.4
大肠埃希菌	4～11.5	1.3～6.2
阴沟肠杆菌	2～3.4	3.1
嗜麦芽窄食单胞菌	1.8～8.6	4.6～9.6

由于我国二级及以下医院高质量前瞻性的 VAP 流行病学研究尚不足，目前查到的文献绝

大部分为回顾性研究，以上数据仅供参考。

（二）常见病原菌的耐药性

细菌耐药给 VAP 的治疗带来了严峻挑战。临床上 MDR 的定义是指对 3 类或 3 类以上抗菌药物（除天然耐药的抗菌药物）耐药，广泛耐药（XDR）为仅对 1～2 类抗菌药物敏感而对其他抗菌药物耐药，PDR 为对能得到的、在常规抗菌谱范围内的药物均耐药。

VAP 常见的耐药细菌包括碳青霉烯类耐药的鲍曼不动杆菌（CRAB）、碳青霉烯类耐药的铜绿假单胞菌（CRPA）、产超广谱 β-内酰胺酶（ESBLs）的肠杆菌科细菌、甲氧西林耐药的金黄色葡萄球菌（MRSA）及碳青霉烯类耐药的肠杆菌科细菌（CRE）等。我国多中心细菌耐药监测网中的中国细菌耐药监测网（CHINET）和中国院内感染的抗菌药物耐药监测（CARES）数据均显亦，在各种标本中（血、尿、痰等）CRAB 的分离率高达 60%～70%，CRPA 的分离率为 20%～40%，产 ESBLs 的肺炎克雷伯菌和大肠埃希菌的分离率分别为 25%～35%和 45%～60%，MRSA 的分离率为 35%～40%，CRE 的分离率为5%～18%。而来自痰标本中的某些耐药菌，如 MRSA 的发生率往往更高。

五、诊断

（一）临床诊断标准

VAP 的临床表现及病情严重程度不同，从单一的典型肺炎到快速进展的重症肺炎伴脓毒症、感染性休克均可发生，目前尚无临床诊断的“金标准”。肺炎相关的临床表现满足的条件越多，临床诊断的准确性越高。

胸部 X 线或 CT 显示新出现或进展性的浸润影、实变影或磨玻璃影，加上下列 3 种临床症候中的2 种或以上，可建立临床诊断：①发热，体温＞38 ℃；②脓性气道分泌物；③外周血白细胞计数＞10×10^9/L或＜4×10^9/L。

影像学是诊断 VAP 的重要基本手段，应常规行 X 线胸片，尽可能行胸部 CT 检查。对于危重症或无法行胸部 CT 的患者，有条件的单位可考虑床旁肺超声检查。

（二）病原学诊断

在临床诊断的基础上，若同时满足以下任一项，可作为确定致病菌的依据。

（1）合格的下呼吸道分泌物（中性粒细胞数＞25 个/低倍镜视野，上皮细胞数＜10 个/低倍镜视野，或二者比值＞2.5∶1）、经支气管镜防污染毛刷（PSB）、支气管肺泡灌洗液（BALF）、肺组织或无菌体液培养出病原菌，且与临床表现相符。

（2）肺组织标本病理学、细胞病理学或直接镜检见到真菌并有组织损害的相关证据。

（3）非典型病原体或病毒的血清 IgM 抗体由阴转阳或急性期和恢复期双份血清特异性 IgG 抗体滴度呈 4 倍或 4 倍以上变化。呼吸道病毒流行期间且有流行病学接触史，呼吸道分泌物相应病毒抗原、核酸检测或病毒培养阳性。

六、VAP 的预防与控制措施

（一）管理要求

（1）应将 VAP 的预防与控制工作纳入医疗质量和医疗安全管理。

（2）应明确医务人员在 VAP 预防与控制工作中的责任，制订并落实 VAP 预防与控制工作的各项规章制度和标准操作规程。

(3)医院感染管理、医务、护理及其他有关部门应在各自专业范围内负责 VAP 预防与控制工作的监督管理,制订 VAP 循证措施依从性核查表,并督促落实。

(4)应制订 VAP 预防与控制知识和技能岗位培训计划,培训内容应定期根据最新循证医学证据和当地流行病学资料进行更新,并对计划的实施进行考核、评价与反馈。

(5)开展呼吸机诊疗活动的临床科室,应配备受过专业训练,具备独立工作能力的医务人员。

(6)医务人员在诊疗活动中应严格执行《医务人员手卫生规范》WS/T313 的要求,遵循洗手与卫生手消毒的原则、指征和方法。

(7)医务人员在诊疗活动中应严格执行《医院隔离技术规范》WS/T311 的要求,遵循"标准预防"和"基于疾病传播途径"的原则。患有呼吸道传染性疾病时,应避免直接接触患者。

(8)医务人员宜每年接种流感疫苗。

(二)预防措施

(1)若无禁忌证,应将患者床头抬高 30°～45°。

(2)应定时对患者进行口腔卫生,每 6～8 h 1 次。

(3)宜使用 0.12%～2%的氯己定消毒液对患者口腔黏膜、牙龈等部位擦拭或冲洗,意识清醒的患者可采取漱口的方式。

(4)对患者实施肠内营养时,应避免胃过度膨胀,条件许可时应尽早拔除鼻饲管。

(5)对患者实施肠内营养时,宜采用远端超过幽门的鼻饲管,注意控制输注容量和速度。

(6)应积极预防深静脉血栓形成。

(7)对多重耐药菌如甲氧西林耐药金黄色葡萄球菌(MRSA)、多重耐药或泛耐药鲍曼不动杆菌(MDR/XDR-AB)、耐碳青霉烯肠杆菌科细菌(CRE)、多重耐药或泛耐药铜绿假单胞菌(MDR/XDR-PA)等具有重要流行病学意义的病原体感染或定植患者,应采取隔离措施。

(8)应规范人工气道患者抗菌药物的预防性使用,避免全身静脉使用或呼吸道局部使用抗菌药物预防 VAP。

(9)不宜常规使用口服抗菌药物进行选择性消化道脱污染。

(三)气道管理

(1)严格掌握气管插管指征。对于需要辅助通气的患者,宜采用无创正压通气。

(2)宜选择经口气管插管。两周内不能撤除人工气道的患者,宜尽早选择气管切开。

(3)应选择型号合适的气管插管,并常规进行气囊压力监测,气囊压力应保持在 2.5～3.0 kPa(25～30 cmH_2O)。

(4)预计插管时间超过 72 h 的患者,宜选用带声门下分泌物吸引气管导管。

(5)对于留置气管插管的患者,每天停用或减量镇静剂 1 次,评估是否可以撤机或拔管,应尽早拔除气管插管。

(6)应定时抽吸气道分泌物。当转运患者、改变患者体位或插管位置、气道有分泌物积聚时,应及时吸引气道分泌物。吸引气道分泌物时,应遵循无菌操作,每次吸引应更换吸痰管,先吸气管内,再吸口鼻处,每次吸引应充分。气管导管气囊上滞留物的清除方法包括以下内容。①清除方法:操作前先清除呼吸机管路集水杯中的冷凝水。协助患者取头低脚高位或平卧位。先吸引下呼吸道分泌物,再吸引口鼻腔内分泌物。将简易呼吸器与气管插管连接,操作者在患者吸气末轻轻挤压简易呼吸器,在患者呼气初用力挤压简易呼吸器,另操作者同时放气囊。再次吸引口鼻腔内分泌物。如此反复操作 2～3 次,直到完全清除气管导管气囊上滞留物为止。②注意事项:

操作前应充分做好用物准备。操作时断开的呼吸机管路接头应放在无菌巾上。操作时医务人员应戴无菌手套,不宜使用镊子等替代方式。戴无菌手套持吸痰管的手应避免污染。冲洗吸痰管分泌物的无菌溶液,应分别注明“口鼻腔”“气管内”的字样,不应交叉使用。

(7)对多重耐药病原体感染或定植患者、呼吸道传染性疾病患者或疑似患者,宜采用密闭式吸痰管。

(8)连续使用呼吸机机械通气的患者,不应常规更换呼吸机管路,遇污染或故障时及时更换。

(9)呼吸机管路集水杯应处于管路最低位置,患者翻身或改变体位前,应先清除呼吸机管路集水杯中的冷凝水,清除冷凝水时呼吸机管路应保持密闭。

(10)应在呼吸机管路中采用加热湿化器或热湿交换器等湿化装置,不应使用微量泵持续泵入湿化液进行湿化,加热湿化器的湿化用水应为无菌水。

(11)热湿交换器的更换频率不宜<48 h,遇污染或故障时及时更换。

(12)雾化器应一人一用一消毒。

(13)雾化器内不宜添加抗菌药物。

(14)不应常规使用细菌过滤器预防 VAP。呼吸道传染性疾病患者或疑似患者,可使用细菌过滤器防止病原体污染呼吸机内部。

(四)消毒灭菌

(1)应遵循《医疗机构消毒技术规范》WS/T367 的管理要求和消毒灭菌基本原则。

(2)高度危险性物品应一人一用一灭菌,中度危险性物品应一人一用一消毒。应遵循《医院消毒供应中心 第 1 部分:管理规范》WS310.1 的管理要求,呼吸机螺纹管、雾化器、金属接头、湿化罐等,应由消毒供应中心(CSSD)回收,集中清洗、消毒、灭菌和供应。

(3)使用中的呼吸机外壳、按钮、面板等应保持清洁与干燥,每天至少擦拭消毒 1 次,遇污染应及时进行消毒;每位患者使用后应终末消毒。发生疑似或者确认医院感染暴发时应增加清洁消毒频次。

(4)应使用细菌过滤器防止麻醉机、呼吸机内部污染。复用的细菌过滤器清洁消毒应遵循生产厂家的使用说明,一次性细菌过滤器应一次性使用。感染性疾病患者使用后应立即更换。加热湿化器、活瓣和管路应一人一用一消毒,遇污染或故障时应及时更换。

(5)频繁接触的诊疗环境表面,如床栏杆、床头桌、呼叫按钮等,应保持清洁与干燥,每天至少消毒1 次,遇污染时及时消毒,每位患者使用后应终末消毒。

(6)病床隔帘应保持清洁与干燥,遇污染时应及时更换。多重耐药菌如 MRSA、MDR/XDR-AB、CRE、MDR/XDR-PA 等具有重要流行病学意义的病原体感染或定植患者使用后应及时更换。

(五)监测

(1)应遵循《医院感染监测规范》WS/T312 的要求,开展 VAP 的目标性监测,包括发病率、危险因素和常见病原体等,定期对监测资料进行分析、总结和反馈。

(2)应定期开展 VAP 预防与控制措施的依从性监测、分析和反馈,并有对干预效果的评价和持续质量改进措施的实施。

(3)出现疑似医院感染暴发时,特别是多重耐药菌或不容易清除的耐药菌、真菌感染暴发以及发生军团菌医院感染时,应进行人员与环境的目标性微生物监测,追踪确定传染源,分析传播途径,并评价预防控制措施效果。

(王清芳)

第五节 导尿管相关尿路感染的预防与控制

导尿管相关尿路感染(CA-UTI)是医院感染中常见的感染类型,仅次于呼吸道感染,占医院感染的35%～50%,而在这些尿路感染病例中,80%～90%与留置导尿管有关。留置导尿管是临床最常见的一项侵入性操作,是造成医院内感染最常见的原因之一。导尿管选择、导尿技术操作及护理和导尿留置时间的长短等因素与导尿管相关尿路感染有关。相对于其他医院感染来说,CA-UTI的病死率较低,但是泌尿道插管的高使用率可引起大量的感染,使经济负担加重。

一、概述

(一)定义

导尿管相关尿路感染(CA-UTI)主要是指患者留置导尿管后,或者拔除导尿管48 h内发生的泌尿系统感染。根据感染部位的不同分为上尿路感染和下尿路感染:上尿路感染主要是肾盂肾炎,下尿路感染主要是膀胱炎、尿道炎。

导尿管相关无症状性菌尿症(CA-ASB)是指患者虽然没有症状,但在1周内有内镜检查或导尿管置入,尿液培养革兰阳性球菌菌落数≥10^4 cfu/mL,革兰阴性杆菌菌落数≥10^5 cfu/mL,应当诊断为导尿管相关无症状性菌尿症(CA-ASB)。

医院CA-UTI几乎是专有的器械相关性感染,且绝大部分患者无尿路感染相应的症状或体征。CA-ASB是全球范围内最常见的卫生保健相关感染,约占美国每年医院感染的40%。在医院有28%的患者留置了导尿管。一项研究发现,留置导尿管的患者中有31%被不适当地插入了导尿管。另一研究发现,所有保留尿管天数有36%是不必要的。

(二)CA-UTI流行病学

1.发病率

导尿管相关尿路感染(CA-UTI)是全球范围内最常见的医院相关感染,约占美国每年医院感染的40%。有80%～90%的医院获得性尿路感染由导尿管引起。如留置导尿管少于1周或1周的患者,UTI的发生率为10%～40%,长期留置导尿管(≥30 d)的患者,UTI有100%的发病率。

CA-UTI的发生与插管方法、导尿管留置时间、导尿管的维护、膀胱冲洗等密切相关,苏燕娟等研究显示,引流袋更换时间与发生菌尿有显著差异($P<0.01$)。每3 d更换引流袋,菌尿发生率明显低于每天更换引流袋;每天更换引流袋,菌尿阳性率为20.83%;3 d以上更换引流袋,菌尿阳性率为零。膀胱冲洗与非冲洗菌尿发生率有明显差异($P<0.05$),每天用抗菌药物冲洗膀胱,菌尿阳性率为21.74%;不进行膀胱冲洗,菌尿阳性率为3.23%。留置尿管时间与菌尿发生率有显著差异($P<0.01$),留置导尿管第4 d,菌尿阳性率为2.13%;留置导尿管第7 d,菌尿阳性率为21.28%。膀胱冲洗没有预防尿路感染的作用;相反,有增加感染的可能。

2.病原学

引起导尿管相关尿路感染的病原菌以革兰阴性杆菌为主,耐药性日渐突出。美国研究显示,大肠埃希菌是导尿相关的医院内UTI中最普遍常见的细菌,约占26%,肠球菌占16%,铜绿假单胞菌占12%,念珠菌属占9%,肺炎克雷伯菌属占6%,肠杆菌属占6%。在医院的重症监护病房里,念珠菌属在医院内UTI中占较大的比例(25.9%),接着依次是大肠埃希菌(18.9%)、肠球菌(13%)、铜绿假单胞菌(11%)、肠杆菌属(6%)。我国众多研究结果与美国数据基本相符,导尿管相关尿路感染主要病原菌依次为大肠埃希菌(35.8%~45.7%)、屎肠球菌(8.6%~10.9%)、粪肠球菌(8%~9.3%)、白假丝酵母菌(6.2%~13.5%)、肺炎克雷伯菌(7.3%~8.3%)、铜绿假单胞菌(4.3%~5.7%)。大肠埃希菌是引起CA-UTI的首位致病菌,革兰阳性菌以屎球菌和粪肠球菌为主,随着念珠菌属和肠球菌报告的增加,引起医院内导尿管相关尿路感染的病原体也发生了变化。目前念珠菌属是术后重症患者尿标本中最普遍的病原菌。国内报道真菌感染占6.2%~13.5%,抗菌药物使用引起菌群失调容易导致尿路感染。

(三)感染途径及因素

人体泌尿系统有一套自身的完整的防御机制,正常情况下膀胱内是无菌的。导尿管的使用在某种程度上损伤了泌尿系统的正常防御机制。留置导尿管是细菌侵入的途径:①插导尿管时细菌进入膀胱。②尿道周围或肛门周围的细菌沿着导尿管——黏膜接触面(导尿管外表面)迁移进入膀胱。③违反无菌操作规程,导管护理后细菌从集尿袋沿着导管内腔表面上行进入膀胱。

大多数导尿管相关的UTI是由于会阴区的病原体从外腔迁移或导尿管护理操作异常使病原体从内腔迁移进入膀胱引起感染。15%的导管相关尿路感染源自外源性因素,如导尿管系统污染、护理人员污染的手、插入导尿管或维护导尿管过程中违反操作规程、应用消毒不达标的设施等而引起感染。而导尿管长时间留置尿道内,又破坏了尿道的正常生理功能,从而削弱了尿道黏膜对细菌的抵抗力,影响膀胱对细菌的冲刷作用,致使细菌容易逆行至泌尿系统生长繁殖引起感染。

生物膜的形成被认为是导管相关尿路感染发病的重要机理。细菌一旦进入泌尿道,尿中病原体附着至导尿管表面、增殖并开始分泌细胞外多糖,与尿中的盐和蛋白质组成细菌复合物并形成一个生物膜,它保护微生物不受抗菌剂、杀菌剂和宿主屏障的清除。目前已有能减少生物膜形成的较新技术,减少细菌和真菌的黏附,或抑制已黏附到导管的微生物的生长。

(四)临床特点

导尿管相关尿路感染不仅是病原体在尿道和膀胱黏膜的定植和炎症反应,还可发生逆行感染引起肾盂肾炎、前列腺炎、附睾炎和精囊炎。大部分患者医院内尿路感染在临床上多呈良性经过,无明显的临床症状,导尿管拔除后可自行痊愈。

在美国,导管相关尿路感染的报道多为CA-ASB,医院内尿路感染患者中有65%~75%是无症状菌尿。约30%的患者有临床症状和体征,如尿频、尿急和尿痛等膀胱刺激征,除局部症状外还表现为发热、腰痛及肋脊角叩痛、耻骨上方疼痛或压痛等。导尿管相关尿路感染如不及时控制,细菌入侵血液系统引起菌血症。医院患者中,导尿管相关菌尿症为医院血流感染的最常见原因之一,约有15%的医院血流感染源于尿路。尿培养不能预测CA-UTI,在留置导尿的患者中,大肠埃希菌是最常见的细菌,约占35.62%。

大量前瞻性调查研究证实,导尿管相关尿路感染(CA-UTI)的发生与留置导尿管的时间长、导管护理的违规操作导致导尿管系统污染、女性、老年人等密切相关。女性尿道短,尿道门暴露,易发生上行感染。女性应用导尿管后发生UTI的概率是男性的2倍。女性尿道周围区域的菌群也是十分重要的,尿道周围的菌群是重要的潜在性致病菌。留置导尿管时间的长短是导尿管相关尿路感染最重要的危险因素。

CA-UTI 的症状和体征包括发热、寒战、意识改变、不适、无诱因昏睡、腰痛、肋脊角叩痛、急性血尿、盆腔不适，已拔除导尿管的患者可有排尿困难、尿频、耻骨上方疼痛或压痛。

(五)导尿管相关尿路感染的诊断标准

临床诊断：CA-UTI 的诊断标准为留置导尿管、耻骨上方导尿管或间歇导尿管的患者出现 UTI 相应的症状、体征，且无其他原因可以解释，并且尿检白细胞男性≥5 个/高倍视野，女性≥10 个/高倍视野。在临床诊断的基础上，符合以下条件之一可确诊。

(1)清洁中段尿或者导尿留取尿液(非留置导尿)培养革兰阳性球菌菌落数≥10^4 cfu/mL，革兰阴性杆菌菌落数≥10^5 cfu/mL。

(2)耻骨联合上膀胱穿刺留取尿液培养的细菌菌落数≥10^3 cfu/mL。

(3)新鲜尿液标本经离心应用显微镜检查，在每 30 个视野中有半数视野见到细菌。

(4)经手术、病理学或者影像学检查，有尿路感染证据的。

二、管理要求

(1)医疗机构应建立健全规章制度，制订并落实预防 CA-UTI 的工作规范和操作规程。

(2)医疗机构应逐步开展 CA-UTI 的目标性监测，持续质量改进，有效降低 CA-UTI 的发生。

(3)医务人员应接受关于无菌技术、导尿操作、留置导尿管的维护以及 CA-UTI 预防的培训和教育，并熟练掌握相关操作规程。

(4)医务人员应评估患者发生 CA-UTI 的潜在风险，针对高危因素，实施 CA-UTI 的预防和控制措施。

三、监测要求

(1)根据导尿管使用的频率和 CA-UTI 的潜在风险，确定需要监测的患者人群。

(2)按照《医院感染监测规范》WS/T312 的要求，开展 CA-UTI 目标性监测。

(3)详细记录尿道插管指征、插管时间、插管操作者和拔管时间等。采用统一指标如导尿管使用率、CA-UTI 发生率等评价 CA-UTI 预防与控制质量。

(4)应定期分析监测资料，并及时向被监测临床科室反馈。

(5)当出现 CA-UTI 暴发或疑似暴发时，应按照《医院感染管理办法》和《医院感染暴发报告及处置管理规范》的相关要求报告和处理。

(6)不宜常规对留置导尿管的患者进行无症状性菌尿症筛查。

四、预防控制措施

(一)留置导尿管前预防控制措施

(1)严格掌握留置导尿管的适应证。

(2)仔细检查无菌导尿包，如发现导尿包过期、外包装破损、潮湿，不应使用。

(3)可重复使用的导尿包按照《医院消毒供应中心 第 2 部分：清洗消毒及灭菌技术操作规范》WS310.2的规定处理；一次性导尿包符合国家相关要求，不应重复使用。

(4)根据患者年龄、性别、尿道等情况选择型号大小、材质等的合适导尿管，最大限度降低尿道损伤和尿路感染。

(5)对留置导尿管的患者,应采用密闭式引流装置。

(6)应告知患者留置导尿管的目的,配合要点和置管后的注意事项。

(7)不宜常规使用包裹银或抗菌导尿管。

(二)放置导尿管时预防控制措施

(1)医务人员应严格按照《医务人员手卫生规范》WS/T313 的要求,洗手后,戴无菌手套实施导尿术。

(2)严格遵循无菌操作技术原则留置导尿管,动作宜轻柔,避免损伤尿道黏膜。

(3)正确铺无菌巾,避免污染尿道口。

(4)应使用合适的消毒剂,充分消毒尿道口及其周围皮肤黏膜,防止污染。

男性:洗净包皮及冠状沟,然后自尿道口、龟头向外旋转擦拭消毒。

女性:按照由上至下,由内向外的原则清洗外阴,然后清洗并消毒尿道口、前庭、两侧大小阴唇,最后会阴、肛门。

(5)导尿管插入深度适宜,确保尿管固定稳妥。

(6)置管过程中,指导患者放松,协调配合,避免污染,如发现尿管被污染,应重新更换。

(三)留置导尿管后预防控制措施

(1)应妥善固定尿管,避免打折、弯曲,集尿袋高度低于膀胱水平,不应接触地面,防止逆行感染。

(2)应保持尿液引流系统通畅和密闭性,活动或搬运时夹闭引流管,防止尿液逆流。

(3)应使用个人专用收集容器或清洗消毒后的容器定期清空集尿袋中尿液。清空集尿袋中尿液时,应遵循无菌操作原则,避免集尿袋的出尿口触碰到收集容器的表面。

(4)留取小量尿标本进行微生物病原学检测时,应消毒导尿管接口后,使用无菌注射器抽取标本送检。留取大量尿标本时可从集尿袋中采集,不应打开导尿管和集尿袋的接口采集标本。

(5)不应常规进行膀胱冲洗或灌注。若发生血块堵塞或尿路感染时,可进行膀胱冲洗或灌注。

(6)应保持尿道口清洁,大便失禁的患者清洁后还应进行消毒。留置导尿管期间,应每天清洁或冲洗尿道口。

(7)患者沐浴或擦身时应注意对导管的保护。

(8)长期留置导尿管应定期更换,普通导尿管更换时间 7~10 d,特殊类型导尿管的更换时间按照说明书规定,更换导尿管时应同时更换导尿管集尿袋。

(9)导尿管阻塞、脱出或污染时应立即更换导尿管和集尿袋。

(10)患者出现尿路感染症状时,应及时留取尿液标本进行病原学检测,并更换导尿管和集尿袋。

(11)应每天评估留置导尿管的必要性,应尽早拔除导尿管。

(12)医护人员在维护导尿管时,手卫生应严格按照《医务人员手卫生规范》WS/T313 的要求。

(王清芳)

第六节　手术部位感染的预防与控制

随着医疗技术的不断发展,各种血管通路的使用已经成为ICU重症监护室不可或缺的治疗手段。而随之伴发的导管相关血流感染问题也日益严重,是最常见的院内获得性感染之一,也是重症患者的主要致死原因之一。尽管内置血管导管所致血流感染的发生少于继发性血流感染,但它是一种严重的危及患者生命的并发症。血管导管所致血流感染由于其严重的后遗症、治疗的难度及医疗费用激增,已引起了人们的广泛重视。

一、导管相关血流感染的流行病学

导管相关血流感染(CRBSI)是指带有血管内导管或者拔除血管内导管48 h内的患者出现菌血症或真菌血症,并伴有发热(>38 ℃)、寒战或低血压等感染表现,除血管导管外没有其他明确的感染源。实验室微生物学检查显示:外周静脉血培养细菌或真菌阳性,或者从导管段和外周血培养出相同种类、相同药敏结果的致病菌。

(一)流行病学

1.血流感染发病率

美国每年重症监护病房的中心静脉置管日(在指定时间内特定人群中所有患者暴露于中心静脉插管的总天数)总计1 500万日,导管相关血流感染的发生率为4%～8%,说明医院内这种感染的发生率有很大差异。关于CRBSI有很多不同的研究。各种类型导管的血行感染发生率不同,以千导管留置日来统计,从(2.9～11.3)/1 000导管日不等。ICU中每年发生的CRBSI约为8万例,而在整个医院范围内,预计每年发生的病例数可高达25万例。多项分析显示,由于CRBSI可导致发病率的升高和医疗费用的增长,其花费非常惊人,造成经济损失超过90亿美元,死亡人数超过3万人,超过美国总死亡人数的1%,发展中国家CRBSI的发病率是美国的3～4倍。

我国研究显示,各种类型导管的血流感染发生率不同,以千导管留置日来统计,从1.22‰～11.3‰导管日不等。国内对CRBSI感染率的报道结果差异较大。发生血流感染率较高的分别为切开留置的周围静脉导管及带钢针的周围静脉导管,而经皮下置入静脉输液及中长周围静脉导管的感染率较低;闫沛、陈丽霞、袁咏梅等研究报道,动静脉插管相关血流感染率为1.25%～14.%,日感染率为1.22‰～16.57‰;黄絮等报道,某三甲医院重症监护病房(ICU)监测1526例患者,血流感染的发病率为4.2%,周睛、胡必杰等对上海市65所医院调研显示,中心静脉导管相关性血流感染(CRBSI)的发病率为2.3‰,长期留置隧道式带套囊透析导管发生感染率最高,周围静脉留置针发生感染率最低。导管相关血流感染不仅与导管类型有关,还与医院规模、置管位置及导管留置时间有关。

2.感染病原体

患者导管置入部位周围皮肤及医务人员手部皮肤是病原菌的主要来源。在美国,至少2/3的导管相关血流感染病例是由葡萄球菌引起的(凝固酶阴性葡萄球菌和金黄色葡萄球菌)。此外,1/4的感染是由革兰阴性菌及念珠菌所致,尤其是长期置留导管者。国内研究报道,引起血流感染的主要病原体以革兰阳性细菌占优势，但相比之下，真菌感染有一定的上升趋势，且多为机会致病菌。病原菌呈现一定的变迁趋势。常见的病原菌为凝固酶阴性葡萄球菌、大肠埃希菌、克雷伯菌、金黄色葡萄球菌和肠球菌及鲍曼不动杆菌。表皮葡萄球菌感染主要是由于皮肤污染引起，约占导管相关血流感染（CRBSI）的 30%。金黄色葡萄球菌曾是 CRBSI 最常见的病原菌，目前约占院内血流感染的13.4%。

3.病死率

病原菌的种类与病死率有一定的相关性，金黄色葡萄球菌引起的导管相关血流感染的死亡率高达8.2%。凝固酶阴性的葡萄球菌所致的导管相关血流感染的死亡率较低，约为 0.7%。真菌所致导管相关血流感染的死亡率国内外尚无统计数据。

（二）病原体感染机理

导管相关血流感染的病原体类型可直接反映感染的发病机理。导致感染的病原体可能是多源性的，包括插入导管部位周围的皮肤、污染的导管套管、无菌操作不规范、其他部位感染的血液播散。皮肤菌群可以在导管外表面繁殖，然后沿皮下迁移至血管内段，进而导致血流感染。长期置留导管的则需要多次操作，因而导管套管可能受到污染，病原菌来自医务人员的手，随后沿导管内表面迁移至导管的血管内段，从而导致感染。

导管相关血流感染与导管周围生物膜的形成有关。生物膜是由宿主及细菌因子共同组成，宿主因素包括血小板、黏蛋白、纤维蛋白原、纤维蛋白，上述物质可以和某些病原体如金黄色葡萄球菌、念珠菌等表面的不同受体结合形成生物膜。细菌因子则指细菌分泌的纤维多糖。生物膜可抵抗宿主的免疫防御及吞噬作用，削弱抗菌药物的穿透力或抗菌剂的作用，同时是潜在的感染源。

（三）血管内导管类型

血管内导管类型多样，可从不同角度进行分类。根据置入血管类型分为周围静脉导管、中心静脉导管、动脉导管，根据留置时间分为临时或短期导管、长期导管，根据穿刺部位分为周围静脉导管、经外周中心静脉导管（PICC）、锁骨下静脉导管、股静脉导管、颈内静脉导管，根据导管是否存在皮下隧道分为皮下隧道式导管和非皮下隧道式导管，根据导管长度分为长导管、中长导管和短导管。

非隧道式中心静脉导管经皮穿刺进入中心静脉（锁骨下、颈内、股静脉）。导管型号对细菌定植有一定的危险性，导管越粗，细菌定植率越高。分析原因：由于越粗的导管对穿刺点皮肤的创伤越大，皮肤正常菌群和机会致病菌入侵定植的概率就越大，导致机体发生血流感染的可能性就越高。因此，置管时应选择合适的导管型号。

二、管理要求

（1）医疗机构应健全预防导管相关血流感染的规章制度，制订并落实预防与控制导管相关血流感染的工作规范和操作规程，明确相关部门和人员职责。

（2）应由依法取得护士、医师执业资格，并经过相应技术培训的医务人员执行血管导管穿刺。

（3）医疗机构宜建立血管导管置管专业队伍，提高对血管导管置管患者的专业护理质量。

（4）相关医务人员应接受有关血管导管的使用指征、正确置管、使用与维护、导管相关感染预防与控制措施的培训和教育并考核合格，熟悉血管导管的分类、穿刺部位及长度（表 11-3），熟练掌握相关操作规程，并对患者及相关家属进行相关知识的宣教。

表 11-3 血管内导管分类、穿刺部位、长度

导管名称	穿刺部位	长度
外周静脉导管(留置针)	前臂静脉,下肢静脉	<8 cm,很少发生血行感染
外周动脉导管	通常经桡动脉插入穿刺,也可经股、腋、肱、胫后动脉插入	<8 cm
非隧道式中心静脉导管	经皮插入锁骨下、颈内、股静脉进入中心静脉	≥8 cm,长度受患者身材影响
隧道式中心静脉导管	经隧道置入锁骨下、颈内、股静脉	≥8 cm,长度受患者身材影响
肺动脉导管	导丝引导下经中心静脉(锁骨下、颈内、股静脉)插入	≥30 cm,长度受患者身材影响
经外周静脉插入中心静脉导管(PICC)	经贵要静脉、头静脉、肱静脉插入,导管进入上腔静脉	≥20 cm,长度受患者身材影响
全植入式导管(输液港)	皮下埋植,使用时用针穿刺,插入锁骨下、颈内静脉	≥8 cm,长度受患者身材影响
脐带血管导管	插入脐动脉或者脐静脉	≤6 cm,长度受患者身材影响

(5)应定期评估相关医务人员正确置管和维护导管知识的知晓和依从情况。

(6)医务人员应评估并根据患者发生导管相关血流感染,尤其是血流感染的危险因素,实施预防和控制导管相关血流感染的措施。

(8)医疗机构应逐步开展导管相关血流感染,尤其是导管相关血流感染的目标性监测,持续改进质量,降低感染发生率。

三、置管时预防措施

(1)严格掌握置管指征。

(2)严格执行无菌技术操作规程,置入中心静脉导管和经外周静脉穿刺中央静脉导管、全植入式血管通路、导丝引导下更换导管时,应遵守最大无菌屏障要求,戴工作圆帽、外科口罩、按《医务人员手卫生规范》WS/T313 的有关要求洗手并戴无菌手套、穿无菌手术衣或无菌隔离衣、铺大无菌单。置管过程中手套污染或破损时应立即更换。置管环境符合无菌操作要求。

(3)外周静脉置管、导管日常维护与使用导管时戴医用口罩。插入外周静脉导管时,若手接触消毒后皮肤,应戴无菌手套,否则可戴清洁手套。

(4)选择中央静脉置管部位时,成人宜首选锁骨下静脉或颈静脉,不宜选择股静脉;连续肾脏替代治疗时宜首选颈静脉,可选股静脉。

(5)穿刺部位皮肤消毒,应按《医疗机构消毒技术规范》WS/T367 的要求选择合规有效的皮肤消毒剂,年龄两个月以上患者中心静脉穿刺宜选择含 0.5%以上氯己定的醇类消毒剂。

(6)消毒穿刺部位应以同心圆方式自穿刺点由内向外消毒,消毒范围应与穿刺种类一致。患者皮肤不洁时应先清洁皮肤,再消毒。应在皮肤消毒干后再进行置管等操作。

(7)置管时使用的医疗器械、器具和各种敷料等医疗用品应无菌。

(8)选择中心静脉导管时,应选择能够满足病情需要的最少端口(腔道)的导管。

(9)中心静脉导管置管后应记录置管日期、时间、部位,导管名称和型号、尖端位置等。

(10)患湿疹、疖肿等皮肤病或患者感冒、流感等呼吸道疾病时,以及已知携带或感染多重耐药菌的医务人员,在未治愈前不应进行置管操作。

四、置管后预防措施

（1）宜选择无菌透明、透气性好的敷料覆盖穿刺点，对于高热、出汗、穿刺点出血、渗血的患者应当用无菌纱布覆盖穿刺部位。

（2）应定期更换穿刺点敷料，敷料更换时间间隔见表 11-4。当发现敷料松动、污染、潮湿、完整性破坏等时应立即更换。使用透明敷料加纱布固定导管时，按纱布类敷料处理。在透明敷料的标签纸上应标注导管穿刺时间、更换敷料时间并签名。

表 11-4　导管及敷料更换的时间间隔

导管类型	更换或者重新留置	穿刺点敷料的更换
外周静脉导管	成人：间隔 72～96 h 以上更换。小儿：除非临床需要，不必更换。	纱布敷料应每两天更换 1 次，透明的半透膜敷料应每 7 d 更换 1 次。拔除或更换导管、敷料潮湿、松动或污染、完整性被破坏时应更换。影响对穿刺点的触诊和观察时，应每天更换，同时检查穿刺点
外周动脉导管	成人：不应为预防感染而更换导管。小儿更换导管的间隔尚未确定。压力转换器应每 96 h 更换1 次，同时应更换系统内其他组件（包括管路系统，持续冲洗装置和冲洗溶液）	要求同上
中心静脉导管	不应为预防感染定期更换导管	要求同上
肺动脉导管	不应为预防感染定期更换导管	要求同上
脐带血管导管	不应为预防感染定期更换导管	

（3）医务人员接触置管穿刺点或更换敷料前，应按《医务人员手卫生规范》WS/T313 的要求进行手卫生。

（4）保持导管连接端口的清洁，每次连接及注射药物前，应用合法有效的消毒剂规范消毒连接端口，干后方可连接或注射药物。如有血迹污染时及时更换。

（5）应每天观察导管穿刺点有无感染征象及全身感染征象。应按《医院感染监测规范》WS/T312的要求进行导管相关血液感染及流行趋势的目标性监测，可同时开展导管穿刺点局部感染的监测。

（6）静脉治疗护士宜参与导管相关血流感染预防控制项目。

（7）紧急情况下置管难以保证无菌操作时，应在 48 h 内尽早拔管，病情需要时先更换穿刺部位重新置管。

（8）告知置管患者在沐浴或擦身时，注意保护导管，不要把导管淋湿或置于水中。

（9）在输血、输入血制品、脂肪乳剂后的 24 h 内或者停止输液后，应当及时更换输液管路。外周及中心静脉置管后，应当用生理盐水或肝素盐水进行常规冲管，预防导管内血栓形成。

（10）严格保证输注液体无菌。

（11）怀疑患者发生导管相关血流感染，或者患者出现静脉炎、导管故障时，宜由医师决定是否拔管。拔管时可做导管尖端培养、导管血培养及血培养。

（12）医务人员应每天评估保留导管的必要性，不需要时应尽快拔除导管。

（13）不宜常规更换导管，也不应为预防感染而定期更换中心静脉导管和动脉导管。

五、针对各类相关血流感染的预防措施

(一)中心静脉导管、PICC、血液透析导管及肺动脉导管

(1)不应常规更换中心静脉导管、PICC、血液透析导管或肺动脉导管以预防导管相关血流感染。

(2)非隧道式导管无明显感染证据时,可通过导丝引导更换。

(3)非隧道式导管可疑感染时不应通过导丝更换导管。

(4)中心静脉导管或 PICC 患者出现发热,应根据临床综合评估结果决定是否拔管。

(二)外周动脉导管及压力监测装置

(1)成人宜选择桡动脉、肱动脉、足背动脉。儿童宜选择桡动脉、足背部动脉及胫骨后动脉。

(2)压力传感器使用时间应遵循产品说明书或超过 96 h 应更换。

(3)重复使用的压力传感器应根据生产厂家的使用说明进行清洗和灭菌。

(4)宜使用入口处为隔膜的压力监测装置,在使用前应用消毒剂擦拭消毒隔膜。

(5)应保持使用中压力监测系统包括校准装置和冲洗装置无菌。

(6)应减少对压力监测系统的操作。

(7)不宜通过压力监测管路给予含葡萄糖溶液或肠外营养液。

(8)宜使用密闭式的连续冲洗系统。

(三)脐血管导管

(1)脐动脉导管放置时间不宜超过 5 d,脐静脉导管放置时间不宜超过 14 d。

(2)插管之前,应清洁脐部。

(3)不宜在脐血管导管局部使用抗菌软膏或乳剂。

(4)在发生导管相关血流感染、血管关闭不全、血栓时,应拔除脐动脉导管,不应更换导管;只有在导管发生故障时才更换脐静脉导管。

(5)应使用低剂量肝素(0.25~1 U/mL)注入脐动脉导管封管以维持其通畅。

(四)完全植入式导管

(1)完全植入式导管使用的无损伤针头应至少每 7 d 更换 1 次。

(2)植入式血管通路在治疗间隙期应至少每 4 周维护 1 次。

(3)多次发生血管导管相关血流感染者,可预防性用抗菌药物溶液封管。

(五)血液透析导管

(1)宜采用颈静脉置管。

(2)维持性血液透析患者宜采用动静脉内瘘。

(王清芳)

第七节 经空气传播疾病感染的预防与控制

经空气传播疾病是由悬浮于空气中、能在空气中远距离传播(>1 m),并长时间保持感染性的飞沫核传播的一类疾病,包括专性经空气传播疾病(如开放性肺结核)和优先经空气传播

疾病(如:麻疹和水痘)。经空气传播疾病是医院内发生院内感染的一类主要传播疾病,由于医疗活动中的许多操作,例如气管插管及相关操作、心肺复苏、支气管镜检、吸痰、咽拭子采样、尸检以及采用高速设备(如钻、锯、离心等)的等,这类操作能产生大量气溶胶,气溶胶成为重要的传播途径,是发生院内感染的主要原因,因此经空气传播疾病的预防和控制对预防院内感染有重要意义。

一、管理要求

(1)应根据国家有关法规,结合本医疗机构的实际情况,制订经空气传播疾病医院感染预防与控制的制度和流程,建筑布局合理、区域划分明确、标识清楚,并定期检查与督导,发现问题及时改进。

(2)应遵循早发现、早报告、早隔离、早治疗的原则,按照《医疗机构传染病预检分诊管理办法》的要求,落实门诊、急诊就诊患者的预检分诊和首诊负责制。

(3)应执行疑似和确诊呼吸道传染病患者的安置和转运的管理要求,呼吸道传染病及新发或不明原因传染病流行期间,应制订并落实特定的预检分诊制度。

(4)应遵循《医院隔离技术规范》WS/T311 的要求,做好疑似或确诊呼吸道传染病患者的隔离工作;应遵循《医疗机构消毒技术规范》WS/T367 的要求,做好接诊和收治疑似或确诊呼吸道传染病区域的消毒工作。

(5)工作人员应掌握经空气传播疾病医院感染的防控知识,遵循标准预防,遇有经空气传播疾病疑似或确诊患者时,应遵守经空气传播疾病医院感染预防与控制的规章制度与流程,做好个人防护。

(6)应为工作人员提供符合要求的防护用品。

二、患者识别要求

(1)应制订明确的经空气传播疾病预检分诊制度与流程并落实。

(2)预检分诊应重点询问患者有无发热、呼吸道感染症状、流行病学史等情况,必要时应对疑似患者测量体温。对疑似经空气传播疾病患者发放医用外科口罩,并指导患者正确佩戴,指导患者适时正确实施手卫生。

(3)工作人员应正确引导疑似经空气传播疾病患者到指定的感染疾病科门诊就诊。

三、患者转运要求

(1)患者转运包括从就诊地到临时安置地,从临时安置地到集中安置地。应制订经空气传播疾病患者院内转运与院外转运的制度与流程。

(2)疑似或确诊呼吸道传染病患者和不明原因肺炎的患者应及时转运至有条件收治的定点医疗机构救治。

(3)转运时,工作人员应做好经空气传播疾病的个人防护,转运中避免进行产生气溶胶的操作。

(4)疑似或确诊经空气传播疾病患者在转运途中,病情容许时应戴医用外科口罩。

(5)转运过程中若使用转运车辆,应通风良好,有条件的医疗机构可采用负压转运车。转运完成后,应及时对转运车辆进行终末消毒,终末消毒应遵循《医疗机构消毒技术规范》WS/T367

的要求。

(6)患者确定转运时,应告知接诊医疗机构或医疗机构相关部门的工作人员。

四、患者安置要求

(1)临时安置地应确保相对独立,通风良好或安装了带有空气净化消毒装置的集中空调通风系统,有手卫生设施,并符合《医务人员手卫生规范》WS/T313 的要求。

(2)集中安置地应相对独立,布局合理,分为清洁区、潜在污染区和污染区,三区之间应设置缓冲间,缓冲间两侧的门不应同时开启,无逆流,不交叉。病室内应设置卫生间。

(3)疑似或确诊经空气传播疾病患者宜安置在负压病区(房)中。应制订探视制度,并限制探视人数和时间。

(4)疑似患者应单人间安置,确诊的同种病原体感染的患者可安置于同一病室,床间距不<1.2 m。

(5)患者在病情容许时宜戴医用外科口罩,其活动宜限制在隔离病室内。

(6)无条件收治呼吸道传染病患者的医疗机构,对暂不能转出的患者,应安置在通风良好的临时留观病室或空气隔离病室。

(7)经空气传播疾病患者在医疗机构中的诊疗应遵循医疗机构相关规定。

五、培训与健康教育

(1)医疗机构应定期开展经空气传播疾病医院感染预防与控制知识的培训,内容可包括常见经空气传播疾病的种类、传播方式与隔离预防措施,防护用品的正确选择及佩戴,呼吸道卫生、手卫生、通风等。

呼吸道卫生:是指呼吸道感染患者佩戴医用外科口罩、在咳嗽或打喷嚏时用纸巾盖住口鼻、接触呼吸道分泌物后实施手卫生,并与其他人保持 1 m 以上距离的 1 组措施。

(2)医疗机构应在经空气传播疾病防控的重点区域、部门和高风险人群中开展经空气传播疾病防控知识培训,对就诊患者和工作人员进行经空气传播疾病防控的健康教育。

(3)在发生经空气传播疾病及新发或不明原因传染病流行时,医疗机构应采取多种形式针对该传染病防控进行宣传和教育。

六、清洁、消毒与灭菌

(1)空气净化与消毒应遵循《医院空气净化管理规范》WS/T368 的相关要求。

(2)物体表面清洁与消毒应遵循《医疗机构消毒技术规范》WS/T367 的相关要求。

(3)经空气传播疾病及不明原因的呼吸道传染病病原体污染的诊疗器械、器具和物品的清洗、消毒或灭菌应遵循《医院消毒供应中心 第 1 部分:管理规范》WS310.1《医院消毒供应中心 第 2 部分:清洗消毒及灭菌技术操作规范》WS310.2 和《医院消毒供应中心 第 3 部分:清洗消毒及灭菌效果监测标准》WS310.3及相关标准的要求。

(4)患者转出、出院或死亡后,应按照《医疗机构消毒技术规范》WS/T367 的要求进行终末消毒。

(5)清洗、消毒产品应合法、有效。

(6)患者死亡后，应使用防渗漏的尸体袋双层装放，必要时应消毒尸袋表面，并尽快火化。

(7)医疗废物处理应遵循医疗废物管理的有关规定。

七、医疗机构工作人员经空气传播疾病预防控制要求

(1)诊治疑似或确诊经空气传播疾病患者时，应在标准预防的基础上，根据疾病的传播途径采取空气隔离的防护措施。

(2)医疗机构工作人员防护用品选用应按照分级防护的原则，具体要求详见表11-5。进入确诊或疑似空气传播疾病患者房间时，应佩戴医用防护口罩或呼吸器；根据暴露级别选戴帽子、手套、护目镜或防护面罩，穿隔离衣。

(3)工作人员个人防护用品使用的具体要求和穿脱个人防护用品的流程与操作应遵循《医院隔离技术规范》WS/T311的要求，确保医用防护口罩在安全区域最后脱卸。使用后的一次性个人防护用品应遵循《医疗废物管理条例》的要求处置；可重复使用的个人防护用品应清洗、消毒或灭菌后再用。

表11-5　医务人员的分级防护要求

防护级别	使用情况	防护用品									
		外科口罩	医用防护口罩	防护面屏或护目镜	手卫生	乳胶手套	工作服	隔离衣	防护服	工作帽	鞋套
一般防护	普通门（急）诊、普通病房医务人员	+	−	−	+	±	+	−	−	−	−
一级防护	发热门诊与感染疾病科医务人员	+	−	−	+	+	+	+	−	+	−
二级防护	进入疑似或确诊经空气传播疾病患者安置地或为患者提供一般诊疗操作	−	+	±	+	+	+	±★	±★	+	+
三级防护	为疑似或确诊患者进行产生气溶胶操作时	−	+	+	+	+	+	−	+	+	+

注："+"应穿戴的防护用品，"−"不需穿戴的防护用品，"±"根据工作需要穿戴的防护用品，"±★"为二级防护级别中，根据医疗机构的实际条件，选择穿隔离衣或防护服。

(4)应根据疫情防控需要，开展工作人员的症状监测，必要时应为高风险人群接种经空气传播疾病疫苗。

(5)医疗机构工作人员发生经空气传播疾病职业暴露时，应采用相应的免疫接种和（或）预防用药等措施。

(6)标本的采集与处理应遵循《临床实验室生物安全指南》WS/T442的相关要求。

（王清芳）

第八节 隔离技术

一、基本知识

(一)基本定义

隔离是指采用各种方法、技术,防止病原体从患者及携带者传播给他人的措施。凡是为了达到管理感染源、切断传播途径、保护易感人群等目的而采取的措施,包括医院的建筑布局、隔离设施、穿戴防护用品、探视陪伴制度、隔离防护的知识教育、疫源地消毒和预防性消毒等,均属于隔离范畴。

根据隔离的目的与措施不同可分为感染源隔离和保护性隔离。感染源隔离是将感染患者与非感染患者分开安置,并对感染患者所污染的环境及时消毒处理,以防止疾病传播和不同病种的交叉感染;保护性隔离是将免疫功能低下的易感者置于基本无菌的环境中,使其免受他人传染。

(二)医院建筑分区

根据患者获得感染危险性的程度,可将医院建筑分为4个区域。同一等级分区的科室相对集中,高危险区的科室相对独立,且与普通病区和生活区分开,防止因人员流程、物品流程、通风系统交叉导致污染。

1.低危险区域

低危险区域包括行政管理区、教学区、图书馆、生活服务区等。

2.中等危险区域

中等危险区域包括普通门诊、普通病房等。

3.高危险区域

高危险区域包括感染性疾病科(门诊、病房)等。

4.极高危区域

极高危区域包括手术室、重症监护病房(ICU)、器官移植病房等。

(三)不同病区的建筑布局与隔离要求

1.感染性疾病病区

感染性疾病病区适用于主要经接触传播疾病患者的隔离。应设在医院相对独立的区域,远离儿科病房、ICU和生活区。设单独入、出口,单独的入院、出院处理室。中小型医院可在建筑物的一端设立感染性疾病病区。病区内分区明确,标志清楚。病房应通风良好,每间病房不应超过4人,病床间距应不少于1.1 m。

(1)三区:即清洁区、潜在污染区和污染区。三区界限清楚,标志明显,区域间有实际隔离屏障。①清洁区:不易受到患者血液、体液和病原体等物质污染及传染病患者不得进入的区域,包括医护人员的值班室、男女更衣室、浴室,以及储物间、配餐间等。②潜在污染区:介于清洁区与污染区之间,有可能被患者血液、体液和病原体等物质污染的区域。主要有医务人员的办公室,治疗室,护士站,消毒室,患者用后的物品、医疗器械等的处理室,内走廊等。③污染区:呼吸道传染病患者和疑似患者接受诊疗的区域，包括被其血液、体液、分泌物、排泄物污染物品的暂存和处理场所，如病房、处置室、污物间及患者出入院处理处。

(2)两通道：即医务人员通道、患者通道。医务人员通道设在清洁区一端，患者通道设在污染区另一端。

(3)两缓冲：为清洁区与潜在污染区之间、潜在污染区与污染区之间专门设立的区域。缓冲间两侧均有门，出入时应关闭一侧门后再开启另一侧门，两侧门不应同时开启，以减少区域间的空气流通。有条件的医院尽量采用感应自控门。

“三区”的区域流程：工作人员穿好隔离衣、隔离鞋，必要时戴口罩、帽子、手套等防护用具，才能进入污染区；接触患者后须先在缓冲间脱去隔离衣、隔离鞋或鞋套，消毒手，方可进入清洁区。患者及患者接触过的物品未经消毒处理不得带出污染区，更不能进入清洁区。患者或工作人员通过潜在污染区时，不得接触潜在污染区的墙壁、家具等。

2.普通病区的建筑布局与隔离要求

在普通病区的末端，应设一间或多间隔离病房，以将感染性疾病患者与非感染性疾病患者分室安置。受条件限制的医院，同种感染性疾病、同种病原体感染患者可安置于一室，病床间距应至少大于 0.8 m。

二、隔离原则

(一)隔离设施齐全

1.隔离标志

隔离病区、病房门前或床头应悬挂隔离标志，通常空气传播的隔离标志为黄色，飞沫传播的隔离标志为粉色，接触传播的隔离标志为蓝色。

2.防护设施

设立专用隔离衣、隔离衣悬挂架(柜或壁橱)，安装适量的非手触式开关的流动水洗手设施。

3.通风系统

加强自然通风或安装通风设施，隔离病区应使用独立空调设备。保护性隔离室可采用正压通风，呼吸道隔离室要采用负压通风。

(二)严格隔离分室标准

感染患者与非感染患者分开安置，不同种类的感染患者分开安置，同类感染患者可同住一室。凡一种疾病有多种传播途径，未确诊的疑似患者具有高度传染性、特殊感染、混合感染、高度耐药菌感染，或其他需要隔离者(包括保护性隔离)，应住单人隔离室，每位患者有单独的生活环境和用具。

(三)隔离实施

隔离实施应遵循“标准预防”和“基于疾病传播途径的预防”的原则。即在标准预防的基础上，根据疾病的传播途径、结合医院的实际条件采取相应的隔离措施。隔离室应限制人员的出入，被隔离的患者应限制其活动范围。如病情需要转运时，应采取有效措施，以减少对其他患者、医务人员和环境表面的污染。

(四)尽量集中操作，操作前备齐用物

工作人员进入、离开隔离区应按照规定穿脱防护用品。穿戴防护用品后只能在规定范围内活动，因此各项护理操作应有计划并尽量集中执行，操作前将所需的物品备齐，以减少穿脱防护

用品的次数和手卫生的频率。

(五)加强健康宣教与心理护理，严格执行探视、陪伴制度

隔离期间，甲类传染病患者禁止探视和陪伴，其他传染病患者可在指定的时间、地点隔栏探视或电视探视。应加强心理护理，以尽量减轻患者因隔离而产生的恐惧、孤独、自卑等心理反应，取得家属的理解与配合。当患者度过隔离期，应遵医嘱及时解除隔离。

(六)严格做好消毒工作

根据有无感染源的存在，消毒可分预防性消毒和疫源地消毒。

1.预防性消毒

预防性消毒指未发现感染源的情况下，对可能受到病原微生物污染的物品和场所进行的消毒。

2.疫源地消毒

疫源地消毒指对存在或曾经存在感染源的场所进行的消毒。

(1)随时消毒：指疫源地内有感染源存在时进行的消毒，其目的是及时杀灭或清除患者排出的病原微生物。凡是患者接触过的物品或落地的物品均视为污染，隔离病区产生的生活垃圾均视为医疗废物，应严格按照国家《医疗废物管理条例》，做好分类收集、密闭转运、无害化处理和交接、登记等工作。

(2)终末消毒：指感染源离开疫源地后进行的彻底消毒。包括对患者(或尸体)及其所住病房、用物、医疗器械等进行的消毒处理。①患者或尸体：患者出院或转科前应沐浴，换上清洁衣服，个人用物须消毒后一并带出。如患者死亡，一般患者尸体以清水擦洗即可；肝炎、结核、艾滋病等一般传染病患者尸体，以 1 500 mg/L 含氯消毒剂擦拭或 0.2%～0.5%过氧乙酸溶液喷洒；炭疽、霍乱、鼠疫等烈性传染病患者尸体应立即消毒，以浸有2 000～3 000 mg/L有效氯的含氯消毒剂或 0.5%过氧乙酸的棉球填塞口、鼻、耳、阴道、肛门等孔道，并以浸有上述浓度消毒剂的被单包裹尸体后装入不透水的塑料袋内，密封就近焚烧。感染朊病毒的患者尸体以同样方法处理，但消毒剂改用 1 mol/L 的氢氧化钠液。②病房及用物：关闭病房门窗、打开室内家具柜门、摊开棉被、竖起床垫，用消毒液熏蒸或用紫外线照射；然后打开门窗，擦拭家具、地面；体温计用消毒液浸泡，血压计及听诊器送熏蒸箱消毒；被服类袋装标记集中处理；床垫、棉被和枕芯可用日光暴晒或用病床消毒器消毒。

三、隔离技术操作

(一)医务人员手卫生

1.目的

除去手上的污垢或沾染的病原体，切断以手为媒介的疾病传播途径，减少医院内感染的发生。

2.评估

(1)手的污染程度，有无可见污染物，洗手后是否需要手消毒。

(2)手卫生设施是否齐全、便捷、有效。①洗手用水：应用流动水，有条件的医疗机构宜配备非手触式水龙头，如脚踏式、肘碰式、感应式开关。②清洁剂：液体皂的盛放容器应每周清洁与消毒，或使用小瓶装，当皂液有混浊或变色时及时更换，并清洁、消毒容器。③干手设备：使用合格的一次性纸巾或毛巾干手，避免二次污染。④速干手消毒剂：尽量选用无异味、无刺激性的手消毒剂。

3.计划

(1)操作前洗手的准备:操作者行为规范:工作时手上不戴饰物,不戴甲饰,不涂指甲油,天然指甲及时剪短。必要时取下手表,卷高衣袖。规划好操作项目与顺序,备齐操作所需用物,以尽量减少洗手次数。

(2)操作中或操作后洗手的准备:操作前应估计操作中手污染的可能性,酌情好手套或手消毒剂。

4.实施

手卫生的步骤见表 11-6。

表 11-6 手卫生的实施

流程	步骤详解	要点与注意事项
1.洗手		
(1)湿手	打开水龙头	◇若手上有可见污染,而又无非手触式水龙头时,应使用避污纸包裹水龙头开关,不可用污手直接接触水龙头
	在流动水下充分淋湿双手	◇身体勿靠近水池,水流勿过大过急,避免溅湿工作服
(2)取液	取适量肥皂或皂液,均匀涂抹至整个手掌、手背、手指和指缝	
(3)揉搓	按以下步骤认真揉搓双手,至少 15 s(图 11-1)	◇揉搓快速有力,使泡沫丰富。每个步骤至少五次
	①掌心相对,手指并拢,相互揉搓	◇交替进行
	②手心对手背沿指缝相互揉搓	◇交替进行
	③掌心相对,双手交叉指缝相互揉搓	◇交替进行
	④弯曲手指使关节在另一手掌心旋转揉搓	◇交替进行
	⑤右手握住左手大拇指旋转揉搓	◇交替进行
	⑥将五个手指尖并拢放在另一手掌心旋转揉搓	◇交替进行
	⑦必要时增加对手腕的清洗,一手手指的掌面及手掌包绕另一手的腕部转动搓擦	◇交替进行,范围为腕上 10 cm
(4)冲洗	用流动水彻底冲净双手	◇若为操作前洗手,冲洗时指尖朝上,使水由指尖流向手腕;操作后洗手反之
(5)干燥	使用合格的一次性纸巾或毛巾擦干手	◇避免二次污染
(6)护肤	取适量护手液护肤	
2.消毒手		
(1)取液	取适量的速干手消毒剂于掌心	
(2)揉搓	严格按照洗手方法揉搓的步骤进行揉搓,直至手部干燥	◇揉搓时保证手消毒剂完全覆盖手部皮肤

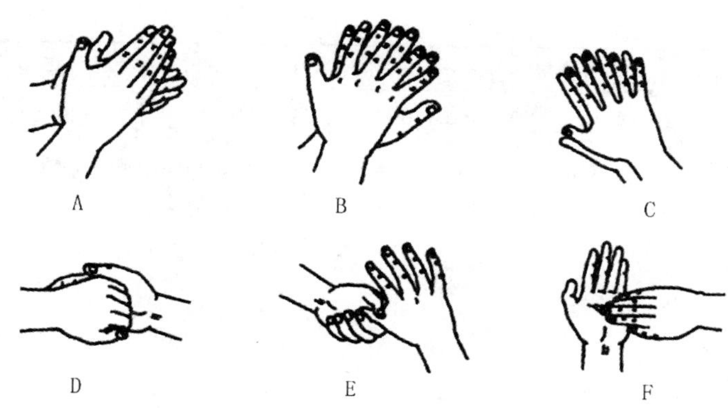

图 11-1 六步洗手法

A:揉搓掌心;B:揉搓手背;C:揉搓手指掌面和指缝;D:揉搓手指背面;E:揉搓大拇指;F:洗指尖

5.评价

(1)双手所有皮肤都得到了有效的清洗,包括指背、指尖和指缝。

(2)卫生手消毒的效果应达到监测的细菌菌落总数≤10 cfu/cm^2。

(3)洗手时未溅湿工作服,未污染水池。

(二)戴外科口罩法

1.目的

(1)预防经空气、飞沫传播的疾病,保护环境和他人不受污染或传染。

(2)减少患者的体液、血液等传染性物质溅入医务人员的口及鼻腔黏膜的风险。

2.评估

(1)患者病情,是否经空气传播或经飞沫传播的呼吸道传染病患者,是否需要保护性隔离的患者。

(2)将要执行的操作的目的,是否属于有创操作,是否需要无菌操作。

(3)操作有无血液或体液飞溅的风险。

3.计划

(1)选用合适的口罩。

(2)戴口罩前要洗手。

4.实施

戴外科口罩步骤见表 11-7、图 11-2、图 11-3。

表 11-7 戴外科口罩

流程	步骤详解	要点与注意事项
1.戴口罩	见图 11-2	◇外科口罩可分 3 层,由外至内依次为阻水层、过滤层、吸湿层,佩戴时不可两面交替佩戴
(1)辨正反	区分口罩的正反面	◇有色口罩通常以无色或浅色的一面为内侧
(2)分上下	将鼻夹的一侧对准鼻翼上方	◇鼻夹为硬质可塑性材料,作用是使口罩的鼻梁部分更贴合面部
(3)罩口罩	将口罩内侧朝向面部,将口罩罩住鼻、口及下巴	

续表

流程	步骤详解	要点与注意事项
(4)系带	将口罩下方带系于颈后,上方带系于头顶中部	◇使口罩紧贴面部,与面部有较好的密合性
(5)塑形	将双手指尖放在中间位置的鼻夹上,向内按鼻夹,并分别逐步向两侧移动,根据鼻梁形状塑造鼻夹	◇不要用一只手捏鼻夹,防止口罩鼻夹处形成死角漏气,降低防护效果
(6)调松紧	调整系带的松紧度	◇使更舒适
2.摘口罩	见图 11-3	
(1)洗手	操作毕洗手	
(2)解带	先解开下面的系带,再解开上面的系带	◇口罩外面为污染面,手不要接触,以免污染
(3)废弃	用手仅捏住口罩的系带丢至医疗废物容器内	◇医用外科口罩只能一次性使用

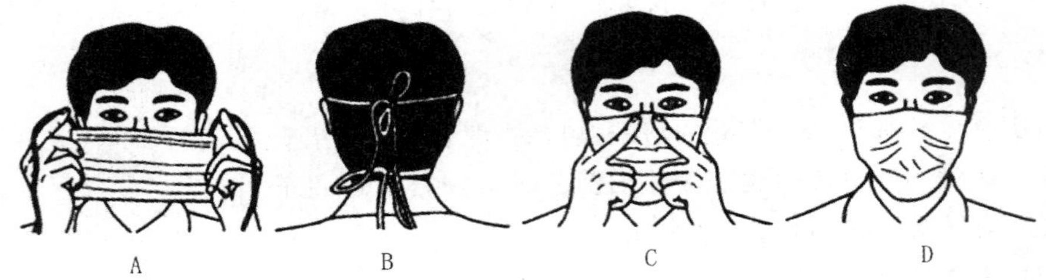

图 11-2 戴外科口罩法

A.罩口罩;B.绑头带;C.将鼻夹塑形;D.口罩覆盖鼻至下巴,紧贴面部

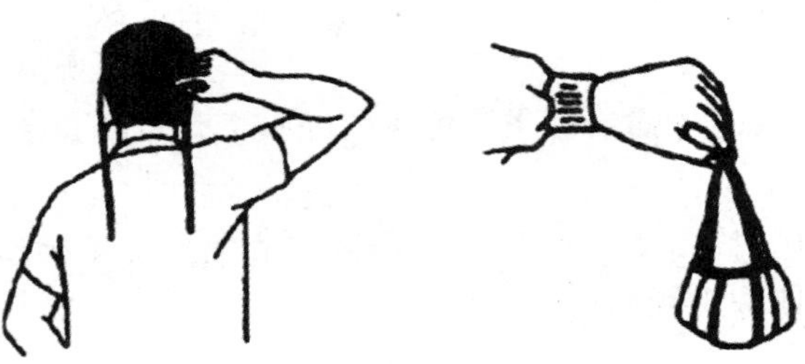

图 11-3 摘口罩法

5.评价

佩戴方法正确,达到防护效果。

(三)穿、脱已使用的隔离衣法

1.目的

保护患者和医务人员免受感染;防止病原体传播,避免交叉感染。

2.评估

(1)患者病情、隔离种类及将要操作的项目:以判断是否具有穿隔离衣的指征,是否需要同时备手套、口罩、隔离裤、隔离鞋等其他防护用品。

(2)操作者:双手皮肤黏膜是否完整。

(3)隔离衣:大小是否符合要求,有无破洞。已穿过的隔离衣是否有潮湿或肉眼可见的污染。

(4)环境:穿、脱隔离衣所在的区域是属于潜在污染区还是污染区,有无齐全适用的隔离设施,如手卫生设施、避污纸等。

3.计划

(1)规划好操作项目与顺序,备齐操作所需用物,以尽量减少穿脱隔离衣的次数。

(2)穿隔离衣前要洗手。必要时戴口罩,穿隔离裤、隔离鞋,备手套。

4.实施

穿、脱已使用的隔离衣步骤见表 11-8、图 11-4、图 11-5。

5.其他注意事项

(1)隔离衣只限在规定区域内穿、脱,穿隔离衣后只限在规定区域内进行操作活动。

(2)护理不同种隔离患者不能共穿一件隔离衣。

(3)隔离衣应每天更换,若有潮湿或污染,应立即更换。

表 11-8 穿、脱已使用的隔离衣

流程	步骤详解	要点与注意事项
1.穿衣	见图 11-4	
(1)提领取衣	手持衣领取下隔离衣,清洁面面向自己,将衣领两端向外折齐,露出袖笼	◇衣领及隔离衣内面为清洁面,穿、脱时注意避免污染
(2)穿袖露手	右手提衣领,左手伸入袖内,右手将衣领向上拉,露出左手	◇外面除衣领以外的部分为污染面。注意勿使衣袖触及面部、衣领、帽子及口罩
	换左手持衣领,右手伸入袖内,露出右手 双手上举轻抖至充分暴露双手	◇以方便扣领扣;抖动勿过剧
(3)扣领扣	两手持衣领,由领子中央顺着边缘至领后,扣好领扣	◇头勿过度低垂,以免污染下巴和颈部
(4)扣袖扣	扎好袖口	◇此时手已被污染
(5)对衣襟	①捏住隔离衣一边侧缝(约在腰下 5 cm 处)渐向前拉,见到后侧衣襟边缘捏住 ②同法捏住另一侧边缘	◇手不可触及隔离衣内面,也不可触及隔离衣里面的工作服
(6)系腰带	双手在背后将衣边对齐,向一侧折叠,一手按住折叠处,另一手将腰带拉至背后折叠处,使腰带在背后交叉,回到前面系一活结	◇隔离衣应能遮盖背面的工作服,勿使折叠处松散
2.脱衣	见图 11-5	◇离开隔离区域前需脱下隔离衣
(1)松腰带	解开腰带,在前面打一活结	◇如操作时戴有手套,脱隔离衣前先脱去手套
(2)解袖扣	解开袖扣,在肘部将部分衣袖塞入工作服袖下,充分暴露双手	◇污染的手及衣袖外面勿接触衣袖内
(3)手卫生	根据手污染情况实施手卫生	◇若用流动水洗手,注意身体与水池保持一定距离,勿污染水池,也不能溅湿隔离衣

续表

流程	步骤详解	要点与注意事项
(4)解领扣	解开颈后领扣	◇洗手后手是清洁的,可接触清洁的衣领
(5)脱衣袖	①右手伸入左袖内,拉下袖子过手 ②用衣袖遮盖左手,握住右手隔离衣袖子的外面,拉下右侧袖子 ③两手从袖管中轮换拉袖,逐渐退至衣肩面	◇已清洁的双手勿触及隔离衣外面
(6)挂衣钩	左手握住衣领,右手将隔离衣两边对齐,挂在衣钩上	◇挂在潜在污染区,清洁面向外;挂在污染区,污染面向外
3.换衣		◇当隔离衣污染、受潮或需更换时
(1)脱衣	同脱隔离衣步骤的(1)~(4)	
(2)翻转法脱袖	双手持领带或领边将隔离衣从胸前向下拉。右手捏住左衣领内侧清洁面脱去左袖,左手握住右侧衣领内侧下拉脱下右袖	◇已清洁的双手勿触及隔离衣外面
(3)卷衣	将隔离衣污染面、衣领及衣边卷至中央,呈包裹状	◇勿露出污染面
(4)送洗	放入污衣袋,送清洗消毒后备用	◇污衣袋外应有隔离标志

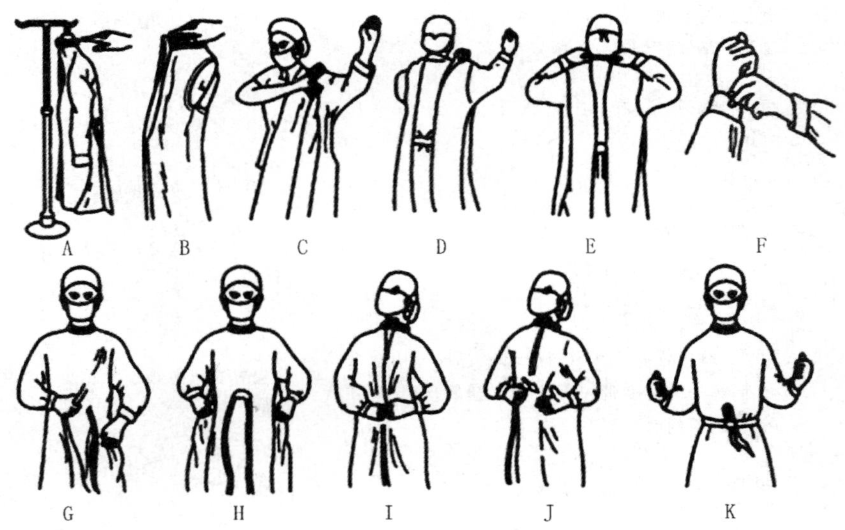

图 11-4　穿隔离衣

A.提领取衣;B.清洁面朝自己;C.穿左袖;D.穿右袖;E.扣领扣;F.扣衣袖;G.捏一侧衣边;H.捏另侧衣边;I.对齐衣边;J.向一侧折叠;K.系好腰带

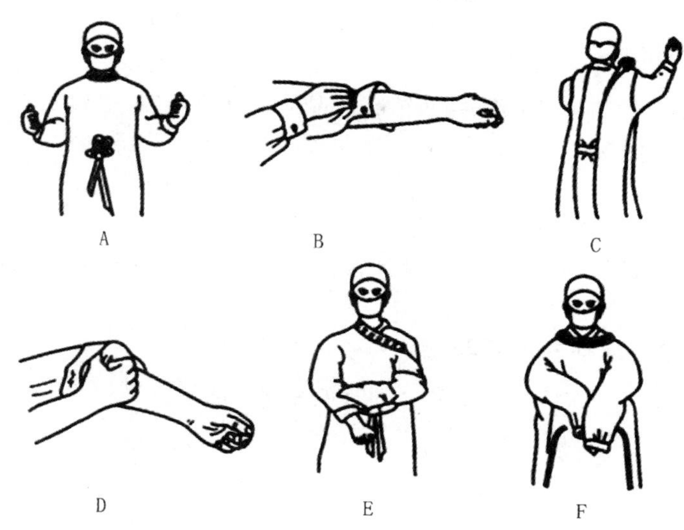

图 11-5 脱隔离衣

A.解腰带;B.接袖口;C.解领扣;D.拉下左袖;E.用遮盖着的左手从右袖外拉下右袖;F.轮换拉袖

四、基于传播途径的隔离预防

不同感染性疾病有不同的传播途径,一种疾病也可能同时有多重传播途径。在标准预防的基础上,还需根据疾病的传播途径采取相应的隔离与预防措施。

(一)接触传播的隔离与预防

需要接触隔离的有肠道感染、多重耐药菌感染、皮肤感染的患者。

1.患者的隔离

限制活动范围,减少转运。

2.医务人员的防护

(1)戴手套:接触患者的血液、体液、分泌物、排泄物等物质时,应戴手套;离开隔离室前、接触污染物品后,应摘除手套,再进行洗手和(或)手消毒。手上有伤口时应戴双层手套。

(2)穿、脱隔离衣或防护服:进入隔离室从事可能污染工作服的操作时,应穿隔离衣。接触甲类传染病应按要求穿、脱防护服。

(二)空气传播的隔离与预防

1.患者的隔离

限制患者的活动范围在呼吸道传染病病区内,医院无条件收治时,应尽快转送至有条件的医疗机构进行收治;病情容许时,患者应戴外科口罩并定期更换;严格空气消毒。

2.医务人员的防护

当进入确诊或可疑传染病患者房间时,应戴帽子、医用防护口罩;进行可能产生喷溅的诊疗操作时,应戴防护镜或防护面罩,穿防护服,当接触患者及其血液、体液、分泌物、排泄物等物质时应戴手套。

(三)飞沫传播的隔离与预防

需要隔离的飞沫传播疾病有百日咳、白喉、流行性感冒、病毒性腮腺炎、流行性脑脊髓膜炎等。

1.患者的隔离

应限制患者的活动范围,减少转运;病情容许时应戴外科口罩;患者之间、患者与探视者之间相隔距离在1 m以上,探视者应戴外科口罩;加强通风或进行空气消毒。

2.医务人员的防护

与患者近距离(1 m以内)接触时,应戴帽子、医用防护口罩;进行可能产生喷溅的诊疗操作时,应戴防护镜或防护面罩,穿防护服;当接触患者及其血液、体液、分泌物、排泄物等物质时应戴手套。

(四)其他传播途径疾病的隔离与预防

其他传播途径疾病应根据疾病的特性,采取相应的隔离与防护措施。

(王清芳)

第九节　医务人员职业暴露与防护

职业暴露是指由于职业关系而暴露在危险因素中,从而有可能损害健康或危及生命的一种情况。医务人员职业暴露是指医务人员在从事诊疗、护理活动过程中接触有毒、有害物质,或传染病病原体,从而损害健康或危及生命的一类职业暴露。

一、现状

医院作为一个公共场所,面对的人群社会性质复杂,接触的疾病种类繁多、病症轻重不一,使在其从事服务工作的医务人员极易遭受伤害的侵袭。

医院发生的职业暴露是一种特殊环境下的职业伤害,和其他职业暴露不同的是,发生于医务人员中的职业暴露不至于导致严重或是急性的伤亡,但慢性的损伤或长期的疾病影响可能导致医务人员身心健康受到严重影响,而医务人员的健康问题直接会导致医院医疗工作的质量和水平下降,也会使患者的就医环境下降,因此,应对医务人员发生的职业暴露给予积极的关注。

二、医务人员职业暴露的相关因素

针对医务人员的职业暴露伤害,各个国家都给予了积极的关注,大量的调查研究显示,处于医疗特殊环境下的职业暴露包括职业危害因素导致的损伤和与工作有关疾病,包括物理性、化学性、生物性、心理性因素。

(一)物理性因素

1.噪声

主要来源于各类仪器设备在工作时发出的声音。噪声不仅对人体听觉有明显损伤,对心血管也同样有损害,可导致高血压,同时使人烦躁、疲劳、注意力不集中等。

2.辐射及电击伤

随着医学的飞速发展,各种射线、光波、磁波等进入疾病的诊断与治疗,医务人员接触各类射线的概率大大增多,长期接触这些射线及光波可致癌,而且还会影响女性的生育能力,导致不孕、流产、死胎等;由于大量的电器、仪器、设备投入临床,稍有不慎,可因短路、漏电、触电等发生意外事故。

3.紫外线

医用 250 μm 的紫外线能使空气中的氧分子分解成臭氧,起到杀菌作用。而臭氧是强氧化剂,对眼和肺是最具危害的刺激剂之一。能破坏呼吸道黏膜和组织,长期接触可致肺气肿和肺组织纤维化;眼睛接触可引起急性角膜炎、结膜炎。

4.负重伤

由于医务人员职业的特殊性,部分工作需要医务人员长久站立,低头操作,来回奔走、穿梭,推拉、搬运车辆或重物,常导致颈椎病、腰肌劳损、椎间盘突出、下肢静脉曲张等。

5.其他

使用压力蒸汽灭菌过程中不按操作流程操作导致的高温蒸汽烫伤等。

(二)化学性因素

1.细胞毒性药物

医务人员在配制细胞毒性药物及给药过程中,注射器插入药瓶或针管排气时药物形成肉眼看不见的含有毒性微粒的气溶胶和气雾,通过皮肤黏膜或呼吸道进入。回收肿瘤患者用后的注射器、输液管等废弃物和排泄物时,也可能通过皮肤、呼吸道、口腔、黏膜等途径而受到低浓度药物的影响,日常频繁小剂量接触会因蓄积作用而产生远期影响,不但引起白细胞下降、自然流产率增高,而且有致癌、致畸、致突变的危险。

2.化学消毒剂

医务人员经常接触的各种化学消毒剂,如过氧乙酸、含氯消毒剂、甲醛、戊二醛等,均具有较大的挥发性,对人体皮肤黏膜、呼吸道、神经系统均有一定损害,长期吸入可引起皮炎、过敏、哮喘等;醛类可使细胞突变、致畸、致癌。

3.吸入麻醉药

麻醉药主要有乙醚、安氟醚、异氟醚等,长期吸入微量的麻醉气体可影响肝、肾功能,可引起胎儿畸形、自然流产等,同时对工作人员的听力、记忆力及操作能力也产生影响。

4.其他

体温计、血压计等都含有汞,当不慎损害时,汞在常温下能持续挥发,可以通过呼吸道、消化道、破损的皮肤黏膜进入人体。汞具有一定的神经毒性和肾毒性,会对医务人员的健康造成影响。

(三)生物性因素

1.锐器伤

在诊疗、护理操作过程中,医务人员直接接触患者飞血液、体液、分泌物、排泄物等,受感染的机会很多,而且日常工作经常接触刀、剪、各种针头等锐器,由于传递、安装和拆卸,医务人员极易受到锐器伤害。各种血源性传播疾病都可经污染锐器伤传播给医务人员,特别是 HIV、HBV、HCV,感染的概率分别达到 0.3%、6%～30%和 0.8%～1.8%。

2.皮肤黏膜暴露

由于在工作中要面对各种不同的患者,医务人员接触各种病原体的概率远比普通人群高。医务人员的皮肤黏膜经常暴露于患者的血液或体液(包括精液、阴道分泌物、滑液、脑脊液、胸膜液、心包积液、腹膜液、羊水、唾液等)中,存在着医务人员与患者双向传播的危险。

3.其他

患者呼吸道分泌物、伤口脓液、排泄物、皮肤碎屑等，干燥后形成菌尘，可通过咳嗽、喷嚏、清扫整理、人员走动、物品传递等扬起而污染空气及周围环境。一些医疗器械如呼吸机、雾化器、吸引器等在操作过程中也会把病原体播散到空气中。污染的空气可直接引起呼吸道感染、传播呼吸道疾病，医务人员长期处于这种污染的环境中，也有被感染的危险。

(四)心理性因素

在医院这个特定的环境中，要求医务人员在上班时间必须注意力高度集中，保持精神高度紧张，工作节奏快，所面临的工作性质具有高风险、高强度、高应激、无规律性，长期处于此环境中易造成严重的心理压力；加之上班时交往的人群是心理和生理双重受损的患者，常年目睹的是脓、血、粪、尿，耳闻的是呻吟、哭诉，身处这种特殊的职业环境，容易引起焦虑、烦躁、心理疲劳等不良情绪，甚至引起原发性高血压、血管紧张性头痛、消化道溃疡等疾病。

三、医务人员职业暴露的控制原则

医务人员职业暴露的控制应遵循职业病防治的优先等级原则，事先应根据职业危害的类别进行风险评估，以确定医护人员接触职业风险的水平与性质。

(一)对职业暴露的风险评估

风险评估的目的是评价工作活动和工作环境导致工作人员暴露于血液、体液或污染物品、环境的危险性。考虑的因素包括以下几种。

(1)暴露于血液、体液或污染物品、环境的类型和频率。

(2)接触废弃针头和注射器的数量和频率。

(3)暴露和重复暴露的因素。

(4)综合考虑工作场所规划、设计和工作流程，估计暴露于血液、体液/身体物质或污染材料的危险，包括灯光及工作台面等。

(5)得到相关医疗和急救服务的可能性。

(6)员工的安全工作流程知识和培训水平。

(7)个人防护用品的提供和使用。

(8)设备的适宜性。

(9)个体的危险因素，如皮肤损伤、皮炎和湿疹。

(10)处在暴露危险中的员工和其他人员数量。

(11)疫苗和暴露后防治措施。

(12)目前的危险控制方法和新危险控制方法的潜在需求。

(二)对职业暴露的风险控制

1.消除风险

在工作场所中彻底消除危害因素是控制职业暴露危害的最有效途径。如减少不必要的注射，优先考虑那些同样能达到有效治疗的其他方法(如口服或纳肛)，从而减少血液或其他感染源的潜在暴露。

2.风险替代

如果无法消除风险，可考虑实施较低风险的操作，例如尽可能减少锐器的使用，使用毒性较低的化学物质代替原有毒性较高的消毒剂等。

3.工程控制

使用合适的机械、设备和方法来隔离危害物或将其移出工作场所，预防员工暴露。例如使用锐器盒或选用带有锐器伤防护装置的安全器械，尽可能隔绝医务人员与锐器的接触，从而减少锐器伤害。

4.管理控制

通过制定政策限制危害的暴露。如接种疫苗，组建职业安全预防委员会，制订职业暴露预防计划，去除所有不安全的设备，使用安全装置并持续培训等。

5.行为控制

通过员工的行为管理控制职业危害的暴露。例如不必给用过的针头重新戴上帽套，将锐器盒放在与眼睛水平的高度并且在手臂所能及的范围，在锐器盒盛满之前倒空，在锐器处理处置之前制定操作程序等。

6.个人防护装置

在医护人员和危害因素之间设置屏障和过滤，例如使用护目镜、面罩和防护服等。它们可以防止血液溅出引起的暴露，但不能防止针刺伤害。

四、医务人员职业防护的主要措施

(一)加强职业安全管理

1.建立职业安全防护制度

建立完善的职业安全防护制度，制定工作流程、操作规范、职业暴露应急预案及职业损害的干预措施，并进行督导与考核；建立登记和报告制度及医务人员健康体检档案，定期体检，预防接种。严格执行制度和操作规程是杜绝职业暴露的有效措施之一。

2.注重职业安全防护培训

将职业安全防护知识纳入培训计划、岗前培训和专业考核内容之一，使医务人员充分认识所从事工作职业感染的危险性和危害性，增强自我防护意识，自觉执行防护措施，正确使用防护用品，降低职业损伤的发生率。

3.完善职业安全防护设施

易发生职业暴露的科室，必须配备各种防护用品，如乳胶手套、防水围裙、一次性隔离衣、胶鞋、口罩、帽子、护目镜、面罩以及发生职业暴露后的处理用品(如冲洗器)等。定期检查防护用品的性能和存放数量，使用或损坏后及时更换或补充；存放处应随手可取，使用方便。

(二)物理性职业暴露的防护

1.防止或减少噪声

尽量做到操作准确、轻柔；做到说话轻、走路轻、操作轻、开关门轻；使用噪声小、功能好的新仪器、新设备；定期检查、维修、保养各种仪器、设备，保持其性能良好，吸引器应做到即开即用，各种监护仪器音量大小适宜，加强巡视，减少报警发生率，保持室内安静。

2.减少辐射和避免电击伤

接触各类电离辐射的人员，一定要做好个人防护，使用时注意距离防护和时间防护，无法回避的人员应穿好铅衣，并在安全的范围内设置铅屏风，人员的安排要合理适当，次数均摊，避免短期内大量接受射线的照射；经常对医务人员进行安全用电知识讲座，严格按操作说明执行，用毕应先切断电源，地面保持干燥，防止漏电，定期检查与维修，确保机器性能良好。

3.注意紫外线的使用

紫外线照射消毒时，应避免紫外线直射到皮肤和眼睛；进行强度监测时应戴防护面罩及眼镜。开关应安装在室外，消毒后 30 min 方可入内，消毒后注意开窗通风。

4.防止身体疲劳

工作中应重视姿势自我调节，尽量避免被动操作，保持良好工作姿势，做到省时省力。重视使用搬运患者的机械设备，如翻身床、对接床、车等，运用力学原理工作。平时加强锻炼，减少静脉曲张，预防颈椎病及腰肌劳损。

(三)化学性职业暴露的防护

1.接触化学药物时

制定统一的化疗药物配制操作规程、防护措施及管理制度，操作时要穿防护服，戴口罩、手套、护目镜等，护士打开安瓿时应垫纱布，溶药时溶媒应沿瓶壁缓慢注入瓶底，以防粉末逸出，溶解后的药瓶要回抽气体以防瓶内压力过高，在抽药时针栓不能超过针筒的 2/3，若有外露即刻用碘伏擦拭或用清水冲净，加强化疗废弃物的管理，废弃物应当用坚固的防渗漏带盖的容器收集，并注明细胞毒性废弃物，由专人专通道运送至废物暂存间。

2.使用化学消毒剂时

减少空气污染，加强室内空气流通，定时开窗通风换气，添置通风装置，完善排污系统，加强医务人员的个人防护措施，在使用有刺激性消毒剂时，首先要做到妥善储存，放于阴凉处，避光保存；在配制时应戴防护手套、口罩、护目镜，防止消毒液喷溅到皮肤、眼内或呼吸道，一旦溅入及时用清水冲洗，盛装消毒液的容器应严密加盖。

3.其他

使用麻醉剂时应选用密闭性能好的麻醉机，减少麻醉气体溢出，将排气管安装到室外排出废气。对漏出的汞可采用硫黄粉、碘伏溶液等与之反应，用水、甘油等覆盖或容器加盖密封，以防止汞的蒸发，并注意开窗通风。

(四)生物性职业暴露的防护

生物性职业暴露是医院内常见的一种职业伤害，污染的锐器伤是导致医务人员发生血源性传播疾病的最主要职业因素。因此要加强职业安全教育，提高医务人员的防护意识，严格执行标准预防措施，将所有患者的血液、体液、分泌物、排泄物等均视为传染源，都要进行隔离，都要执行标准预防。对手术室护士、外科医师等高危人群，应建立健康档案，定期查体，并进行有效的预防接种。手术术前均做乙肝、丙肝、艾滋病及梅毒的抗体检测，凡是阳性者均要严格执行消毒隔离制度。认真落实医务人员手卫生规范，规范收集、运送、暂存、处置医疗废物，切断感染性疾病传播途径。

(五)心理性职业暴露的防护

丰富业余生活是消除身心疲劳的上策，积极参加健康的娱乐和文化活动，减轻压力；合理饮食，适当锻炼，增强自身免疫能力。同时加强心理训练，调节情绪，保持良好的心态，改善客观工作环境及工作待遇，提高自身素质，建立良好的人际关系，创造和谐的工作氛围，减轻心理紧张，放松情绪，加大正面宣传力度，增强职业自豪感，以更高的热情投入工作中。

总之，医务人员是高危的职业群体，尽管职业暴露不可能完全避免，但大部分是可以预防的。只有加强职业安全防护意识、严格执行各项操作规程及消毒隔离制度、调节心理压力、提高自我防护意识，这样才能有效地降低职业暴露感染风险，确保医务人员身心健康。

五、医务人员职业暴露的特点

(一)接触的病原体未知

医务人员常常接触的是各类患者,病情各异,病种复杂,各类急慢性感染性疾病,甚至烈性传染病病原携带者如果混在一般患者中间,常常不易确诊,患者和医务人员之间的交叉感染机会始终存在。

(二)暴露的途径多

医护人员在工作中,既可通过直接接触患者污染的血液、体液(包括精液、阴道分泌物、脑脊液、滑膜液、胸膜液、心包积液和羊膜液等),或间接接触病原微生物污染的环境、物品、食物、水等导致感染,也可通过飞沫或空气途径(如咳嗽、咳痰、打喷嚏、谈话或支气管镜检查等)导致疾病传播。

六、预防策略

研究发现至少 30 多种病原体或疾病可通过经皮肤损伤传播,包括新出现的病原体。如出血热病毒、猴疱疹病毒和猴免疫缺陷病毒,甚至肿瘤。其中 HBV、HCV、HIV 及结核分枝杆菌职业暴露风险较高,对医务人员的健康和安全造成了严重危害。特别是近年来艾滋病的流行在我国已进入快速增长期,乙型及丙型肝炎患者和病原携带者人数众多,医务人员因锐器伤或其他暴露感染血源性传播疾病的问题日益突出。

目前,全球广泛采用标准预防来降低与卫生保健相关的不必要发生的风险。其概念是 20 世纪 90 年代美国 CDC 将普遍预防和体内物质隔离的许多特点进行综合形成,旨在降低经血液传播的病原体的传播风险以及其他病原体通过明确或尚未明确的途径传播的风险。标准预防是感染防控的基本措施,是为任何患者提供医疗服务时都必须执行的基本措施。同时要求在传染病存在时在标准预防的基础上按照疾病的传播途径实施空气、飞沫、接触隔离(额外预防)。经过国际社会数十年的验证,实施标准预防及额外预防是成功、有效、经济的职业暴露防护的主要策略。

(一)标准预防

1.概念

认定患者的血液、体液、分泌物、排泄物均具有传染性,必须进行隔离,不论是否有明显的血迹污染或是否接触不完整的皮肤与黏膜,接触上述物质者,必须采取防护措施。

2.基本特点

(1)既要防止血源性疾病的传播,也要防止非血源性疾病的传播。

(2)强调双向防护,既防止疾病从患者传至医务人员,又防止疾病从医务人员传至患者。

(3)根据疾病的主要传播途径,采取相应的隔离措施,包括接触隔离、空气隔离和飞沫隔离。

3.主要措施

(1)手卫生:接触血液、体液、排泄物、分泌物后可能污染时,脱手套后,要洗手或使用快速手消毒剂。

(2)手套:当接触血液、体液、排泄物、分泌物及破损的皮肤黏膜时应戴手套;手套可以防止医务人员把自身手上的菌群转移给患者的可能性;手套可以预防医务人员变成传染微生物时的媒介,即防止医务人员将从患者或环境中污染的病原体在人群中传播。在两个患者之间一定要更换手套;手套不能代替洗手。

(3)面罩、护目镜和口罩:戴口罩及护目镜可以减少患者的体液、血液、分泌物等液体的传染性物质飞溅到医护人员的眼睛、口腔及鼻腔黏膜。

(4)隔离衣:隔离衣是为了防止被传染性的血液、分泌物、渗出物、飞溅的水和大量的传染性材料污染时才使用。脱去隔离衣后应立即洗手,以避免污染其他患者和环境。

(5)可重复使用的设备:用过的可重复使用的设备已被血液、体液、分泌物、排泄物污染,为防止皮肤黏膜暴露危险和污染衣服或将微生物在患者和环境中传播,应确保在下一个患者使用之前清洁干净和适当地消毒灭菌。

(6)环境控制:保证医院有适当的日常清洁标准和卫生处理程序。在彻底清洁的基础上,适当地消毒床单、设备和环境的表面(床栏杆、床单位设备、轮椅、储物柜、洗脸池、门把手)等,并保证该程序的落实。

(7)被服:触摸、传送被血液、体液、分泌物、排泄物污染的被服时,为防止皮肤黏膜暴露和污染衣服,应避免搅动,以防微生物污染其他患者和环境。

(8)安全操作:①若要人为去除针头时,应借助其他器械设备,避免双手直接接触针头,并有准备、有计划地保护针套或去除针头。②用后的针头及尖锐物品应弃于耐刺之硬壳防水容器内,且该容器应放在方便使用的地方。③在需要使用口对口呼吸的区域内应备有可代替口对口复苏的设备(简易呼吸器),并应将复苏的设备清洁消毒,装袋备用。

(二)额外预防

1.概念

由于标准预防不能预防经由空气、飞沫途径传播的疾病,因此,对一些临床具有传染性的疾病在待诊或确诊后根据其传播途径采取相应的空气、飞沫、接触隔离与预防措施。

2.隔离原则

(1)在标准预防的基础上,医院应根据疾病的传播途径(接触传播、飞沫传播、空气传播和其他途径的传播),结合本院的实际情况,制定相应的隔离与预防措施。

(2)一种疾病可能有多重传播途径时,应在标准预防的基础上,采取相应传播途径的隔离与预防。

(3)隔离病室应有隔离标志,并限制人员的出入,黄色为空气传播的隔离,粉色为飞沫传播的隔离,蓝色为接触传播的隔离。

(4)传染病患者或可疑传染病患者应安置在单人隔离房间。

(5)受条件限制的医院,同种病原体感染的患者可安置于一室。

(6)建筑布局应符合《医院隔离技术规范》中相应的规定。

3.不同传播途径疾病的隔离与预防

(1)接触传播的隔离与预防:接触传播是指病原体通过手、媒介物直接或间接接触导致的传播。经接触传播的疾病如肠道感染、多重耐药菌感染、皮肤感染等患者,在标准预防的基础上,还应采取接触传播的隔离与预防。

患者的隔离:患者最好安置在单人隔离房间。如果单人房间有限,优先把容易引起传播的患者(如持续引流、排泄不方便等)安置在单间;同种病原体感染的患者可安置于一室;如果与非感染患者或非同种病原体患者安置在一个房间时,避免与有高危感染因素或容易引起传播的患者安置在一起(如免疫功能低下或预期长时间住院的患者),另外要保证床间距大于1 m,病床之间最好有帘子作为物理屏障,以减少患者间接触。限制患者活动范围,减少转运;如需要转运时,应把患者感染或定植的部位遮盖起来，以减少对其他患者、医务人员和环境表面的污染。负责转运的人员应做好个人防护。

医务人员的防护：接触隔离患者的血液、体液、分泌物、排泄物等物质时，应戴手套；离开隔离病室前，接触污染物品后应摘除手套，洗手和(或)手消毒。手上有伤口时应戴双层手套。进入隔离病室，从事可能污染工作服的操作时，应穿隔离衣；离开病室前，脱下隔离衣，按要求悬挂，每天更换清洗与消毒；或使用一次性隔离衣，用后按医疗废物管理要求进行处置。接触甲类传染病应按要求穿脱防护服，离开病室前，脱去防护服，防护服按医疗废物管理要求进行处置。

(2)空气传播的隔离与预防：空气传播是指带有病原微生物的微粒($\leqslant 5\ \mu m$)通过空气流动导致的疾病传播。经空气传播的疾病如肺结核、水痘等，在标准预防的基础上，还应采取空气传播的隔离与预防。

患者的隔离：患者应安置在负压病房内，若没有负压病房最好转运到有负压病房的医疗机构。在流行暴发期间，负压病房不能满足需求时，可把确诊为同一病原体的患者安置在同一区域并远离高危患者，事先要向感染控制专家进行咨询，评估安全性，应用机械通风的方式以达到一定的负压水平。限制患者活动范围，减少转运；如需要转运时，建议患者戴外科口罩，并遵循呼吸道卫生/咳嗽礼节。如果水痘或结核患者身体有皮肤破溃，转运时应遮盖这些部位。如果患者戴着口罩，破溃部位已被遮盖，负责转运的人员无须戴口罩。应严格空气消毒。

医务人员的防护：应严格按照区域流程，在不同的区域，穿戴不同的防护用品，离开时按要求摘脱，并正确处理使用后物品。进入确诊或可疑传染病患者房间时，应戴帽子、医用防护口罩；进行可能产生喷溅的诊疗操作时，应戴护目镜或防护面罩，穿防护服，当接触患者及其血液、体液、分泌物、排泄物等物质时应戴手套。限制易感的医务人员进入隔离房间(如没有接种过水痘、麻疹疫苗)。进入肺结核、水痘患者房间时要戴 N95 口罩或医用防护口罩，注意密合性试验。而对于接触麻疹患者时，没有建议具有免疫力的医务人员穿戴防护用品，也没有建议没有免疫力的医务人员穿戴什么型号的防护用品，没有强调一定要戴 N95 口罩。因为没有任何证据说明戴 N95 口罩可保护易感人群感染麻疹。

(3)飞沫传播的隔离与预防：飞沫传播是指带有病原微生物的飞沫核($>5\ \mu m$)，在空气中短距离移动到易感人群的口、鼻黏膜或眼结膜等导致的疾病传播。经飞沫传播的疾病如百日咳、白喉、流行性感冒、病毒性腮腺炎、流行性脑脊髓膜炎等，在标准预防的基础上还应采取飞沫传播的隔离预防。

患者的隔离：患者最好安置在单人隔离房间。如果单人房间有限，优先把有严重咳嗽症状、痰多的患者安置在单间。应减少转运，如需要转运时，建议患者戴外科口罩，并遵循呼吸道卫生/咳嗽礼节。患者病情允许时，应戴外科口罩，并定期更换。如果患者戴着口罩，负责转运人员无须戴口罩。应限制患者的活动范围；患者之间、患者与探视者之间相隔距离在 1 m 以上，探视者应戴外科口罩；加强通风，或进行空气的消毒。

医务人员的防护：应严格按照区域流程，在不同的区域，穿戴不同的防护用品，离开时按要求摘脱，并正确处理使用后物品；与患者近距离(1 m 以内)接触，应戴帽子、医用防护口罩(不建议常规佩戴护目镜或防护面罩)；进行可能产生喷溅的诊疗操作时，应戴护目镜或防护面罩，穿防护服；当接触患者及其血液、体液、分泌物、排泄物等物质时应戴手套。

(王清芳)

第十二章

手术室护理

第一节　手术室管理

一、手术室的环境管理

(一)手术室的建筑布局

手术室应设在环境相对安静,较少污染的位置,靠近手术治疗科室,以方便接送患者,并与ICU、病理科、放射科、血库、化验室相邻。工作人员与患者应由各自专用通道进入手术室。手术室内分区明确,标志明显,目的是洁污分流,杜绝交叉感染的可能。手术间、刷手间及附属房间等都应布置在内走廊的两侧,内走廊的宽度不少于2.5 m,便于工作人员、无菌器械、敷料的进出和运送患者。手术室外围为污染走廊,供污染器械和敷料的运出。洁净级别高的手术间应设在手术室的尽端或干扰最小的区域。

(二)手术间设计

手术间根据不同的用途设计面积大小,一般30～40 m^2。用于心血管手术、移植手术的术间因辅助仪器较多需要60 m^2左右,一般为封闭式无窗手术间。手术间的门应宽大,便于平车出入,最好采用感应式的自动门。手术室地面采用耐清洗、耐消毒液的材料铺设,坚硬、光滑、无隙。墙壁和天花板应光滑无孔隙,最好采用防火、耐湿、易清洁和具备抗菌功能的材料,墙角呈弧形,不易蓄积灰尘。

(三)手术室的区域划分

手术室按洁净程度分为洁净区、准洁净区和非洁净区。分区的目的是控制无菌手术的区域及灭菌程度,减少各区之间的相互干扰。

1.洁净区

洁净区包括手术间、无菌物品室、刷手间、手术间内走廊、药品室和麻醉准备室等。

2.准洁净区

准洁净区包括器械室、洗涤室、消毒室、手术间外走廊、恢复室等。

3.非洁净区

非洁净区包括办公室、会议室、污物室、值班室、更衣室和休息室等。

(四)手术室的设施和清洁流程

手术间内只允许放置必需的器具和物品,各种物品应有固定的放置地点,各手术间内准备的术中用物应统一格式放置于壁柜内。

(1)手术间的基本配备包括多功能手术床、升降台、敷料台、麻醉机、无影灯、药品柜、观片灯、吸引器、输液轨道、脚踏凳、各种监护仪、摆放体位的各种扶托、软垫等物品。

(2)现代手术室有中心供氧、中心负压吸引和中心压缩空气等装备设施,配备移动式 X 线摄影和显微装置。

(3)手术室内温度恒定在 22 ℃~25 ℃,相对湿度为 40%~60%。

(4)手术室应有运转的中央空调净化系统。

手术室的清洁工作应在每天手术结束后在净化空调系统运行过程中进行。采用含氯消毒液湿式打扫,清洁工作完成后,空调净化系统应继续运行,直到恢复规定的级别为止。每周至少 1 次彻底大扫除。手术前 1 h 运转空调净化系统。

二、手术室的物品管理

(一)各类仪器设备管理

手术室的仪器设备主要包括电刀、氩气刀、超声刀、离子刀、中心负压吸引装置、胸骨锯、电钻、腹腔镜、胸腔镜、关节镜、膀胱镜、手术显微镜等。仪器设备由专业人员介绍其性能及使用方法,手术室人员要掌握清洁、消毒、灭菌和保养方法。设备由专人管理,建立登记制度,定位放置、定期检查、定期维护、定期保养。护士长要定期对各种设备进行检查,了解使用情况,并签字。

(二)器械管理

手术器械是外科手术的必备物品,为了保障手术器械的安全使用,器械应由专人负责保管,严格按操作规程处理,定位放置,定期检查、保养和维修。器械要轻拿轻放,避免碰撞,每次使用前后均应检查各部件是否齐全,连接处有无松动,性能是否良好。术后器械处理要干净、彻底,干燥后上油。锐利及精细器械应注意刃部保护,处理时与一般器械分开进行。各种器械、仪器可依据其制作材料选用不同的消毒方法,首选压力蒸汽灭菌。对于不能耐热耐湿的物品可选环氧乙烷或低温低压灭菌。

(三)无菌物品管理

无菌物品必须与非无菌物品分开放置,并且有明显的标志。无菌物品不可暴露于空气中,应存放于无菌包或无菌容器内。无菌物品应放于清洁、干燥的无菌室内,专室专用、专人管理。无菌物品应按有效期先后顺序摆放。每天由专人负责检查无菌物品的有效期。

三、手术室的组织及人员管理

组织管理是护理管理的基础,主要是对人的管理,它要求手术室护理人力资源的年龄结构合理、分工明确,做到优化组合,职责分明,健全规章制度、行为规范,以充分发挥组织效能和最大限度调动全体护理人员积极性,更好地完成各项工作任务。手术室组织管理的内容:①建立分层次质量控制体系;②健全手术室的规章制度;③岗位责任明确,组织分工科学,人员配备合理;④合理奖金分配制度,合理安排班次。

四、手术室的护理文件书写管理

护理文件是护理人员在医疗护理活动过程中形成的文字符号、图表等资料的总称,是各项护理活动及病情观察的客观记录。全面、真实、准确的护理记录不仅反映护士的综合素质，也是保护医患双方合法权利的举证依据。这就要求护理文件要有完整性、客观性、真实性、及时性、准确性。手术室的护理文件包括手术护理记录单、交接班报告、手术患者术前术后护理访视单、手术患者交接登记本等。

(一)手术护理记录单

手术护理记录单用于手术中所用器械、物品的清点，查对记录及手术患者的基本情况记录，是手术室最主要的护理记录表格。

(1)手术护理记录单要用蓝黑色笔书写。记录者签全名。

(2)项目齐全，记录及时、准确、真实、完善，内容简明扼要，医学术语运用确切。

(3)字体清楚端正，不得涂改。

(4)手术所用无菌包的灭菌指示卡及植入体内医疗器械的标志，经检查后贴于手术护理记录单背面。

(5)特殊情况记录在备注栏内。

(6)手术结束后，手术护理记录单放于患者病历内，送回病房。

(二)手术患者护理访视单

(1)手术患者护理访视单用蓝黑色笔书写，字迹清楚、工整。

(2)项目齐全，有内容处在相应的项目处打挑。

(3)患者及家属接受访视后要签字。

(4)及时回访患者，并将回访内容填全。认真征求意见和建议，做好记录。

(5)护士长及时对护士工作做出评价。

(三)交接班报告

(1)每班按时交接班，接班人员提前上岗，清点器械、物品，及时登记。

(2)如有手术患者需要交接，两班人员当面进行，对台上器械、物品，输液、导尿管、皮肤等情况认真查看，并在手术护理记录单上记录。

五、手术室的信息管理

(1)手术室信息发布的目的是使患者及家属了解手术过程及相关疾病知识，指导家属做好术后护理工作。

(2)通过计算机对患者手术过程中所有的信息、数据进行全程管理，护士可以通过计算机实现对手术患者全部医护信息的查询。

(3)自动完成手术室管理需要的各种数据采集及统计报表。

(4)收费管理全部微机化，减少了漏收和误收。

(5)便于患者及家属查询关于手术的相关信息。

六、手术室的护理质量管理

护理质量管理是指为了达到一定的护理质量目标所进行的计划、组织、领导与指导、协调、控制等工作的总和，是对护理质量实行有目的的控制过程，也就是说，为了提高手术室的护理质量，首先应确定手术室的护理标准，然后按标准进行质量控制。

(一)手术室护理质量管理原则

1.预防为主

手术室是外科治疗的重要场所,工作中稍有不慎,都可能给患者造成不良的甚至严重的后果,因此在护理管理中要强调风险管理,充分评估工作中存在的风险因素,从预防角度提出控制要求。

2.以服务对象为中心

手术室的服务对象包括患者和手术医师。满足服务对象的合理要求,就是保证他们以最佳的工作状态和心态为患者服务。

3.分级管理

实行护理部一总护士长一护士长三级管理体系,制定和修订手术室质量目标、检查标准、控制计划及检测评价。

4.标准化管理

标准化管理是以完善的规章制度、规范的操作流程及质量检查标准为前提,使一切管理始于标准,终于标准。如手术室制度管理、护理人员素质管理、手术室环境管理、手术室消毒隔离管理、手术室药品管理、手术室仪器管理、护士培训管理等。

5.数据管理

在工作中通过收集资料、数据,用统计学处理,以客观事实为依据,使结果更准确、更具有说服力。

(二)手术室护理质量管理的方法

制定完善的规章制度来规范各种操作规程;明确各级人员的职责和权限;制定质量管理的目标和评价标准;加强各级人员能力及工作意识的培训。

(三)手术室护理质量管理的意义

手术室作为医院的重要部门,护理质量的高低直接影响手术的成败,因此,必须建立科学合理的质量管理体系,才能以一流的护理质量、精湛的护理技术,为患者提供安全、优质的服务,使护理质量管理更规范、更科学,保证服务对象获得最佳的护理服务。

七、手术室的安全管理

(一)手术室患者的不安全因素与风险管理

1.基本概念

手术室患者的不安全因素包括坠床、灼伤、压疮、手术部位错误、标本丢失、异物遗留、输错血等。

2.防范措施

(1)防止接错患者:到病房接患者时,应持手术通知单,核对患者姓名、性别、床号、住院号、手术名称、手术时间、是否禁食水、是否用过药等情况。

(2)防止手术部位错误:根据手术通知单和病历核对患者姓名、诊断、术式、手术部位,清醒患者最好能自己确认。

(3)防止用药错误或药物过敏:认真执行“三查七对”制度,执行口头医嘱时,巡回护士一定要重复一遍,无误后方能使用。注意观察药物反应。

(4)防止输血错误:输血前必须两人认真查对血型、姓名、住院号等项目和配血单是否相符。

检查血袋有无破损、溶血、絮状物等情况。输血过程中注意速度，保持通畅，观察有无输血反应。两次输血间隔，用0.9%的生理盐水冲净。用过的血袋放在固定位置，患者离开后送血库保存。

(5)防止电刀灼伤：使用高频电刀一定要按操作规程进行操作，负极板要平整放于肌肉丰富处，接触要完整，患者的身体不能接触手术台金属部分，严防灼伤患者。电刀的功率应由小及大逐渐调节，术中随时注意观察负极板附着处，如有移位及时处理。

(6)防止摔伤、碰伤和坠床：接送患者前，先检查推车是否完好，推送患者时要平稳，不要将患者手脚超出推车边缘，防止碰伤，将患者移向手术台时要固定推车，防止坠床、坠车，并陪伴在患者身边。对神志不清、昏迷、小儿患者接送时应更加注意。

(二)手术室药品、血液制品的安全管理

(1)设有专人负责药品、血液制品的管理制度，包括药品的领取、摆放、检查、清点。

(2)定期整理药柜，保持药柜整齐、清洁，按药品有效期先后排序，有计划地使用。

(3)内用药和外用药分开放置，用明显标签区分。

(4)生物制品和需要低温保存的药品应放冰箱内保存，专人负责管理。

(5)麻醉药、剧毒药应专人、专柜、专锁、专处方、专登记本管理，建立严格的领取和使用制度。

(6)护士应熟悉常用药物的药理作用、用量、用途、使用方法、不良反应、配伍禁忌等。

(7)要严格执行药品查对制度，坚持“三查七对”。

(8)建立取血登记本，专人负责从血库取血。

(9)术中用药、输血后要及时在医嘱上签字并在护理记录单上记录。

(10)用后的血袋送血库低温保存。

(三)手术室医用气体及手术设备的安全使用和管理

手术室内的医用气体有氧气、二氧化碳、氮气、氩气等，主要的手术设备包括手术床、无影灯、电刀、氩气刀、中心吸引装置等。

(1)定期对各种气体管路、设备进行检查、保养。

(2)每次使用后及时登记，发现问题及时上报，及时维修。

(3)专人负责。

(4)仪器、设备放置于指定的位置。

八、洁净手术室的管理

(一)洁净手术室的概念、设计与净化标准

1.洁净手术室的概念

洁净手术室是指采用一定的空气洁净设备及相应措施，使手术室内的细菌数控制在一定范围和空气洁净度达到一定的级别。

2.洁净手术室的设计

洁净手术室的净化系统主要由空气处理器，初、中、高效过滤器，加压风机，空气加温器，回风口及送风口等组成。

3.洁净手术室净化标准

洁净手术室空气洁净的程度是以含尘浓度衡量。含尘浓度越低洁净度越高，反之则越低。洁净手术室分为特别洁净手术室、标准洁净手术室、一般洁净手术室、准洁净手术室和辅助房间。

(二)洁净手术室的空气调节与空气净化技术

1.洁净手术室的空气调节

空气调节是指室外的空气经过初效过滤或混合了室内回风，再经过中效过滤、高效过滤后送入一个密闭的微小环境，在一定的换气次数下控制该室内空气中微粒数量，并对空气进行加热、制冷、加湿、除湿等处理，获得恒温、恒湿与洁净的状态。

2.手术室的空气净化技术

空气净化是通过初、中、高效过滤器过滤控制室内尘埃含量。通过采用不同气流方式和换气次数可使空气达到一定级别的净化。其气流方式包括乱流式气流、垂直层流以及水平层流。

(三)洁净手术室的日常管理

1.专人负责

每个手术间设固定的负责人，术后及时清理各类用物，核对、补充术间物品，定期进行环境检查。手术期间保持室内安静，避免噪声，温度、湿度适宜。

2.专人保养

手术间内的物品定位放置，设立物品登记本，每天由巡回护士负责清点登记。各种电路、气体、空调的运行状态，定期由专人负责检查、保养、登记。

3.专人清洗

室内回风口每天擦拭清洁1次。术间门持续处于关闭状态，手术人员尽量减少外出，严禁打开污物通道门。

(孙志普)

第二节 手术室护理人员的职责

现代科学技术的发展，对我们的护理职业提出了更高的要求。另一方面创新的许多科学仪器和新设备，扩大了手术配合工作范围同时也增加工作难度，因此，手术室护士必须有热爱本职工作和广泛的知识和技术，才能高标准地完成各科日益复杂的手术配合任务。

一、手术室护士应具备的素质

护理人员在工作中应不断提高个人素质，加强对护理职业重要意义的认识，把护理工作看作是光荣的神圣的职业。因此，要努力做到以下几点。

(一)具有崇高的医德和奉献精神

一名护士的形象，通过它的精神面貌和行动表现出内在的事业品德素质，胜过一个护士的经验和业务水平所起的作用，也可能给患者带来希望、光明和再生。所以，护士要具备高尚的医德和崇高的思想，具有承受压力、吃苦耐劳、献身的精神，并有自尊、自爱、自强的思想品质。为护理科学事业的发展做出自己的贡献，无愧于白衣天使的光荣称号。

(二)树立全心全意为患者服务的高尚品德

手术室的工作和专业技术操作都具有独特性。要求手术室护士必须自觉的忠于职守、任劳任怨，无论工作忙闲、白班夜班都要把准备工作、无菌技术操作、贯彻各种规章制度等认真负责地做好。对患者要亲切、和蔼、诚恳，不怕脏、不怕累、不厌烦，使患者解除各种顾虑，树立信心，主动与医护人员配合，争取早日康复。

(三)要有熟练的技能和知识更新

随着医学科学的发展，特别是外科领域手术学的不断发展，新的仪器设备不断出现，因而护理工作范围也日益扩大，要求也越来越高。护理工作者如无广泛的有关学科的基本知识，对今天护理的工作复杂技能就不能理解和担当。所以今天作为一名有远大眼光的护士，必须熟悉各种有关护理技能的基本知识，才能达到最高的职业效果。护理学亦成为一门专业科学，因此，作为一名手术室护士，除了伦理道德修养外，还应有基础医学、临床医学和医学心理学等新知识。努力学习解剖学、生理学、微生物学、化学、物理学，以及各种疾病的诊断和治疗等知识，特别是外科学更应深入学习。此外，还要了解各种仪器的基本结构、使用方法，熟练掌握操作技能。只有这样，才能高质量完成护理任务。

二、手术室护士长应具备的条件

护理工作范围极广，有些工作简单、容易，有些工作却很复杂，需要有高度的判断力和精细的技术、熟练的技巧。今天的护理工作，一个人已不能独当重任，而需要即分工又协作来共同完成。因此，必须有一名护士长，把每个护理人员的思想和行为统一起来，才能使人的积极性、主动性和创造性得到充分发挥，团结互助，共同完成任务。护士长应具备的条件归纳如下。

(一)有一定的领导能力及管理意识

有一整套工作方法和决策能力。善于出主意想办法，提出方案，做出决定，推动下级共同完成，并具有发现问题、分析问题的能力，了解存在问题的因素，掌握本质，抓住关键，分清轻重缓急，提出中肯意见。出现无法协商的问题时能当机立断，勇于负责。有创新的能力，对新事物敏感，思路开阔，能提出新的设想。要善于做思想工作。能否适时地掌握护士的心理动向，并进行针对性的思想教育，使之正确对待个人利益和整体利益的关系，不断提高思想水平，是提高积极性和加强凝聚力最根本的问题。

(二)有一定组织能力和领导艺术

管理是一门艺术，也是一门科学。首先处理好群体间人际关系。护士长需要具有丰富的才智和领导艺术，才能胜任手术室护士护理管理任务。具体要求如下。

(1)护士长首先应把自己置身于工作人员之中，经常想到自己与护士之间只是分工的不同，而无地位高低之分。要有民主作风，虚心听取护士的意见，甚至批评意见，认真分析，不埋怨、不沮丧，不迁怒于人，有助于建立自己的威信。

(2)护士长首先想到的是人，是护士和工作人员，而不是自己，不管是关心任务完成情况，还要关心她们的生活、健康、思想活动及学习情况等。都使每个护士和工作人员亲身感到群体的温暖，对护士长产生亲切感。

(3)护士长要善于调动护士的积极性，培养集体荣誉感，善于抓典型，树标兵，运用先进榜样推动各项手术室工作，充分调动护士群体的积极性，护士长的领导作用才能得到体现。

(三)有较高的素质修养

手术室护士长应较护士具备更高的觉悟和更多的奉献精神。科里出现的问题应主动承担责任，实事求是向上级反映，不责怪下级。凡要求护士做到的，首先自己要做到，严格要求自己，树立模范行为，才能指挥别人。要注意廉洁，不要利用工作之便谋私，更不能要患者的礼物，注意自身形象。此外，要做到知识不断更新，经常注意护理方面的学术动态，接受新事物，在这方面应较护士略高一筹，使护士感到护士长是名副其实的护理业务带头人。

三、手术室护士的分工和职责

（一）洗手护士职责

（1）洗手护士必须有高度的责任心，对无菌技术有正确的概念。如有违反无菌操作要求者，应及时提出纠正。

（2）术前了解患者病情，具体手术配合，充分估计术中可能发生的意外，术中与术者密切配合，保证手术顺利完成。

（3）洗手护士应提前 30 min 洗手，整理无菌器械台上所用的器械、敷料、物品是否完备，并与巡回护士共同准确清点器械、纱布脱脂棉、缝针，核对数字后登记于手术记录单上。

（4）手术开始时，传递器械要主动、敏捷、准确。器械用过后，迅速收回，擦净血迹。保持手术野、器械台的整洁、干燥。器械及用物按次序排列整齐。术中可能有污染的器械和用物，按无菌技术及时更换处理，防止污染扩散。

（5）随时注意手术进行情况，术中若发生大出血、心搏骤停等意外情况，应沉着果断及时和巡回护士联系，尽早备好抢救器械及物品。

（6）切下的病理组织标本防止丢失，术后将标本放在 10％甲醛缓冲溶液中固定保存。

（7）关闭胸腹腔前，再次与巡回护士共同清点纱布及器械数，防止遗留在体腔中。

（8）手术完毕后协助擦净伤口及引流管周围的血迹，协助包扎伤口。

（二）巡回护士职责

（1）在指定手术间配合手术，对患者的病情和手术名称应事先了解，做到心中有数，有计划的主动配合。

（2）检查手术间各种物品是否齐全、适用。根据当天手术需要落实补充、完善一切物品。

（3）患者接来后，按手术通知单核对姓名、性别、床号、年龄、住院号和所施麻醉等，特别注意对手术部位（左侧或右侧），不发生差错。

（4）安慰患者，解除思想顾虑。检查手术区皮肤准备是否合乎要求，患者的假牙、发卡和贵重物品是否取下，将患者头发包好或戴帽子。

（5）全麻及神志不清的患者或儿童，应适当束缚在手术台上或由专人看护，防止发生坠床。根据手术需要固定好体位，使手术野暴露良好。注意患者舒适，避免受压部位损伤。用电刀时，负极板要放于臀部肌肉丰富的部位，防止灼伤。

（6）帮助手术人员穿好手术衣，安排各类手术人员就位，随时调整灯光，注意患者输液是否通畅。输血和用药时，根据医嘱仔细核对，避免差错。补充室内手术缺少的各种物品。

（7）手术开始前，与洗手护士共同清点器械、纱布、缝针及线卷等，准确地登记于专用登记本上并签名。在关闭体腔或手术结束前和洗手护士共同清点上述登记物品，以防遗留体腔或组织内。

（8）手术中要坚守工作岗位，不可擅自离开手术间，随时供给手术中所需一切物品，经常注意病情变化。重大手术充分估计术中可能发生的意外，做好应急准备工作，及时配合抢救。监督手术人员无菌技术操作，如有违犯，立即纠正。随时注意手术台一切情况，以免污染。保持室内清洁、整齐、安静，注意室温调节。

(9)手术完毕后,协助术者包扎伤口,向护送人员清点患者携带物品。整理清洁手术间,一切物品归还原处,进行空气消毒,切断一切电源。

(10)若遇手术中途调换巡回护士,须做到现场详细交代,交清患者病情,医嘱执行情况,输液是否通畅,查对物品,在登记本上互相签名,必要时通知术者。

(三)夜班护士职责

(1)要独立处理夜间一切患者的抢救手术配合工作,必须沉着、果断、敏捷、细心地配合各种手术。

(2)要坚守工作岗位,负责手术室的安全,不得随意外出和会客。大门随时加锁,出入使用电铃。

(3)白班交接班时,如有手术必须现场交接,如患者手术进行情况和各种急症器械、物品、药品等。认真写好交接班本,当面和白班值班护士互相签名。

(4)接班后认真检查门窗、水电、氧气,注意安全。

(5)严格执行急症手术工作人员更衣制度和无菌技术操作规则。

(6)督促夜班工友清洁工作,保持室内清洁整齐,包括手术间、走廊、男女更衣室、值班室和办公室。

(7)凡本班职责范围内的工作一律在本班完成,未完不宜交班,特殊情况例外。

(8)早晨下班前,巡视各手术间、辅助间的清洁、整齐、安全情况。详细写好交接班报告,当面交班后签字方可离去。

(四)器械室护士职责

(1)负责手术科室常规和急症手术器械准备和料理工作,包括每天各科手术通知单上手术的准备供应,准确无误。

(2)保证各种急症抢救手术器械物品的供应。

(3)定期检查各类手术器械的性能是否良好,注意器械的关节是否灵活,有无锈蚀等,随时保养、补充、更新,做好管理工作,保证顺利使用。特殊精密仪器应专人保管,损坏或丢失时,及时督促寻找,并和护士长联系。

(4)严格执行借物制度,特殊精密仪器需取得护士长同意后,两人当面核对并签名后方能外借。

(5)保持室内清洁整齐,包括器械柜内外整齐排列,各科器械柜应贴有明显的标签。定期通风消毒。

(五)敷料室护士职责

(1)制订专人负责管理。严格按高压蒸汽消毒操作规程使用。定期监测灭菌效果。

(2)每天上午检查敷料柜一次,补充缺少的各种敷料。

(3)负责一切布类敷料的打包,按要求保证供应。

(六)技师职责

(1)负责对各种仪器使用前检查,使用时巡查,使用后再次检查其运转情况,以保证各种电器、精密仪器的正常运转。

(2)定期检查各种器械台、接送患者平车的零件和车轮是否运转正常,负责各种仪器的修理或送交技工室修理。

(3)坚守工作岗位,手术过程中主动巡视各手术间,了解电器使用情况。有问题时做到随叫随到随维修,协助器械组检查维修各种医疗器械。

(4)帮助护士学习掌握电的基本知识和各种精密仪器基本性能、使用方法与注意事项等。

(孙志普)

第三节　手术室应急情况的处理

一、心搏骤停

心搏骤停是指各种原因(如急性心肌缺血、电击、急性中毒等)所致的心脏突然停止搏动,有效泵血功能消失造成全身循环中断、呼吸停止和意识丧失引起全身严重缺血、缺氧。一旦发生手术患者心搏骤停,手术团队成员应第一时间进行快速判断,并实施心肺复苏术。

(一)术中发生心搏骤停的原因

1.各种心脏病

各种心脏病,如心肌梗死、心肌病、心肌炎、严重心律失常、严重瓣膜疾病。

2.麻醉意外

术中麻醉过深,或大量应用肌松剂,或气管插管引起迷走神经兴奋性增高,使原来有病变的心脏突然停跳。

3.药物中毒或过敏

常见的如局麻药(普鲁卡因胺)中毒,抗生素过敏、术中血液制品过敏等。

4.心脏压塞

心脏外科手术,如术中止血未完全或术中出血未及时引流出心包,易形成血块导致心脏压塞。

5.血压骤降

血压骤降,如快速大量失血、失液,或术中过量使用扩血管药物(如硝普钠),可使手术患者血压骤降至零,心搏骤停。

(二)心肺复苏术的实施

心肺复苏术(CPR)是针对呼吸心跳停止的急症危重患者所采取的抢救关键措施,即胸外按压形成暂时的人工循环并恢复自主搏动,采用人工呼吸代替自主呼吸,快速电除颤转复心室颤动,以及尽早使用血管活性药物重新恢复自主循环的急救技术。若手术患者因心脏压塞引起心搏呼吸骤停应当马上实行手术,清除心包血块。心搏呼吸骤停急救有效的指标:触及大动脉搏动,收缩压 8.0 kPa(60 mmHg)以上;皮肤、口唇、甲床颜色由紫转红;瞳孔缩小,对光反射恢复,睫毛反射恢复;自主呼吸恢复;心电图表现室颤波由细变粗。

1.迅速评估

如果为术中已实施麻醉监护的手术患者,可以通过监护仪实时监测数据和触摸颈动脉搏动,判断脉搏和呼吸;但不可反复观察心电示波,丧失抢救时机;如果为术中未实施麻醉监护的手术患者,则手术室护士或手术医师应迅速判断其意识反应、脉搏和呼吸情况,若手术患者意识丧失,深昏迷，呼之不应，医护人员用 2 个或 3 个手指触摸患者喉结再滑向一侧，于此平面的胸锁乳突肌前缘的凹陷处，触摸颈动脉搏动，检查至少 5 s，但不要超过 10 s，如果 10 s 内没有明确地感受到脉搏，应启动心肺复苏应急预案。

2.启动心肺复苏应急预案

如果麻醉师在场，手术室护士应配合麻醉师和手术医师一同进行心肺复苏术；如果为局麻手术患者，手术室巡回护士应当立刻呼叫麻醉师帮助，同时协助手术医师开始心肺复苏术。

3.胸外按压及呼吸复苏

(1)胸部按压：抢救者站于手术患者的一侧，使手术患者仰卧在坚固平坦的手术床上，如果手术患者为特殊体位如俯卧位、侧卧位，手术团队应将其翻转为仰卧位，翻转时应尽量使其头部、颈部和躯干保持在一条直线上。抢救者一手的掌根放在手术患者胸部中央，另一手的掌根置于第一只手上，伸直双臂，使双肩位于双手的正上方。按压时要求用力快速按压，胸骨下陷至少 5 cm，按压频率至少 100 次/分钟，每次按压后让胸壁完全回弹，尽量减少按压中断。

(2)开放气道，进行呼吸支持：如果手术患者已置气管插管，则应使用呼吸机或简易人工呼吸器进行呼吸支持。如果手术患者未置气管插管，则手术室护士应协助麻醉师或手术医师用仰头提颏法和推举下颌法两种方法开放气道，同时给予简易人工呼吸面罩呼吸支持，同时应尽快实施气管内插管，连接呼吸器或麻醉机。

仰头提颏法是指抢救者一手置于手术患者的前额，用手掌推动，使其头部后仰，另一只手的手指置颏附近的下颌下方，提起下颌，使颏上抬。推举下颌法是指抢救者同时托起手术患者左右下颌，无须仰头，当手术患者存在脊柱损伤可能时，应选择推举下颌法开放气道。

(3)胸内心脏按压：在胸外心脏按压无效的情况下，可实施胸内心脏按压。应用无菌器械，局部消毒，左第 4 肋间前外侧切口进胸，膈神经前纵向剪开心包，正确地施行单手或双手心脏按压术。一般用单手按压时，拇指和大鱼际紧贴右心室的表面，其余 4 指紧贴左心室后面，均匀用力，有节奏地进行按压和放松，60～80 次/分钟；双手胸内心脏按压，用于心脏扩大、心室肥厚者，术者左手放在右心室面，右手放在左心室面，双手掌向心脏做对合按压，余同单手法。切勿用手指尖按压心脏，以防止心肌和冠状血管损伤。术后彻底止血，置胸腔引流管。

(三)电除颤

部分循环骤停的手术患者实际上是心室颤动，在心脏按压过程中，出现心室颤动者随时进行电击除颤才能恢复窦性节律。

1.胸外除颤

将除颤电极包上盐水纱布或涂上导电膏，一电极放在患者胸部右上方(锁骨正下方)，另一电极放在左乳头下(心尖部)，成人一般选用 200～400 J，儿童选用 50～200 J，第一次除颤无效时，可酌情加大能量再次除颤。

2.胸内除颤

术中或开胸抢救时使用胸内除颤电极板，电极板蘸以生理盐水，左右两侧夹紧心脏，成人用 10～30 J，放电后立即观察心电监护波形，了解除颤效果。

二、外科休克

休克是一急性的综合征，是指各种强烈致病因素作用于机体，使循环功能急剧减退，组织器官微循环灌流严重不足，导致细胞缺氧和功能障碍，以至重要生命器官功能、代谢严重障碍的全身危重病理过程。休克分为低血容量性、感染性、心源性、神经性和过敏性休克五类。其中低血容量休克是手术患者最常见的休克类型，由于体内或血管内血液、血浆或体液等大量丢失，引起有效血容量急剧减少所致的血压降低和微循环障碍，如肝脾破裂出血、宫外孕出血、四肢外伤、术中大出血等均可造成低血容量性休克。

（一）低血容量性休克的临床表现

早期患者出现精神紧张或烦躁、面色苍白、出冷汗、肢端湿冷、心跳加快、血压稍高，晚期患者出现血压下降[收缩压<10.7 kPa(80 mmHg)，脉压<2.7 kPa(20 mmHg)]、心率增快、脉搏细速、烦躁不安或表情淡漠。严重者出现昏迷、呼吸急促、发绀、尿少，甚至无尿。

（二）低血容量性休克的急救措施

休克的预后取决于病情的轻重程度、抢救是否及时、抢救措施是否得力。所以一旦手术患者发生低血容量性休克，手术室护士应采取以下护理措施，协助手术医师、麻醉师，共同对手术患者进行急救。

1.一般护理措施

休克的手术患者送入手术室后，首先应维持手术患者呼吸道通畅，同时使其仰卧于手术床并给予吸氧；选择留置针，迅速建立静脉通路，保证补液速度；调高手术间温度，为手术患者盖棉被，同时可使用变温毯等主动升温装置，维持手术患者正常体温。

2.补充血容量

低血容量休克治疗的首要措施是迅速补充血容量，短期内快速输入生理盐水、右旋糖酐-40、全血或血浆、清蛋白以维持有效回心血量。同时正确地评估失液量，失液量的评估可以凭借临床症状、中心静脉压、尿量和术中出血量等进行判断。因此休克患者术前必须常规留置导尿管，以备记录尿量；术中出血量包括引流瓶内血量及血纱布血量的总和，巡回护士应正确评估、计算后告知手术医师；在快速补液时，手术室护士应密切观察手术患者的心肺功能，防止急性心力衰竭；在给手术患者输注库血前，要适当加温库血，预防术中低体温的发生。

3.积极处理原发病

(1)术前大量出血引起休克：如术前因肝脾破裂出血、宫外孕出血而引起休克的患者，进入手术室后所有手术团队成员应分秒必争，立即实施手术进行止血。

(2)四肢外伤引起休克：手术室护士事先准备止血带，并协助手术医师及时环扎止血带，并记录使用的起止时间。

(3)术中大出血：洗手护士在无菌区内做好应急配合，密切关注手术野、协助手术医师采取各种止血措施，传递器械、缝针时应确保动作迅速、准确。巡回护士应及时向洗手护士提供各类止血物品和缝针，与麻醉师共同准备并核对血液制品。

(4)剖宫产术中发生大出血：手术医师可以通过按摩子宫、使用缩宫素、缝扎等方式进行止血，巡回护士应及时准备缩宫素等增强子宫收缩的药物。如遇胎盘滞留或胎盘胎膜残留情况，洗手护士应配合手术医师尽快徒手剥离胎盘控制出血，若出血未能有效控制，在输血、抗休克的同时，行子宫次全切除术或子宫全切术，巡回护士应及时提供洗手护士手术器械、敷料及特殊用物，并准确进行添加器械和纱布的清点记录。

4.及时执行医嘱

在抢救手术患者的紧急情况下，巡回护士可以执行手术医师的口头医嘱，执行前必须复述，得到确认后方可执行。

5.做好病情观察及记录

注意观察手术患者的生命体征,包括出入量(输血、输液量、尿量、出血量、引流量等);记录各类抢救措施、术中用药及病情变化。

三、输血反应

输血是临床抢救患者,治疗疾病的有效措施,在外科手术领域应用较广。一般情况下输血是安全的,但仍有部分患者在输血或输入某些血液制品后出现各种反应,可能由供、受者间血细胞表面同种异型抗原型别不同所致,常见的输血反应为红细胞 ABO 血型不符导致的溶血反应。除了溶血反应还有非溶血性反应即发热反应、变态反应。

(一)溶血反应

溶血反应是最严重的输血反应,死亡率高达 70%以上。发生溶血反应的患者,临床表现与发病时间、输血量、输血速度、血型、溶血程度密切相关且差异性大。术中全麻患者最早出现的征象是手术野出血、渗血和不明原因的低血压、无尿。

(二)发热反应

发热是最常见的非溶血性输血反应,发生率可达 40%以上。通常在输血后 1.5～2 h 内发生,症状可持续 0.5～2 h,其主要表现为输血过程中手术患者出现发热、寒战。如遇发生发热反应的手术患者,立即终止输血,用解热镇痛药或糖皮质激素处理。造成该不良反应的原因有:①血液或血制品中有致热原;②受血者多次受血后产生同种白细胞和(或)血小板抗体。

(三)变态反应

变态反应是输血常见的并发症之一,发生在输血过程中或输血后数分钟,临床表现为受血者出现荨麻疹、血管神经性水肿,重者为全身皮疹、喉头水肿、支气管痉挛、血压下降等。造成该不良反应的原因有:①所输血液或血制品含变应原;②受血者本身为高过敏体质或因多次受血而致敏。

(四)输血反应急救措施

一旦发生输血反应,应立即停止输血,更换全部输液管路。遵医嘱进行抗过敏等治疗,紧急情况下,口头医嘱必须完整复述得到确认后方可执行。将未输完的血液制品及管道妥善保存送输血科。

四、火灾

手术室发生火灾虽然罕见,但如果手术室工作人员忽视防火安全管理,操作不规范,仍然可能发生。因此手术室人员要充分认识到火灾的危险性,提高手术室火灾防范意识,防止发生火灾,并制订火灾应急预案,一旦发生火灾将损失降至最低。

(一)手术室发生火灾的危险因素

1.火源

(1)手术室内各种仪器设备:如电刀、激光、光纤灯源、无影灯、电脑、消毒器等,当设备及线路老化、破损发生漏电、短路,接头接触不良,使用后忘记关闭电源等情况,均是手术室发生火灾的导火索。

(2)手术室相对封闭的空间:如果通风不良、湿度过低,特别是在秋冬季,物体间相互摩擦极易产生静电,遇可燃物或助燃剂即可能导致火灾。

(3)高危设备的使用不当:如高频电刀在使用时会产生很高的局部温度,输出功率越高,产生温度也越高，遇到高浓度氧和乙醇时就会诱发燃烧。

2.氧气

氧气是最常见的助燃剂，患者在手术过程中一般都需持续供养，故可造成手术室中局部高氧环境，特别在患者头部。而当术中面罩吸氧时，由于密闭不严造成无菌巾下腔隙中的氧达到较高的浓度，可燃物在此环境中很容易燃烧。

3.可燃物

手术室内可燃物种类很多，如乙醇、碘酊、无菌巾、纱布、棉球、胶布等，尤以乙醇燃烧最常见，特别是乙醇挥发和氧气浓度增大可造成一种极易燃烧的混合物，一旦有火源就能燃烧，严重者可引起爆炸。

(二)手术室火灾预防措施

1.加强手术室管理

改进手术室的通风设备，防止氧气和乙醇在空气中积聚浓度过高；定期对仪器设备、线路进行维护和检修；氧气瓶口、压力表上应防油、防火，不可缠绕胶布或存放在高温处，使用完毕立即关好阀门；制定手术室防火安全制度及火灾应急预案，手术室内放置灭火器材，保证消防通道通畅。

2.加强术中管理

使用电刀时严格控制输出功率，严禁超出电刀使用的安全值范围；使用乙醇或碘酊消毒时，不可过湿擦拭，待其挥发完全后再开始使用电刀；使用任何带电的仪器设备前，必须确定不处在高氧环境中，使用完毕后及时关闭电源；对需要面罩吸氧的手术患者，应尽量给予低流量吸氧。

3.加强手术室人员的消防安全意识

树立防患于未然的观念，杜绝火灾隐患，防止发生火灾。组织全体医务人员学习一些基本的防火灭火安全知识，掌握灭火器材的使用方法。灭火器材有干粉、泡沫、二氧化碳，手术室配备的灭火器主要是二氧化碳灭火器，适合扑灭易燃液体、可燃气体、带电物质引起的火灾。

(三)手术室火灾应急预案及处理

1.原则

早发现、早报警、早扑救，及时疏散人员，抢救物资，各方合作，迅速扑灭火灾。

2.现场人员应对火灾四步骤(按照国际通用的灭火程序“RACE”)

(1)救援(rescue)：组织患者及工作人员及时离开火灾现场；对于不能行走的患者，采用抬、背、抱等方式转移。

(2)报警(alarm)：利用就近电话迅速向医院火灾应急部门及“119”报警，有条件者按响消防报警按钮，迅速向火灾监控中心报警；在向“119”报警时讲清单位、楼层、部门、起火部位、火势大小、燃烧物质和报警人姓名，并通知邻近部门关上门窗、熟悉灭火计划和随时准备接收患者；与此同时，即刻向保卫科、院办、主管副院长汇报，并派人在医院门口接应和引导消防车进入火灾现场。

(3)限制(confine)：关上火灾区域的门窗、分区防火门，防止火势蔓延。

(4)灭火或疏散(extinguish or evacuate)：如果火势不大，用灭火器材灭火；如果火势过猛，按疏散计划，及时组织患者和其他人员撤离现场。

3.救助人员灭火、疏散步骤

救助人员接到报警到达后，立即采取以下步骤展开灭火和疏散。

(1)报警通报:立即通知所有相关领导、部门以及可能殃及的区域,要求相关人员到位,启动相应流程,做好灭火和疏散准备。

(2)灭火:①确定火场情况,做到“三查三看”。一查火场是否有人被困,二查燃烧的是什么物质,三查从哪里到火场最近;一看火烟,定风向、定火势、定性质,二看建筑,定结构,定通路,三看环境,定重点、定人力、定路线。②在扑救中,参加人员必须自觉服从现场最高负责人的指挥,沉着、机智、正确使用灭火器材,做到先控制、后扑灭。③抓住灭火有利时机,对存放精密仪器、昂贵物资的部位,应集中使用灭火器灭火,一举将火灾扑灭在初起阶段。④有些物品在燃烧过程中可产生有毒气体,扑救时应采取防毒措施,如使用氧气呼吸面罩,用湿毛巾、口罩捂住口鼻等。

(3)疏散:积极抢救受火灾威胁的人员,应根据救人任务的大小和现有的灭火力量,首先组织人员救人,同时部署一定力量扑救火灾,在力量不足的情况下,应将主要力量投入救人工作。

4.疏散的原则和方法

(1)火场疏散先从着火房间开始,再从着火层以上各层开始疏散救人;本着患者优先的原则,医院员工有责任引导患者向安全的地方疏散。即先近后远,先上后下。要做好安抚工作,不要惊慌、随处乱跑,要服从指挥;对于被火围困的人员,应通过内线电话或手机等通信工具,告知其自救办法,引导他们自救脱险。

(2)疏散通道被烟雾所阻时,应用湿毛巾或口罩捂住口鼻,身体尽量贴近地面,匍匐前进,向消防楼梯转移,离开火场;对火灾中造成的受伤人员,抢救人员应采用担架、轮椅等形式,及时将伤员撤离出危险区域。

(3)禁止使用电梯,防止突然停电造成人员被困在电梯里。疏散通道口必须设立哨位指明方向,保持通道畅通无阻;最大限度分散分流,避免大量人员涌向一个出口,因拥挤造成伤亡事故。

(4)疏散与保护物资:对受火灾威胁的各种物资,是进行疏散还是就地保护,要根据火场的具体情况决定,目标是尽量避免或减少财产的损失。在一般情况下,应先疏散和保护贵重的、有爆炸和有毒害危险的以及处于下风方向的物资。疏散出来的物资不得堵塞通路,应放置在免受烟、火、水等威胁的安全地点,并派人保护,防止丢失和损坏。

五、停电

手术室停电通常可分为由人为原因造成的停电和意外情况引起的停电。如维修线路、错峰用电、拉闸限电或打雷时保护性的关闭电源等人为原因导致的停电,应事先告知手术室,做好停电准备,保证手术安全。若由恶劣天气、火灾、电路短路等意外情况引起的手术室停电,虽无法事先预料,但要提高警惕,完善应急工作。

(一)手术室停电预防措施

1.按手术室建筑标准做好配电规划

医院及手术室系统应建立两套供电系统,当其中一路发生故障时,自动切换至备用系统,保障手术室及其他重要部门的供电。同时,医院及手术室还应备有应急自供电源系统,当两套外供系统全部出现故障时,可紧急启动,维持短时间供电,为抢修赢得时间,为患者的安全提供保障。

2.加强手术室管理

每个手术间配备有足够的电插座,术中用电尽量使用吊塔与墙上的电源插座,少用接线板,避免地面拉线太多;电插座应加盖密封,防止进水,避免电路发生故障;每个手术间有独立的配电箱及带保险管的电源插座,以防一个手术间故障影响整个手术室运作。设备科相关人员必须定期对手术室的电器设备进行检测和维护;手术室严禁私自乱拉乱接电线;如发生断电应马上通知相关人员查明原因,防止再次发生。

3.加强手术室人员的用电安全意识

制订防止术中意外停电制度、停电应急预案,组织学习安全用电知识,术中合理使用电器设备,防止仪器短路。

(二)手术室停电应急预案及处理

1.手术间突发停电

(1)手术室人员立即报告科主任、护士长,电话报告医院相关部门。

(2)巡回护士使用应急灯照明,保证手术进行,清醒的患者做好安抚工作。

(3)断电后麻醉呼吸机、监护仪、微量输液泵等用电设备均停止工作,尽量使用手动装置替代动力装置,如呼吸机改手控呼吸,监护仪蓄电池失灵无法正常工作,应手动测量血压、脉搏和呼吸,以及时判断患者的生命体征,保证手术患者呼吸循环支持。

(4)防止手术野的出血,维持手术患者生命体征稳定,如为单间手术间停电可以先将电刀、超声刀等仪器接手术间外电源;如为整个手术室的停电应立即启动应急电源。

(5)关闭所有用电设备开关(除接房外电源的仪器),由专业人员查明断电原因,排除后恢复供电。

(6)做好停电记录包括时间及过程。

2.手术室内计划停电

(1)医院相关部门提前通知手术室停电时间,做好停电前准备。

(2)停电前相关部门再次与手术科室人员确认,以保证手术的安全。

(3)问题解除后及时恢复供电。

(孙志普)

第四节 手术室常见手术体位的摆放

一、手术体位概述

(一)手术体位的概念

1.定义

手术体位是指术中患者的体位状态,由患者的姿势、体位垫的应用及手术床的操作三部分组成。标准手术体位是由手术医师、麻醉医师、手术室护士共同确认和执行,根据生理学和解学知识,选择正确的体位设备和用品,充分显露手术野,确保患者安全与舒适。标准手术体位包括仰卧位、侧卧位、俯卧位,其他手术体位都在标准体位基础上演变而来。

2.体位设备

(1)手术床是一种在手术室或操作室内使用的、带有相关附属配件、可根据手术需要调节患者体位,以适应各种手术操作的床。

(2)手术床配件包括各种固定设备、支撑设备及安全带等,如托手板、腿架、各式固定挡板、肩托、头托及上下肢约束带等。

3.辅助用品

体位垫是用于保护压力点的一系列不同尺寸、外形的衬垫，如头枕、膝枕、肩垫、胸垫、足跟垫等。

(二)手术体位常见并发症

1.手术体位造成的皮肤损伤

手术中最常见的皮肤损伤是压疮。体位摆放不当是引起压疮等压迫性皮肤损伤的主要原因之一。由于麻醉药物作用和肌肉松弛造成动脉血压低于外界压力(体重)，血液循环遭受强大干扰，以致造成严重的组织损伤。压疮的发生机制如下。

(1)压力：局部组织受到持续的垂直压力，当压力超过局部毛细血管压时血流阻断，引起组织缺氧。浅表组织的血液供应不足，持续时间过长时，就会引发组织破坏和压力性溃疡。

(2)压强：是作用力与受力面积的比值，作用力相同，受力面积越小，压强越大。如果毛细血管的内部压强小于体表压强就会阻断毛细血管内的血液流畅运行。

(3)剪切力：两层相邻组织间的滑行，产生进行性相对移位而产生的力。这种力会对组织造成损伤，是压疮的原因之一。

(4)内因：患者的年龄、体重、营养状况、感染及代谢性疾病。

2.手术体位造成的周围神经损伤

(1)因手术体位造成的周围神经损伤常发生于臂丛神经、尺神经、腓神经等。①臂丛神经：当肩关节外展时，臂丛神经的牵拉负荷也越大，长时间保持90°的外展状态，是导致臂丛神经损伤的直接原因。②尺神经：俯卧位时，当肘关节处于过度屈曲时，尺神经容易受到牵拉负荷，同时由于尺神经内侧的骨性突起，也容易受到压迫，因此，摆放手臂时需依照远端关节低于近端关节的原则，即手比肘低，肘比肩低。③腓神经：在摆放膀胱截石位时，托腿架位置不当容易压迫腘窝或者腓骨小头导致腓总神经受损。

(2)手术体位造成的周围神经损伤的5个主要原因为牵位、压迫、缺血、机体代谢功能紊乱以及外科手术损伤。

3.手术体位造成的组织器官损伤

(1)生殖器官压伤：摆放体位时，女性的乳房、男性外生殖器容易因受到挤压导致器官损伤。

(2)颈椎损伤：由于在全麻下颈部肌肉张力丧失，搬运患者时过度扭动头部，可导致颈椎脱位及颈椎损伤。

(3)组织挤压伤：多见于骨突出部位，如髂部、骶髂部、足跟等，因长时间受挤压而致皮肤及皮下组织损伤。在年老体弱、手术时间长、约束带过紧、手术床垫过硬时更易发生。

(4)眼部损伤：俯卧位头圈、头托位置不当或大小不合适均可导致眼球受压或擦伤角膜，严重者可造成失明。

(5)腰背痛：多发生于椎管内麻醉术后，由于腰背部肌肉松弛，腰椎生理前凸暂时消失，引起棘间肌和韧带长时间受牵拉所致。

(6)血管受压：约束带过度压迫以及过紧可造成血液循环障碍。

(7)急性肺水肿、顽固性低血压：心肺功能低下的患者，术中过度抬高或快速放平双下肢时，可造成急性肺水肿和顽固性低血压。

4.骨筋膜室综合征

骨筋膜室综合征是因动脉受压，继而血供进行性减少而导致的一种病理状态。临床表现为肿胀、运动受限、血管损伤和严重疼痛、感觉丧失。

5.仰卧位低血压综合征

仰卧位低血压综合征是由于妊娠晚期孕妇在仰卧位时，增大的子宫压迫下腔静脉及腹主动脉，下腔静脉受压后导致全身静脉血回流不畅，回心血量减少，心排血量也随之减少，而出现头晕、恶心、呕吐、胸闷、面色苍白、出冷汗、心跳加快及不同程度血压下降，当改变卧姿(左侧卧位)时，患者腹腔大血管受压减轻，回心血量增加，上述症状即减轻或消失的一组综合症状。

6.甲状腺手术体位综合征

在颈部极度后仰的情况下，使椎间孔周围韧带变形、内凸而压迫颈神经根及椎动脉，而引起的一系列临床症状，表现为术中不适、烦躁不安，甚至呼吸困难，术后头痛、头晕、恶心、呕吐等症状。

(三)手术体位安置原则

在减少对患者生理功能影响的前提下，充分显露手术视野，保护患者隐私。

1.总则

(1)保持人体正常的生理弯曲及生理轴线，维持各肢体、关节的生理功能体位，防止过度牵拉、扭曲及血管神经损伤。

(2)保持呼吸道通畅、循环稳定。

(3)注意分散压力，防止局部长时间受压，保护患者皮肤完整性。

(4)正确约束患者，松紧度适宜(以能容纳一指为宜)，维持体位稳定，防止术中移位、坠床。

2.建议

(1)根据手术类型、手术需求、产品更新的情况，选择适宜的体位设备和用品。

(2)选择手术床时注意手术床承载的人体重量参数，床垫宜具有防压疮功能。

(3)体位用品材料宜耐用、防潮、阻燃、透气性好，便于清洁、消毒。

(4)定期对体位设备和用品进行检查、维修、保养、清洁和消毒，使其保持在正常功能状态。

(5)根据患者和手术准备合适的手术体位设备和用品。

(6)在安置体位时，应当做好保暖，确保手术体位安置正确，各类管路安全，防止坠床。

(7)安置体位时，避免患者身体任何部位直接接触手术床金属部分，以免发生电灼伤。

(8)术中应尽量避免手术设备、器械和手术人员对患者造成的外部压力。压疮高风险的患者，对非手术部位，在不影响手术的情况下，至少应当每隔 2 h 调整受压部位 1 次。

(9)对于高凝状态的患者，遵医嘱使用防血栓设备(如弹力袜、弹力绷带或间歇充气设备等)。

二、仰卧位摆放规范

仰卧位是最基本也是最广泛应用于临床的手术体位，是将患者头部放于枕上，两臂置于身体两侧或自然伸开，两腿自然伸直的一种体位。根据手术部位及手术方式的不同摆放各种特殊的仰卧位，包括头(颈)仰卧位、头高脚低仰卧位、头低脚高仰卧位、人字分腿仰卧位等。特殊仰卧位都是在标准仰卧位的基础上演变而来。

(一)适用手术

头颈部、颜面部、胸腹部、四肢等手术。

(二)用物准备

头枕、上下肢约束带。根据评估情况另备肩垫、膝枕、足跟垫等。

(三)摆放方法

(1)头部置头枕并处于中立位置,头枕高度适宜。头和颈椎处于水平中立位置。

(2)上肢掌心朝向身体两侧,肘部微屈用布单固定。远端关节略高于近端关节,有利于上肢肌肉韧带放松和静脉回流。肩关节外展不超过90°,以免损伤臂丛神经。

(3)膝下宜垫膝枕,足下宜垫足跟垫。

(4)距离膝关节上或下5 cm处用约束带固定,松紧适宜,以能容下一指为宜,防腓总神经损伤。

(四)注意事项

(1)根据需要在骨突处(枕后、肩胛、骶尾、肘部、足跟等)垫保护垫,以防局部组织受压。

(2)上肢固定不宜过紧,预防骨筋膜室综合征。

(3)防止颈部过度扭曲,牵拉臂丛神经引起损伤。

(4)妊娠晚期孕妇在仰卧位时需适当左侧卧,以预防仰卧位低血压综合征的发生。

(五)特殊仰卧位

1.头(颈)后仰卧位

(1)适合手术:口腔、颈前入路等手术。

(2)用物准备:肩垫、颈垫、头枕。

(3)摆放方法:肩下置肩垫,按需抬高肩部。颈下置颈垫,使头后仰,保持头颈中立位,充分显露手术部位。

(4)注意事项:防止颈部过伸,引起甲状腺手术体位综合征;注意保护眼睛;有颈椎病的患者,应在患者能承受的限度之内摆放体位。

2.头高脚低仰卧位

(1)适用手术:上腹部手术。

(2)用物准备:另加脚挡。

(3)摆放方法:根据手术部位调节手术床至适宜的倾斜角度,保持手术部位处于高位。

(4)注意事项:妥善固定患者,防止坠床;手术床头高脚低不宜超过30°,防止下肢深静脉血栓的形成。

3.头低脚高仰卧位

(1)适用手术:下腹部手术。

(2)用物准备:另加肩挡。

(3)摆放方法:肩部可用肩挡固定,防止躯体下滑。根据手术部位调节手术床至适宜的倾斜角度。一般头低脚高(15°~30°),头板调高约15°;左倾或右倾(15°~20°)。

(4)注意事项:评估患者术前视力和心脏功能情况;手术床头低脚高一般不超过30°,防止眼部水肿、眼压过高以及影响呼吸循环功能。

4.人字分腿仰卧位

(1)适用手术:如开腹Dixon手术;腹腔镜下结直肠手术、胃、肝脏、脾、胰等器官手术。

(2)用物准备:另加床档或脚档。

(3)摆放方法:麻醉前让患者移至合适位置,使骶尾部超出手术床背板与腿板折叠处合适位置。调节腿板,使双下肢分开。根据手术部位调节手术床至头低脚高或头高脚低位。

(4)注意事项:评估双侧髋关节功能状态,是否实施过髋关节手术。防止腿板折叠处夹伤患者。两腿分开不宜超过60°,以站立一人为宜,避免会阴部组织过度牵拉。

三、侧卧位规范摆放

侧卧位是将患者向一侧自然侧卧,头部侧向健侧方向,双下肢自然屈曲,前后分开放置。双臂自然向前伸展,患者脊柱处于水平线上,保持生理弯曲的一种手术体位。再在此基础上,根据手术部位及手术方式的不同,摆放各种特殊侧卧位。

(一)适用手术

颞部、肺、食管、侧胸壁、髋关节等部位的手术。

(二)用物准备

头枕、胸垫、固定挡板、下肢支撑垫、托手板及可调节托手架、上下肢约束带。

(三)摆放方法

取健侧卧位,头下置头枕,高度平下侧肩高,使颈椎处于水平位置。腋下距肩峰10 cm处垫胸垫。术侧上肢屈曲呈抱球状置于可调节托手架上,远端关节稍低于近端关节;下侧上肢外展于托手板上,远端关节高于近端关节,共同维持胸廓自然舒展。肩关节外展或上举不超过90°;两肩连线与手术台形成90°。腹侧用固定挡板支持耻骨联合,背侧用挡板固定骶尾部或肩胛区,共同维持患者90°侧卧位。双下肢约45°自然屈曲,前后分开放置,保持两腿呈跑步时姿态屈曲位。两腿间用支撑垫承托上侧下肢。小腿及双上肢用约束带固定。

(四)注意事项

(1)注意对患者心肺功能保护。

(2)注意保护骨突部(肩部、健侧胸部、髋部、膝外侧及髁部等),根据病情及手术时间建议使用抗压软垫及防压疮敷料,预防手术压疮。

(3)标准侧卧位安置后,评估患者脊椎是否在一条水平线上,脊椎生理弯曲是否变形,下侧肢体及腋窝处是否悬空。颅脑手术侧卧位时肩部肌肉牵拉是否过紧。肩带部位应用软垫保护,防止压疮。

(4)防止健侧眼睛、耳郭及男性患者外生殖器受压。避免固定挡板压迫腹股沟,导致下肢缺血或深静脉血栓的形成。

(5)下肢固定带需避开膝外侧,距膝关节上方或下方5 cm处,防止损伤腓总神经。

(6)术中调节手术床时需密切观察,防止体位移位,导致重要器官受压。

(7)髋部手术侧卧位,评估患者胸部及下侧髋部固定的稳定性,避免手术中体位移动,影响术后两侧肢体长度对比。

(8)体位安置完毕及拆除挡板时妥善固定患者,防止坠床。

(9)安置肾脏、输尿管等腰部手术侧卧位时,手术部位对准手术床背板与腿板折叠处,腰下置腰垫,调节手术床呈"∧"形,使患者凹陷的腰区逐渐变平,腰部肌肉拉伸,肾区显露充分。双下肢屈曲约45°错开放置,下侧在前,上侧在后,两腿间垫一大软枕,约束带固定肢体。缝合切口前及时将腰桥复位。

(10)安置45°侧卧位时，患者仰卧，手术部位下沿手术床纵轴平行垫胸垫，使术侧胸部垫高约45°；健侧手臂外展置于托手板上，术侧手臂用棉垫保护后屈肘呈功能位固定于麻醉头架上；患侧下肢用大软枕支撑，健侧大腿上端用挡板固定。注意患侧上肢必须包好，避免肢体直接接触麻醉头架，导致电烧伤；手指外露以观察血运；保持前臂稍微抬高，避免肘关节过度屈曲或上举，防止损伤桡、尺神经。

四、俯卧位摆放规范

俯卧位是患者俯卧于床面、面部朝下、背部朝上、保证胸腹部最大范围不受压、双下肢自然屈曲的手术体位。

(一)适用手术

头颈部、背部、脊柱后路、盆腔后路、四肢背侧等部位的手术。

(二)用物准备

根据手术部位、种类以及患者情况准备不同类型和形状的体位用具。如俯卧位支架或弓形体位架或俯卧位体位垫、外科头托、头架、托手架、腿架、会阴保护垫、约束带、各种贴膜等。

(三)摆放方法

(1)根据手术方式和患者体型，选择适宜的体位支撑用物，并置于手术床上相应位置。

(2)麻醉成功，各项准备工作完成后，由医护人员共同配合，采用轴线翻身法将患者安置于俯卧位支撑用物上，妥善约束，避免坠床。

(3)检查头面部，根据患者脸型调整头部支撑物的宽度，将头部置于头托上，保持颈椎呈中立位，维持人体正常的生理弯曲；选择前额、两颊及下颌作为支撑点，避免压迫眼部眶上神经、眶上动脉、眼球、颧骨、鼻及口唇等。

(4)将前胸、肋骨两侧、髂前上棘、耻骨联合作为支撑点，胸腹部悬空，避免受压，避开腋窝。保护男性患者会阴部以及女性患者乳房部。

(5)将双腿置于腿架或软枕上，保持功能位，避免双膝部悬空，给予体位垫保护，双下肢略分开，足踝部垫软枕，踝关节自然弯曲，足尖自然下垂，约束带置于膝关节上5 cm。

(6)将双上肢沿关节生理旋转方向，自然向前放于头部两侧或置于托手架上，高度适中，避免指端下垂，用约束带固定。肘关节处垫放压疮体位垫，避免尺神经损伤；或根据手术需要双上肢自然紧靠身体两侧，掌心向内，用布巾包裹固定。

(四)注意事项

(1)轴线翻身时需要至少4名医护人员配合完成，步调一致。麻醉医师位于患者头部，负责保护头颈部及气管导管；一名手术医师位于患者转运床一侧，负责翻转患者；另一名手术医师位于患者手术床一侧，负责接住被翻转患者；巡回护士位于患者足部，负责翻转患者双下肢。

(2)眼部保护时应确保双眼眼睑闭合，避免角膜损伤，受压部位避开眼眶、眼球。

(3)患者头部摆放合适后，应处于中立位，避免颈部过伸或过屈；下颌部支撑应避开口唇部，并防止舌外伸后造成舌损伤，头面部支撑应避开两侧颧骨。

(4)摆放双上肢时，应遵循远端关节低于近端关节的原则；约束腿部时应避开腘窝部。

(5)妥善固定各类管道，粘贴心电监护极片的位置应避开俯卧时的受压部位。

(6)摆放体位后，应逐一检查各受压部位及各重要器官，尽量分散各部位承受的压力，并妥善固定。

(7)术中应定时检查患者眼睛、面部等受压部位情况,检查气管插管的位置,各管道是否通畅。

(8)若术中唤醒或体位发生变化时,应检查体位有无改变,支撑物有无移动,并按上述要求重新检查患者体位保护及受压情况。

(9)肛门、直肠手术时,双腿分别置于左右腿板上,腿下垫体位垫,双腿分开,中间以可站一人为宜,角度<90°。

(10)枕部入路手术、后颅凹手术可选用专用头架固定头部,各关节固定牢靠,避免松动。

五、截石位摆放规范

截石位是患者仰卧,双腿放置于腿架上,将臀部移至手术床边,最大限度地暴露会阴,多用于肛肠手术、妇科手术。

(一)适用手术

会阴部及腹会阴联合手术。

(二)用物准备

体位垫,约束带,截石位腿架,托手板等。

(三)摆放方法

(1)患者取仰卧位,在近髋关节平面放置截石位腿架。

(2)如果手臂需外展,同时仰卧。用约束带固定下肢。

(3)放下手术床腿板,必要时,臀部下方垫体位垫,以减轻局部压迫,同时臀部也得到相应抬高,便于手术操作。双下肢外展<90°,大腿前屈的角度应根据手术需要而改变。

(4)当需要头低脚高位时,可加用肩托,以防止患者向头端滑动。

(四)注意事项

(1)腿架托住小腿及膝部,必要时腘窝处垫体位垫,防止损伤腘窝血管、神经及腓肠肌。

(2)手术中防止重力压迫膝部。

(3)手术结束复位时,双下肢应单独、慢慢放下,并通知麻醉师,防止因回心血量减少,引起低血压。

(杨　洋)

第五节　手术前患者的护理

从患者确定进行手术治疗,到进入手术室时的一段时间,称手术前期。这一时期对患者的护理称手术前患者的护理。

一、护理评估

(一)健康史

1.一般情况

注意了解患者的年龄、性别、职业、文化程度和家庭情况等;对手术有无思想准备、有无顾虑和思想负担等。

2.现病史

评估患者本次疾病发病原因和诱因；入院前后临床表现、诊断及处理过程；重点评估疾病对机体各系统功能的影响。

3.既往史

(1)了解患者的个人史、宗教史和生活习惯等情况。

(2)详细询问患者有无心脏病、高血压、糖尿病、哮喘、慢性支气管炎、结核、肝炎、肝硬化、肾炎和贫血等病史，以及既往对疾病的治疗和用药等。

(3)注意既往是否有手术史，有无药物过敏史。

(二)身体状况

1.重要器官功能状况

如心血管功能、肺功能、肾功能、肝功能、血液造血功能、内分泌功能和胃肠道功能状况。

2.体液平衡状况

手术前，了解脱水性质、程度、类型、电解质代谢和酸碱失衡程度，并加以纠正，可以提高手术的安全性。

3.营养状况

手术前，若有严重营养不良，术后容易发生切口延迟愈合、术后感染等并发症。应注意患者有无贫血、水肿，可对患者进行身高、体重、血浆蛋白测定、肱三头肌皮褶厚度、氮平衡试验等检测，并综合分析，以判断营养状况。

(三)辅助检查

1.实验室检查

(1)常规检查：血常规检查应注意有无红细胞、血红蛋白、白细胞和血小板计数异常等现象；尿常规检查应注意尿液颜色、比重，尿中有无红、白细胞；大便常规检查应注意粪便颜色、性状、有无出血及隐血等。

(2)凝血功能检查：包括测定出凝血时间、血小板计数和凝血酶原时间等。

(3)血液生化检查：包括电解质检查、肝功能检查、肾功能检查和血糖检测等。

2.影像学检查

查看X线、CT、MR、B超等检查结果，评估病变部位、大小、范围及性质，有助于评估器官状态和手术耐受力。

3.心电图检查

查看心电图检查结果，了解心功能。

(四)心理-社会状况

术前，应对患者的个人心理和家庭社会心理充分了解，患者大多于手术前会产生不同程度的心理压力，出现焦虑、恐惧、忧郁等反应，表现为烦躁、失眠、多梦、食欲下降和角色依赖等。

二、护理诊断及合作性问题

(一)焦虑和恐惧

焦虑和恐惧与罹患疾病、接受麻醉和手术、担心预后及住院费用等有关。

(二)知识缺乏

如缺乏有关手术治疗、麻醉方法和术前配合等知识。

(三)营养失调

低于机体需要量,与原发疾病造成营养物质摄入不足或消耗过多有关。

(四)睡眠形态紊乱

睡眠形态紊乱与疾病导致不适、住院环境陌生、担心手术安全性及预后等有关。

(五)潜在并发症

如感染等。

三、护理措施

(一)非急症手术患者的术前护理

1.心理护理

(1)向患者及其亲属介绍医院环境;主管医师、责任护士情况;病房环境、同室病友和规章制度,帮助患者尽快适应环境。

(1)工作态度:态度和蔼,关心、同情、热心接待患者及其家属,赢得患者的信任,使患者有安全感。

(3)术前宣教:可根据患者的不同情况,给患者讲解有关疾病及手术的知识。对于手术后会有身体形象改变者,应选择合适的方式,将这一情况告知患者,并做好解释工作。

(4)加强沟通:鼓励患者说出心理感受,也可邀请同病房或做过同类手术的患者,介绍他们的经历及体会,以增强心理支持的力度。

(5)必要时,遵医嘱给予适当的镇静药和安眠药,以保证患者充足的睡眠。

2.饮食护理

(1)饮食:根据治疗需要,按医嘱决定患者的饮食,帮助能进食的患者制订饮食计划,包括饮食种类、性状、烹调方法、量和进食次数、时间等。

(2)营养:向患者讲解营养不良对术后组织修复、抗感染方面的影响;营养过剩、脂肪过多,给手术带来的影响。根据手术需要及患者的营养状况,鼓励和指导患者合理进食。

3.呼吸道准备

(1)吸烟者:术前需戒烟 2 周以上,减少呼吸道的分泌物。

(2)有肺部感染者:术前遵医嘱使用抗菌药物治疗肺部感染,痰液黏稠者,给予超声雾化吸入,每天2 次,使痰液稀释,易于排出。

(3)指导患者做深呼吸和有效的咳嗽排痰练习。

4.胃肠道准备

(1)饮食准备:胃肠道手术患者,入院后即给予低渣饮食。术前 1～2 d,进流质饮食。其他手术,按医嘱进食。为防止麻醉和手术过程中的呕吐,引起窒息或吸入性肺炎,常规于手术前禁食 12 h,禁饮4 h。

(2)留置胃管:消化道手术患者,术前应常规放置胃管,减少手术后胃潴留引起的腹胀。幽门梗阻患者,术前 3 d 每晚以温高渗盐水洗胃,以减轻胃黏膜充血水肿。

(3)灌肠:择期手术患者,术前 1 d,可用 0.1%～0.2%肥皂水灌肠,以防麻醉后肛门括约肌松弛,术中排出粪便,增加感染机会。急症手术不给予灌肠。

(4)其他:结肠或直肠手术患者,手术前 3 d,遵医嘱给予口服抗菌药物(如甲硝唑、新霉素等),减少术后感染的机会。

5.手术区皮肤准备

手术区皮肤准备见图 12-1。

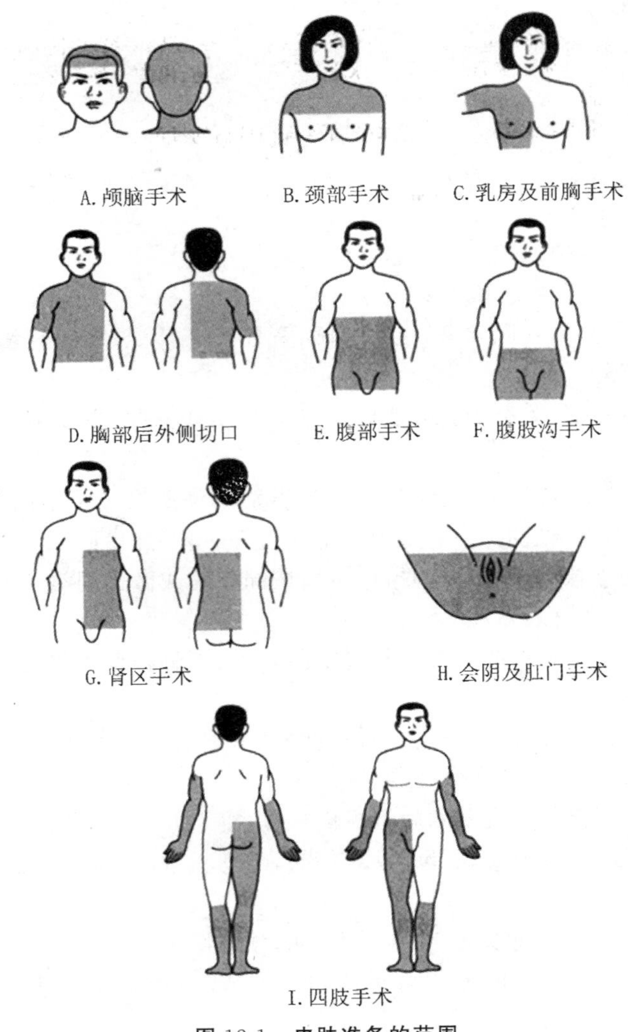

图 12-1　皮肤准备的范围

简称备皮,包括手术区皮肤的清洁、皮肤上毛发的剃除,其目的是防止术后切口感染。①颅脑手术:整个头部及颈部。②颈部手术:由下唇至乳头连线,两侧至斜方肌前缘。③乳房及前胸手术:上至锁骨上部,下至脐水平,两侧至腋中线,并包括同侧上臂上 1/3 和腋窝。④胸部后外侧切口:上至锁骨上及肩上,下至肋缘下,前后胸都超过中线 5 cm 以上。⑤上腹部手术:上起乳头水平,下至耻骨联合,两侧至腋中线,包括脐部清洁。⑥下腹部手术:上自剑突水平,下至大腿上 1/3 前、内侧及外阴部,两侧至腋中线,包括脐部清洁。⑦肾区手术:上起乳头水平,下至耻骨联合,前后均过正中线。⑧腹股沟手术:上起脐部水平,下至大腿上 1/3 内侧,两侧到腋中线,包括会阴部。⑨会阴部和肛门手术:自髂前上棘连线至大腿上 1/3 前、内和后侧,包括会阴部、臀部、腹股沟部。⑩四肢手术：以切口为中心，上下方 20 cm 以上，一般多为整个肢体备皮，修剪指（趾）甲。

（1）特殊部位的皮肤准备要求。①颅脑手术：术前 3 d 剪短毛发，每天洗头，术前 3 h 再剃头 1 次，清洗后戴上清洁帽子。②骨科无菌手术：术前 3 d 开始准备，用肥皂水洗净，并用 70%乙醇消毒，用无菌巾包扎；手术前 1 d 剃去毛发，70%乙醇消毒后，无菌巾包扎；手术日早晨重新消毒后，用无菌巾包扎。③面部手术：清洁面部皮肤，尽可能保留眉毛，作为手术标志。④阴囊和阴茎部手术：入院后，每天用温水浸泡，并用肥皂水洗净，术前一天备皮，范围同会阴部手术，剃去阴毛。⑤小儿皮肤准备：一般不剃毛，只做清洁处理。

（2）操作方法：①先向患者讲解皮肤准备的目的和意义，以取得理解和配合。②将患者接到换药室或者处置室，若在病室内备皮，应用屏风遮挡，注意保暖及照明。③铺橡胶单及治疗巾，暴露各皮部位。④用持物钳夹取肥皂液棉球，涂擦备皮区域，一手绷紧皮肤，一手持剃毛刀，分区剃净毛发，注意避免皮肤损伤。⑤清洗该区域皮肤，若脐部则用棉签清除污垢。

6.其他准备

（1）做好药物过敏试验，根据手术大小，必要时备血。

（2）填写手术协议书，让患者及其家属全面了解手术过程、存在的危险性，可能出现的并发症等。

7.手术日晨护理

（1）测量生命体征，若发现发热或其他生命体征波动明显，如女患者月经来潮，应报告医师是否延期手术或进行其他处理。

（2）逐一检查手术前各项准备工作是否完善，如皮肤准备、禁食、禁饮；特殊准备是否完善。

（3）遵医嘱灌肠，置胃肠减压管，排空膀胱或留置导尿管，术前半小时给予术前药等。

（4）帮助患者取下义齿、发夹、首饰、手表和眼镜等，将其贵重物品及钱物妥善保管。

（5）准备手术室中需要的物品，如病历、X 线片、CT 和 MRI 片、引流瓶、药品等，在用平车护送患者时，一并带至手术室。

（6）与手术室进行交接，必须按照床号、姓名、性别、住院号、手术名称等交接清楚。

（7）做好术后病房的准备，必要时，安排好监护室。

8.健康指导

应注意向患者及其家属介绍疾病及手术的有关知识，如术前用药、准备、麻醉及术后恢复的相关知识；指导患者进行体位训练、深呼吸练习、排痰方法、床上排便练习，以及床上活动等，有利于减少术后并发症的发生，促进机体尽快恢复。

（二）急症手术患者的术前护理

急诊手术是指病情危急，需在最短时间内迅速进行的手术。术前准备须争分夺秒，争取在短时间内，做好手术前必要的辅助检查。嘱患者禁食、禁饮；迅速做好备皮、备血、药物过敏试验；完成输液、应用抗菌药物、术前用药等必要准备。在可能的情况下，向患者家属简要介绍病情及治疗方案。

（杨　洋）

第六节　手术中患者的护理

一、基本监测技术

(一)心电监护

心电监测是临床上应用最为广泛的病情监测参数，是指用心电监护仪对被监护者进行持续不间断的心电功能监测，通过心电监护仪反映心肌电活动的变化。早期为了连续监测患者的心电，出现了由心电示波、心率计和心电记录器构成的最基本的心电监护仪。随着医学的发展，急危重症患者的监护水平不断提高，加之电子及计算机技术等在医疗仪器设备中的应用，又产生了多导心电、呼吸、温度、血压以及血氧饱和度等多参数的监护仪。目前，心电监测普遍采用了床旁监护仪发送的心电波形和数字形式获取相关信息。床旁监护系统是通过导联线与机体相关部位的电极片连接获取心电信号，再经电模块将其进行放大及有关处理。除心电信号外，床旁监护系统可配备其他模块，获取多种监测信息。

1.心电导联的连接

心电电极多采用一次性液柱型电极(银-氯化银电极嵌入含浸渍导电糊泡沫塑料的杯型合成树脂)，于丙苯酮或乙醚混合液清洁皮肤后，贴于相应位置。目前，基本上采用 5 个电极，具体放置如下。①右上为红色(RA)：胸骨右缘锁骨中线第 1 肋间；②右下为黑色(RL)：右锁骨中线剑突水平处；③中间为褐色(C)：胸骨左缘第 4 肋间；④左上为黄色(LA)：胸骨左缘锁骨中线第 1 肋间；⑤左下为白色(LL)：左锁骨中线剑突水平处。通过电极放置的位置可模拟心电图导联检查效果，以便对监测结果进行合理分析。如两侧锁骨下与两侧锁骨中线第 7 肋间可模拟标准导联；两侧锁骨下和胸骨中侧第 4 肋间可模拟 V_1 导联；两侧锁骨下和左锁骨中线第 5 肋间可模拟 V_5 导联。此外，临床上可根据不同情况只放置 3 个电极也可达到监测目的，如只放置 RA、RL、LA 电极。

2.心电监护指标及目的

心电监测的主要指标包括心率和心律、QRS 波形、有无 P 波与 P 波形态、振幅及间期、PR间期、QT 间期、RR 间期、T 波形态以及有无异常波形出现等。通过对上述指标的监测，要达到及时发现致命性与潜在致命性心律失常、可能影响血流动力学的过缓或心动过速以及心肌缺血的 ST 段和 T 波的改变的目的。致命性快速心律失常包括心室颤动、心室扑动、持续性室性心动过速，以及心房颤动且心室率超过 220 次/分钟者等，其常见病因包括呼吸疾病并发急性心肌梗死、冠心病心肌缺血急性发作及其他严重心脏病。致命性心律失常包括长时间心脏停顿或心室停顿及高血钾所致的严重缓慢心律失常等，其常见呼吸系统疾病的病因有呼吸衰竭、气道梗阻、肺动脉栓塞，以及其他心脏病患者如急性心肌梗死、心肌炎及心包压塞等。心肌缺血的监测常需要将心电电极模拟 V_5 导联位置，而无关电极分别放置于胸骨柄和右腋前线第 5 肋间。心肌缺血监测的目的为发现无症状性心肌缺血与确诊有症状的心肌缺血发作；监测持续心肌缺血状态发展动向；心肌缺血治疗效果监测等。

3.监测的原理

心电监护的基本过程是在导联线电极上获取的心电信息经心电模块将其放大及有关处理。心电模块主要包括导联选择、生物放大器、心率计、信号处理等部分组成。心电信号通过导联线上的电极获取。导联选择不同电极间的电位进行测量。而人体体表的心电信号幅度只有1 mV左右,必须将其放大1 000倍以上才能通过监视器显示和记录器记录出来,因此,心电放大器是一个高增益、高输入阻抗的放大器。

4.护理

(1)操作程序:使用心电监护仪必须掌握正确的操作流程,以确保监护仪的正常运转和使用寿命。目前临床上使用的综合心电监护仪的操作程序基本相似。具体要求如下。①准备物品:主要有心电监护仪机器及其配件,如导联线、血氧监测线与探头、电极贴、生理盐水棉球、配套血压测量袖带等。②患者准备:将患者取舒适体位,如平卧或半卧位,解释监护的需要与目的。擦拭清洁导联粘贴部位。③接通心电监护仪:连接电源,打开主机,等待机器自检结束后,调试仪器至功能监测状态并根据需要调试报警范围。④连接电极:贴电极片,连接心电导联线,如电极与导线连接为按扣式,应先将电极与导线连接后贴于相应部位。⑤连接袖带:将袖带绑至肘窝上3~6 cm处,松紧以插入两手指为宜。连接测量血压的导线。⑥监测指标并记录。

(2)注意事项:①心电监测的效果受多种因素的影响,其中最重要的是电极粘贴是否稳妥。为保证监测质量,对胸部皮肤须进行剃毛处理或用细砂纸轻轻摩擦皮肤,再放置电极。一般60~72 h更换电极片。②监测时要注意患者体位改变或活动会对监测结果的影响,心电示波可出现不规则曲线,呈现出伪心率或心律。因此,对监测结果要进行综合分析,必要时,听诊心音进行对比,以确定监测结果的真伪。③使用胸前心电监护导联时,若存在规则的心房活动,则应选择P波显示较好的导联。QRS振幅应>0.5 mV,以便能触发心率计数。如除颤时放置电极板,必须暴露出患者的心前区。心电监护只是为了监测心率、心律变化,若需分析ST段异常或更详细地观察心电图变化,应做常规12导联心电图。

(二)动脉血压监护

1.基本概念

(1)血压:血管内血液对血管壁的侧压力为血压。测压时是以大气压为准,用血压高于大气压的数值表示血压的高度,通常用千帕(毫米汞柱)为单位来表示。产生血压的重要因素是心血管系统内有血液充盈和心脏的射血力量。

(2)动脉压:动脉压是器官组织灌注的一个极好的生理和临床指标,适度有效的器官组织灌注对生存必不可少。动脉压取决于心排量和血管阻力。其相互间的关系可用公式表达:平均动脉压-中心静脉压=心排量×外周血管阻力。动脉压在一个心动周期中可能随着心室的收缩与舒张而发生规律性的波动。心室收缩时,动脉压升高,当达到最高值时称为收缩压;心室舒张时,动脉压下降,当降至最低时,为舒张压;收缩压与舒张压的差值称为脉压;一个心动周期中每一瞬间动脉血压的平均值,被称为平均动脉压。但须注意平均动脉压不是收缩压与舒张压之和的一半,而是更接近于舒张压。

(3)正常值:正常人血压会受多方面因素的影响。WHO将血压分为“理想血压”“正常血压”“正常高压”等(表12-1)。血压的数值可随年龄、性别及其他生理情况而变化。年龄增高,动脉血压逐年增高,收缩压的升高比舒张压的升高明显。男性比女性高,女性在更年期以后有明显的升高。体力劳动或情绪激动时血压可暂时升高。

表 12-1　血压水平的定义和分类(WHO/ISH)

类别	收缩压/mmHg	舒张压/mmHg
理想血压	<120	<80
正常血压	<130	<85
正常高压	130～139	85～99
1 级高血压("轻度")	140～159	90～99
亚组:临界高血压	140～149	90～94
2 级高血压("中度")	160～179	100～109
3 级高血压("重度")	≥180	≥110
单纯收缩性高血压	≥140	<90
亚组:临界收缩期高血压	140～149	<90

注:当收缩压和舒张压分属于不同分级时,以较高的级别作为标准(1 kPa=7.5 mmHg)。

(4)动脉压波形:正常血压波形可分为二相,即收缩相和舒张相。收缩相是指主动脉瓣开放和快速射血到主动脉时所形成的波形,此动脉波形为急剧上升至顶峰,随后血流经主动脉到周围动脉,压力下降,主动脉瓣关闭,在动脉波下降支斜坡上出现切迹,称为重搏切迹。舒张相是从主动脉瓣关闭直至下一次收缩开始。动脉压波形逐渐下降至基线。舒张相最低点是舒张压。

2.监测方法与原理

目前,临床常用的监测血压方法有两大类。一类是无创测量法,即指袖带式自动间接动脉血压监测。其原理来自传统的人工听诊气袖法,所不同的是在判别收缩压和舒张压时是通过检测气带内气压的搏动实现的。另一类是有创测量法,即指在动脉内置管进行动脉血压连续监测的直接动脉血压监测法,其原理是使用一般的弹簧压表,但仅能测出平均动脉压,而使用电子压力换能器监测仪,则可测出动脉收缩压、舒张压,还可测得压力波形,且记录一次心动周期的压力波形的变化。两类监测血压法各有其优点和不足。直接动脉压监测的主要优点如下。

(1)可连续监测收缩压、舒张压和平均动脉压,并将其数值及波形实时显示在监护仪荧光屏上,及时准确地反映患者血压动态变化。

(2)有助于根据动脉血压的变化判断体内血容量、心肌收缩力、外周阻力以及有无心脏压塞等病情变化。

(3)可以弥补由于袖带监测血压而导致血压测不出或测量不准确的弊端,直接反映动脉血压的实际水平。

(4)可通过动脉置管采集各种动脉血标本,以免除因反复动脉穿刺给患者带来的痛苦。无创血压监测法操作较有创监测法安全、简单、易于操作,可直接避免有创监测时置管所出现的血栓形成或感染等危险。一般来说,在危重症患者的急救过程中多采用有创监测法,但随病情缓解应尽早改为无创监测法,以减少各种并发症的发生。

3.影响因素

影响动脉血压的因素很多,如每搏排血量、心率、外周阻力、动脉管壁的弹性及循环血量等。这些因素相互关联、相互影响,如心率影响心室充盈和每搏排血量的某些变化,心排血量的改变必伴有血流速度和外周阻力的变化。另外,神经体液因素调节下的心排血量的变化往往会引起外周阻力的变化。临床实际中,遇到具体情况,必须结合患者的血流动力学指标的改变,综合各种因素全面分析和判断。

4.临床意义

动脉血压是衡量机体生理功能的一项重要指标，无论动脉血压过低或过高都可对机体各脏器功能的相对稳定产生十分不利的影响。通过对动脉血压的监测可推算其他心血管参数，如每搏排血量、心肌收缩力、全身循环阻力等。观察血压波形还可对患者的循环状况进行粗略估计。波形高尖见于高血压、动脉硬化及应用升压药和增强心肌收缩力的药物。波形低钝见于低心排综合征、低血压休克和心律失常以及药物影响等情况。

5.护理

无创血压监测法的护理较为简单，按常规血压测量法护理要求进行。下面重点对有创血压监测方法的护理加以论述。

(1)保持测压管通畅，防止血栓形成：①定时监测血压通畅情况，随时注意通路、连接管等各个环节是否折曲、受压，定时冲洗管路。②保持三通管正确的方向，测量时开通三通管，并以肝素盐水持续冲洗测压管。③抽取动脉血后或闭管前必须立即用肝素盐水进行快速正压封管，以防凝血阻管。④管路中如有阻塞，应及时抽出血凝块，切勿将血块推入，以防发生动脉血栓形成。⑤在病情平稳后应及时考虑拔出置管，改为无创血压监测，以防并发症出现。⑥保持各接头连接紧密，防止渗漏。

(2)防止感染：①严格无菌操作，每天消毒穿刺部位，并至少每 24 h 更换一次透明贴膜。②每次经测压管抽取动脉血标本时，均应以碘酒、乙醇消毒接头处。③各接头及整个管路应保持严格封闭及无菌状态。

(3)防止空气栓塞：在操作过程中，严格控制空气进入管路，防止空气栓塞。

(4)预防并发症：常见并发症可有远端肢体缺血、出血、感染和测压管脱出，具体护理如下。

远端肢体缺血：引起远端肢体缺血的主要原因是血栓形成、血管痉挛及局部长时间包扎过紧等。预防办法有：①置管前要判断肢端动脉是否有缺血症状。②穿刺血管时，动作要轻柔稳准，穿刺针选择要粗细得当，避免反复穿刺损伤血管。③固定肢体勿过紧，防止影响血液循环。

局部出血血肿：穿刺后要密切观察局部出血情况，对应用抗凝药或有出血倾向者要增加压迫止血的时间，至少 5 min 以上。穿刺局部应用宽胶布加压覆盖，必要时加沙袋压迫止血。如有血液渗出要及时清除，以免影响对再次出血情况的观察。

感染：动脉置管可发生局部或全身感染。一旦发生全身感染多由血源性感染所致，后果严重。因此，置管期间严密观察体温变化，如出现高热、寒战，应及时查找原因；如发现穿刺部位出现红、肿或有分泌物形成，应加强换药，并取分泌物进行细菌培养，以协助诊断，合理选择抗生素。置管期间一旦发生感染应立即拔管，并将测压管末端无菌封闭送做细菌培养。

测压管脱出：置管期间，穿刺针及管路要固定稳妥，防止翻身等操作时将管拉出。对躁动患者要采取好保护措施，必要时将患者手包紧，防止患者不慎将管拔出，一旦发生管路脱出，切忌将管送回，以防感染。

(三)血氧饱和度监护

血氧饱和度(SaO_2)是指血氧含量与血红蛋白完全氧合的氧容量之比。即 SaO_2＝动脉血实际结合氧/动脉血氧结合饱和时含氧量×100％。临床上常用的 SaO_2 监测仪，是通过无创的红外线探头监测患者指(趾)端小动脉搏动时的氧合血红蛋白的百分数而获得经皮 SaO_2。SaO_2 正常范围为 94％～100％。

1.测定方法

经皮血氧饱和度的探头有两种。一种是指夹式，探头由夹子式构成，一面发射红光，一面接收。适用于成人及儿童。另一种是粘贴式，由两个薄片构成，可分别粘在患者指或趾两侧，适用于新生儿和早产儿，因儿童的指或趾较小且细嫩，用指夹式探头夹不住，即便夹住也容易压伤指或趾。

2.测定原理

(1)分光光度测定法：将红外线探头放置于患者指(趾)端等适当的位置，根据血红蛋白和氧合血红蛋白对光吸收特性不同的特点，利用发光二极管发射出红外光和红外线穿过身体适当部位的性质，用可以穿透血液的红光(波长为 660 μm)和红外线(940 μm)分别照射组织(指或趾)，并以光敏二极管接受照射后的光信号，为了排除动脉血以外其他组织的影响，只取搏动的信号，经计算机采样分析处理氧合血红蛋白占总血红蛋白的百分数，最终显示在监视器上。但如果无脉搏，则不能进行测量。

(2)容积测定法：正常生理情况下，毛细血管和静脉均无搏动，仅有小动脉有搏动。入射光线通过手指时，在心脏收缩期，手指血容量增多，光吸收量最大；反之，在心脏舒张期，光吸收量最小。因此，光吸收量的变化反映了组织血容量的变化。此种方法只测定搏动性血容量，而不受毛细血管和静脉影响，也与肤色和皮肤张力无关。

3.临床意义

(1)提供低氧血症的监测指标，指导氧疗：监测指尖 SpO_2 方法简单、便捷、安全，通过监测所得的 SpO_2 指标，可以及时发现危重症患者的低氧血症及其程度，指导选择和调节合理氧疗方式，改善低氧血症，避免或减少氧中毒的发生。

(2)提供应用机械通气治疗的依据，指导通气参数的调整：监测能帮助确定危重症患者实施机械通气治疗的时机，并在机械通气过程中，与其他指标相结合，对机械通气选择的通气模式、给氧浓度等参数进行调整，还可为撤机和拔除气管插管提供参考依据。

(3)提供心率监测：有些监护仪在测量血氧饱和度的同时还可以通过其血氧饱和度模块获取心率参数，其原理是通过末梢血管的脉动波计算出心率。此优点保证了心电图受干扰时心率测量的准确性，临床上应用较为方便。

4.影响因素

血氧饱和度的监测结果会受很多因素影响，如患者脉搏的强弱、血红蛋白的质和量、皮肤和指甲状态、患者血流动力学变化等。患者烦躁不安会导致测量结果不准，在使用时应固定好探头，尽量使患者安静，以免报警及不显示结果。因探头为红线及红外线，所以照蓝光的新生儿应将探头覆盖，避免直接照射，损伤探头。严重低血压、休克、体温过低或使用血管活性药物，以及血红蛋白水平较高时均可影响测量结果，应结合患者病情综合判断指标的准确性，防止影响病情的治疗和诊断。在极高的环境光照情况下也会影响测量结果，使用时，应尽量避免。有研究表明，对于那些存在外周血管痉挛或因外界寒冷刺激诱导的外周低灌流时，采取额贴监测血氧饱和度比指尖的监测更有优势。

5.护理

(1)血氧饱和度的监测应排除各种干扰因素，尤其应注意人为因素的干扰，如探头放置位置、吸痰后的影响、肢端的温度等。

(2)要对监测探头进行维护和保养和防止导线断折。

(3)监测时,探头红外线射出面应直对手指(趾)甲床侧,指尖放置深度合适,以防检测结果不准确。

(4)发现监测结果持续下降低于94%时,应及时查找分析原因,排除非病情变化因素后,仍不缓解,应立即采取措施。不宜在测血压侧指尖监测血氧饱和度,以免影响监测结果。

(5)通过血氧饱和度监测结果可以粗略评估动脉血氧分压水平,以便及时判断病情变化,即当 SaO_2>90%时,相当于 PaO_2>8.0 kPa(60 mmHg);当 SaO_2 为 80%~90%时,相当于 PaO_2 5.3~8.0 kPa(40~60 mmHg);当 SaO_2<80%时,相当于 PaO_2<5.3 kPa(40 mmHg)。

二、特殊监测技术

(一)中心静脉压监护

中心静脉压(CVP)是指右心房、上下腔静脉近右心房处的压力,主要反映右心的前负荷,正常值为4~12 cmH_2O。通过对中心静脉压的变化进行监测,有助于判断体内血容量、静脉回心血量、右心室充盈压或心功能状态,对指导临床静脉补液及利尿药的应用有着极其重要的意义,是重危患者的重要监测指标。

1.测量方法

CVP 测量通常采用开放式测量方法。此法通过颈外静脉、颈内静脉或锁骨下动脉至上腔静脉,或者通过股静脉至下腔静脉,其中上腔静脉较下腔静脉测量准确。测量时,将测压管的一端保持与大气相通的状态。另外,还有一种方法为闭合式测量,即整个测量过程保持闭合状态,不与大气相通,而通过压力传感器与压力监测仪相连接测得。右心漂浮导管也可直接测得中心静脉压。开放式测压的具体要求如下。

(1)物品准备:监护仪、监测 CVP 的测压管件一套、三通管、刻度尺、肝素盐水、延长管以及无菌消毒用物。

(2)患者准备:向患者做好解释,以取得配合;取平卧位,上腔静脉测压时要将上肢外展30°~45°,定位零点为基准点,即平卧时,右心房在腋下的水平投影平面,一般定为平腋中线第 4 肋间处。

(3)监测压力:CVP 监测分连续监测和间断监测。连续测量时需备综合监护仪与中心静脉压测压管一套。间断测量为每次连接测量后取下测压管。CVP 监测有两种方法,一种是间断手动人工测量法,另一种是连续仪器测量方法。具体操作方法如下。

间断手动人工测量方法:①将生理盐水冲入一次性延长管,三通管与接中心静脉置管的输液器相连,排尽管道内气体后备用。②将三通管开向一次性延长管侧,开放一次性延长管远端,保持垂直位,观察延长管内生理盐水下降幅度,当水柱保持不动时,从基点起测量水柱高度,即为中心静脉压测量值。③测量后关闭三通管与延长管的连接,开放输液器端。

连续仪器测量方法:①经锁骨下静脉或颈内静脉将中心静脉导管置入上腔静脉靠近右心房处。②导管末端通过延长管接三通接头,与测压鼓、压力换能器和监护仪相连,三通接头的另一端开口连接输液器。③测压时,使压力换能器与患者的右心房同一水平(平卧位时,平腋中线水平),压力换能器校零。④关闭输液器,使中心静脉导管与压力换能器相通;监护仪上可自动显示压力波形和数值。⑤测压结束时;将压力的换能器端关闭,输液器端与中心静脉导管连通,开始输液。

2.影响因素与临床意义

中心静脉压力来源于 4 种压力成分。①静脉毛细血管压。②右心房充盈压。③作用静脉外壁的压力，即静脉收缩压和张力。④静脉内壁压，即静脉内血容量。

因此，中心静脉压的高低与血容量、静脉张力和右心功能有关。中心静脉压升高，见于右心及全心功能衰竭、房颤、肺栓塞、气管痉挛、输血补液过量、纵隔压迫、张力性气胸、各种慢性肺疾病、心脏压塞、血胸、应用血管收缩药物和患者躁动等情况时。中心静脉压下降常见于失血或脱水引起的血容量不足；也可见于周围血管扩张，如应用扩张血管药物及麻醉过深等。机械通气的患者也可影响中心静脉压，但不同的通气模式对 CVP 的影响程度不同。平均气道压越高，对循环的影响越大，两者成正相关。近年来，相关研究已显示 PEEP、PEEP＋PSV、SIMV、IPPV 等通气模式对 CVP 影响较大，尤其是在低血容量时影响更为显著。

3.护理

(1)防止测压管阻塞：测压通路需持续静脉滴注生理盐水，或测压后用肝素盐水正压封管。如停止生理连续点滴应定时进行常规封管，每天 3 次。发现测压通路内冲入较多血液，应随时进行再次封管，以防有血凝块阻塞。

(2)保持测压准确性：每次测压前均要重新校对测量零点，因患者可能随时发生体位的变动。测压时，应先排尽测压管中的气泡，防止气体进入静脉造成气栓或影响测量的准确性。测压应在患者平静状态下进行，患者咳嗽、腹胀、烦躁或机械通气应用 PEEP 均可影响测量结果的准确性。因此，如有上述症状，可先给予处理，待平静 10～15 min 后再行测压。如应用呼吸机治疗时，当测压管中水柱下降至基本静止状态时，可暂时断开气管插管与呼吸机的连接，观察水柱再次静止时，即为静脉压。但对于无自主呼吸的患者要慎重行事。

(3)排除干扰因素：测压过程中，测压管中的液面波动最初可快速下降，当接近静脉压时，水柱液面可随呼吸上下波动，且越来越微弱，下降速度也会越来越缓慢，直到静止不动即为静脉压高度。但须注意此时应首先排除测压管阻塞或不够通畅因素，原因可能为静脉导管堵塞、受压或尖端顶于血管壁或管道漏液等，应给予及时处理，以排除干扰。测压时，应禁止同时输入药物，特别是血管活性药物，防止药液输入快，发生意外。

(4)严格无菌操作：每天消毒穿刺点、更换透明敷贴，每天更换输液管和测压管。测压或换管时必须严格消毒各个连接部位。一旦发现感染征象或排除其他原因的高热不退，应及时拔出导管，并剪下导管近心端 2～3 cm，行细菌培养。如穿刺部位出现发红等感染情况，应禁止用透明胶布，改用棉质纱布，以透气、干燥创面，并增加换药次数。

(5)按需测量：测量中心静脉压的频次应随病情而定，切忌过于频繁。测量后准确记录，异常改变要随时报告医师给予处理。

(6)确保机械通气状态下测量数值的准确性：在机械通气过程中，为避免气道压力、循环血容量、通气模式及测量过程脱机等因素对 CVP 的影响，可对机械通气时需测量 CVP 的患者应用回归方程进行计算，所测得的值与患者实际 CVP 无显著差异，且方法安全、简便。但对肺顺应性差的患者，在用此回归方程时所得脱机后的 CVP 值比实际脱机所测的 CVP 稍低。其回归方程为 $y=0.98x-1.27$ 和 $y=0.86x-1.33$（y 和 x 分别为脱机前后的 CVP 值），只要将测得的患者上机时的 CVP 代入上述回归方程，即可计算出脱机后的 CVP 值。

(7)妥善固定管道：除静脉穿刺点及管道须用透明胶布固定外，还应在距穿刺点 5 cm 处，加固胶布。固定部位应避免关节及凹陷处。对清醒患者做好解释，取得配合；对躁动患者应给予适当束缚，防止牵拉或误拔导管。在保证测压管道系统密闭及通畅的同时，还应防止管道受压、扭曲，接头松动或脱落。

(二)肺循环血流动力学监护

肺循环指血液由右心室开始，经肺动脉、肺毛细血管、肺静脉，最终到达左心房的循环过程。肺循环血流动力学是研究肺循环的压力、流量、阻力及其他相关问题，是了解肺循环功能的重要方法。许多呼吸系统疾病均直接导致肺循环的异常，因此，监测肺循环功能的变化对呼吸系统疾病的诊治具有十分重要的意义。目前，肺循环血流动力学的监测方法已广泛应用于临床，尤其是应用于危重患者的救治中。

1.肺循环压力测定

肺循环压力的测定技术分为创伤性和无创性两类。前者主要为右心漂浮导管检查技术，后者包括超声法、胸部 X 线检查技术、肺阻抗血流图技术、磁共振成像技术、血气分析、心电图技术等。创伤性技术测定结果虽然准确，但对患者具有一定的损伤，检查所需的费用较为昂贵，检查所用的仪器设备较为复杂，在临床应用也较为局限，且不宜于重复随诊检查，患者多难以接受。无创检查方便、无创伤、价格便宜，适用于多次反复检查，但检查的准确性与有创检查相比不够确切。

目前，肺循环压力测定最直接的检查方法为右心漂浮导管检查测压法。此法被认为是评价各种无创检查性测压法准确性的“金标准”。右心漂浮导管检查除了可获取肺动脉压(PAP)、肺毛细血管楔压(PAWP)、右心房压力(CVP)的参数外，还可进行心排血量的测定，并可采取混合静脉血标本以测定混合静脉血血气指标。检查所用的主要设备与仪器包括右心漂浮导管(Swan-Ganz 导管)或血流引导管、压力传感器、生理记录仪、穿刺针、扩张套管等其他无菌手术器材与敷料等。检查时需在严格无菌条件下，经肘前静脉、锁骨下静脉、颈静脉或股静脉穿刺插入漂浮导管进行测定。其原理是通过导管腔内的盐水柱将血管或心腔内压力信号传递到压力换能器上，同步连续示波显示压力曲线及测定的数据，并记录下曲线图形。操作者可以通过压力曲线形态判断导管前端所处的具体位置。

测定肺动脉压力时，应注意以下各点以确保测量的准确性。

(1)先调定零点，然后使换能器上与大气相通的三通口与患者心房呈同一水平，再校正监护仪零点。

(2)挤压注水器冲洗肺动脉管腔，确认其通畅。

(3)将换能器与通向肺动脉管腔相通测得肺动脉压力。

(4)记录呼气末肺动脉压值，但需注意肺动脉压力可能受其他因素的影响，如呼吸和应用机械通气的患者。

有自主呼吸时，吸气相胸腔呈负压，肺动脉压会明显高于呼气相的压力。相反，间歇正压机械通气时，吸气相呈正压，此时的肺动脉压会明显低于呼气相时的压力。因此，无论何种状态，肺动脉压均应以呼气末数值为准。肺动脉嵌顿压的测定与测定肺动脉压的方法基本相似，不同的是要在测定肺动脉压基础上，使导管气囊充气，导管漂入肺毛细血管测得的结果同样应以呼气末时的压力为准。

测量各种压力时，应确保导管气囊嵌顿的满意效果。具体方法为先用 0.01%肝素生理盐水冲洗肺动脉管腔，以排除因血块阻塞造成的假性肺动脉楔压，缓慢充气 1～1.5 mL 至肺动脉波形变化为相当于或低于肺动脉舒张压的细小波形，放气后出现典型的肺动脉波形，即为导管气囊嵌顿满意，也是导管的满意位置。如有测不到肺动脉楔压的情况，应考虑可能为导管退出肺动脉或气囊破裂。如需拔出右心漂浮导管时，应先核实气囊确实已放气，再缓慢地将漂浮导管拔出，扩张导管外管后应压迫止血至穿刺部位不再渗血为止。右心漂浮导管持续应用时间过长可出现多种并发症，需要密切观察相关的症状和体征。常见并发症有心律失常、感染、肺栓塞及肺动脉破裂、导管气囊破裂、血栓形成与栓塞、导管在心房或心室内扭曲或打结等，更严重时，可以出现导管折于静脉内，甚至于心搏骤停。

2.心排血量测定

心排血量反映整个循环状态，受静脉回流量、外周血管阻力、外周组织需氧量、血容量、体位、呼吸、心率和心肌收缩力的影响。目前，临床上常用 Fick 法(包括直接与间接 Fick 法)和热稀释法(亦为间接 Fick 法)，其中后者方法较为简单，应用较为普遍。另外，还有一种方法为心阻抗图，是 20 世纪 60 年代起出现的应用生物电阻抗原理以测定心排血量的技术。此种技术具有无创伤、价廉、检查迅速等优点，已为学术界所重视。

(1)Fick 法测定：心排血量(L/min)＝耗氧率(mL/min)/[动脉-混合血静脉血氧含量差(mL/dL)×10]。其中氧耗量可直接测得。动静脉血管含量差测定可分别抽取动脉血和混合静脉血(经右心管抽取)，经血气分析仪直接测得。但是由于此法中混合动脉血采集较为困难，因此，其在临床上的应用受到限制。

(2)热稀释法：将 0 ℃的冷生理盐水作为指示剂，经 Swan-Ganz 导管注入右心房，随血液进入肺动脉，由温度传感器连续测定流过指示剂在右心房和肺动脉内的温度变化，并记录温度/时间稀释曲线。经心排血量时计算仪描记曲线的面积，按公式算出心排血量，并显示、记录其值。此法的优点是指示剂无害，可多次测量，无须抽血检验，机器可自动计算出结果，且测量时无须穿刺动脉。

(3)心阻抗图：应用生物电阻抗原理，通过测定心动周期中胸腔生物电阻抗的变化，间接推算每搏输出量(SV)，再乘以心率即得心排血量 CO。其公式：$SV=\rho\times(L/Z_0)^2\times$B-X 间期$\times C$。式中：SV 为每搏输出量(mL)；$\rho$ 为血液电阻率，为常数 135；L 为两电极之间的距离(cm)；Z_0 为胸腔基础阻抗(Ω)；B-X间期为心阻抗血流图的微力图上由 B 点至 X 点的时间间期(s)；C 为心阻抗血流图的微分图上收缩波的最大波幅(Ω/s)。

影响测定准确性的因素很多。心排血量过低时，心肌等组织与血液间的热交换可使测得值高于实际值。心排血量过高(＞10 L/min)时测定结果亦不准确。其他如血液温度在呼吸和循环周期中的波动、呼吸不规则、低温液体在进入心室前温度升高等因素均可影响测量结果。在临床实际中，心排血量测定是通过心排血量测定仪计算，能迅速显示数据。

3.护理

导管的正确使用及有效的护理对血流动力学监测数值的准确性具有重要意义。

(1)测量准备。①患者准备：操作前要向患者介绍有关检查的重要性和必要性，消除患者紧张情绪，取得患者配合。体位即要适合监测的需要，又保持患者舒适。尤其是枕头的位置非常重要，其摆放一定要使患者满意。②呼吸道准备：术前尽量清除呼吸道痰液，给予及时的翻身、叩背，刺激咳嗽，必要时给予吸痰。手术当天，给予支气管扩张剂扩张支气管，减轻气道反应性，避免术中咳嗽影响检查结果。

(2)掌握操作要点：护士应熟悉导管的放置和测量操作程序，熟悉导管所在部位的压力及正常值，了解并发症及预防措施。置管时要密切观察屏幕上压力波形及心率和心律的变化。放置导管的位置不一，如肘正中静脉、右锁骨下静脉、股静脉、左锁骨下静脉和右颈内静脉。所有这些穿刺点都有优缺点。穿刺部位一般选择右侧颈内静脉，这是漂浮导管操作的最佳途径，导管可以直达右心房，从皮肤到右心房的距离最短，并发症少，容易成功。而经锁骨下静脉穿刺固定稳妥、便于护理。经股静脉插入导管达右心房的距离较远，经导管感染的机会多。置管前，导管的肺A腔及右心房腔以肝素盐水溶液冲洗，并检查气囊有无漏气。患者取10°～20°体位，头转向左侧远离穿刺点，要严格执行无菌操作。密切观察心电监测，注意患者的生命体征变化，认真记录，发现异常及时报告处理。通过监视器上典型压力波形的变化就可知导管在心腔中的位置。

导管放置成功后准确记录导管位于穿刺点的刻度，测量时换能器应置于心脏水平，每次测量前应调整到零点，特别是体位变动后更要注意，否则所测压力值不准。重新校对零点，确定侧压部位后再进行测量并记录。

中心静脉导管做输液通路时，不要输入血液制品、清蛋白、脂肪乳液、高渗液体，因其容易堵塞和污染液体。气囊要用气体充气，而不能用液体，因为液体不能压缩，容易对心脏或肺动脉内膜造成损伤。用空气充气时如气囊破裂容易造成空气栓塞。利用漂浮导管进行血流动力学监测是危重症监测室的一个重要监护技术。

(3)避免和及时纠正影响压力测定的因素：检测压力最好选在患者平静呼吸的呼气末，且避免测压时患者产生剧烈咳嗽。如患者接受机械通气治疗，测量肺毛细血管楔压时，必须暂停呼吸机通气，否则测量结果为肺泡内压。测压系统中大气泡未排净，可使测压衰减，压力值偏低。导管检查过程中如有微小的气泡不会引起严重的后果，但进入较多气泡时，则情况较严重，文献报道病死率为50%。防止气泡进入监测系统，发现气泡要用注射器及时抽出。测压系统中有小气泡，压力值偏高。测量时换能器应置于心脏水平，每次测量前应调整零点，特别是体位变动后，要重新校对零点，因此，测压时，应排除上述原因，才能准确评估血流动力学，估计左心功能。总之，当出现问题时，要观察屏幕正上方的提示。

(4)并发症的预防与护理。①测压管道堵塞：管道堵塞时，压力波形消失或波形低钝，用生理盐水500 mL加入3200 U肝素以3 mL/h的速率泵入测压管内或以2～3 mL/h(4～6 U/mL)间断推注以防止堵塞。留管时间稍长后会出现压力波形低钝、脉压变小，但冲洗回抽均通畅，考虑为导管顶端有活瓣样的血栓形成所致。护士要注意肺动脉压力值及波形的变化。一旦管腔堵塞，无回血，不宜勉强向里推注。②气囊破裂、空气栓塞：气囊充气最好用CO_2气充，充气速度不宜过快，充气量不超过1.5 mL，气囊充气时间不可过长，一般为10～30个心动周期(10～20 s)，获得肺动脉楔压波形后，立即放气。PCWP不能连续监测，最多不超过20 s，监测中要高度警惕导管气囊破裂，如发现导管气囊破裂，应立即抽出气体，做好标记并交班，以免引起气栓。气囊充气测肺楔压是将针筒与导管充气口保持锁定状态，放气时针芯自动回弹，容积与先前充气体积相等，否则说明气囊已破裂，勿再充气测肺楔压，并尽早拔管防止气囊碎片脱落。PCWP测定后要放松气囊并退出部分导管，防止肺栓塞和肺破裂。尽量排尽测压管和压力传感器内的气泡。③血栓形成和肺栓塞：导管留置时间过长使血中的纤维蛋白黏附于导管周围，导管尖端位置过深近于嵌入状态时血流减慢，管腔长时间不冲洗以及休克和低血压患者处于高凝状态等情况，均易形成血栓。血栓形成后出现静脉堵塞症状如上肢水肿、颈部疼痛、静脉扩张。④肺动脉破裂和肺出血：肺动脉破裂和肺出血是最严重的并发症，Paulson等统计19例肺动脉破裂患者，11例发生死亡。肺动脉破裂的发生率占0.2%。常见于气囊充气过快或导管长期压迫肺动脉分支。肺出血临床可表现为突发的咳嗽、咯血、呼吸困难，甚至休克，双肺可闻及水泡音。肺小动脉破裂的症状为胸痛、咯血、气急;发生肺动脉破裂时,病情迅速恶化,应使患肺保持低位(一般为右肺),必要时行纤维支气管镜检查或手术治疗。多见于老年患者,肺动脉高压和心脏瓣膜病。⑤导管扭曲、打结、折断:出现导管扭曲应退出和调换。退管困难时注入冷生理盐水10 mL。打结时可在X线透视下,放松气囊后退出。导管在心内打结多发生于右心室,由于导管软、管腔较小,插入过快或用力过大,可使导管扭曲打结;测压时可见导管从右心房或右心室推进15 cm后仍只记录到右心室或肺动脉压,X线片即可证实。此时应将导管退出,重新插入。⑥心律失常:严密监测变化,心律失常以房性和室性期前收缩最常见,也有束支传导阻滞,测压时导管经三尖瓣入右心室及导管顶端触及室壁时极易诱发室性期前收缩。如发现室性期前收缩、阵发性室速要及时报告医师。一般停止前送导管,期前收缩即可消失,或静脉注射利多卡因控制。测压时要熟练掌握操作技术,减少导管对室壁的刺激。严重的室速、室颤立即报告医师,并及时除颤。⑦缩短置管时间预防感染:留置导管一般在3~5 d,不超过7 d为宜,穿刺部位每天消毒后用透明膜覆盖,便于观察有无渗血,保持清洁、干燥,如患者出现高热、寒战等症为感染所致,应立即拔管。感染可发生在局部穿刺点和切口处,也能引起细菌性心内膜炎。怀疑感染的病例应做导管尖端细菌培养,同时应用有效的抗生素。在血流动力学稳定后拔除导管,拔管时须按压穿刺点防止局部出血。

(三)血气监护

血液、气体和酸碱平衡正常是体液内环境稳定、机体赖以健康生存的一个重要方面。

1.血气分析指标

(1)动脉血氧分压(PaO_2):PaO_2是血液中物理溶解的氧分子所产生的压力。PaO_2正常范围10.7~13.3 kPa(80~100 mmHg),正常值随年龄增加而下降,PaO_2的年龄预计值=[13.75 kPa－年龄(岁)×0.057]±0.53 kPa或[13.5 mmHg－年龄(岁)×0.42]±4 mmHg,PaO_2低于同龄人正常范围下限者,称为低氧血症。PaO_2降至8.0 kPa(60 mmHg)以下时,是诊断呼吸衰竭的标准。

(2)动脉血氧饱和度(SaO_2):SaO_2指血红蛋白实际结合的氧含量与全部血红蛋白能够结合的氧含量比值的百分率。其计算公式:SaO_2=氧合血红蛋白/全部血红蛋白×100%,正常范围为95%~98%。动脉血氧分压与SaO_2的关系是氧离曲线。

(3)氧合指数:氧合指数=PaO_2/FiO_2,正常值为53.3~66.7 kPa(400~500 mmHg)。ALI时存在严重肺内分流,PaO_2降低明显,提示高吸氧浓度并不能提高PaO_2或提高PaO_2不明显,故氧合指数常<40.0 kPa(300 mmHg)。

(4)肺泡-动脉血氧分压差[$P_{(A-a)}O_2$]:在正常生理情况下,吸入空气时$P_{(A-a)}O_2$为1.3 kPa(10 mmHg)左右。吸纯氧时$P_{(A-a)}O_2$正常不超过8.0 kPa(60 mmHg),ARDS时$P_{(A-a)}O_2$增大,吸空气时常可增至6.0 kPa(50 mmHg);而吸纯氧时$P_{(A-a)}O_2$常可超过13.3 kPa(100 mmHg)。但该指标为计算值,结果仅供临床参考。

(5)肺内分流量(Qs/Qt):正常人可存在小量解剖分流,一般≤3%。ARDS时,由于V/Q严重降低,Qs/Qt可明显增加,达10%以上,严重者可高达20%~30%。

以上5个指标常作为临床判断低氧血症的参数。

(6)动脉血二氧化碳分压($PaCO_2$):$PaCO_2$是动脉血中物理溶解的CO_2分子所产生的压力。正常范围4.7~6.0 kPa(35~45 mmHg)。测定$PaCO_2$是结合PaO_2判断呼吸衰竭的类型与程度,是反映酸碱平衡呼吸因素的唯一指标。当$PaCO_2$>6.0 kPa(45 mmHg)时,应考虑为呼吸性酸中毒或代谢性碱中毒的呼吸代偿,当$PaCO_2$<4.7 kPa(35 mmHg)时,应考虑为呼吸性碱中毒

或代谢性酸中毒的呼吸代偿。

PaO_2<8.0 kPa(60 mmHg)、$PaCO_2$<6.7 kPa(50 mmHg)或在正常范围,为Ⅰ型呼吸衰竭。

PaO_2<8.0 kPa(60 mmHg)、$PaCO_2$>6.7 kPa(50 mmHg),为Ⅱ型呼吸衰竭。

肺性脑病时,$PaCO_2$ 一般应>9.3 kPa(70 mmHg);当 PaO_2<5.3 kPa(40 mmHg)时,$PaCO_2$ 在急性病>8.0 kPa(60 mmHg),慢性病例>10.7 kPa(80 mmHg),且有明显的临床症状时提示病情严重。

吸氧条件下,计算氧合指数<40.0 kPa(300 mmHg),提示呼吸衰竭。

(7)碳酸氢盐(HCO_3^-):HCO_3^- 是反映机体酸碱代谢状况的指标。HCO_3^- 包括实际碳酸氢盐(AB)和标准碳酸氢盐(SB)。SB 和 AB 的正常范围均为 22~27 mmol/L,平均 24 mmol/L。AB 是指隔离空气的血液标本在实验条件下所测得的血浆 HCO_3^- 值,是反映酸碱平衡代谢因素的指标,当<22 mmol/L 时,可见于代谢性酸中毒或呼吸性碱中毒代偿;>27 mmol/L 时,可见于代谢性碱中毒或呼吸性酸中毒代偿。SB 是指在标准条件下[即 $PaCO_2$=5.3 kPa(40 mmHg)、Hb 完全饱和、温度 37 ℃]测得的 HCO_3^- 值。它是反映酸碱平衡代谢因素的指标。正常情况下,AB=SB;AB↑>SB↑见于代谢性碱中毒或呼吸性酸中毒代偿;AB↓<SB↓见于代谢性酸中毒或呼吸性碱中毒代偿。

(8)pH:pH 是表示体液氢离子浓度的指标或酸碱度,由于细胞内和与细胞直接接触的内环境的 pH 测定技术上的困难,故常由血液 pH 测定来间接了解 pH=1/H^+,它是反映体液总酸度的指标,受呼吸和代谢因素的影响。正常范围:动脉血为 7.35~7.45;混合静脉血比动脉血低 0.03~0.05。pH<7.35 为失代偿的酸中毒[呼吸性和(或)代谢性],pH>7.45 为失代偿的碱中毒[呼吸性和(或)代谢性]。

(9)缓冲碱(BB):BB 是血液(全血或血浆)中一切具有缓冲作用的碱(负离子)的总和,包括 HCO_3^-、血红蛋白、血浆蛋白和 HPO_4^{2-},正常范围 45~55 mmol/L,平均为 50 mmol/L。仅 BB 一项降低时,应考虑为贫血。

(10)剩余碱(BE):BE 是在 38 ℃、$PaCO_2$ 5.3 kPa(40 mmHg)、SaO_2 100%条件下,将血液标本滴定至 pH 7.40时所消耗酸或碱的量,表示全血或血浆中碱储备增加或减少的情况。正常范围为±3 mmol/L,平均为 0。其正值时表示缓冲碱量增加;负值时表示缓冲碱减少或缺失。

(11)总 CO_2 量(TCO_2):它反映化学结合的 CO_2 量(24 mmol/L)和物理溶解的 O_2 量(1.2 mmol/L)。正常值=24+1.2=25.2 mmol/L。

(12)CO_2-CP:CO_2-CP 是血浆中呈化合状态的 CO_2 量,理论上应与 HCO_3^- 大致相同,但因有$NaHCO_3^-$ 等因素干扰,比 HCO_3^- 偏高。

2.酸碱平衡的调节

人的酸碱平衡是由 3 套完整调节系统进行调节的,即缓冲系统、肺和肾的调节。人体正是由于有了这些完善的酸碱平衡调节机制,才确保了机体处于一个稳定的内环境的平衡状态。机体每天产生固定酸 120~160 mmol(60~80 mEq)和挥发酸 15 000 mmol(15 000 mEq),但体液能允许的 H^+ 浓度变动范围很小,正常时 pH 在 7.35~7.45 内波动,以保证人体组织细胞赖以生存的内环境稳定。这正是由于体内有一系列复杂的酸碱平衡调节。

(1)缓冲系统:人体缓冲系统主要有 4 组缓冲对,即碳酸-碳酸氢盐、磷酸二氢钠-磷酸氢二钠系统($NaH_2PO_4^-$-NaH_2PO_4)、血浆蛋白系统和血红蛋白系统。这 4 组缓冲对构成了人体对酸碱失衡的第一道防线,它能使强酸变成弱酸,强碱变成弱碱,或变成中性盐。但是,由于缓冲系统容量有限，缓冲系统调节酸碱失衡的作用也是有限的。碳酸-碳酸氢盐是人体中缓冲容量最大的缓冲对，在细胞内外液中起重要作用，占全血缓冲能力的53%，其中血浆占35%，红细胞占18%。磷酸二氢钠-磷酸氢二钠在细胞外液中含量不多，缓冲作用小，只占全血缓冲能力的3%，主要在肾脏排 H^+ 过程中起较大的作用。血浆蛋白系统主要在血液中起缓冲作用，占全血缓冲能力的7%，血红蛋白系统可分为氧合血红蛋白缓冲对（$HHbO_2$-HbO_2）和还原血红蛋白缓冲对（HHb-Hb^-），占全血缓冲能力的35%。

（2）肺的调节：肺在酸碱平衡中的作用是通过增加或减少肺泡通气量、控制排出 CO_2 量使血浆中 HCO_3^-/H_2CO_3 比值维持在20∶1水平。正常情况下，当体内产生酸增加，H^+ 升高，肺代偿性过度通气，CO_2 排出增多，使pH维持在正常范围；当体内碱过多时，H^+ 降低，则呼吸浅慢，CO_2 排出减少，使pH维持在正常范围。但是当增高>10.7 kPa(80 mmHg)时，呼吸中枢反而受到抑制，这是由呼吸中枢产生 CO_2 麻醉状态而造成的结果。肺脏调节的特点是作用发生快，但调节的范围小，当机体出现代谢性酸碱失衡时，肺在数分钟内即可代偿性增快或减慢呼吸频率或幅度，以增加或减少 CO_2 排出。

（3）肾脏调节：肾脏在酸碱平衡调节中是通过改变排酸或保碱量来发挥作用的。其主要调节方式是排出 H^+ 和重吸收肾小球滤出液中的 HCO_3^-，以维持血浆中 HCO_3^- 浓度在正常范围内，使血浆中的pH保持不变。肾脏排 H^+ 保 HCO_3^- 的途径有3条，即 HCO_3^- 重吸收、尿液酸化和远端肾小管泌氨与 NH_4^+ 生成。与肺脏的调节方式相比，肾脏的调节酸碱平衡的特点是功能完善但作用缓慢，常需72 h才能完成；其次是肾调节酸的能力大于调节碱的能力。

3.血气监护

血气监护是利用血气监护仪，即一种将传感器放置在患者血管内或血管外不伴液体损失的仪器，间断或连续监测pH、PCO_2、PO_2。目前市售的血气监护仪一般包括传感器显示器、定标器三大部分。血管内与血管外血气监护仪的差别在于血管内血气监护仪的传感器置于动脉导管内的光缆顶端，而血管外血气监护仪的传感器则置于便携式传感器盒内，这标志着血气监护技术的新进展。

总之，无论选择哪种方式进行血气分析或血气监护，护士均需从以下几个方面加强护理。

（1）熟练掌握动脉采血方法或血气监护仪：操作规程（参照生产厂家仪器使用说明）临床上，凡是需要连续观察血气及酸碱变化的患者均可进行血气监护。但要求每天须进行4～6次者，方可考虑应用血气监护仪进行连续监护。

（2）严格掌握动脉采血或血气监护时机：一般情况下，需在患者平静状态下采集动脉血标本。当患者吸氧或机械通气时，需标明吸入氧浓度、吸氧或机械通气时间、监护仪显示的指尖脉氧值和患者体温。尽量避免在患者剧烈咳嗽、躁动不安，或翻身、叩背、吸痰等强刺激后进行血气分析。

（3）耐心做好解释：动脉采血不同于静脉采血，较为少见，患者易产生恐惧和紧张的心理。操作前护士需向患者详细说明采血意义、方法和注意事项，使患者有充分的心理准备，密切配合，增加一次采血成功率。

（4）避免影响因素。可能影响血气分析结果的常见因素包括：①肝素浓度不当，一般肝素浓度应为1 000 U/mL。②采血时肝素湿润注射器管壁未排尽，剩余过量可造成pH下降和 PO_2 升高。③标本放置过久，可导致 PO_2 和pH下降。④未对体温进行校正，pH与温度成负相关，PCO_2 和 PO_2 与温度成正相关。⑤标本中进入气泡，抽取标本时未排尽标本中的气泡，对低氧血症者影响较大。⑥误抽静脉血，一旦误抽静脉血，须及时发现，正确判断，以免影响医师对检查结果的判定。对上述影响因素，要尽量避免，如选择一次性血气分析专用注射器，标本现抽现送，立即检查。

（孙志普）

第七节 手术后患者的护理

从患者手术结束返回病房到基本康复出院阶段的护理，称手术后护理。

一、护理评估

（一）手术及麻醉情况

了解手术和麻醉的种类和性质、手术时间及过程；查阅麻醉及手术记录，了解术中出血、输血、输液的情况，手术中病情变化和引流管放置情况。

（二）身体状况

1.生命体征

局部麻醉及小手术术后，可每 4 h 测量并记录 1 次。有影响机体生理功能的疾病、麻醉、手术等因素存在时，应密切观察。每 15～30 min 测量并记录 1 次，病情平稳后，每 1～2 h 记录 1 次，或遵医嘱执行。

(1)体温：术后，由于机体对手术后组织损伤的分解产物和渗血、渗液的吸收，可引起低热或中度热，一般在 38.0 ℃，临床上称外科手术热（吸收热），于术后2～3 d逐渐恢复正常，不需要特殊处理。若体温升高幅度过大、时间超过 3 d 或体温恢复后又再次升高，应注意监测体温，并寻找发热原因。

(2)血压：连续测量血压，若较长时间患者的收缩压＜10.7 kPa(80 mmHg)或患者的血压持续下降 0.7～1.3 kPa(5～10 mmHg)时，表示有异常情况，应通知医师，并分析原因，遵医嘱及时处理。

(3)脉搏：术后脉搏可稍快于正常，一般在90 次/分钟以内。若脉搏过慢或过快，均不正常，应及时告知医师，协作处理。

(4)呼吸：术后，可能由于舌后坠、痰液黏稠等原因，引起呼吸不畅；也可因麻醉、休克、酸中毒等原因，出现呼吸节律异常。

2.意识

及时评估患者术后意识情况，并根据患者意识恢复的状况安排体位、陪护和其他护理工作。

3.记录液体出入量

术后，护士应观察并记录液体出入量，重点评估失血量、尿量和各种引流量，进而推算出入量是否平衡。

4.切口及引流情况

(1)切口情况：应注意切口有无出血、渗血、渗液、感染、敷料脱落及切口愈合等情况。

(2)引流情况：观察并记录引流液的性状、量和颜色；注意引流管是否通畅，有无扭曲、折叠或脱落等。

5.营养状况

术后，机体处于高代谢状态，且部分患者又需要禁食，应重点评估患者营养摄入，是否能够满足术后的需要，以便进行适当的营养支持，促进患者尽快痊愈和康复。

(三)心理-社会状况

手术结束、麻醉作用消失，度过危险期后，患者心理上有一定程度焦虑或解脱感。随后又可出现较多的心理反应，如术后不适或并发症的发生，可引起患者焦虑、不安等不良心理反应；若手术导致功能障碍或身体形象的改变，患者可能产生自我形象紊乱的问题；家属的态度及家庭经济情况，也可影响患者的心理。

二、护理诊断及合作性问题

(一)疼痛

疼痛与手术切口、创伤有关。

(二)体液不足

体液不足与术中出血、失液或术后禁食、呕吐、引流和发热等有关。

(三)营养失调

营养失调低于机体需要量，与分解代谢增高、禁食有关。

(四)生活自理能力低下

生活自理能力低下与手术创伤、术后强迫体位、切口疼痛有关。

(五)知识缺乏

知识缺乏常缺乏有关康复锻炼的知识。

(六)舒适的改变

舒适的改变与术后疼痛、腹胀、便秘和尿潴留等有关。

(七)潜在并发症

如出血、感染、切口裂开和深静脉血栓形成等。

三、护理措施

(一)一般护理

1.体位

应根据麻醉情况、术式和疾病性质等安置患者体位。①全麻手术：麻醉未清醒者，采取去枕平卧位，头偏向一侧，防止口腔分泌物或呕吐物误吸；麻醉清醒后，可根据情况调整体位。②蛛网膜下腔麻醉术：去枕平卧 6～8 h，防止术后头痛。③硬膜外麻醉术：应平卧 4～6 h。④按手术部位不同安置体位：颅脑手术后，若无休克或昏迷，可取 15°～30°头高足低斜坡卧位；颈、胸部手术后多取高半坐卧位，以利于血液循环，增加肺通气量；腹部手术后，多取低半坐卧位或斜坡卧位，以利于引流，防止发生膈下脓肿，并降低腹壁张力，减轻疼痛；脊柱或臀部手术后，可取俯卧或仰卧位。

2.饮食

术后饮食应按医嘱执行，开始进食的时间与麻醉方式、手术范围及是否涉及胃肠道有关。能正常饮食的患者进食后，应鼓励患者进食高蛋白、高热量和高维生素饮食；禁食患者暂采取胃肠外营养支持。①非消化道手术：局麻或小手术后，饮食不必严格限制；椎管内麻醉术后，若无恶心、呕吐，4～6 h 给予饮水或少量流质，以后酌情给半流或普食；全身麻醉术后可于次日给予流质饮食，以后逐渐给半流质或普通饮食。②消化道手术：一般在术后 2～3 d 内禁食，待肠道功能恢复、肛门排气后开始进流质饮食，应少食多餐，后逐渐给半流质及普通饮食。开始进食时，早期应避免食用牛奶、豆类等产气食物。

3.切口护理

术后常规换药，一般隔天一次，感染或污染严重的切口应每天一次；若敷料被渗湿、脱落或被大小便污染，应及时更换；若无菌切口出现明显疼痛，且有感染迹象，应及时通知医师，尽早处理。

4.引流护理

术后有效的引流，是防止术后发生感染的重要措施。应注意：①正确接管、妥善固定，防止松脱。②保持引流通畅，避免引流管扭曲、受压或阻塞。③观察并记录引流液的量、性状和颜色。④更换引流袋或引流瓶时，应注意无菌操作。⑤掌握各类引流管的拔管指征及拔除引流管时间。较浅表部位的乳胶引流片，一般于术后 1～2 d 拔除；单腔或双腔引流管，多用于渗液、脓液较多的患者，多于术后2～3 d拔除；胃肠减压管一般在肠道功能恢复、肛门排气后拔除；导尿管可留置 1～2 d。具体拔管时间应遵医嘱执行。

5.术后活动

指导患者尽可能地进行早期活动。①术后早期活动的意义：增加肺活量，有利于肺的扩张和分泌物的排出，预防肺部并发症。促进血液循环，有利于切口愈合，预防压力性损伤和下肢静脉血栓形成。促进胃肠道蠕动，防止腹胀、便秘和肠粘连。促进膀胱功能恢复，防止尿潴留。②活动方法：一般手术无禁忌的患者，当天麻醉作用消失后即可鼓励患者在床上活动，包括深呼吸、活动四肢及翻身；术后1～2 d可试行离床活动，先让患者坐于床沿，双腿下垂，然后让其下床站立，稍做走动，以后可根据患者的情况、能力，逐渐增加活动范围和时间；病情危重、体质衰弱的患者，如休克、内出血、剖胸手术后、颅脑手术后，仅协助患者做双上、下肢活动，促进肢体血液循环；限制活动的患者如脊柱手术、疝修补术、四肢关节手术后，活动范围受到限制，协助患者进行局部肢体被动活动。③注意事项：在患者活动时，应注意随时观察患者，不可随便离开患者；活动时，注意保暖；每次活动不能过量；患者活动时，若出现心悸、脉速、出冷汗等，应立即辅助患者平卧休息。

(二)心理护理

患者术后往往有自我形象紊乱、担心预后等心理顾虑，应根据具体情况做好心理护理工作。为患者创造良好的环境，避免各种不良的刺激。

(三)术后常见不适的护理

1.发热

手术热一般不超过 38.5 ℃，可暂不做处理；若体温升高幅度过大、时间超过 3 d 或体温恢复后又再次升高，应注意监测体温，并寻找原因。若体温超过 39 ℃者，可给予物理降温，如冰袋降温、乙醇擦浴等。必要时，可应用解热镇痛药物。发热期间应注意维护正常体液平衡，及时更换潮湿的床单或衣裤，以防感冒。

2.切口疼痛

麻醉作用消失后，可出现切口疼痛。一般术后 24 h 内疼痛较为剧烈，2～3 d 后逐渐缓解。护士应明确疼痛原因，并对症护理。引流管移动所致的切口牵拉痛，应妥善固定引流管；切口张力增加或震动引起的疼痛，应在患者翻身、深呼吸、咳嗽时，用手保护切口部位；较大创面的换药前，适量应用止痛剂；大手术后 24 h 内的切口疼痛，遵医嘱肌内注射阿片类镇痛剂。必要时，可 4～6 h 重复使用或术后使用镇痛泵。

3.恶心、呕吐

多为麻醉后的胃肠道功能紊乱的反应，一般于麻醉作用消失后自然消失。腹部手术后频繁呕吐，应考虑急性胃扩张或肠梗阻。护士应观察并记录恶心、呕吐发生的时间及呕吐物的量、颜色和性质；协助其取合适体位，头偏向一侧，防止发生误吸。吐后，给予口腔清洁护理及整理床单；可遵医嘱使用镇吐药物。

4.腹胀

术后因胃肠道功能未恢复，肠腔内积气过多，可引起腹胀，多于术后 2～3 d，胃肠蠕动功能恢复、肛门排气后自行缓解，无须特殊处理。严重腹胀需要及时处理：①遵医嘱禁食、持续性胃肠减压或肛管排气。②鼓励患者早期下床活动。③针刺足三里、气海、天枢等穴位；非胃肠道手术的患者，可口服促进胃肠道蠕动的中药。肠梗阻、低血钾、腹膜炎等原因引起腹胀的患者，应及时遵医嘱给予相应处理。

5.呃逆

神经中枢或膈肌受刺激时，可出现呃逆，多为暂时性的。术后早期发生暂时性呃逆者，可经压迫眶上缘、短时间吸入二氧化碳、抽吸胃内积气和积液、给予镇静或解痉药物等处理后缓解。若上腹部手术后出现顽固性呃逆，应警惕膈下感染，及时告知医师处理。

6.尿潴留

多发生在腹部和肛门、会阴部手术后，主要由于麻醉后排尿反射受抑制、膀胱和后尿道括约肌反射性痉挛以及患者不适应床上排尿等引起。若患者术后 6～8 h 尚未排尿或虽有排尿但尿量少，应作耻骨上区叩诊。若叩诊有浊音区，应考虑尿潴留。对尿潴留者应及时采取有效措施，缓解症状。护士应稳定患者的情绪，在无禁忌证的情况下，可协助其坐于床沿或站立排尿。诱导患者建立排尿反射，如听流水声、下腹部热敷、按摩，应用镇静或止痛药，解除疼痛或用氯贝胆碱等药物刺激膀胱逼尿肌收缩。若上述措施均无效，可在严格无菌技术下导尿。若导尿量超过 500 mL 或有骶前神经损伤、前列腺增生，应留置导尿管。留置导尿管期间，应注意导尿管护理及膀胱功能训练。

(四)并发症的观察及处理

1.出血

(1)病情观察：一般在术后 24 h 内发生。出血量小，仅有切口敷料浸血，或引流管内有少量出血；若出血量大，则术后早期即出现失血性休克。特别是在输给足够液体和血液后，休克征象或试验室指标未得到改善，甚至加重或一度好转后又恶化，都提示有术后活动性出血。

(2)预防及处理：术后出血，应以预防为主，包括手术时，严密止血，切口关闭前严格检查有无出血点；有凝血机制障碍者，应在术前纠正凝血障碍。出血量小(切口内少量出血)的患者，更换切口敷料，加压包扎；遵医嘱应用止血药物止血；出血量大或有活动性出血的患者，应迅速加快输液、输血，以补充血容量，并迅速查明出血原因，及时通知医师，完善术前准备，准备进行手术止血。

2.切口感染

(1)病情观察：指清洁切口和沾染切口并发感染，常发生于术后 3～4 d。表现为切口疼痛加重或减轻后又加重，局部常有红、肿、热、痛或触及波动感，甚至出现脓性分泌物。全身表现有体温升高、脉搏加速、血白细胞计数和中性粒细胞比例增高等。

(2)预防及处理：严格遵守无菌技术原则；注意手术操作技巧，防止残留无效腔、血肿、切口内余留的线过多、过长等；加强手术前后处理，术前做好皮肤准备，术后保持切口敷料的清洁、干燥和无污染；改善患者营养状况，增强抗感染能力。一旦发现切口感染，早期应勤换敷料、局部理疗、遵医嘱使用抗菌药物。若已形成脓肿，应拆除部分缝线，敞开切口，通畅引流，创面清洁后，考虑做二期缝合，以缩短愈合时间。

3.切口裂开

(1)病情观察：多见于腹部手术后，时间上多在术后1周左右。主要原因常有营养不良、缝合技术存在缺点、腹腔内压力突然增高和切口感染等。一种是完全裂开，一种是不完全裂开。完全裂开往往发生在腹内压突然增加时，患者自觉切口剧疼和突然松开，有大量淡红色液体自切口溢出，可有肠管和网膜脱出；不完全性切口裂开，是指除皮肤缝线完整，深层组织裂开，线结处有血性液体渗出。

(2)预防：手术前纠正营养不良状况；手术时，避免强行缝合，采用减张缝合，术后适当延缓拆线时间；手术后切口处用腹带包扎；咳嗽时，注意保护切口，并积极处理其他原因引起的腹内压增高；预防切口感染。

(3)处理：一旦发现切口裂开，应及时处理：完全性切口裂开时，应立即安慰患者，消除恐惧情绪，让患者平卧，立即用无菌等渗盐水纱布覆盖切口，并用腹带包扎，通知医师，护送患者进手术室重新缝合；若有内脏脱出，切忌在床旁还纳内脏，以免造成腹腔内感染。切口部分裂开或裂开较小时，可暂不手术，待病情好转后择期进行切口疝修补术。

4.肺不张及肺部感染

(1)病情观察：常发生在胸、腹部大手术后，多见于慢性肺气肿或肺纤维化的患者，长期吸烟更易发生。这些患者因肺弹性减弱，术后呼吸活动受限，分泌物不易咳出，易堵塞支气管，造成肺部感染及肺不张。开始表现为发热、呼吸和心率加快，持续时间长，可出现呼吸困难和呼吸抑制。体检时，肺不张部位叩诊呈浊音或实音，听诊呼吸音减弱、消失或为管样呼吸音。血气分析示 PaO_2 下降和 $PaCO_2$ 升高，继发感染时，血白细胞计数和中性粒细胞比例增加。

(2)预防：术前做好呼吸锻炼，胸部手术者加强腹式深呼吸训练，腹部手术者加强胸式深呼吸训练。手术前2周停止吸烟，有呼吸道感染、口腔炎症等情况者，待炎症控制后再手术。全麻手术拔管前，吸净气管内分泌物，术后鼓励患者深呼吸、有效咳嗽，同时可应用体位引流或给予雾化吸入。

(3)处理：若发生肺不张，做如下处理。遵医嘱给予有效抗菌药物预防和控制炎症。应鼓励患者深吸气，有效咳嗽、咳痰，帮助患者翻身拍背，协助痰液排出。无力咳嗽排痰的患者，用导管插入气管或支气管吸痰，痰液黏稠应用雾化吸入稀释。有呼吸道梗阻症状、神志不清、呼吸困难者，做气管切开。

5.尿路感染

(1)病情观察：手术后尿路感染与导尿管的插入和留置密切相关，尿潴留是基本原因。分为下尿路和上尿路感染。下尿路感染主要是急性膀胱炎，常伴尿道炎和前列腺炎，主要表现为尿频、尿急、尿痛和排尿困难，一般无全身症状。尿常规检查有较多红细胞和脓细胞。上尿路感染主要是肾盂肾炎，多见于女性，主要表现为畏寒、发热和肾区疼痛，血常规检查白细胞计数增高。中段尿镜检有大量白细胞和脓细胞，做尿液培养可明确菌种，为选择抗菌药物提供依据。

(2)预防与处理：及时处理尿潴留，是预防尿路感染的主要措施。鼓励患者多饮水，保持每天尿量在1 500 mL以上，并保持排尿通畅。根据细菌培养和药敏实验验选择有效抗菌药物治疗，残余尿在50 mL以上者，应留置导尿管，放置导尿管时，应严格遵守无菌操作原则。遵医嘱给患者服用碳酸氢钠，以碱化尿液，减轻膀胱刺激症状。

6.深静脉血栓形成和血栓性静脉炎

(1)病情观察：多发生于术后长期卧床、活动少或肥胖患者，以下肢多见。患者感觉小腿疼痛。检查肢体肿胀、充血，有时可触及索状物，继之可出现凹陷性水肿，腓肠肌挤压试验或足背屈曲试验阳性。常伴体温升高。

(2)预防与处理：强调早期起床活动。若不能起床活动的患者，指导患者学会做踝关节伸屈活动的方法，或采用电刺激、充气袖带挤压腓肠肌以及被动按摩腿部肌肉等方法，加速静脉血回流。术前，可使用小剂量肝素皮下注射，连续使用5～7 d，有效防止血液高凝状态。一旦发生深静脉血栓或血栓性静脉炎，应抬高、制动患肢，严禁局部按摩及经患肢输液，同时遵医嘱使用抗凝剂、溶栓剂或复方丹参液滴注。必要时，手术取出血栓。

(五)健康指导

(1)心理保健：某些患者因手术致残，形象改变，从而使心态也发生改变。要指导患者学会自我调节、自我控制，提高心理适应能力和社会活动能力。

(2)康复知识：指导患者进行术后功能锻炼，教会患者自我保护、保健知识。教会患者缓解不适及预防术后并发症的简单方法。

(3)营养与饮食：指导患者建立良好的饮食卫生习惯，合理的营养摄入，促进康复。

(4)合理用药：指导患者按医师开具的出院带药，按时按量服用、讲解服药后的毒副反应及特殊用药的注意事项。

(5)按时随访。

(孙志普)

第十三章 血液透析室护理

第一节 血液透析治疗技术及护理

一、对患者评估

(一)透析前评估

血液透析前对患者进行必要的评估,是防止透析中并发症的最重要的要素。透析前评估包括体重、血压和脉搏,对于静脉置管的患者还包括体温。

1.水负荷状况

查看患者前次透析记录,讨论以前透析中出现的问题,评估目前的水负荷状况并作出恰当的判断。需要记录患者的水肿、高血压、体重、中心静脉压、病史、尿量、液体入量等情况。

2.血管通路

应认真评估、检查通路是否有感染和肿胀。

3.感染征象

检查穿刺部位有无感染及局部敷料清洁度等。如有感染征象,应做拭子培养;如有发生,应进行静脉血培养。更换敷料时必须执行无菌操作。

(二)透析后评估

(1)根据透析后体重、透析前体重和干体重来确定预定的超滤量是否实现,并调整干体重。

(2)通过观察患者全身情况和血压评估患者对超滤量的耐受情况。

(3)如实际超滤量与预定量不符,最可能原因有体重下降值计算错误、超滤控制错误、患者在透析过程中额外丢失液体、透析过程中静脉补液或进食水、透析前后称体重时的着装不一致及体重秤故障等。

二、血液透析技术规范

(一)超滤

1.确定超滤

患者确定超滤必须考虑超滤率和患者的生理状况及心血管并发症。如果透析过程中始终保持过高超滤率、耐受性差、透析期间容量增加较多的患者和血管再充盈差的患者，需个体化的超滤曲线。透析时体液的清除率可以是阶梯式或恒定式。

2.钠曲线

钠曲线即为调钠血液透析，指透析液钠浓度从血液透析开始至结束呈从高到低或从低到高，或高低反复调整变化，而透析后血钠浓度恢复正常的透析方法。可以帮助达到超滤目标，但应注意钠超负荷的风险。

3.容量监测

利用超声或光电方式通过计算机反映患者血细胞比容和血红蛋白浓度，计算出相对血容量，防止超滤过多、过快引起有效血容量减少，引发不良反应。协助医务人员为患者设定理想的干体重。

(二)透析液离子浓度的选择

应根据不同患者的个体差异或同一患者的病情变化选择合适的透析液成分。

(三)透析器的选择

(1)对慢性肾衰竭患者，透析器的选择应参考溶质分子清除、超滤率、透析时间、生物相容性、是否血液滤过和患者体重决定。

(2)对急性肾衰竭患者，透析器应根据患者的生化指标和体液平衡情况进行选择。

(四)血液透析机及管路的准备

(1)在治疗前彻底预冲透析器(按照不同透析器厂家说明进行预冲处理)，并必须将所有的空气排出透析器，以避免治疗开始后回路中形成泡沫。

(2)预冲完毕，透析机即进入重复循环模式。

(3)在透析机上设定好目标脱水量、治疗时间、肝素剂量以及任何需修改的治疗内容。

(五)开始透析

主要包括以下方式和步骤。

(1)连接动脉管路和静脉管路，开启血泵至 100 mL/min；或只连接动脉管，开启血泵至 100 mL/min，当血流到静脉端时接通管路。

(2)逐渐增加泵速到预定速度。

(3)患者进入透析治疗阶段后应确保：①动脉和静脉管路安全；②患者舒适；③机器处于透析状态；④抗凝已经启动；⑤悬挂 500 mL 生理盐水与血管通路连接以备急需；⑥已经按照程序设定脱水量；⑦完成护理记录；⑧用过的敷料已经丢掉；⑨如果看不到护士，确定患者伸手即可触及呼叫器。

(4)在整个透析过程中，应巡视、观察、记录患者的一般情况、血压、脉搏、静脉压、动脉压、超滤量、超滤率、肝素剂量等，对首次透析和急诊透析的患者应予以监护。

(5)透析时工作人员应时刻注意个人卫生和无菌操作，每次进行操作都应确保洗手、手套和工作服清洁、戴防血液或化学物质的面罩，或对高危患者采取针对性预防措施等。

(六)结束透析

(1)透析结束时，透析机将发出听觉或视觉信号，提醒程序设定的治疗时间已经达到。为避免延迟下机，之前就应准备好下机所需物品，确定至少有 500 mL 的生理盐水可用于回输血液。

(2)血泵速度为 150 mL/min 时，要用 100～300 mL 的生理盐水才能使体外循环的血液回到患者循环中。

(3)测量患者血压，如血压无异常，当静脉管中的颜色呈现亮粉色时，即可以停止回输血液。因为有空气栓塞的风险，不推荐用空气回血。

(4)动静脉内瘘和人工血管瘘患者下机处理:①在患者带瘘上肢下垫一块治疗巾作为无菌区,暂停血泵。②拔除动脉针,封闭动脉管。③无菌操作将动脉管与回水管连接,开启血泵,回输血液。④当血液完全回输到患者体内后,关闭血泵。⑤拔除针头,纱布加压穿刺点止血。⑥当出血停止,用纱布和敷料覆盖过夜。

(5)静脉置管患者下机处理:①在患者的置管上肢下垫一块治疗巾作为无菌区,戴无菌手套,采用非接触技术断开血管通路。②提前消毒导管接头,断开后用至少 10 mL 生理盐水冲洗导管,肝素封管(1 000~5 000 U/mL,用量恰好充满而不溢出管腔),立即接上无菌帽。

(七)抗凝方法

(1)应个体化并且经常回顾性分析。其方法和剂量应参考活化凝血时间值、通路情况及透析后透析器和管路的清洁程度等。

(2)肝素是最常使用的抗凝剂,可以采取初始注射剂量、初始注射剂量+维持量、仅给维持量、间断给药等方式给药。还可以选择低分子量肝素、局部用枸橼酸盐、前列环素或无肝素透析。

(3)急性肾衰竭患者肝素的用法应该参照患者整体状况和每次透析情况而定。

(4)尿毒症的患者可能有血小板功能异常和活动性出血,合并有创操作的患者应使用小剂量肝素或无肝素透析。

(5)在无肝素透析时,应保持较高血流速,每隔 15~30 min 用盐水冲洗管路和透析器以防止血栓形成。冲洗盐水的量应在超滤量中去除。但目前很少使用无肝素透析,因为血栓形成将会引起整个管路血液损失。

(八)血标本采集方法

1.透析前

进针后立即从瘘管针采血样本,针不要预冲,如瘘管针预冲或通过留置导管透析先抽出 10 mL 血,再收集样本,以免污染。

2.透析后

考虑到电解质的反跳,样本再循环或回血生理盐水污染等,应在透析结束时,超滤量设置为零,减慢血流速至 50~100 mL/min。约 10 s 后,从动脉瘘管处采血留取标本。通常电解质反跳发生在透析结束后 2~30 min。

三、透析机报警原因及处理

(一)血路部分

1.动脉压(血泵前)

通常动脉压(血泵前)为−26.6~−10.6 kPa(−200~−80 mmHg),超过−33.3 kPa(−250 mmHg)将发生溶血。如果血管通路无法提供足够的血流,动脉负压会增大,进而报警,关闭血泵。血泵关闭后,动脉负压缓解,报警消除,血泵恢复运转直到再次产生负压报警,如此反复循环。

(1)负压过大的原因:①动脉针位置不当(针不在血管内或紧贴血管壁);②患者血压降低(累及通路血流);③通路血管痉挛(仅见于动静脉内瘘);④吻合口狭窄(动静脉内瘘吻合口或移植血管动脉吻合口);⑤动脉针或通路凝血;⑥动脉管道打结;⑦抬高手臂后通路塌陷(如怀疑,可让患者坐起,使通路低于心脏水平);⑧穿刺针口径太小,血流量太大;⑨深静脉导管尖端位置不当、活瓣栓子形成或纤维阻塞。

(2)处理:①减少血流量,动脉负压减低,使报警消除;②确认动脉针或通路无凝血,动脉管道无打结；③测定患者血压，如降低，给予补液、减少超滤率；④如压力不降低则松开动脉针胶布，稍做前后移动或转动；⑤提高血流量到原先水平，如动脉压仍低，重复前一步骤；⑥若仍未改善，在低血流量下继续透析，延长透析时间，或另外打开动脉针透析（原针保留，肝素盐水冲洗，透析结束时才拔除）。如血流量需要＞350 mL/min，一般需用15G针；⑦如换针后动脉低负压仍持续存在，则血管通路可能有狭窄。用两手指短暂加压阻断动脉针和静脉针之间的血流，如泵前负压明显加大，说明动脉血流部分来自下游，而上游通道的血流量不足；⑧检查深静脉导管是否扭结；改变颈或臂位置，或稍微移动导管；转换导管口。如无效，注射尿激酶或组织血浆酶原激活剂；放射学检查导管位置。

2.静脉压监测

通常压力为6.6～33.3 kPa(50～250 mmHg)，随针的大小、血流量和血细胞比容变化。

(1)静脉压增高的原因：①移植血管的静脉压可高达26.6 kPa(200 mmHg)，因移植血管的高动脉压会传到静脉血管；②小静脉针(16G)，高血流量；③静脉血路上的滤器凝血，这是肝素化不充分的最早表现，也是透析器早期凝血的表现；④血管通路静脉端狭窄（或痉挛）；⑤静脉针位置不当或静脉血路扭结；⑥静脉针或血管通路静脉端凝血。

(2)静脉压增高的处理：①用生理盐水冲洗透析器和静脉滤器。如果静脉滤器凝血，而透析器无凝血（冲洗时透析器纤维干净），立即更换凝血的静脉管道，调整肝素剂量后重新开始透析；②静脉针或血管通路静脉端是否阻塞可以采用关闭血泵，迅速夹闭静脉血路，与静脉针断开，用生理盐水注入静脉针，观察阻力大小的方法判定；③用两手指轻轻加压阻断动脉针和静脉针之间的血流，如为下流狭窄引起静脉流出道梗阻，静脉压会因上流受阻而进一步增高。

3.空气探测

最容易发生空气进入血液循环的部位在动脉针和血泵之间，因为这部分为负压。常见于动脉针周围（特别是负压很大时）、管道连接处、泵段血管破裂以及输液管。透析结束时用空气回血操作不当也会引起空气进入体内。许多空气栓塞是在因假报警而关闭空气探测器后发生的，应注意避免。因空气栓塞可能致命。

4.血管路扭结和溶血

血泵和透析器之间的血管路扭结会造成严重溶血，这一段的高压通常测不出，因为动脉压监测器通常设在泵前，即使泵后有动脉压力监测器，如果扭结发生在探测器之前，此处的高压也无法被测出。

（二）透析液路

1.电导度

电导度增高最常见的原因是净化水进入透析机的管道扭结或低水压造成供水不足；电导度降低最常见的原因是浓缩液桶空；比例泵故障也可导致电导度增高或降低。当电导度异常时，将透析液旁路阀打开，使异常透析液不经过透析器而直接排出。

2.温度

温度异常通常是由加热器故障引起，但旁路阀可以对患者进行保护。

3.漏血

气泡、黄疸患者的胆红素或污物进入透析液均会引起假漏血报警。当透析液可能不出现肉眼可见的颜色改变时，需用测定血红蛋白尿的试纸检测流出透析器的透析液来判断漏血报警的真伪。如果确定漏血，透析液室压力应设置在6.6 kPa以下，以免细菌或细菌产物从透析液侧进入血液。空心纤维型透析器轻微漏血有时会自行封闭，可继续透析，但一般情况下应回血，更换透析器或停止透析。预防：①预冲时进行透析器漏血检测；②透析中避免跨膜压过高，如有凝血、静脉回路管弯曲打折等立即处理；③透析中跨膜压不能超过透析器的承受力。

四、血液透析治疗常见急性并发症及处理

(一)低血压

低血压最常见，发生率可达50%～70%。

1.原因

有效血容量减少、血管收缩力降低、心源性及透析膜生物相容性差、严重贫血及感染等。

2.临床表现

典型症状为出冷汗、恶心、呕吐，重者表现为面色苍白、呼吸困难、心率加快、一过性意识丧失，甚至昏迷。

3.处理

取头低足高位，停止超滤，给予吸氧，必要时快速补充生理盐水100～200 mL或葡萄糖溶液20 mL，输血浆和清蛋白，并结合病因，及时处理。

4.预防

如：①用容量控制的透析机，使用血容量监测器；②教育指导患者限制盐的摄入，控制饮水量；③避免过度超滤；④透析前停用降压药，对症治疗纠正贫血；⑤改变透析方法如采用碳酸氢盐透析、血液透析滤过、钠曲线和超滤曲线、低温透析等；⑥有低血压倾向的患者避免透析期间进食。

(二)失衡综合征

失衡综合征发生率为3.4%～20%。

1.原因

血液透析时血液中的毒素迅速下降，血浆渗透压下降，而由于血-脑屏障使脑脊液中的尿素等溶质下降较慢，以至脑脊液的渗透压大于血液渗透压，水分由血液进入脑脊液形成脑水肿。这也与透析后脑脊液与血液之间的pH梯度增大，即脑脊液中的pH相对较低有关。

2.临床表现

轻者头痛、恶心、呕吐、困倦、烦躁不安、肌肉痉挛、视力模糊、血压升高；重者表现为癫痫发作、惊厥、木僵甚至昏迷。

3.处理

轻者不必处理；重者可减慢透析血流量，以降低溶质清除率和pH改变，但透析有时需终止。可给予50%葡萄糖溶液或3%氯化钠10 mL静脉推注，或静脉滴注清蛋白，必要时给予镇静剂及其他对症治疗。

4.预防

主要包括：①开始血液透析时采用诱导透析方法，透析强度不能过大，避免使用大面积高效透析器，逐步增加透析时间，避免过快清除溶质；②长期透析患者则适当提高透析液钠浓度。

(三)肌肉痉挛

肌肉痉挛发生率为10%～15%，主要部位为腓肠肌和足部。

1.原因

常与低血压同时发生,可能与透析时超滤过多、过快,低钠透析等有关。

2.临床表现

多发生在透析的中后期,老年人多见,以肌肉痉挛性疼痛为主,一般持续约 10 min。

3.处理

减慢超滤速度,静脉输注生理盐水 100～200 mL、高渗糖水或高渗盐水。

4.预防

如:①避免过度超滤;②改变透析方法,如采用钠曲线和超滤曲线等;③维生素 E 或奎宁睡前口服;④左旋卡尼汀透析后静脉注射。

(四)发热

常发生在透析中或透析后。

1.原因

感染、致热原反应及输血反应等。

2.临床表现

若为致热原反应通常发生在透析后 1 h,主要症状有寒战、高热、肌痛、恶心、呕吐、痉挛和低血压。

3.处理

静脉注射地塞米松 5 mg,通常症状在几小时内自然消失,24 h 内完全恢复;若有感染存在应及时与医师沟通,应用抗生素。

4.预防

如:①严格执行无菌操作;②严格消毒水处理设备和管道。

(五)空气栓塞

1.原因

血液透析过程中,各管路连接不紧密、血液管路破裂、透析器膜破损及透析液内空气弥散入血,回血时不慎等。

2.临床表现

少量无反应,如血液内进入空气 5 mL 以上可出现呼吸困难、咳嗽、发绀、胸部紧迫感、烦躁、痉挛、意识丧失甚至死亡。

3.处理

一旦发生空气栓塞应立即夹闭静脉通路,并关闭血泵。患者取头低左侧位,通过面罩或气管吸入 100%氧气,必要时做右心房穿刺抽气,同时注射地塞米松,严重者要立即送高压氧舱治疗。

4.预防

如:①透析前严格检查管道有无破损,连接是否紧密;②回血时注意力集中,气体近静脉端时要及时停止血泵转动;③避免在血液回路上输液,尤其泵前负压部分;④定期检修透析机,确保空气探测器工作正常。

(六)溶血

1.原因

透析液低渗、温度过高;透析用水中的氧化剂和还原剂(氯胺、酮、硝酸盐)含量过高;消毒剂残留;血泵和管道内红细胞的机械损伤及血液透析中异型输血等。

2.临床表现

急性溶血时,患者有胸部紧迫感、心悸、心绞痛、腹背痛、气急、烦躁,可伴畏寒、血压下降、血红蛋白尿甚至昏迷;大量溶血时患者可出现高钾血症,静脉回路血液呈淡红色。

3.处理

立即关闭血泵,停止透析,丢弃体外循环血液;给予高流量吸氧,明确溶血原因后应尽快开始透析;贫血严重者应输入新鲜全血。

4.预防

如:①透析中防止凝血;②保证透析液质量;③定期检修透析机和水处理设备;④患者输血时,认真执行查对制度,严格遵守操作流程。

五、透析器首次使用综合征

在透析时因使用新的透析器发生的临床综合征,称为首次使用综合征,分为 A 型首次使用综合征和 B 型首次使用综合征。

(一)A 型首次使用综合征

A 型首次使用综合征又称超敏反应型。多发生于血液透析开始后 5～30 min 内。主要表现为呼吸困难、全身发热感、皮肤瘙痒、麻疹、咳嗽、流泪、流涕、打喷嚏、腹部绞痛、腹部痉挛,严重者可发生心搏骤停甚至死亡。

(1)原因:主要是患者对环氧乙烷、甲醛等消毒液过敏或透析器膜的生物相容性差或对透析器的黏合剂过敏等,使补体系统激活和白细胞介素释放。

(2)处理原则:①立即停止透析,勿将透析器内血液回输体内;②按抗变态反应常规处理,如应用肾上腺素、抗组胺药和激素等。

(3)预防措施:①透析前将透析器充分冲洗(不同的透析器有不同的冲洗要求),使用新透析器前要仔细阅读操作说明书;②认真查看透析器环氧乙烷消毒日期;③部分透析器反应与合并应用 ACEI(血管紧张素转换酶抑制剂)有关,应停用;④对使用环氧乙烷消毒透析器过敏者,可改用 γ 射线或蒸气消毒的透析器。

(二)B 型首次使用综合征

B 型首次使用综合征又称非特异型。多发生于透析开始后数分钟至 1 h,主要表现为胸痛,伴有或不伴有背部疼痛。

(1)原因:目前尚不清楚。

(2)处理原则:①加强观察,症状不明显者可继续透析;②症状明显者可予以吸氧和对症治疗。

(3)预防措施:①试用不同的透析器;②充分冲洗透析器。

六、血液透析突发事件应急预案

(一)透析中失血

1.原因

管路开裂、破损,接管松脱和静脉针脱落等。

2.症状

出血、血压下降,甚至发生休克。

3.应急预案

如:①停血泵,查找原因,尽快恢复透析通路;②必要时回血,给予输液或输血;③心电监护,对症处理。

4.预防

如:①透析前将透析器管路、管路针等各个接头连接好,预冲时要检查是否有渗漏;②固定管路时,应给患者留有活动的余地。

(二)电源中断

1.应急预案

如:①通知工程师检查稳压器和线路,电话通知医院供电部门;②配备后备电源的透析机,停电后还可运行 20～30 min;③若没有后备电源的透析机,停电后应立即将动静脉夹打开,手摇血泵,速度每分钟100 mL左右;④若 15～30 min 内恢复供电可不回血。若暂时仍不能恢复供电可回血结束透析,并尽可能记录机器上的各项参数。

2.预防

如:①保证透析中心为双向供电;②停电后 15 min 内可用发电机供电;③给透析机配备后备电源,停电后可运行 20～30 min。

(三)水源中断

1.应急预案

如:①机器报警并自动改为旁路;②通知工程师检查水处理设备和管路。电话通知医院供水部门;③1～2 h不能解除,终止透析,记录机器上的各项参数。

2.预防

如:①保证透析中心为专路供水;②在水处理设备前设水箱,并定期检修水处理设备。

(张　颖)

第二节　血液灌流治疗技术及护理

一、概述

(一)血液灌流

血液灌流是指将患者的血液引出体外并经过具有光谱解毒效应的血液灌流器,通过吸附的方法来清除体内有害的代谢产物或外源性毒物,最后将净化后的血液回输患者体内的一种血液净化疗法。在临床上被广泛地用于药物和化学毒物的解毒,尿毒症、肝性脑病及某些自身免疫性疾病等的治疗。

(二)吸附剂

经典的吸附剂包括活性炭和树脂。

(1)活性炭:一种非常疏松多孔的物质,其来源相当多样,包括植物、果壳、动物骨骼、木材、石油等，经蒸馏、炭化、酸洗及高温、高压等处理后变得疏松多孔。活性炭吸附力强的主要原因就在于多孔性，无数的微孔形成了巨大的比表面积。活性炭的特点是大面积（1 000 m/g 以上）、高孔隙和孔径分布宽，它能吸附多种化合物，特别是极难溶于水的化合物，对肌酐、尿酸和巴比妥类药物具有良好的吸附性能。

（2）树脂：一类具有网状立体结构的高分子聚合物，根据合成的单体及交联剂的不同分为不同的种类。血液净化吸附剂采用吸附树脂，吸附树脂又分为极性吸附树脂和非极性吸附树脂。XAD-4、XAD-7 等对有机毒物、脂溶性毒物的吸附作用大；XAD-2 树脂，对疏水集团毒素（如有机磷农药、地西泮等）的吸附力大；XAD 系列树脂的解毒作用优于活性炭，其吸附的毒物分子量为 500～20 000 D。一般认为血液灌流的吸附解毒作用优于血液透析。如对苯巴比妥钠等镇静安眠药、解热镇静剂、三环类抗忧郁药、洋地黄、地高辛、茶碱、卡马地平、有机氯、百草枯等的解毒作用优于血液透析。对脂溶性高、分布容积大、易与蛋白结合的毒物解毒作用也优于血液透析。

（三）理想的血液灌流吸附必须符合以下标准

（1）与血液接触无毒无变态反应。

（2）在血液灌流过程中不发生任何化学反应和物理反应。

（3）具有良好的机械强度，耐磨损，不发生微粒脱落，不发生变形。

（4）具有较高的血液相容性。

（5）易消毒清洗。

二、血液灌流的方法、观察及护理

（一）方法

进行血液灌流时，应将吸附罐的动脉端向下，垂直立位，位置高度相当于患者右心房水平，用5%葡萄糖溶液 500 mL 冲洗后，再用肝素盐水（2 500 U/L 盐水）2 000 mL 冲洗，将血泵速度升至 200～300 mL/min 冲洗灌流器，清除脱落的微粒，并使碳颗粒吸水膨胀，同时排尽气泡。冲洗过程中，可在静脉端用止血钳反复钳夹血路以增加血流阻力，使冲洗液在灌流器内分布更均匀。灌流时初始肝素量为 4 000 U 左右，由动脉端注入，维持量高，总肝素量为每次 6 000～8 000 U，较常规血液透析量大，因活性炭可吸附肝素，要求部分凝血活酶时间、凝血酶时间及活化凝血时间达正常的 1.5～2.0 倍。

（二）血管通路

应用临时血管通路。首选股静脉、颈内静脉及锁骨下静脉。也可采用桡动脉-贵要静脉，足背动脉-大隐静脉。个别情况下也可使用内瘘或外瘘。血流量以 50 mL/min 开始，若血压、脉搏和心率稳定可提高至 150～200 mL/min。

（三）观察

每次血液灌流 2 h，足以有效地清除毒物。如果长于 2 h，吸附剂已被毒物饱和而失效。如果1 次灌流后又出现反跳时（组织内毒物又释放入血液），可再进行第 2 次灌流，但 1 次灌流时间不能超过2 h。血液灌流如与血液透析联合治疗，则灌流器应装于透析器之前；结束时把灌流器倒过来，动脉端在上，静脉端在下，用空气回血，不能用生理盐水，以免被吸附的物质重新释放入血。

(四)不良反应

(1)血小板减少:临床上较多见。另外活性炭也可吸附纤维蛋白原,这是造成出血倾向的原因之一。

(2)对氨基酸等生理性物质的影响:血液灌流能吸附氨基酸,尤其对色氨酸、蛋氨酸等芳香族氨基酸吸附量最大,但一般机体有代偿功能,若长期使用,应引起警惕。

(3)对药物的影响:因能清除许多药物,如抗生素、升压药等,药物治疗时应注意调整剂量。

(4)低体温:常发生于冬天使用简易无加温装置血液灌流时。

(五)护理措施及注意事项

(1)密切观察患者的生命体征、神志变化、瞳孔反应等,保持呼吸道通畅。呼吸道分泌物过多的昏迷患者,应将头侧向一边,并及时减慢血流速度,去枕平卧。使用升压药,扩充血容量,如补液及输血、清蛋白、血浆等。但药物应在血路管的静脉端注入,或经另外的补液途径注入,否则药物被灌流器吸附,达不到有效浓度。若患者在灌流之前血压已很低,则可将充满预冲液的管路直接与患者的动静脉端相连接。

(2)血液灌流前大多数患者由于药物影响处于昏迷状态,随着血液灌流的作用,药物被灌流器逐渐吸附,1～1.5 h后患者逐渐出现躁动、不安,需用床挡加以保护,以防坠床;四肢和胸部可用约束带进行约束,但不能强按患者的肢体,防止发生肌肉撕裂、骨折或关节脱位;背部应垫上软垫防止背部擦伤和椎骨骨折;必要时用包有纱布的压舌板垫在患者的上下齿之间,防止咬伤舌头,并注意防止舌后坠。

(3)保持体外循环通畅。导管应加以固定,对躁动不安的患者适当给予约束,必要时给予镇静剂。防止因剧烈活动而使留置导管受挤压变形、折断、脱出,管道的各个接头须紧密连接,防止滑脱出血或空气进入导管引起空气栓塞。

(4)严密观察肝素抗凝情况,若发现灌流器内血色变暗、动脉和静脉壶内有血凝块,则应调整肝素剂量,必要时更换灌流器及管路。

(5)如用简易的血泵做血液灌流,没有监护装置,则必须严密观察是否有凝血、血流量不足和空气栓塞等情况。如出现动脉除泡器凹陷,则提示血流量不足,应考虑动脉穿刺针是否位置不当、动脉管道是否扭曲折叠、血压是否下降;若动脉除泡器变硬、膨胀,血液溢入除泡器的侧管,提示动脉压过高,灌流器凝血;若同时伴有静脉除泡器液面下降,则应适当增加肝素的用量;在无空气监测的情况下,一旦空气进入体内将会发生严重的空气栓塞,因此要密切注意各管道的连接,严防松脱,注意动静脉除泡器和灌流器的安全固定。

(6)维持性血液透析患者合并急性药物或毒物中毒需要联合应用血液透析和血液灌流时,灌流器应置于透析器之前,有利于血液的加温,以免经透析器脱水后血液浓缩,使血液阻力增大,导致灌流器凝血。

(7)患者有出血倾向时,应注意肝素的用法,如有需要,可遵医嘱输新鲜血或浓缩血小板。

(8)若患者在灌流1 h左右出现寒战、发热、胸闷、呼吸困难等反应,可能是灌流器生物相容性差所致,可静脉注射地塞米松,给予吸氧,但不要盲目终止灌流,以免延误抢救。

(9)观察反跳现象:血液灌流只是清除了血中的毒物,而脂肪、肌肉等组织已吸收的毒物的不断释放、肠道中残留毒物的再吸收等,都会使血中毒物浓度再次升高而再度引起昏迷,会出现昏迷一灌流一清醒一再昏迷一再灌流一再清醒的情况。因此,对脂溶性药物如有需要,应继续多次灌流,直至病情稳定为止。如有条件,应在灌流前后采血做毒物、药物浓度测定。

（10）血液灌流只能清除毒物本身，不能纠正毒物已经引起的病理生理的改变，故中毒时一定要使用特异性的解毒药。如有机磷农药中毒时，血液灌流不能恢复胆碱酯酶的活性，必须使用解磷定、阿托品治疗。

（11）应根据病情采取相应的治疗措施，如洗胃、导泻、吸氧、呼吸兴奋剂、强心、升压、纠正酸中毒、抗感染等。

（12）做好心理护理。多数药物中毒患者都是因对生活失去信心或与家庭成员、同事发生矛盾而服药，故当患者神志逐渐清楚时，护士要耐心劝解、开导、化解矛盾，使患者情绪稳定，从而积极配合治疗。

（张　颖）

第三节　血浆置换治疗技术及护理

一、概述

（一）血浆置换（plasma exchange，PE）

血浆置换是一种用来清除血液中大分子物质的体外血液净化疗法，指将患者的血液引出体外，经离心法或膜分离法分离血浆和细胞成分，迅速地选择性地从循环血液中去除病理血浆或血浆中的病理成分（如自身抗体、免疫复合物、副蛋白、高黏度物质和蛋白质结合的毒物等），而将细胞成分以及补充的等量的平衡液、血浆、清蛋白溶液回输入体内，达到清除致病物质的目的。此方法可治疗一般疗法无效的多种疾病。

（二）每次血浆交换量

每次血浆交换量尚未标准化。一般每次交换 2～4 L。一般来说，若该物质仅分布于血管内，则置换第 1 个血浆容量可清除总量的 55%，如继续置换第 2 个血浆容量，却只能使其浓度再下降 15%。因此每次血浆置换通常仅需要置换 1 个血浆容量，最多不超过 2 个。

（三）置换频率

置换频率要根据基础疾病和临床反应来决定。每次血浆交换后，未置换的蛋白浓度重新升高，通过从血管外返回血管内和再合成这 2 个途径。血浆置换后血管内外蛋白浓度达到平衡需 1～2 d。因此，绝大多数血浆置换疗法的频率是间隔 1～2 d，连续 3～5 次。

（四）置换液

为了保持机体内环境的稳定，需要维持有效血容量和胶体渗透压。

（1）置换液种类：①晶体液，如生理盐水、葡萄糖生理盐水、林格液，用于补充血浆中各种电解质的丢失；②胶体液，如血浆代用品，主要有中分子右旋糖酐、右旋糖酐-40、羟乙基淀粉，三者均为多糖，能短时有效的扩充和维持血容量；血浆制品，最常用的有 5%清蛋白、新鲜冰冻血浆，后者是唯一含枸橼酸盐的置换液。

（2）置换液的补充原则：①等量置换；②保持血浆胶体渗透压正常；③维持水、电解质平衡；④适当补充凝血因子和免疫球蛋白；⑤减少病毒污染机会；⑥无毒性，没有组织蓄积。

二、血浆置换的并发症及应对

(一)变态反应

1.原因

在血浆置换治疗过程中,由于弃去了含有致病因子的血浆,为了保持血浆渗透压稳定和防止发生威胁生命的体液平衡紊乱,在分离血浆后要补充等容量液体。新鲜冰冻血浆含有凝血因子、补体和清蛋白,其成分复杂,常可诱发变态反应。据文献报道,变态反应的发生率＜12%。

2.预防

在应用血浆前静脉给予地塞米松 5～10 mg 或 10%葡萄糖酸钙 20 mL;应用血浆时减慢置换速度,逐渐增加置换量。同时应选择合适的置换液。

3.护理措施

治疗过程中要严密观察患者状况,如出现皮肤瘙痒、皮疹、寒战、高热时,不可让患者随意搔抓皮肤,应及时给予激素、抗组胺药或钙剂,可为患者摩擦皮肤缓解瘙痒。另外,治疗前认真执行三查七对,核对血型,血浆输注速度不宜过快。

(二)低血压

1.原因

置换与滤出速度不一,滤出过快、置换液补充过缓;体外循环血量多,有效血容量减少;疾病原因引起,如应用血制品引起变态反应;补充晶体液时,血渗透压下降。

2.预防

血浆置换术中血浆交换应等量,即血浆出量应与置换液入量保持平衡,当患者血压下降时可先置入胶体,血压稳定时再置入晶体,避免血容量的波动。其次,要维持水、电解质的平衡,保持血浆胶体渗透压稳定。

3.护理措施

密切观察患者生命体征,每 30 min 监测 1 次生命体征。出现头晕、出汗、恶心、脉速、血压下降时,立即补充清蛋白,加快输液速度,减慢血浆出量,延长血浆置换时间。一般血流量应控制在 50～80 mL/min,血浆流速为 25～40 mL/min,平均置换血浆 1 000～1 500 mL/h,血浆出量与输入血浆和液体量平衡。

(三)低钙血症

1.原因

新鲜血浆含有枸橼酸钠,输入新鲜血过多、过快容易导致低钙血症,患者出现口麻、腿麻及小腿肌肉抽搐等低钙血症表现,严重时发生心律失常。

2.预防

治疗中常规静脉注射 10%葡萄糖酸钙 10 mL。

3.护理措施

严密观察患者有无低钙血症表现及血液生化改变,如出现低钙血症表现可给予热敷、按摩或补充钙剂等对症处理。

(四)出血

1.原因

血浆置换过程中血小板破坏、抗凝剂输入过多以及疾病本身导致。

2.预防

治疗前常规检测患者的凝血功能，根据情况确定抗凝剂剂量及用法。

3.护理措施

治疗中严密观察皮肤及黏膜有无出血点；进行医疗护理操作时，动作轻柔、娴熟，熟练掌握静脉穿刺技巧，尽量避免反复穿刺；一旦发生出血，立即通知医师采取措施，治疗结束时用鱼精蛋白中和肝素，用无菌纱布加压包扎穿刺点，术后 6 h 注意观察穿刺部位有无渗血。

(五)感染

1.原因

置换液含有致热原；血管通路感染；疾病原因引起的感染。

2.预防

严格无菌操作。

3.护理措施

血浆置换是一种特殊的血液净化疗法，必须严格无菌操作；患者必须置于单间进行治疗，治疗室要求清洁，操作前紫外线照射 30 min，家属及无关人员不得进入治疗场所；操作人员必须认真洗手、戴口罩和帽子，配置置换液时需认真核对、检查、消毒，同时做到现配现用。

(六)破膜

血浆分离的滤器因为制作工艺而受到血流量及跨膜压的限制，如置换时血流量过大或置换量增大，往往会导致破膜，故血流量应为 100～150 mL/min，每小时分离血浆 1 000 mL 左右，跨膜压控制于50.0 kPa(375 mmHg)。预冲分离器时注意不要用血管钳敲打排气，防止破膜的发生。

(张　颖)

第四节　小儿患者血液透析技术及护理

一、适应证

(一)急性肾衰竭

利尿剂难治的液体超负荷导致高血压或充血性心力衰竭，高分解状态或因为支持循环需要大量肠外补充液体，以上情况合并持续少尿状态时需要透析。

(二)慢性肾衰竭

小儿慢性肾衰竭的年发病率为(2～3.5)/100 万人口，病因与第一次检出肾衰竭时小儿的年龄密切相关，5 岁以下的慢性肾衰竭常是先天性泌尿系统解剖异常的结果；5 岁以上的慢性肾衰竭以后天性肾小球疾病为主。对慢性肾衰竭来说生化指标的改变比临床症状更重要，当小儿肾小球滤过率为5 mL/(min · 1.73 m^2)时，相当于年长儿童血浆肌酐 884 mmol/L。慢性肾衰竭小儿透析指征见表 13-1。

表 13-1　慢性肾衰竭小儿开始透析的指征

1.血肌酐：年长儿童>884 mmol/L，婴儿>442 mmol/L
2.血清钾>6.0 mmol/L
3.CO_2CP<10 mmol/L 或血磷>3.23 mmol/L
4.药物治疗难以纠正的严重水肿、高血压、左心衰竭
5.保守治疗伴发严重肾性骨病、严重营养不良及生长发育迟缓者

凡具备以上任何一项都应开始透析，有条件时尽量提前建立动静脉内瘘，早期、充分透析可以预防出现严重并发症（如左心衰竭、致死性高血钾、心包炎等），也有助于纠正营养不良及生长发育迟缓。

二、小儿血液透析特点

近 10 年由于血液透析新技术的应用使小儿血透更加安全，如血管通路的建立、专用的小儿透析材料和设备等，但是在不同国家和地区之间，小儿透析的开展还是有很大的差距。

(一)血管通路

良好的血液通路是小儿血液透析的关键。由于小儿透析患者血管细，不好合作，建立有效的血管通路是血透成功的关键。

1.经皮穿刺中心静脉置管

目前小儿临时血透血管通路以经皮中心静脉穿刺插管为主，穿刺部位常用股静脉、颈内静脉及锁骨下静脉，婴幼儿多选用穿刺技术简便又安全的股静脉，如缺点是限制患儿活动，并易发生感染，因此导管留置时间不宜超过 1 个月，较大儿童如能够合作可选择颈内静脉或锁骨下静脉，此方法不影响患儿活动，导管留置时间较长，可达 3 个月，但穿刺技术要求高，要求患儿能够很好地配合，此时可考虑应用短效的静脉麻醉剂，并发症为误穿动脉、误穿腹膜等。

2.动静脉内瘘

动静脉内瘘用于需慢性血透的患儿，最常用的部位是上肢的桡动脉与头静脉。体重 5～10 kg的小儿可利用大隐静脉远端和股动脉侧壁建立隐静脉袢内瘘，血管条件差者可行移植血管建立动静脉搭桥。由于小儿血管细，常需要应用显微外科技术建立动静脉内瘘，术后内瘘成熟期应足够长（1～6 个月），在成熟期内患儿应在医护人员指导下做一些有助于扩张血管的锻炼。过早使用动静脉内瘘易发生血肿或假性动脉瘤。

(二)透析器及血液管道

选择透析器型号和血液管道容量依据患儿年龄和体重的不同而有所差异。透析器和血液管道总容量不应超过患者总血容量的 10%，小儿血容量约为 80 mL/kg，即透析器和血液管道总容量不应超过体重的 8%，最好选用小血室容量和低顺应性透析器，如中空纤维型、小平板型，而具有大血室容量和高顺应性的蟠管型就不适合。为防止透析后失衡综合征，首次透析选择透析器的尿素清除率不超过3 mL/(min·kg)，以后的规律透析尿素清除率应在 6～8 mL/(min·kg)。一般情况下体重<20 kg 者选 0.2～0.4 m^2 膜面积的透析器，20～30 kg 者选 0.4～0.8 m^2 膜面积的透析器，30～40 kg 者选 0.8～1.0 m^2 膜面积的透析器，体重超过 40 kg 者可选用成人透析器和血液管道。

小儿的血液管道容量为 13～77 mL，用直径为 1.5～3 mm 的管道可限制血流量在30～

75 mL/min，如用大流量透析可选用短和直径大的管道，以减少体外循环血容量。

（三）血透方案设计

血透初期遵循频繁短时透析的原则，避免血浆渗透压剧烈改变。低蛋白血症患儿可在透析中输清蛋白 1～2 g/kg。

1.血流量

血流量 3～5 mL/(min·kg)。体重超过 40 kg 者可使血流量达 250 mL/min。

2.抗凝剂

常规应用肝素，首次用量 25～50 U/kg，维持量 10～25 U/(kg·h)，透析结束前 30 min 停用。低分子量肝素平均剂量：体重低于 15 kg 者用 1 500 U，体重 15～30 kg 者用 2 500 U，体重 30～50 kg 者用5 000 U。有出血倾向者应减少肝素用量或无肝素透析。

3.透析液

为避免醋酸盐不耐受，主张全部应用碳酸氢盐透析液，钠浓度 140～145 mmol/L，透析液流量500 mL/L，婴幼儿血流量小，则透析液流量应减少到 250 mL/L。

4.透析频率

一般每周 2～3 次，每次 3～4 h，婴幼儿因高代谢率和对饮食适应性较差，有时需每周透析 4 次或隔天透析，透析充分性指标应高于成人透析患者，建议维持 Kt/V 在 1.2～1.6。

三、小儿透析组织机构和人员设置

建议专为肾衰竭儿童设置肾病中心，包括小儿透析中心、儿科病房，透析中心除了成人透析中心应该配备的工作人员外，还应配备专门培训过的相应专业人员，如营养师、教师及心理医师等，这才能很好地控制小儿饮食等，也有助于纠正患儿的心理障碍。

四、血液透析的护理

（一）一般护理

（1）做好透析患儿的心理护理。医务人员穿着白色服装，每次透析都由护士做血管穿刺等，血液透析的不舒适及透析中没有家长的陪伴，这些往往使患儿感到恐惧、紧张，作为医务人员可以通过与透析患儿交谈，努力成为他们的朋友，用温柔的言语和娴熟的技能缓解患儿的恐惧、紧张的心理。通过做好生活护理，及时发现和满足患儿的需求，拉近与患儿的距离，提高患儿在透析过程中的依从性。另外，要做好患儿家属及年龄较大患儿的宣教工作，告诉他们疾病的相关知识，透析间期血管通路的护理及饮食控制的知识，以及自我护理对疾病预后的重要性。

（2）小儿一般选择容量控制型的透析机，以调节血流量和透析液流量，控制超滤量，降低透析失衡综合征和低血压的发生。应根据患儿的情况采用不同的透析处方，包括透析方式、透析液的温度和浓度。了解患儿的一般情况，如体重、年龄、血压、体温、有无出血倾向、有无并发症等，确定使用抗凝剂的种类及剂量，决定选用的透析器型号、超滤量及透析时间。回血时控制生理盐水的入量，以不超过 100 mL 为宜。

（3）患儿的血管条件较成人差，穿刺技术不佳可以引起血肿，诱发动静脉内瘘闭塞，加重患儿对血液透析的恐惧，不利于治疗。因此要求护士操作技术规范、娴熟，可以由资深的护士进行血管穿刺，做到“一针见血”，提高穿刺的成功率，有利于动静脉内瘘的成熟，并减轻患儿的恐惧心理。

(4)在透析过程中加强观察,包括:①穿刺处有无渗血;管道安置是否妥当,有无扭曲或折叠;②透析机运转是否正常;③管路内血液的颜色是否正常;④血流量是否正常;⑤血液、脉搏和体温情况。应经常询问患者有无抽筋、头痛、头晕和胸闷等不适。患儿年龄小,往往对不良反应敏感度较低,不能做到出现不适时及时告知医护人员,因此应通过对生命体征的密切观察,及早发现一些不良反应的早期征象,及时处理。

(5)对于有低蛋白血症的患儿,可以:①在透析过程中通过使用人血清蛋白或输注血浆提高血浆胶体渗透压;②对于严重低血压或严重贫血的患儿,可以增加预冲液量或使用新鲜血预冲体外循环系统,或在透析中使用升压药;③对于因体重增长过多使心脏前负荷过重或伴有急性肺水肿的患儿,应减少预冲液量;④对急性左心衰竭但不伴有高钾血症的患儿可以先行单纯超滤;⑤对合并高钾血症的患儿可以先用降钾药物,使高钾血症有所缓解,再行透析。

(6)保持呼吸道通畅,防止窒息。指导和督促患儿按时服药,定期注射重组人红细胞生成素,定期检查血液分析等各项检查。

(二)营养管理

小儿处于生长发育期,其代谢速度较成人快,活动量大,营养要求也高,但因疾病等原因,患儿食欲较差,且由于饮食控制使食物过于单调,加之透析丢失营养物质,因此患儿容易发生营养不良。因此可选择患儿喜爱的食物,经常变换烹饪方法,以保证患儿的营养需求。血液透析的患儿营养需求如下:优质高蛋白饮食,蛋白质摄入量为 1.0～1.2 g/(kg·d),男性患儿热量摄入为 251 kJ/(kg·d)[60 kcal/(kg·d)],女性患儿为 201 kJ/(kg·d)[48 kcal/(kg·d)],要求其中 35%来自碳水化合物。

(三)并发症及其护理

许多成人透析的远期并发症,如肾性骨营养不良、贫血、高血压、心包炎、周围神经病变等,也同样发生于慢性透析的小儿患者。因为小儿处于生长发育期,透析中低血压、失衡综合征、“干体重”的监测方面有其特殊性,且并发症中肾性骨营养不良和贫血的治疗尤其重要。此外慢性透析小儿还受生长发育迟缓、性成熟延迟、心理障碍的困扰等。

1.“干体重”的监测

小儿自我管理能力较差,对水、盐不能很好限制,透析期间食欲不佳,常并发营养不良,加之处于生长发育时期,随年龄增加或肌肉增长等“干体重”都会随之变化,每次透析都应精确计算脱水量,防止容量负荷过高,在血透过程中实时监测血细胞比容可防止透析中血液下降,定期根据心胸比等有关指标确定“干体重”,注意防止因脱水过多导致血压降低或脱水不足导致心力衰竭。

2.透析中低血压

小儿对血流动力学改变非常敏感,每次透析应遵循出水少于体重的 5%(婴幼儿<3%)或除水速度<10 mL/(kg·h)的原则。体重不足 30 kg 的患者,每周血透 3 次,每次 4 h,65%的病例出现循环衰竭、腹痛、恶心、呕吐等因急速除水引起的症状。体重 30 kg 以上的患者,只有 20%的病例出现这些症状。发生这些症状主要与除水有关,还与选用大血室容量透析器或血液管道有关。应非常仔细地观察透析当中生命体征,透析中最好配备血容量监控装置,回血时生理盐水不能过多(尽量不超过 100 mL)。当患儿血容量相对或绝对不足时,如重度贫血、低蛋白血症或较低体重(<25 kg),血透时没有相适应的小透析器而只能用较大透析器时,在透析前预冲血液或血制品(如血浆或清蛋白)于透析器和透析管道中可预防低血压的发生。透析中低血压的处理主要是输注生理盐水或清蛋白。

3.失衡综合征

若透析前尿素氮明显升高,超过 35.7 mmol/L(100 mg/dL)或使用大面积高效能透析器都易发生失衡综合征,常表现为头痛、恶心、呕吐或癫痫样发作,可静脉滴注甘露醇 1 g/kg,在透析开始 1 h 内滴入,其余在透析过程中均匀滴入,若频繁或大量使用,应注意其对残余肾功能的影响,也可提高透析液葡萄糖浓度。若透析前尿素氮超过 71.4 mmol/L 就应频繁短时间的透析。

4.心理和精神障碍

透析小儿不仅要接受长期依赖透析生存的现实,还要应付一些透析治疗带来的问题,如穿刺的疼痛、透析过程中的不适、饮食的限制、与同龄儿童的隔阂及死亡的恐惧等,这些常常导致小儿情绪低落、精神抑郁,加重畏食。鼓励这些儿童建立生活信心,需要心理医师、护士、家长及学校教师共同配合。对这类儿童更要强调生活质量,主张回归社会,尽可能参加体育运动,应帮助患儿合理安排透析时间,与同龄儿童一样入学校完成学业。

总之,在小儿透析过程中,早发现、早处理是防治血液透析急性并发症的关键。加强对患儿及家属的宣教工作,做好饮食管理及采用个体化透析,是防治远期并发症、提高透析患儿的存活率和生活质量的前提。医务人员高超的透析技术、穿刺技术在缓解小儿不良心理情绪方面起着至关重要的作用。

从长远观点看,终末期肾衰竭患儿长期血透并非上策,因为它对患儿生活质量影响较大,故在接受一段时间透析后最终应行肾移植。北美儿童肾移植协作组资料显示,12 岁以前肾移植有利于生长发育,13 岁以后肾移植未见预期的青春期加快生长,在青春期前进行肾移植有利于生长和性发育,与透析治疗比较,肾移植具有可以获得正常生活、较好职业的优点。

(张　颖)

第五节　老年患者血液透析技术及护理

血液透析疗法已成为治疗终末期肾脏病(ESRD)的有效措施。

一、疾病特点

老年尿毒症患者并发症多,透析中的急性并发症以低血压、抽搐和心律失常为主,慢性并发症以心血管系统疾病、感染、营养不良、脑血管意外、恶性肿瘤和肾性骨病较常见,死亡原因主要为心血管疾病。

老年尿毒症患者在透析前大多伴有高血压、糖尿病、骨质疏松、心血管系统疾病、呼吸系统及消化系统疾病,因此在透析过程中容易发生低血压、抽搐和心律失常,有部分患者在透析过程中会出现腹痛,要警惕有无小肠坏死或腹腔感染灶。

维持性血液透析患者在透析前往往已存在营养不良,进行血液透析后,营养不良则更为明显,其中老年患者更为突出。患者由于对透析不耐受导致透析不充分,伴有糖尿病、胃肠道等慢性病,或使用某些药物引起不良反应导致患者厌食,蛋白质摄入不足;特别是透析不充分、微炎症状态、透析过程中各种营养物质的丢失及透析的不良反应等,这些都是引起营养不良的主要原因。长期的营养不良会使机体的免疫力降低,引起呼吸系统、泌尿系统的感染率上升。维持性血液透析的老年患者若由于上呼吸道感染诱发肺炎、高热，会使病情加重，使营养不良的状况变得更加严重，导致患者对血液透析不耐受，如此恶性循环，使患者死亡的危险性大为增加。

二、透析时机及血管通路的建立

对老年患者透析时机目前尚无一致看法，一般认为内生肌酐清除率＜0.17 mL/(s・1.73 m^2)[10 mL/(min・1.73 m^2)]，或血肌酐浓度＞707.2 μmol/L 并有明显尿毒症症状（尤其有较明显的水钠潴留，如明显水肿、高血压和充血性心力衰竭迹象），有较严重的电解质紊乱（如血钾＞6.5 mmol/L)，有较严重的代谢性酸中毒（CO_2CP≤6.84 mmol/L）者，均应开始透析。

慢性肾衰竭老年透析患者，在透析前 4～6 周应安排行动静脉内瘘吻合术，使动静脉内瘘有充分的成熟时间，如需紧急透析而动静脉内瘘未建立，可以通过建立临时血管通路进行透析，如经皮静脉插管或直接进行血管穿刺。

三、血液透析的特点

(一)透析器

老年患者因疾病的特殊性，在透析中极易引起低血压、抽搐等不适，应尽量安排超滤稳定、有可调钠功能的机型。伴有心功能不全、持续性低血压者，应避免选择大面积、高通量的透析器，一般使用面积为1.2 m^2的透析器。

(二)血管通路

建立合适的血管通路是血液透析得以进行的前提，亦是提供充分透析的必要条件。老年血透患者由于动脉粥样硬化、血管中层钙化、营养不良等因素，给自体动静脉内瘘的建立带来困难。常用的动静脉内瘘是在前臂进行桡动脉与头静脉的吻合。老年人由于桡动脉粥样硬化，造成桡动脉-头静脉瘘的失败率高达 56%，老年患者特别是年龄＞74 岁者内瘘存活时间明显低于年轻者。

近期研究表明，老年人行直接的肘部内瘘（肱动脉合并行静脉吻合）优于任何其他形式的血管通路，早期失败率仅 1.8%，而前臂瘘＞20%，血管移植建立动静脉瘘为 16.5%。当肘部瘘因流量不足而无法有效进行透析时，在相同血管通路改用移植血管建立动静脉内瘘可获得成功。

如果不能建立肘部自体动静脉内瘘，用同种移植静脉建立血管通路优于聚四氟乙烯人造血管，主要是并发症少，宿主血管的依从性好，技术容易等。最常见的并发症是血栓形成，常需要血管成形术或搭桥术。

部分老年透析患者无论自体或移植建立动静脉内瘘都有困难，可选用持久性双腔导管作为长期血管通路的有效补充形式。与普通双腔导管不同的是，持久性双腔导管长一些，柔韧性更好，对组织损害小，不易移动。此外，其在出皮肤处与穿刺点的平行距离至少有 2 cm，且皮下有一涤纶扣，被组织生长包绕，有利于导管在皮下的固定，并设置了自然抗感染屏障，延长了导管的使用时间。由于持久性双腔导管作为血管通路可立即使用，无动静脉分流，对心脏的血流动力学影响小，加之不需要忍受每次透析时穿刺的痛苦，使一些慢性肾衰竭患者容易接受，特别是无法建立有效血管通路时。

(三)血流量

不伴有慢性病的老年患者，血流量根据其年龄、性别、体重控制在 200～250 mL/min；伴有心血管系统疾病、肺心病、持续性低血压者，血流量应控制在 150～180 mL/min。流量过快可加重患者的心脏负担，引起心律失常及心动过速等。

（四）透析液浓度

根据患者在透析中存在的不同问题调节钠浓度。对于高血压的患者，可适当调低钠浓度，一般控制在 138～142 mmol/L；对于低血压、在透析中易出现抽筋的患者，可适当调高钠浓度，一般控制在142～148 mmol/L。

（五）透析液温度

透析液温度一般控制在 36 ℃～37 ℃，对于持续性低血压的患者将透析液温度调到 35.5 ℃～36.5 ℃，因低温透析可使患者外周血管收缩，对血压有一定的调控作用。对发热患者也可适当降低透析液温度。对于血压正常或较高，但在透析中易引起抽搐的患者，可将透析液温度适当调高，控制在 37 ℃～37.5 ℃，以减少透析中肌肉抽搐的发生。

（六）超滤量

根据患者体重的增长情况设定超滤量。若患者透析期间体重的增长超过了干体重的 4%，则应根据患者以往的透析资料确定超滤量。一般超滤率控制在 500 mL 以内，并根据患者透析中的情况和透析结束前 1 h 的血压适当增减超滤量。

对个别水肿严重或伴有腹水、胸腔积液的患者，可以通过序贯透析来减缓透析对患者心血管系统造成的影响，促使水分排出。

（七）每周透析的次数和时间

年纪较大的患者，一般不能耐受长达 6 h 的透析，所以大都安排每周透析 3 次，每次4 h。

四、护理

（一）一般护理

（1）病室环境应保持清洁，地面保持干燥，阳光充足，每天定时开窗通风，保持室内空气清新，保持室内温度在 18 ℃～20 ℃，湿度在 50%～60%为宜。

（2）根据患者的病情及需求让其采取舒适的卧位，保持床单位清洁、干燥，床单位做到一人一用一更换。

（3）做好基础护理，满足患者的合理需求，对生活不能自理的患者，应帮助其进食和饮水。

（4）做好心理护理，仔细耐心地向患者及家属讲解关于血液透析的基础知识，让患者了解血液透析的意义及注意事项，消除患者紧张、恐惧的心理，使患者能配合治疗。生活上给予患者无微不至的关心，用温柔的言语、和蔼的微笑感染患者，对患者每一点微笑的进步都予以鼓励，使老年患者感受到医院的温暖，保持健康、乐观的心情，增强战胜疾病的信心和勇气。

（5）体重监测。老年患者的记忆力减退，往往在季节变换时由于衣物增减弄错自己的体重，护士应陪同患者测量体重，并做好详细记录，对透析期间体重增长过快的患者应提醒其注意控制饮食。

（6）透析前仔细询问患者有无出血倾向，合理选择抗凝剂；了解患者有无感染、发热，如有异常，先通知医师处理后再上机。根据患者体重增长情况及疾病的特点设定超滤模式、超滤量、血流量及透析液浓度等，给予患者个体化透析。

（7）加强永久性血管通路和临时性血管通路的护理。老年患者因某些慢性病，如糖尿病、肿瘤、慢性支气管炎等食欲下降，而分解代谢增加，消耗了体内蛋白质及脂肪的储备，引起营养不良，同时因尿毒症导致体内代谢和激素水平紊乱，故伤口不易愈合。老年患者大都伴有高血脂和肥胖，且疾病因素使患者血管条件较差，血管细、脆、易滑动，穿刺失败时易引起血肿，管壁修复较慢，这些给内瘘穿刺带来一定的难度。因此穿刺时应选择年资较长、技术较熟练的护士进行操作，有计划地选择动静脉内瘘穿刺点。老年人因精力不足、经济条件的限制、自身照顾不周而不能做好个人清洁卫生，容易引起动静脉内瘘感染。因此护士对其进行动静脉内瘘穿刺前应先做好皮肤清洁，观察有无血肿、内瘘是否通畅、周围皮肤是否完好；穿刺时应严格执行无菌操作技术，认真执行操作规程，防止并发症的发生。使用临时血管通路前，护士同样要做好皮肤的清洁消毒，观察伤口有无渗血、管道固定处有无缝线脱落、固定是否妥当。此外，还要做好患者动静脉内瘘及临时性血管通路的宣教工作，让其做好自我保护。

(8)给予吸氧：对伴有心肺疾病者，在透析开始时就可给予吸氧。

(9)保持呼吸道通畅：对于透析中出现恶心、呕吐者，应及时清理呼吸道，保持呼吸道通畅。

(10)透析过程中严格执行操作规程，避免发生不必要的医疗差错，造成患者身体上和心理上的痛苦。

(二)密切观察病情变化，做好记录

(1)在透析过程中加强观察：①穿刺处有无渗血；②管道安置是否妥当、有无扭曲或折叠；③透析机运转是否正常；④管路内血液的颜色是否正常；⑤血流量是否正常；⑥患者的血压、脉搏和体温情况。经常询问患者有无抽搐、头痛、头晕、胸闷等不适。有些老人对不良反应的敏感度较低，出现不适时不能及时告知医护人员，因此医护人员应通过对生命体征的密切观察，及早发现不良反应的早期征象，及时处理。

(2)在透析中，患者如需输血、输液，应严格掌握输液速度。为了使血液中的钾离子清除充分，输血应控制在透析结束前 2 h 结束；输液时根据不同的药物调节滴速，避免过快，一般控制在每分钟 30 滴为宜。用药时，密切观察患者有无输血反应、输液反应、药物变态反应等，以及用药后有何不适，如有异常应及时通知医师。

(3)透析结束后，对止血有困难的患者，应该帮助止血；告诉患者起床速度不要太快，避免发生直立性低血压；严密观察生命体征，待患者一切正常后才能护送出血透室。

(三)饮食护理

护士应关心患者透析期间的饮食、起居情况，加强与患者的沟通，讲解有关的营养知识，告诉患者饮食多元化的方法，把握机会和患者家属沟通，告知家庭支持的重要性。

对合并其他慢性病的老年患者，在饮食上要结合患者的不同情况，作出相应的调整。如患者伴有糖尿病，则应避免摄入含糖量过高的食物，主食以米、麦类碳水化合物为宜。

(四)并发症的护理

老年血液透析患者的急性并发症及远期并发症与常规透析患者的并发症基本相同，但由于疾病及年龄的特殊性，他们更易发生透析失衡综合征、心血管系统并发症、感染、营养不良、脑血管意外、肾性骨病及肿瘤等并发症。

1.透析失衡综合征

透析失衡综合征多见于首次进行血液透析的患者，指在透析过程中或透析后 24 h 内发生以神经系统症状为主的一系列综合征，如头痛、失眠、恶心、呕吐和血压升高等。初次血液透析的患者应缩短血液透析时间，以 3～4 h 为宜；血流量不易过快，一般控制在 150～180 mL/min。若患者在透析中出现上诉症状，在无糖尿病的情况下，可以静脉推注高渗糖水。

2.心血管系统并发症

心血管系统并发症是60岁以上的老年血液透析患者的常见并发症,也是最常见的致死原因之一。老年患者多患有缺血性心脏病、高血压和心脏传导系统疾病,导致心脏功能储备减弱;体外循环破坏了血流动力学的稳定性,增加了心脏的负担。透析中的低血压、体液及电解质的急剧变化、动静脉内瘘的形成均是构成老年血液透析患者心血管系统并发症的诱因。

(1)低血压:老年患者由于机体耐受力下降,多伴有心血管系统慢性病,在透析过程中极易发生低血压,应根据产生的原理认真分析,采取相应的防治措施。患者如在透析一开始就出现血压下降,可能与伴有心血管系统疾病或体外循环的建立、血流量过大致患者不能耐受有关。可通过减慢血流量、减慢超滤、增加预冲液量或使用新鲜血液预冲管道等减轻患者的不适,使患者顺利完成血液透析。如在透析过程中或透析结束前突然出现血压下降、打哈欠、恶心、呕吐、出冷汗、胸闷或伴有下肢肌肉痉挛,可能与患者透析间期体重增长过多,以致在透析时超滤量过多、速度过快有关,也可能是透析中进食过多所引起,应立即减慢血流量、减慢或停止超滤水分,补充生理盐水,待症状改善后继续透析。但要注重控制补液量,避免因补液过多造成透析结束后体内仍有过多水分潴留,诱发急性左心力衰竭。对于在透析中经常出现低血压、抽搐的患者,通过适当调高透析液钠浓度能使患者顺利地完成透析治疗。做好饮食宣教工作,让患者知道因饮食控制不佳而导致透析过程中出现各种并发症的危险性,使患者自觉遵守饮食常规,同时告知患者在透析过程中避免过多进食。

(2)心绞痛:由于体外循环的建立,患者可出现暂时的冠状动脉供血不足,在透析过程中突然出现胸骨后疼痛、胸闷,心电图可见ST段压低、T波平坦或倒置,应立即减慢血流量及超滤量,或停止超滤,吸氧,并通知医师,根据医嘱给予硝酸甘油舌下含服,待情况好转后继续透析。如症状不缓解,应立即停止透析治疗。

(3)心律失常:在透析过程中患者感觉心悸、胸闷,出现心动过速、心律不齐,严重者可以出现室性或房性心律失常,应立即减慢血流量及超滤量,或停止超滤,吸氧,针对病因给予抗心律失常的药物,严重者应停止透析治疗。

(4)高血压:多见于患者饮食上摄入过多钠、患者过于紧张、肾素依赖性高血压、透析液浓度过高、超滤不足、失衡综合征、降压药物被透出,药物因素如重组人红细胞生成素的使用等。加强宣教工作,使患者了解饮食控制的重要性,严格控制水、钠的摄入;每次透析都应完成透析处方;鼓励患者在透析期间按时服药,使高血压得到有效控制;或改变透析方式,如进行血液滤过治疗;检查透析液的浓度是否过高;对在透析中有严重高血压的患者可以使用药物加以控制。

(5)心力衰竭:患者突发呼吸困难、不能平卧、心率加快、血压升高,在排除高钾血症的情况下,可以先给患者行单纯超滤,然后改为血液透析,这样可以减轻心脏负担。给予患者半卧位,吸氧或必要时用50%乙醇湿化给氧。积极控制贫血,平时注意充分超滤,及时拍胸片以了解心胸比例,特别在发热或患其他疾病后,应警惕因体重减轻引起的水分超滤不足,预防透析后未达到干体重而诱发心力衰竭。

3.感染

老年患者由于疾病及年龄因素,免疫力低下,加上营养不良,易发生感染性疾病,特别是呼吸系统、泌尿系统感染及结核。上呼吸道感染易并发肺炎,老年血液透析患者感染的发生率仅次于心血管并发症。因此,应鼓励患者平时注意饮食的合理均衡,进行适度的锻炼,注意在季节变换时及时增减衣物，防止上呼吸道感染。一旦发生感染应立即去医院就医，按时服药，使感染得到有效控制。同时，在透析过程中，应注意严格执行无菌操作技术，防止医源性感染。

4.营养不良

长期血液透析的老年患者大多合并其他慢性疾病，由于消化吸收能力减弱，对蛋白质的吸收和利用能力降低，更易发生营养不良。很多患者独居，不愿给儿女带来负担，因此缺乏照顾，因疾病因素使其精力有限，不能做到饮食的多元化；因饮食需要控制，故饮食单一乏味；或由于缺乏营养知识，蛋白质及能量摄入减少，这些都会导致营养不良。

5.脑血管意外

老年患者由于高血压、高血脂、脑动脉硬化的发生率较高，反复使用肝素后，在动脉硬化的基础上，更易发生脑出血。患者往往表现为持续头痛、无法解释的痴呆、神志的改变，严重的出现偏瘫、死亡。有些患者因脑动脉硬化、降压幅度过大，诱发脑循环障碍，形成脑血栓，引起脑梗死。

因此，对高血压患者应鼓励其在透析期间严格做好自身防护，定期测量血压，按时按量服药，严格控制水分摄入，注意劳逸结合，避免过度疲劳。同时，对严重高血压的患者，应避免短时间内降压幅度过大。对已出现脑血管意外的患者，应避免搬动，在透析中严格控制血流量及超滤量，严密观察生命体征。因病情需要进行无肝素透析的患者应注意血流量、静脉压、跨膜压的变化，防止体外凝血。

6.肿瘤

老年血液透析患者因其免疫功能低下，恶性肿瘤的发生率是正常人的 3～5 倍，且预后差。对于患有恶性肿瘤的患者，做好心理护理极为重要。在透析过程中更要给予无微不至的关怀，密切观察病情，尽量减少急性并发症的发生。

7.老年血液透析胃肠道出血

老年人消化道憩室、毛细血管扩张、癌症的发生率高于年轻人，因而胃肠道出血的发生率也增高。出血原因以出血性胃炎占首位，其次为毛细血管扩张，可发生在任何部位，常为多发性，确诊依靠内镜检查。结肠憩室穿孔的症状不典型，以低热和模糊的腹痛为初发症状，须提高警惕。

8.精神心理问题

首先，慢性疾病的存在导致了患者对治疗的依赖性，维持性血液透析患者则更多依赖医师、护士、透析机。其次是由于疾病自身产生的依赖性，他们不得不进行调整，改变生活方式，并寻求在新的水平上的平衡，这常常是不舒服的，并由此产生一系列心理问题。国内统计资料表明，老年透析患者常存在着焦虑和抑郁，常有一些模棱两可的感情和行为，特别是那些集体活动受阻而致功能损害，不得不依赖他人者。国内资料显示，老年血透患者抑郁、焦虑自评量表总分明显高于中青年组，血液透析患者情感障碍严重者，可影响康复及预后，更加严重的可造成血液透析治疗中并发症的发生率增多，使血液透析中不稳定因素增加，治疗的风险性加大。尤其应注意的是老年患者血液透析时高血压的发生率较高，Kennedy 发现抑郁症增加冠心病患者心源性猝死的危险性。有研究发现，抑郁症状患者在血液透析中心律失常的发生率明显增加，中青年患者出现抑郁症状时，虽然心律失常增加，但更多则表现为胃肠反应。

临床上绝大多数疾病背景下的抑郁未获得及时诊断和治疗，因此对患者抑郁症状发作的再认识已是临床上不可忽视的问题。老年血透患者抑郁症状的产生使临床医师面临更为复杂的医疗问题。两种疾病的并存和相互影响使得对躯体疾病治疗的难度增加。

患者在透析过程中出现不适时会紧张、焦虑，医护人员若能准确、快速、沉稳地做出处理，缓解患者的不适，既能减轻患者的痛苦，又能增加患者的信任感，提高患者在治疗过程中的依从性，改善患者的透析质量和生活质量。

随着血液透析技术的不断成熟、更新和发展，年龄不再是血液透析考虑的首要因素，但如何提高老年患者的透析质量和生活质量，仍然是我们继续探讨的话题。

（张　颖）

第十四章

消毒供应中心护理

第一节　消毒灭菌操作流程

一、回收、分类

(一)回收

1.目的

对重复使用的医疗器械、器具和物品进行集中回收处理，防止污染扩散，减轻临床负担。

2.操作规程

(1)工作人员着装：穿外出服，戴网帽、口罩。

(2)回收工具：密闭回收车、密封回收容器或贮物袋，密闭回收车要有污车标记。车上备有手套和快速手消毒液。回收工具存放在标示明确，固定的存放区域。

(3)回收：①使用科室包括门诊、病区和手术室负责人员，应将重复使用的污染诊疗器械、器具和物品直接放置于密封的容器或贮物袋中，并注明科室、物品名称、数量。②沾染较多血液和污物的器械应在使用科室进行简单冲洗，如手术器械、阴道窥镜、直肠窥镜，来不及处理的用保湿液保湿并且密封储存。③消毒供应中心下收人员每天定时收回，回收时与使用科室负责人员当面点清已封存好的物品名称、数量，并做好登记，双方签字。在诊疗场所不再对污染的诊疗器械、器具和物品进行拆封清点，以减少对环境的污染。④回收时，污染器械应放在有盖的容器中或使用密封专用车。精密器械应单独放置在容器中运送，防止损坏。⑤被朊毒体、气性坏疽及突发原因不明的传染病病原体污染的诊疗器械、器具和物品，使用者应用双层黄色胶袋密封，胶袋外标明科室、传染病名称、器具数量，由消毒供应中心单独回收处理。⑥在回收过程中，应尽量缩短回收时间，防止有机污染物的干涸，降低清洗难度。⑦保障运输过程中装载物不会出现掉落等意外，任何撞击对手术器械都会造成一定的伤害，同时也会出现污染的问题。⑧维护装载物的安全性，任何人不得私自打开/拆开密封容器。也就是说，负责运送的操作人员对内装物品不具数量的责任，如容器在运送途中有打开过的迹象，责任就在运送人员，而如果封存完整则出问题就在临床或消毒供应中心两者上。⑨使用后的医疗废弃物和材料，不得进入消毒供应中心处理或转运。⑩回收人员将回收污染器械物品通过消毒供应中心污物接收口与接收分类人员交接，无误后整理、清洗、消毒回收工具。

(4)回收工具的处理:回收车、容器等用具,每次使用后用消毒液擦拭消毒,清水冲洗后擦干备用。消毒液通常使用含氯消毒剂擦拭消毒。

3.质量标准

(1)按规定时间到科室对被污染的、可重复使用的医疗器械器具和物品进行回收。

(2)与科室责任人做好交接登记,包括日期、时间、科室、物品名称及数量,交与接人员同时签全名。

(3)不在科室内清点数目,直接把科室移交的被封存的污染物品放入密封污物车或密封容器中。分类清楚,摆放整齐,运输途中无丢失、拆封、器械坏损。

(4)严格遵守消毒隔离原则,不得污染环境及工作人员,包括消毒供应中心到科室间途经的场所、通道、电梯、门等,携带快速手消毒液。

(5)做好个人防护,回收人员必须戴口罩、手套,不得徒手操作。

4.注意事项

(1)回收科室物品时,与科室主管人员当面交接,并认真做好每项登记。

(2)采用密封回收方式,不得将污染液体外漏,以防污染环境。

(3)消毒供应中心回收人员将回收的物品送到去污区时应及时清点数目,发现与登记不符时按规定与科室联系,要求科室增补或记账赔偿。

(二)分类

1.目的

对回收后的污染器械、器具、物品进行接收清点、检查和分类,保证物品数量准确、结构完整,同时防止器械在清洗过程中被损坏、洗不干净,以及工作人员被锐器刺伤。

2.操作规程

(1)工作人员着装:隔离衣、圆帽、口罩、手套、防护鞋。

(2)在消毒供应中心的去污区,回收人员与接收分类人员清点回收的诊疗器械、器具和物品的数目,检查其结构的完好性,并做好登记,包括日期、科室、物品名称、数量、清点人员签字。发现问题立即与相关科室联系。

(3)根据器械物品材质、结构、污染程度、污染物性质、精密程度等进行分类处理。根据器械的材质可分为金属、橡胶、玻璃等;根据形状可分为尖锐器械、单管腔类器械,套管腔类器械、轴节器械、盆、盘、瓶等。各种分类的物品应放置在不同的容器或清洗装置上,注明标记防止混乱。

(4)根据器械、物品的材质、结构、污染程度,选择清洗的方式,如手工清洗、超声清洗机清洗、全自动消毒清洗机清洗。

(5)标有"特殊感染"的器械,按国家规定选择处理方法。

(6)一些专科器械可根据使用科室的要求进行特别处理。

3.质量标准

(1)数目清点及时准确,器械、器具、物品结构完好。

(2)分类清晰、摆放整齐。

(3)选择清洗方法正确。

4.注意事项

(1)做好接收分类前的准备工作。将各类清洗容器、篮筐、清洗架等摆放在分类操作台上或周围,便于分类时物品有序摆放,操作便捷。

(2)尖锐器械摆放方向一致,避免清洗时人员被刺伤。

(3)对缺失、坏损的器械,在与科室及时沟通的同时要与护士长请领补充,以保证器械数量,使无菌物品正常供应。

(4)做好自身防护,严格按要求着装,手套破损时及时更换。

二、清洗、消毒、保养干燥

(一)清洗

1.目的

去除医疗器械、器具、物品上的污物(如微生物、颗粒异物、其他有害污染物),使物品灭菌前的污染量降低到可以接受的水平。

2.操作规程

根据器械、器具、物品的材质、结构、污染程度、污染物性质、精密程度等选择手工清洗、机械清洗。机械清洗包括自动清洗消毒器清洗和超声清洗机清洗。选择不同的清洗方式应遵循相应的工作流程。

(1)工作人员着装:戴网帽、口罩、眼罩或面罩,戴手套,穿防水功能的隔离衣或防水围裙及工作鞋。

(2)物品准备:①碱性清洁剂 pH≥7.5,对各种有机物有较好的去除作用,对金属腐蚀性小,不会加快返锈的现象。中性清洁剂 pH 6.5～7.5,对金属无腐蚀。酸性清洁剂pH≤6.5,对无机固体粒子有较好的溶解去除作用,对金属物品的腐蚀性小。酶清洁剂为含酶的清洁剂,有较强的去污能力,能快速分解蛋白质等多种有机污染物。根据物品的性质及污染程度,选择适宜的清洁剂。不得使用去污粉。②棉签用于擦拭穿刺针针座内部。不同型号的管腔绒刷用于管腔器械的刷洗。手握式尼龙刷用于带轴节、咬齿器械的刷洗。禁止使用钢丝球,以防损坏器械。③除垢除锈剂,用于去除器械上的锈迹或污垢。

(3)机械清洗流程:①将待清洗器械、物品有序摆放在清洗架上,打开轴节,能拆卸的拆至最小结构,进入清洗机。②检查清洗酶、润滑剂液面是否在吸管口之上,吸引管是否通畅和完好。检查电、蒸汽、自来水压力、蒸馏水制水机工作状况是否满足清洗机工作需要。③根据需要选择清洗程序进行清洗。④清洗过程中注意观察机器运行情况并做好记录。如有故障,可根据报警提示原因及时处理。⑤机械清洗程序,即冲洗使用流动水去除器械、器具和物品表面污物。洗涤使用含有化学清洗剂的清洗用水,去除器械、器具和物品污染物。漂洗用流动水冲洗洗涤后的器械、器具和物品上的残留物。终末漂洗用软水、纯化水或蒸馏水对漂洗后的器械、器具和物品进行最终处理。⑥进入消毒程序。

(4)手工清洗流程:①工作人员洗手戴手套,穿专用鞋,戴圆帽、口罩、面罩,穿防水罩衣;②将器械分类;③将器械在流动自来水下冲洗;④将器械浸泡在规定配比浓度的多酶清洗液中 5～10 min;⑤各种穿刺针座用棉签处理,有水垢、锈迹的除垢除锈处理;⑥自来水清洗(管腔用高压水枪冲洗);⑦进入消毒程序。

近年来,大量实验证明,物品的清洗质量直接影响灭菌质量,生物膜、有机物污垢均可阻碍灭菌因子的穿透,从而影响灭菌效果,造成医院内感染恶性事件的发生。所以清洗是消毒供应中心工作的一项重要环节。

3.质量标准

(1)工作人员着装符合要求和分区规定。

(2)环境清洁,地面无杂物、无水迹,垃圾分类处理。

(3)备用物品摆放整齐,保持台面、设备清洁。

(4)正确选择处置方式(机洗/手工清洗)。

(5)清洁剂浓度配制符合要求并做好记录,器械分类浸泡过面。

(6)每批次监测清洗消毒器的物理参数及运转情况并记录。

(7)清洗消毒器维护运转正常、腔体机面无锈迹,清洗程序选择正确。

(8)机洗器械摆放整齐,有轴节器械充分打开。

(9)保证金属类器械表面光亮,齿牙处无血迹、无锈迹、无污渍。

(10)橡胶类干爽,管内壁干净、无血迹。

(11)按要求进行清洗、制水设备的维修、保养并有记录。

4.注意事项

(1)清洗组应做好个人防护工作,防护用具包括帽子、面罩、口罩、防水罩衣、防护胶鞋、双层手套。在清洗过程中,若污水不慎溅入眼睛,立即用洗眼器彻底清洗眼睛,防止感染或化学试剂对眼睛造成损伤。

(2)清洗时应保证待清洗器械关节全部打开,以保证清洗效果。

(3)手工清洗时应使用软毛刷,在水面下清洗,以防气溶胶对人体造成危害。

(4)使用自动清洗机时,每层摆放数量应最小化,能拆卸的器械拆卸到最小单位。

(5)管道器械应配合管道刷和气枪、水枪清洗。

(6)超声波清洗器(台式)适用于精密、复杂器械的洗涤。超声清洗时间以 3～5 min 为宜,可根据器械污染情况适当延长清洗时间,不宜超过 10 min。

(7)清洗亚光手术器械禁用除锈除垢剂浸泡,以免破坏器械表面镀层而变色。应用清洗酶浸泡时严格掌握浸泡时间和浓度。

(二)消毒

1.目的

通过物理或化学方法,进一步降低清洗后器械、器具和物品的生物负荷,消除和杀灭致病菌,达到无害化的安全水平

2.操作规程

清洗后的器械、器具和物品应进行消毒处理。根据器械、器具、物品的材质及消毒后用途,选择消毒方式。消毒可分为物理消毒和化学消毒。物理消毒包括机械热力消毒、煮沸消毒;化学消毒应选择取得卫生许可批件的安全、低毒、高效的消毒剂。

(1)物理消毒。①机械热力消毒:温度、时间应参照表 14-1 的要求。此流程一般经过清洗程序后自动转入消毒程序,无须人工操作,但要密切观察机器运行参数。②煮沸消毒:将清洗后清洁的耐湿热的器械、物品放入盛有软水的加热容器中煮沸,有效消毒时间从水沸腾开始计算并保持连续煮沸。在水中加入 1%～2%碳酸氢钠,可提高水沸点5 ℃,有灭菌防腐的作用。一般在水沸后再煮 5～15 min 即可达到消毒目的,可杀死细菌繁殖体、真菌、立克次氏体、螺旋体和病毒。水温 100 ℃,时间≥30 min,即可杀死细菌芽孢,实现高水平消毒。

表 14-1　湿热消毒的温度与时间

温度	消毒时间	温度	消毒时间
90℃	≥1 min	75 ℃	≥30 min
80℃	≥10 min	70 ℃	≥100 min

(2)化学消毒:①按要求着装。②根据选用的化学消毒剂使用说明配制消毒液。消毒供应中心常用的化学消毒剂一般为高水平消毒剂和中度水平消毒剂。高水平消毒剂:2%戊二醛,浸泡20～90 min,主要用于内镜的消毒;0.2%过氧乙酸,浸泡 10 min,或 0.08%过氧乙酸,浸泡25 min,主要用于手工清洗器械的消毒处理。中水平消毒剂:500～1 000 ppm(1/1 000 000)含氯消毒剂,浸泡 10～30 min,主要用于手工清洗器械的消毒;250～500 ppm 含氯消毒剂,用于擦拭操作台面、车、储物架等物品;75%乙醇,用于台面、手的消毒;0.5%碘伏,用于皮肤损伤时的消毒;2%三效热原灭活剂,浸泡1 h以上,主要用于器械的消毒和去热原。③将清洗达标的器械、物品浸泡在消毒液面以下,记录时间。④浸泡规定的时间后用自来水彻底冲洗,经去离子水再次冲洗后进入干燥程序。

3.质量标准

(1)消毒后直接使用的诊疗器械、器具和物品,湿热消毒温度应≥90 ℃,时间≥5 min,或 A0 值≥3 000;消毒后继续灭菌处理的,其湿热消毒温度应≥90 ℃,时间≥1 min,或 A0 值≥600。

(2)在全自动或半自动清洗消毒器工作运行过程中要密切观察各项参数并有记录,以保证消毒质量。

(3)煮沸消毒每次消毒物品的锅次、器械名称、数量、水沸腾时间、停止煮沸时间要有记录。

(4)化学消毒剂配制浓度、浸泡时间有记录,可测试浓度的,将测试结果留档。消毒剂在有效期内使用。

4.注意事项

严格按照器械、物品的材质要求选择消毒方式。

(1)物理消毒:①煮沸消毒时,器械、物品浸没在水面以下,煮沸时容器要加盖;②水沸腾开始计时后,中途不增加其他物品;③防止烫伤。

(2)化学消毒:①配置化学消毒剂时要注意安全防护,戴手套、口罩和眼罩;②正确选择和使用消毒剂,严格按照产品使用说明书配置消毒剂浓度,测试消毒剂浓度达到有效浓度标准时方可使用;③消毒剂现用现配,浸泡消毒时一定要加盖;④使用对金属器械有强腐蚀作用的消毒剂时,按产品要求加放抗腐蚀剂,并严格控制浸泡时间,以免损坏器械;⑤亚光金属器械禁止使用强腐蚀性消毒剂,以防破坏表面镀层而变色。

(三)保养干燥

1.目的

防止器械表面及轴节腐蚀生锈、藏污纳垢,保证各种灭菌方法的灭菌质量,延长器械的使用寿命。

2.操作规程

清洗消毒后的器械应及时干燥处理。保养干燥目前也有机械和手工两种方式,如经济条件允许应首选机械保养干燥。消毒后直接使用的物品,应机械干燥,不可手工干燥或自然干燥,以防细菌污染。

(1)机械器械保养干燥:保养液应该使用水溶性润滑剂,以利于灭菌因子穿透,保证灭菌效果。其流程:①根据选用的水溶性润滑剂的产品使用说明书,调节全自动或半自动清洗消毒器抽吸润滑剂的时间,达到需要的浓度。②根据器械的材质选择适宜的干燥温度。金属类干燥温度70 ℃～90 ℃,需时20～30 min;塑胶类干燥温度65 ℃～75 ℃,防止温度过高造成器械变形、材质老化等问题,一般烘干所需时间约为40 min。③机器根据设定的干燥时间结束程序自动开门。

(2)手工器械保养干燥:①根据选用的水溶性润滑剂的产品使用说明书配置润滑剂浓度。②将器械浸泡在润滑剂液面以下,浸泡时间遵照产品说明书的要求。③捞出器械,用低纤维絮擦布擦干。穿刺套管针及手术吸引头等管腔器械可用高压气枪或95%的乙醇干燥;软式内镜等器械和物品根据厂商说明书和指导手册可用也可选用95%的乙醇处理,保证腔内彻底干燥。

3.质量标准

(1)器械、物品干燥无水迹。

(2)器械有光泽,无锈迹(润滑剂浓度过低易生锈)。

(3)器械表面无白斑、花纹(出现此现象可能是由润滑剂浓度过高或水质不达标所致)。

(4)操作台面用500 mg/L含氯消毒剂擦拭2次/天。

(5)低纤维絮擦布一用一清洗、消毒、干燥备用。

4.注意事项

(1)禁止使用液状石蜡作为润滑剂。液状石蜡为非水溶性油剂,阻碍水蒸气等灭菌因子的穿透,影响灭菌效果。

(2)消毒后直接使用的器械、物品禁止采用手工干燥法处理,以防在擦拭过程中再次污染。

(3)不使用容易脱落棉纤维的棉布类擦布,如纱布等,避免影响器械洁净度,造成微粒污染。

(4)不允许采用自然干燥方法进行器材干燥。

三、检查、制作、包装

(一)检查

1.目的

保证器械物品的清洗、消毒、干燥质量,以及器械物品的功能完好,便于临床科室使用。

2.操作规程

(1)物品准备:设备设施(应备带光源的放大镜、带光源的包布检查操作台)、棉签、纱布等。

(2)着装:戴圆帽、口罩,穿专用鞋,戴手套。

(3)器械检查:在打开光源的放大镜下逐个查看器械,如刀子、剪子、各种钳子表面、轴节、齿牙是否光亮、洁净,用棉签检查穿刺针座内部是否清洁。用纱布检查管腔器械腔体内部是否洁净,擦拭器械表面是否有油污。

(4)将检查出的有污渍、锈迹的器械进行登记,并由传递窗传回去污区,重新浸泡、去污、除锈、清洗处理,按登记数目及时索要,保证临床供应数目相对恒定。

(5)检查轴节有松动的器械,将轴节螺钉拧紧。穿刺针尖有钩、不锋利的可在磨石上修复。检查剪刀是否锋利,尖部完好。

(6)对不能修复的坏损器械进行登记,交护士长报损并以旧换新。

(7)检查合规的器械进入包装程序。

(8)敷料检查:将各种敷料如包布、手术中单、手术衣等单张放在打开光源的包布检查操作台上检查,检查是否有小的破洞、棉布纱织密度是否均匀,以及是否清洁、干燥。检查手术衣带子是否齐全、牢固,袖口松紧是否适度;洗手衣腰带、橡皮带、扣子是否整齐牢固。

(9)将不合规的手术敷料挑拣出来并登记数量,以备到总务处报损,领取新敷料。护士长补充当天检出的敷料,保证临床和手术室无菌物品的供应。

(10)检查质量合规的敷料进入包装程序。

3.质量标准

(1)日常检查有记录:首先便于器械物品流通时的查找,保证器械物品数量的恒定,满足临床工作需要;其次,为管理者提供数据资料,便于管理者发现问题,保证器械物品清洗、消毒质量,使灭菌合格率达100%。

(2)每周定期抽查有记录:记录内容包括检查时间、检查内容、检查者、责任人、出现的问题、原因分析、整改措施。

(3)每月定期总结有记录:记录整月出现问题整改后的效果,对屡次出现而本科室采取积极措施不能解决的问题,报有关职能部门请求帮助解决。

4.注意事项

(1)有效应用带光源的放大镜和操作台,使其保持功能完好。

(2)各项检验记录要翔实,不能流于形式,要对工作确实起到督促指导作用,以保证工作质量。

(3)定期进行清洗、消毒等各个环节质量标准的培训学习,对检查中发现的问题及时组织讨论,查找原因,提高消毒供应中心全员的责任心和业务水平。

(二)制作

1.目的

根据临床各个科室的工作特点和需要,制作出不同规格、数量、材质的无菌物品。

2.操作规程

制作过程是消毒供应中心一项细致而严谨的工作。把好这一关,不但能满足临床工作需要,提高临床科室对消毒供应中心的满意度,而且能降低消耗,避免浪费。需要制作的物品种类繁多,大体可遵循如下原则。

(1)明确物品的用途。

(2)明确物品制作的标准。

(3)物品、原料准备。

(4)制作后、包装前检查核对(此项工作需双人进行)。

(5)放置灭菌检测用品(生物或化学指示物)。

(6)进入包装流程。

3.质量标准

(1)用物准备齐全,做到省时省力。

(2)物品制作符合制作标准。

(3)器械、物品数量和功能满足临床科室需要。

(4)厉行节约原则,无浪费。

4.注意事项

(1)敷料类、器械包类分室制作,以防棉絮污染。

(2)临床科室的特殊需求,要与科室护士长或使用者充分沟通并得到其认可后制作。

(3)定期随访临床科室使用情况,根据反馈信息及时调整制作方法。

(三)包装

1.目的

需要灭菌的物品,避免灭菌后遭受外界污染,需要进行打包处理。

2.操作规程

(1)包装材料的准备:根据包装工艺和消毒工艺的需要选择包装材料的材质、规格。无菌包装材料包括医用皱纹纸、纸塑包装袋、棉布、医用无纺布等。

1)医用皱纹纸:有多种规格型号,用于包装各种诊疗器械及小型手术器械,为一次性使用包装材料,造价贵,抗拉扯性差。

2)纸塑包装袋:用于各种器械和敷料的包装,需要用封口机封口包装,为一次性使用包装材料,造价贵。其对灭菌方式有要求,高温高压蒸汽灭菌的有效期相对低温灭菌短,适用于低温灭菌。

3)棉布:用于各种器械、敷料的包装。要求其密度在每平方英寸 140 支纱以上,为非漂白棉布。初次使用应使用 90 ℃水反复去浆洗涤,防止带浆消毒后变硬、变色。严禁使用漂白剂、柔顺剂,防止对棉纱造成损伤和有化学物品残留。棉质包布可重复使用,价格低廉,其适用于高温高压蒸汽灭菌,皱褶性、柔顺性强,抗拉扯性强。但需要记录使用次数,每次使用前要检查其质量完好状态。当出现小的破洞、断纱、致密度降低(使用经 30～50 次)时,其阻菌效果降低,应捡出报废。

4)医用无纺布:用于各种器械、敷料的包装。其皱褶性、柔顺性强,抗拉扯性次于棉布。阻菌性强,适用于高温高压蒸汽灭菌和指定低温灭菌的包装。为一次性使用包装材料,造价贵。

5)包装材料的规格:根据需要包装的物品大小制定。

(2)包装。

1)打器械包和敷料包的方法:通常采用信封式折叠或包裹式折法,这样打开外包装平铺在器械台上,形成了一个无菌界面,有利于无菌操作。这种打包方法适用于布类、纸类和无纺布类包装材料。①信封式包装折叠方法:内层包装,将内外双层包布平铺在打包台上,将器械托盘沿包布对角线置于包布中央,将离身体近的一角折向器械托盘,将角尖向上反折,将右侧一角折向器械,角尖向上反折,重复左侧,将对侧一角盖向器械,此角尖端折叠塞入包内,外留置角尖约5 cm长度。外层包布的包装方法同内层。用封包胶带粘贴两道封严包裹,在一侧封包胶带上粘贴5 cm长带有化学指示剂的胶带,并贴上标有科室、名称、包装者、失效日期的标示卡。②包裹式包装折叠方法:内层包装,将内外双层包布平铺在打包台上,将器械托盘沿包布边缘平行的十字线置于包布中央,将身体近侧一端盖到器械托盘上,向上反折 10 cm,将对侧一端盖到器械托盘上,包裹严密,边缘再向上反折 10 cm,将左右两侧分别折叠包裹严密。外层包布的包装方法同内层。用封包胶带粘贴两道封严包裹,在一侧封包胶带上粘贴 5 cm 长带有化学指示剂的胶带,并贴上标有科室、名称、包装者、失效日期的标示卡。

2)用包装袋包装的物品:应根据所包装物品的大小选择不同规格的包装袋,剪所需要的长度,装好物品,尖锐物品应包裹尖端,以免穿破包装袋。包内放化学指示卡,能透过包装材料看到指示卡变色的包外不再贴化学指示标签。用医用封口机封口,在封口外缘注明科室、名称、包装者、失效日期。

3.质量标准

(1)包装材料符合要求,有生产许可证、营业执照、卫生检验报告。

(2)物品齐全。

(3)体积、重量不超标:用下排气式压力蒸汽灭菌器灭菌,灭菌包体积不超过 30 cm×30 cm×25 cm;预真空或脉动真空压力灭菌器灭菌,灭菌包体积不超过 30 cm×30 cm×50 cm。敷料包重量不超过 5 kg。金属器械包重量不超过 7 kg。

(4)标示清楚:包外注明无菌包名称、科室、包装者、失效日期。

(5)植入性器械包内中央放置生物灭菌监测指示剂或五类化学指示卡,或称爬行卡,其他可放普通化学指示卡以监测灭菌效果。

(6)准确的有效期:布类和医用皱纹纸类包装材料包装的物品的有效期为 1 周,其他根据包装材料使用说明而定。

(7)清洁后的物品应在 4 h 内进行灭菌处理。

(8)包布干燥无破洞,一用一清洗。

(9)封口应严密。

4.注意事项

(1)手术器械应进行双层包装,即包装 2 次。

(2)在手术器械筐或托盘上垫吸水巾。

(3)手术器械码放两层时中间放吸水巾,有利于器械的干燥。

(4)纸塑包装袋封口和压边宽度不少于 6 mm。

(5)新的棉布包装必须彻底洗涤脱浆后使用,否则会变硬、变黄呈地图状。每次使用后要清洗。

(6)化学气体低温灭菌应使用一次性包装材料。

(7)等离子气体低温灭菌使用专用的一次性包装材料。

四、灭菌、储存、发放

(一)灭菌

1.目的

通过压力蒸汽或气体等灭菌方法对需要灭菌的物品进行处理,使其达到无菌状态。

2.操作规程

(1)灭菌操作前灭菌器的准备:①清洁灭菌器体腔,保证排汽口滤网清洁。②检查门框与橡胶垫圈有无损坏、是否平整,门的锁扣是否灵活、有效。③检查压力表、温度表是否在零位。④由灭菌器体腔排汽口倒入 500 mL 水,检查有无阻塞。⑤检查蒸汽、水源、电源情况及管道有无漏气、漏水情况。打开压缩机电源、水源、蒸汽、压缩机,蒸气压力达到 0.3～0.5 MPa,水源压力 0.15～0.30 MPa,压缩气体压力≥0.4 MPa,运行条件符合设备要求。⑥检查与设备相连接的记录或打印装置是否处于备用状态。⑦进行灭菌器预热,当夹层压力≥0.2 MPa 时,表示预热完成。排尽冷凝水,特别是冬天,冷凝水是导致湿包的主要原因。⑧预真空压力蒸汽灭菌器做 B-D 试验,以测试灭菌器真空系统的有效性,B-D 测试合格后方可使用。

具体操作：①待灭菌器预热之后，由消毒员将B-D测试包平放于排气孔上方约10 cm处，关闭灭菌器门，启动B-D运行程序(标准的B-D测试程序即121 ℃ 15 min或134 ℃ 3.5 min)。②B-D程序运行结束，即在B-D测试纸上注明B-D测试的日期、灭菌锅编号、测试条件及操作者姓名或工号。③查看B-D测试结果：查看B-D测试纸变色是否均匀，而非变黑的程度。B-D测试纸变色均匀则为B-D测试成功，即可开始运行灭菌程序；否则B-D测试失败，查找失败原因予以处理后，连续进行3次B-D测试，均合格后方可使用。④B-D测试资料需留存3年以上。

标准B-D测试包的制作方法：①100%脱脂纯棉布折叠成长(30±2)cm、宽(25±2)cm、高25～28 cm大小的布包，将专门的B-D测试纸放入布包中心位置。所使用的纯棉布必须一用一清洗。②测试包的重量为3.8～4.2 kg(欧洲标准为7 kg；美国标准为4 kg)。

标准B-D包与一次性B-D包的区别：①标准B-D包需每次打包，费时费力；打包所用材料多次洗涤，洗涤剂的残留会影响测试的稳定性；受人为因素影响大，打包的松紧程度不同会影响到测试的结果。②一次性B-D包使用简便，受人为及环境因素影响小，但成本较高。此外，现有模拟B-D测试装置，使用简便，包装小，灭菌难度可控，但处于发展阶段。

(2)灭菌物品装载：装载前检查灭菌包外标志内容，并注明灭菌器编号、灭菌批次、灭菌日期及失效日期。

具体装载要求：①装载时应使用专用灭菌架或篮筐装载灭菌物品，物品不可堆放，容器上下均有一定的空间，灭菌包之间间隔距离≥2.5 cm(物品之间至少有足够的空间可以插入伸直的手)，以利灭菌介质的穿透，避免空气滞留、液体积聚，避免湿包产生。②灭菌物品不能接触灭菌器的内壁及门，以防吸入冷凝水。③应将同类材质的器械、器具和物品，置于同一批次进行灭菌。纺织类物品与金属类物品混装时，纺织类物品应置于灭菌架上层竖放，且装载应比较宽松；金属类则置于灭菌架下层平放。底部无孔的盘、碗、盆等物品应斜放，且开口方向一致；纸袋、纸塑袋亦应斜放。④预真空灭菌器的装载量不得超过柜室容积的90%，下排气灭菌器的装载量不能超过柜室容积的80%。同时，预真空和脉动真空压力蒸汽灭菌器的装载量义分别不得小于柜室容积的10%和5%，以防“小装量效应”残留空气影响灭菌效果。⑤各个储槽的筛孔需完全打开。⑥易碎物品需轻拿轻放，轻柔操作。⑦将批量监测随同已装载好的灭菌物品一同推入灭菌器内，批量监测放置在灭菌柜腔内下部、排气孔上方。

(3)灭菌器工作运行中：①关闭密封门，根据被灭菌物品的性质选择灭菌程序，检查灭菌参数是否正确，启动运行程序。根据蒸汽供给的压力，判断灭菌所能达到的最高温度，选择采用温度132 ℃～134 ℃，压力205.8 kPa，灭菌维持时间4 min，或温度121 ℃，压力102.9 kPa，灭菌维持时间20～30 min。目前多数灭菌器采用电脑自动控制程序，温度达不到132 ℃时自动转入121 ℃灭菌程序。②在灭菌过程中，操作人员必须密切观察设备的运行时仪表和显示屏上的压力、温度、时间、运行曲线等物理参数，如有异常，及时处理。③每批次灭菌物品按要求做好登记工作，包括灭菌日期、灭菌器编号、批次号、装载的主要物品、灭菌程序号、主要运行参数、操作员签名或工号，便于物品的跟踪、追溯。

(4)无菌物品卸载：①灭菌程序结束后，从灭菌器中拉出灭菌器柜架或容器，放于无菌保持区或交通量小的地方，直至冷却至室温，冷却时间应>30 min，防止湿包产生。②灭菌质量确认，即确认每批次的化学批量监测或生物批量监测是否合格。对每个灭菌包进行目测，检查包外的化学指示标签及化学指示胶带是否合格，检查有无湿包现象。湿包或无菌包掉落地上均应视为污染包，污染包应重新进入污染物品处理程序，不得烘烤。

3.质量标准

(1)物品装载正确:①包与包之间留有的空间符合要求。②各种材质物品摆放位置、方式符合要求。③灭菌器柜室内物品的摆放符合要求,避免接触门或侧壁,以防湿包。④有筛孔的容器必须把筛孔打开,其开口的平面与水平面垂直。

(2)按《消毒技术规范》要求完成灭菌设备每天的检查。

(3)灭菌包规格、重量符合标准。装载容量符合要求,容量不能超出限定的最大值和最小值。

(4)灭菌包外应有标志,内容包括物品名称、检查打包者姓名或编号、灭菌器编号、批次号、灭菌日期和失效日期。

(5)每天灭菌前必须进行 B-D 检测,检测结果合格方可使用,B-D 检测图整理存档,保留3年。

(6)根据灭菌物品的性能、所能耐受的温度和压力确定灭菌方式。凡能耐受高温、高压的医疗用品采用压力蒸汽灭菌;油剂、粉剂采用干热灭菌;不耐高温的精密仪器、塑料制品等采用低温灭菌。

(7)选择正确的灭菌程序。根据灭菌物品的材质如器械、敷料等选择相应的灭菌程序。

(8)选择正确的灭菌参数,每锅次灭菌的温度、压力、灭菌时间等物理参数有记录。

(9)严格执行灭菌与非灭菌物品分开放置的规定。

(10)每周每台灭菌器进行生物检测 1 次,结果登记并存档保留 3 年。

(11)每批次有化学指示卡检测,检测结果有记录并存档保留 3 年。

(12)植入性器械每批次生物检测合格后方可发放,急诊手术五类化学指示卡 PCD 批量检测合格后可临时发放并做好登记以备召回。

(13)无菌物品合格率达 100%。确认灭菌合格后,批量监测物存档并做好登记。

(14)按要求做好设备的维护和保养,并有记录。

4.注意事项

(1)开放式的储槽不应用于灭菌物品的包装。

(2)严格执行安全操作,消毒员培训合格,持证上岗。

(3)排冷凝水阀门开放大小要适当,过大蒸汽大量释放造成浪费,过小冷凝水不能排尽,导致湿包,灭菌失败。

(4)灭菌器运行中,消毒员不得离开设备,应密切观察各个物理参数和机器运行情况,出现漏气、漏水情况及时解决。

(5)灭菌结束,开门操作时身体避开灭菌器的门,以防热蒸汽烫伤。

(6)待冷却的灭菌架应挂有防烫伤标示牌,卸载时戴防护手套,防止烫伤。

(7)压力蒸汽灭菌器不能用于凡士林等油类和粉剂的灭菌,不能用于液体的灭菌。

(二)储存

1.目的

灭菌物品在温度、湿度适宜的独立空间内集中保存,在有效期内保持无菌状态。

2.操作规程

(1)空间要求:无菌物品应存放在消毒供应中心洁净度最高的区域,尽管卫健委对无菌物品存放区未做净化要求,但对其空气流向及压强梯度做了明确规定(空气流向由洁到污);无菌物品存放区为洁净区,其气压应保持相对正压;湿度低于 70%,温度低于 24 ℃。目前有些医院消毒供应中心的无菌物品存放区与消毒间无菌物品出口区域连通，其弊病是无菌物品储存区域温度、湿度超标。无菌物品存放间与灭菌间的无菌物品出口区域应设屏障。

(2)无菌物品储存架准备：无菌物品的储存架最好选用可移动、各层挡板为镂空的不锈钢架子，优点是根据灭菌日期排序时不用搬动无菌包，直接推动架子，减少对无菌包的触摸次数且省时省力。挡板为镂空式，有利于散热，及时散发无菌包内残留的热量，防止大面积接触金属，蒸汽转化为冷凝水造成湿包。

(3)无菌物品有序存放：无菌物品品种名称标示醒目且位置固定。根据灭菌时间的先后顺序固定排列，先灭菌的物品先发放，后灭菌的后发放。库存无菌物品基数有备案，每天或每班次物品查对有记录。

(4)及时增补：根据临床需要无菌物品情况，及时增补，以保证满足临床使用。

3.质量标准

(1)进入无菌物品存放区按要求着装。

(2)无菌物品存放区不得有未灭菌或标示不清的物品存放。

(3)外购的一次性使用无菌物品，须先去掉外包装方可进入无菌物品存放区。

(4)室内温度保持在 24 ℃以下，湿度在 70%以下。

(5)存放间每月监测 1 次：空气细菌数≤200 cfu/m^3；物体表面数＜5 cfu/cm^2；工作人员手细菌数＜5 cfu/cm^2；灭菌后物品及一次性无菌医疗器具不得检出任何种类微生物及热原体。

(6)物品存放离地 20～25 cm、离顶 50 cm、离墙 5 cm。

(7)无菌包包装完整，手感干燥，化学指示剂变色均匀。湿包视为污染包，应重新清洗灭菌。

(8)无菌包一经拆开，虽未使用应重新包装灭菌。无过期物品存放，物品放置部位标示清楚醒目，并按灭菌日期有序存放，先入先发，后入后发。

(9)凡出无菌室的物品应视为污染，应重新灭菌。

4.注意事项

环境的温度、湿度达到标准时，使用纺织品材料包装的无菌物品有效期宜为 14 d；未达到环境标准时，有效期宜为 7 d。医用一次性纸袋包装的无菌物品，有效期宜为 1 个月。使用一次性医用皱纹纸、医用无纺布包装的无菌物品，有效期宜为 6 个月。使用一次性纸塑袋包装的无菌物品，有效期宜为 6 个月。使用硬质容器包装的无菌物品，有效期宜为 6 个月。

(三)发放

1.目的

根据临床需要，将无菌物品安全、及时地运送到使用科室。

2.操作规程

(1)与临床科室联系，确定各科室需要的无菌物品名称、数量，并记录在无菌物品下送登记本上。根据本院工作量进行分组，按省时省力的原则分配各组负责的科室。

(2)准备下送工具：无菌物品下送工具应根据工作量采用封闭的下送车或封闭的整理箱等。下送工具每天进行有效消毒处理，并存放在固定的清洁区域内。

(3)于无菌物品发放窗口领取并清点下送无菌物品。

(4)发放车上应备有下送物品登记本、科室意见反馈本。与科室负责治疗室工作人员认真交接，并在物品登记本上双方签字。定期征求科室意见，并将科室意见反馈给护士长。

3.质量标准

(1)运送工具定点存放标示清楚。

(2)无菌物品下送车或容器不得接触污染物品，污车、洁车严格区分，并分别定点放置。每次使用后彻底清洗、消毒，擦干备用。

(3)严格查对无菌物品的名称、数量、灭菌日期、失效期、包装的完整性、灭菌合格标识及使用科室。

(4)物品数目登记完善准确，下发物品账目清楚。

(5)及时准确地将消毒物品送到临床科室。

(6)对科室意见有记录，并有相应整改措施和评价。

4.注意事项

发放无菌物品后，剩余物品不得返同无菌物品存放区，按污染物品标准重新处理。

(朱晓艳)

第二节　消毒灭菌常用设备

医院消毒供应中心常用灭菌设备包括压力蒸汽灭菌器、干热灭菌器、环氧乙烷灭菌器等。

一、压力蒸汽灭菌

压力蒸汽灭菌器属于压力容器。所谓容器，是由曲面构成用于盛装物料的空间。承受压力的密闭容器称为压力容器，或者称为受压容器。按照压力容器承受压力(P)高低，可分为低压、中压、高压、超高压 4 个等级，医院消毒供应中心的蒸汽灭菌器归属于低压容器(0.1 Mpa≤P<1.6 Mpa)，压力容器应符合《特种设备安全监察条例》《压力容器安全技术监察规程》和 GB150《钢制压力容器》的规定。

压力蒸汽灭菌器是医院消毒供应中心主要使用的灭菌设备。使用中通常根据灭菌器容积的大小分为大型灭菌器、小型台式灭菌器。根据灭菌器冷空气排出方式，又分为下排气式灭菌器和预真空式灭菌器。

(一)灭菌原理及适用范围

在一定压力下产生的蒸汽、湿度高、穿透力强，能够迅速有效地杀灭微生物，使菌体蛋白质凝固代谢发生障碍，导致细菌死亡。目前，压力蒸汽灭菌器仍为消毒供应中心使用的主要灭菌设备。压力蒸汽灭菌器适用于耐湿、耐热材料的器械灭菌处理，如金属类、玻璃类、橡胶类等。

(二)压力蒸汽灭菌器分类

医院消毒供应中心选用压力蒸汽灭菌器时，须考虑灭菌器的分类和分型，结合医院规模、工作任务以及建筑设施条件进行选择。正确选择灭菌设备有利于提高灭菌工作效率和质量，降低设备维护成本。

1.单门、双门

根据灭菌器门结构可分为单门或双门。

(1)单门的灭菌设备，门设在灭菌室或清洁包装区域一端，在同一处进行灭菌前装载和灭菌后卸载操作。

(2)双门是在灭菌器两端各有一扇门，门一端用于装载，设在清洁包装区域，另一端用于卸载，设在无菌储存区域。

2.大型、小型灭菌器

按照灭菌器容积分为大型和小型灭菌器。

(1)大型灭菌器指可以装载一个或者多个灭菌单元[灭菌包 300 mm(高度)×300 mm(宽度)×600 mm(长度)]，也就是容积≥60 L 的灭菌器为大型灭菌器。大型灭菌器设备多为落地安装。

(2)小型蒸汽灭菌器其灭菌室容积不超过 60 L，不能装载一个灭菌单元[灭菌包 300 mm(高度)×300 mm(宽度)×600 mm(长度)]的灭菌器，一般为台式灭菌器可放置在操作台上。

小型灭菌器根据灭菌效能分为 B、N、S 3 种类型。B 代表灭菌有包装和无包装的物品；N 代表灭菌无包装物品；S 代表灭菌特定的物品。因此，使用小型灭菌器时，必须按照灭菌负载(灭菌包)范围和灭菌周期进行选用(表 14-2)。此表是根据 YY0646，对小型灭菌器类型及负载范围的说明。

表 14-2　小型灭菌器类型、灭菌负载范围及灭菌周期

灭菌器类型	对应的灭菌负载范围	灭菌器里预设的灭菌周期
B	1.用于有包装和无包装的实心负载(如金属器械类等物品) 2.A 类空腔负载 3.标准中要求的检测用的多孔渗透性负载(纺织品等物品)的灭菌	至少能灭菌 B 型机器对应的负载
N	用于无包装的实心(器械)负载的灭菌	只能灭菌 N 型机器对应的一种负载
S	1.用于制造商规定的特殊灭菌物品，包括无包装实心负载 2.和至少以下一种情况的灭菌：①多孔渗透性物品；②小量多孔渗透性条状物；③A 类空腔负载；④B 类空腔负载；⑤单层包装物品；⑥多层包装物品	至少能灭菌包含 S 型机器所对应的负载

根据小型灭菌器物品灭菌分类标准要求，A 类空腔负载是指单端开孔负载其长度(L)与孔直径(D)的比率≥1，≤750(1≤L/D≤750)而且长度不大于 1 500 mm(L≤1 500 mm)，或者两端开孔负载其长度与孔直径的比率≥2，≤1 500(2≤L/D≤1 500)而且长度不大于 3 000 mm(L≤3 000 mm)，而且不属 B 类空腔负载。

B 类空腔负载是指单端开孔负载其长度(L)与孔直径(D)的比率≥1，≤5(1≤L/D≤5)而且孔径不小于 5 mm(D≥5 mm)，或者两端开孔负载其长度与孔直径的比率≥2，≤10(2≤L/D≤10)而且孔径不小于 5 mm(D≥5 mm)的物品。其他在以上两者范围之外的物品属于“非空腔物”。

综上所述，不同分类的小型灭菌器，只能应用于指定类型的物品灭菌。并应对特定负载(灭菌包)的灭菌过程进行验证。小型灭菌器具体选用标准应符合中华人民共和国医药行业标准 YY0646-2008《小型蒸汽灭菌器自动控制型》。小型灭菌器使用时还须注意，此类灭菌方法不宜作为常规的灭菌方法，是紧急情况下选用的方法。另外，必须根据灭菌器械的特点选用和使用小型灭菌器。

3.预真空式、下排气式灭菌器

根据排出冷空气方式可将灭菌器分为预真空式、下排气式灭菌器。

(1)预真空式灭菌器是利用机械的作用，在通入蒸汽前预先将灭菌器柜内和物品包内约

98%的冷空气抽出，达到预真空状态，再进行蒸汽通入，蒸汽与灭菌器室内冷空气置换，如此反复3次以上或再进行正压蒸汽脉冲，使冷空气得到彻底排出，蒸汽迅速穿透灭菌的物品并达到灭菌温度。冷空气的存在是造成灭菌失败的主要因素，由于预真空式灭菌器冷空气排出比较彻底，蒸汽穿透迅速，具有灭菌快速、彻底的优点，是目前医院主要采用的蒸汽灭菌器类型。

(2)下排气式灭菌器是利用热蒸汽与冷空气比重的原理进行冷空气置换。蒸汽从灭菌器上部通入，使灭菌柜内上部首先充满蒸汽，随着蒸汽的不断进入，冷空气被挤压到下部，从下方排气口排出。由于下排气灭菌器柜内上部物品首先加热，因此柜内上、中、下部易出现温度不均匀的现象并由此产生灭菌失败问题。使用下排气灭菌器应严格物品包装的准备、规范灭菌装载和灭菌过程的检测。

灭菌器蒸汽供给方式分为外接蒸汽或自带蒸汽发生器灭菌器。外接蒸汽灭菌器指蒸汽源由外部提供，如锅炉房等，外接蒸汽灭菌器的蒸汽和水质量应参照 CSSDWS310.2 附录 D(资料性附录)压力蒸汽灭菌器蒸汽用水标准。自带蒸汽发生器灭菌器指灭菌器的蒸汽源由自带蒸汽发生器供给，自发蒸汽用水应参阅 WS310.2-2009 要求并遵循生产厂家提供的产品使用说明书要求。

(三)基本结构、部件功能

压力蒸汽灭菌设备的基本结构与功能包括压力容器、管路系统、机械部件和仪表以及预设程序等。

1.压力容器

压力蒸汽灭菌器的压力容器部分包括灭菌室、夹套、门和其他所有与灭菌室永久连接的相关部件。采用不锈钢材料，并有保温材料层。

灭菌室指放置被灭菌物品的空间。夹套则是环绕焊接在灭菌室外表面的不锈钢结构，实现机械加固，灭菌室温度控制的作用(图 14-1)。目前在使用的灭菌器中还有一些是没有夹套结构，但是灭菌室是双层腔体结构，这时内外缸体间的空间叫夹层，也能起到灭菌室温度控制的作用(图 14-2)。

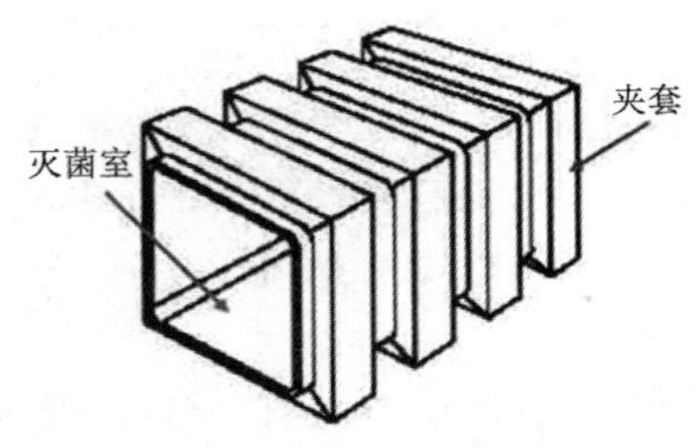

图 14-1　**单层灭菌室带夹套结构**

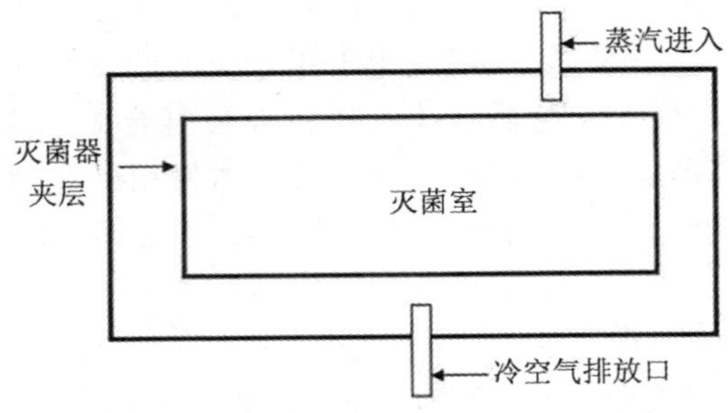

图 14-2　**双层结构灭菌室**

2.管路系统

(1)进蒸汽管路:与蒸汽源直接相连,将蒸汽送到灭菌室或夹套。

(2)蒸汽疏水管路:将蒸汽冷凝水排出的管道。

(3)灭菌室排放管路:连接灭菌室与排放管路,是灭菌室内气体及冷凝水排到外部的通道。通常在机器排放口处设置温度传感器,作为程序的控制温度点。

(4)给水管路:向灭菌器提供工作水源。

(5)回气管路:将灭菌室和大气相连,当内室干燥时,内室形成真空,通过回气管路,使内室与外界大气压平衡。

(6)自动门与灭菌室密封管路:使用压缩空气或蒸汽,实现自动门与灭菌室的密封。

3.主要部件

(1)门:灭菌器的门装有联锁装置,灭菌器在工作条件下,门未锁紧时,蒸汽不能够进入灭菌室内并具有报警功能;灭菌室内压力完全被释才能打开门,否则不能打开并具报警功能;应保证灭菌器运行中门不能被打开。双门灭菌应具备以下主要功能:①除设备维修原因外,不能同时打开两个门;②灭菌周期结束之前,不能打开卸载门;③B-D测试或真空泄露周期测试后,应不能打开卸载侧门;④控制启动灭菌周期的装置应安装在灭菌器的装载侧。其他功能也应符合中华人民共和国国家标准GB8599-2008《大型蒸汽灭菌器自动控制型》或中华人民共和国医药行业标准0646-2008《小型蒸汽灭菌器自动控制型》。

(2)安全阀:是一种超压防护装置,是压力容器应用最为普遍的安全附件之一。安全阀的功能在于当容器的压力超过某一规定值时,会自动开启迅速排放容器内的压力,并发出声响,警告操作人员采取降压措施。但压力恢复到允许值后,安全阀又自动关闭,使压力容器始终低于允许范围的上限,防止超压酿成爆炸事故,保证压力容器安全使用。

灭菌器使用的安全阀一般为弹簧式或拉杆式。垂直安装在输送蒸汽管路上,靠近减压阀后面的位置,以及灭菌器的夹层和灭菌室,当输送蒸汽管路压力、夹层或灭菌室压力超过设定的最高压力时,能自动开启排汽。灭菌器夹层安全阀开启压力一般设定为0.24 MPa,回启压力最小为0.21 MPa。灭菌室安全阀开启压力一般设定为0.23 MPa。

安全阀的选用应符合以下原则:安全阀的制造单位必须是国家定点的厂家和取得制造许可证的单位,产品出厂应有合格证和技术文件;安全阀上应有标牌,标明主要参数,如开启压力、回启压力等;安全阀的选用应根据压力容器的工艺条件和工作介质的特性,从工作压力范围、介质的理化性质等方面考虑。

安全阀的检验必须符合《压力容器安全监察规程》的规定,定期检验每年至少1次。日常使用中应加强维护检查,保持安全阀的清洁,防止阀体弹簧被油污黏滞或被锈蚀,应检查铅封是否完好,是否有蒸汽泄漏。为保证安全阀正常工作,可每月采用手工方法检查,为防止烫伤,可在安全阀柄上系一根绳子每次拉动绳子,将阀柄略抬起数次,让蒸汽冲出,保证安全阀灵敏,不致阀件因长期不用而失灵。

(3)真空泵:是使灭菌室形成真空的设备,一般为双极水环真空泵,应用并安装于预真空型压力蒸汽灭菌器上。真空泵工作时通过给水管路,连接外部水源,不断将水送给真空泵,用水温度越低达到的极限真空度越高,一般泵的供水温度<25 ℃。

(4)过滤器:灭菌器过滤器包括蒸汽过滤器、空气过滤器等。安装于灭菌器夹层进汽管路,滤除蒸汽源中携带的颗粒杂质,防止进入到减压阀及夹层;真空管路上安装的过滤器,滤除空气和蒸汽中携带的颗粒杂质，防止进入真空泵；给水管路上的过滤器滤除水中的杂质，以免进入真空泵；回空气管路安装高效的空气过滤器，当灭菌周期需要将外界空气导入灭菌室，平衡室内与外界的压力，导入的空气必须经过滤器滤过后进入，防止已灭菌的物品受到污染，使用的空气滤器，滤除直径＞0.3 μm，微粒的滤除效率应＞99.5%。用于过滤水和蒸汽的过滤器每季度清洗 1 次，拧掉下部的旋塞，取出滤网冲洗杂质即可。空气过滤器的更换要遵循厂家产品说明书或指导手册要求。

(5)疏水阀：安装在灭菌器夹层、灭菌室疏水管路上，此阀门用于排出冷凝水，但不会使蒸汽外溢。

(6)温度表：灭菌器夹层和灭菌室设有温度表。温度是影响灭菌质量重要的指标，使用中温度表精度至少为±0.5 ℃。表失灵或损坏，不应继续使用灭菌器。

(7)压力表：蒸汽灭菌器压力表用以测量容器内的压力。压力表准确与否直接关系到压力容器的安全，因此压力表失灵或损坏，其压力灭菌器不应使用和运行。

输送蒸汽管路应设有蒸汽源压力表，灭菌设备上设有灭菌器夹层压力表、灭菌室压力表。分别用于显示蒸汽供给情况和灭菌器夹层、灭菌室内压力。

压力表的选用应符合《压力容器安全技术监察规程》第 160 条的规定。在绝对真空或大气压力状态下的压力指示为“0”。其量程应和压力容器的工作压力相适应，表的最大量程为容器工作压力的 2 倍，最低不能＜1.5 倍，最大不能＞3 倍。压力表在测量工作压力时的精度至少在±5 kPa。

操作人员应对压力表进行日常维护和检查。保持压力表表盘玻璃的清洁，能清晰观察表盘针指示的压力值，如果表盘玻璃破碎或表盘刻度模糊应停止使用。不能在表盘的玻璃上随意涂画警戒红线，避免操作人员的错觉。应每天检查压力表指针的转动是否正常。设备运行前或结束后，检查压力表指针应归在“0”位。应定期校验压力表，每年至少 1 次并认真填写校验记录和检验合格证，并加以铅封。如果在使用中发现压力表指示不正常或有其他问题时应立即校验。

(8)其他功能：①压力蒸汽灭菌器应可预设多项程序(表 14-3)，如 B-D 测试程序、蒸汽泄漏测试程序、器械敷料灭菌程序、快速灭菌程序等；不同的程序，其灭菌程序总时间、设定参数也不相同。②应设有打印记录系统。记录仪器可为数字式或模拟式，记录应包括整个灭菌周期的所有压力转换点的数值。打印的数值应符合预设定值，或在允许的工差范围内。一般测量工作压力时为工作压力±5 kPa，工作温度为温度±1 ℃。时间指示器的误差 5 min 之内的精度至少为±2.5%，超过 5 min 的至少为±1%。记录数据的清晰度应在(215±15)LX 的照度下，正常视力人员应能在(250±25)mm 远的距离应能容易读出计数。走纸的速度为 4 mm/min。记录纸的宽度不小于 15 字符/行。记录仪记录的数据可长期保存，不可更改。不能使用热敏记录仪。根据 WS310.3-2009 第 4.4.2 压力蒸汽灭菌的物理监测法要求：每次灭菌应连续监测并记录灭菌时的温度、压力和时间等灭菌参数。同时应记录所有临界点的时间、温度与压力值，结果应符合灭菌的要求。因此，所使用的灭菌设备必须配备打印记录系统。③灭菌设备应具备灵敏度较高的声音报警系统。当灭菌设备的传感器发生故障，灭菌周期的参数变量值超过规定的限度，蒸汽供应故障或者导致设备停止运行等状况，应能够报警提示，直至灭菌室门连锁装置被灭菌操作人员或使用权限工具的人员打开为止。④灭菌设备还应具备可手动选择程序等功能，以供灭菌器日常维护、测试以及紧急情况下使用。应明确指定专人负责使用手动操作权限，保证灭菌设备使用安全。⑤应设有显示装置(指示灯)。灭菌器显示装置至少可显示以下信息：表明“门已锁定”；表明“灭菌周期运行中”；表明“周期完成”；表明“故障”；表明选择灭菌周期的指示信号；灭菌周期计数器；灭菌周期的阶段指示信号；当门打开时，提示周期完成的指示信号应消失。

表 14-3 各类常见预设程序简要说明

类型	内容
B-D 测试	预真空式灭菌器一般设有自动的 B-D 测试程序。B-D 测试是对多孔负载灭菌的灭菌器是否能成功地去除空气进行的测试。成功地测试显示有迅速蒸汽渗透测试包。导致测试包不合格的原因是包内空气去除不完全；去除空气阶段出现真空泄漏情况；所供蒸汽过程中存在较多非冷凝气体。测试不合格灭菌器不可使用。B-D 测试包使用多孔材料的标准包，其监测方法及操作应符合 WS310.3 的相关要求
真空泄漏测试	真空泄漏测试用于验证真空状态下，灭菌室及其管线和部件连接是否有泄漏。真空泄漏测试应在空载条件下进行，当灭菌室压力为 7 kPa 或者以下的时候，关闭所有与灭菌室相连的阀门，停止真空泵。经过 600 s 测试时间后，计算测漏时升压速率，压力上升速度不应超过 0.13 kPa/min。测试结果符合 5.8.3.4 的规定，方法符合 GB8599-2008《大型蒸汽灭菌器自动控制型》6.8.3.4 的规定
包装的器械、织物程序	用于器械类、织物类物品包装后进行灭菌的程序 134 ℃，4 min
热敏物品、橡胶、塑料	此程序的灭菌温度为 121 ℃，16 min
特殊物品	此程序灭菌温度为 134 ℃，18 min，可用于朊毒体污染器械，灭菌、清洗后的灭菌处理

(四)常用灭菌参数

1.下排气式、预真空式灭菌器的灭菌参数

下排气式、预真空式灭菌器灭菌参数见表 14-4。

表 14-4 压力蒸汽灭菌器灭菌参数

设备类别	物品类别	温度(℃)	所需最短时间(min)	压力(kPa)
下排气式	敷料	121	30	102.9
	器械	121	20	102.9
预真空式	器械、敷料	132～134	4	205.8

2.快速压力蒸汽灭菌程序参数

快速压力蒸汽灭菌程序(包括大型和小型灭菌器)所需时间见表 14-5。

表 14-5 快速压力蒸汽灭菌(132 ℃)所需最短时间 *

物品种类	灭菌时间 * (min)		
	下排气	预真空	正压排气法
不带孔物品	3	3	3
带孔物品	10	4	3
不带孔＋带孔物品	10	4	3

* 不包括干燥时间；正压排气法指真空脉动压力值的高限和低限在大气压以上。

3.超大、超重(硬质容器)包装灭菌参数

超大、超重器械、移植手术器械盒灭菌时间应由厂家提供或参见表 14-6。消毒供应中心必须经过灭菌过程的验证，才能确定超大、超重器械、移植手术器械盒的灭菌参数有效后使用。

表 14-6　超大、超重外来医疗器械灭菌方法和参数

品名	方法	参数
DePuy 上肢内固定产品	下排气	132 ℃ 20 min
	预真空	132 ℃ 10 min
Medtronic 美敦力骨科手术气钻	下排气	132 ℃ 25 min
	预真空	132 ℃ 4 min
SYNTHES 骨科器械包	下排气	132 ℃ 28 min
	预真空	132 ℃ 4 min
Stryker 史赛克脊柱手术产品	预真空	132 ℃ 15 min
Abbott 雅培脊柱手术套组	预真空	132 ℃ 15 min
Scientix SACP 系统	预真空	132 ℃ 18 min

(五)灭菌质量影响因素

1.蒸汽质量与饱和蒸汽

压力蒸汽灭菌是以蒸汽为工作介质,通过辐射、传导、对流 3 种方式完成蒸汽的热能交换,达到灭菌要求。灭菌温度、压力、时间是影响灭菌质量要素,是评价灭菌条件和质量的量化指标,影响灭菌温度、压力的重要因素是蒸汽质量。

灭菌使用的蒸汽质量应为饱和蒸汽,在不同的压力下水加热到沸腾时的温度是不同的。例如,将容器内定量水加热,定压为 10 kgf/cm^2 时水的温度升高至 183 ℃,并逐渐汽化为蒸汽。在这个定压下容器中的水和蒸汽的温度不会再上升,此时的温度即为 10 kgf/cm^2 压力下水的沸点,也称为饱和温度,其蒸汽称为饱和蒸汽,蒸汽质量的饱和程度为 97%以上,即表示饱和蒸汽中含有的水分和微量杂质(不可冷凝气体)在 3%以下。

因此,饱和蒸汽温度和压力数值是基本对应并保持恒定的关系。灭菌温度是灭菌质量的要素之一,灭菌不是依靠蒸汽的动能(压力)而是利用蒸汽中的热能即“温度”进行灭菌。如果对饱和蒸汽继续加热,称为过热蒸汽。过热蒸汽的性能为干热气体,而不是蒸汽,可以影响并降低湿热灭菌的效能。因此,在灭菌过程中应避免出现蒸汽温度过高过热现象。

2.潜伏热

蒸汽中的热能称为潜伏热,这是杀菌的最根本的条件。蒸汽储存的热能是指由 100 ℃的水再加热使水变为 100 ℃的蒸汽,虽然温度并没有升高,但是热能“潜伏”在蒸汽的内部,故称潜伏热。例如,将 1 000 mL 的水从 20 ℃加热到 100 ℃需要 80 kcal 热能。如果将 100 ℃的1 000 mL 水继续加热,使其变成 100 ℃的蒸汽时,约需要 540 kcal 的热能,虽然在两者之间看不出温度的变化,实际上 100 ℃的蒸汽比 100 ℃的水具有的热能高 6.75 倍。当蒸汽遇到被灭菌物品的冷态表面时,蒸汽立即冷却凝结成水珠,在汽与水之间的还原转变时释放出储存在蒸汽中的潜伏热,从而促使物品快速升温,最终达到灭菌温度。蒸汽的温度越高,所潜伏的热能相应增大,这是湿热蒸汽杀菌力强的原理所在。

综上所述,蒸汽质量是灭菌成功的关键因素之一,影响蒸汽质量的因素主要是产生蒸汽汽源用水的水质,一般至少应使用经过软化的水处理,灭菌器的自发蒸汽应使用纯化水,减少蒸汽中不可冷凝气体的含量,有利于发挥潜伏热的效能。蒸汽用水标准根据 WS310.2-2009 附录 D 压力蒸汽灭菌器蒸汽用水标准(表 14-7、表 14-8);此外,影响蒸汽质量因素还包括蒸汽汽源压力不

足;设备管线或部件问题,如蒸汽管线过长又未合理的设疏水器,蒸汽管道没有设保温层、管线截门失修存在漏气等原因;设备操作不当,管道中留存的冷凝水没有彻底排净,造成蒸汽中水分增加而影响蒸汽质量。

表 14-7 专用蒸汽发生器进水污染物的最高含量要求

污染物种类	最高限值
气化残余物	10 mg/L
二氧化硅(SiO_2)	1 mg/L
铁	0.2 mg/L
钙	0.005 mg/L
铅	0.05 mg/L
除铁、钙、铅以外的重金属	0.1 mg/L
氯离子(CI^-)	2 mg/L
五氧化二磷(P_2O_5)	0.5 mg/L
电导率(25 ℃)	5 μS/cm
pH	5~7.5
外观	无色、洁净、无沉淀
硬度(碱土金属离子)	0.02 mmol/I
应在灭菌器进口处采样	

表 14-8 蒸汽气源冷凝污染物的最高含量要求

污染物种类	最高限值
二氧化硅(SiO_2)	0.1 mg/L
铁	0.1 mg/L
钙	0.005 mg/L
铅	0.05 mg/L
除铁、钙、铅以外的重金属	0.1 mg/L
氯离子(CI^-)	0.1 mg/L
五氧化二磷(P_2O_5)	0.1 mg/L
电导率(25 ℃)	3μS/cm
pH	5~7
外观	无色、洁净、无沉淀
硬度(碱土金属离子)	0.02 mmol/L
应在灭菌器进口处采样	

蒸汽质量问题可以反映在温度、压力的变化上。因此,灭菌设备运行中,操作人员应注意观察温度、压力数值变化,如果灭菌温度>设定数值的 3 ℃以上,可能是出现超高温等问题;温度<规定数值,压力没有变化,可能是由冷空气排出不彻底或泄露问题引起冷空气进入灭菌器内;温度、压力均低于规定数值,可能是蒸汽质量中含有过多水分,或供给蒸汽汽源压力不足,没有满足灭菌器额度工作压力(0.25 MPa)。

(六)常规灭菌周期与曲线图观测方法

灭菌周期指灭菌器预设的程序开始至周期结束。典型的周期循环包括前真空阶段、灭菌阶段、后真空阶段。通过温度与压力变化形成的曲线图(图 14-3),显示灭菌周期中各阶段的运行状况。

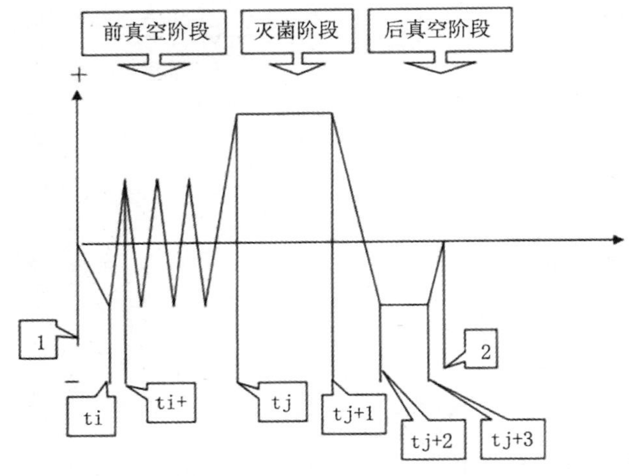

图 14-3 压力蒸汽灭菌曲线

压力蒸汽灭菌各阶段转折的曲线部分,是观察和记录的节点,曲线表示的运行阶段和步骤说明如下。

1.前真空阶段

1 表示灭菌器运行开始时间,此阶段门已关闭。夹套温度不低于灭菌温度;ti 第 i 次蒸汽注入的开始时间;ti+第 1 次真空脉冲的开始时间,抽真空系统将约 90%的空气抽出到灭菌器腔体外(真空下限压力为 10 kPa 时)。如此反复 3 次排出空气值分别为第 1 次真空脉冲 10%、第 2 次真空脉冲 1.0%、第 3 次真空脉冲 0.1%。

2.灭菌阶段

tj 灭菌时间的开始时间。此阶段灭菌室内已经达到预设温度,机器自动排出腔底的冷凝水,并从蒸汽入口不断注入蒸汽,自动保持调节灭菌时间内压力、温度的稳定;tj+1 灭菌维持时间的结束时间。

3.后真空阶段

tj+2 干燥时间的开始时间。此阶段蒸汽进入停止,主排气阀开始工作,排出腔体内蒸汽,消除腔内的大部分蒸汽压力后,使用抽真空系统达到 90%的真空,然后仍运行真空系统,计时器开始为干燥期计时;tj+3 为干燥阶段的结束时间。这段时间,水分从包装中蒸发。干燥阶段结束时,空气通过过滤器进入腔内解除真空,灭菌室恢复到正压状态;2 表示灭菌器运行结束时间,到达此阶段灭菌周期完成。

4.记录仪信息采集

记录仪记录能够适时采集信息,采集频率高,能够连续完整地描述灭菌周期温度、压力、时间等变化状态并打印记录信息。各类灭菌数据采集信息的信号来自灭菌室温度传感器、温度记录仪传感器、灭菌时间控制传感器,以保证灭菌质量控制的安全性。因此,灭菌器在运行中,操作人员即要观察仪表数据,也要观察和了解打印数据与观察数据的符合性。

记录仪所记录的信息是进行灭菌运行质量监测的方法称为物理监测或(工艺监测)。灭菌器运行中操作人员可以通过记录仪适时打印的信息和数据,与灭菌显示器的数据进行对比,全面地掌握灭菌设备运行情况。灭菌结束后,需要复核记录仪打印数据。对重要的阶段进行准确的手工记录,与记录仪器打印数据一致。手工记录内容应符合 CSSDWS310.3 有关灭菌质量监测和追溯的要求。记录包括灭菌日期、灭菌运行开始时间,灭菌运行结束时间、灭菌的温度、压力、灭菌设备编号、程序号、灭菌周期号(批次号)等,还应填写被灭菌物品以及规定的其他灭菌检测结果。

记录仪所记录的信息是说明灭菌运行质量的客观依据。记录仪器记录内容应符合 GB8599-2008《大型蒸汽灭菌器自动控制型》和 YY0646-2008《小型蒸汽灭菌器自动控制型》。程序记录内容和方法供参考见表 14-9。

表 14-9 记录仪需要记录、观测的数值

程序步骤	时间	温度	压力	灭菌程序类型	灭菌周期号	日期(1)及灭菌器的识别
1:启动,灭菌器运行开始时间	√ +	—	—	√ +	√ +	√ +
Ti:第 i 次蒸汽注入的开始时间	√	—	√(2)	—	—	—
ti+1:第 i+1 次真空脉冲的开始时间	√	√	√(2)	—	—	—
Tj:灭菌时间的开始时间	√	√	√ +	—	—	—
tj+1:灭菌维持时间的结束时间	√ +	—	√	—	—	—
tj+2:干燥时间的开始时间	√	—	√	—	—	—
tj+3:干燥阶段的结束时间	√	—	√	—	—	—
2:结束,灭菌器运行结束时间	√ +	—	—	—	—	—

注:"J"表示记录仪器需要记录;"—"表示不需要记录;"+"表示手工记录的参数;"(1)"表示模拟记录系统可选项;"(2)"表示对每一压力转折需记录。

(七)压力蒸汽灭菌器使用要求

1.安全操作要求

压力蒸汽灭菌属于压力容器,超压运行时有爆炸的危险。发生严重的蒸气泄露故障时人员容易受到伤害。因此,要求操作人员应具有安全工作意识,及时处理安全隐患。

(1)灭菌器运行中操作人员应坚守工作岗位,认真巡视、观测、记录各参数运行中的变化,防止突发事故。

(2)避免超温、超压的发生。落实安全附件(安全阀、压力表、温度表等)部件日常维护保养制度和措施,避免安全附件失灵或功能损坏。

(3)灭菌的温度、压力、时间等参数必须控制在允许范围之内,严禁超压、超高温操作。严禁操作人员随意改变灭菌设备的工艺参数和程序。

(4)在手动开启蒸汽汽源阀门时,应平缓操作,防止压力突然升高,造成管路或压力容器材料脆性断裂,而出现蒸汽泄漏、爆裂等事故。缓慢开启或关闭灭菌器柜门,并在关闭后和开启前确认门已达到规定位置和状态。

(5)严禁在压力容器运行时进行修理。例如,出现蒸汽泄漏现象,不得拆卸设备的螺钉、更换垫片等,避免产生更大的泄漏。停机修理时,关闭供蒸汽源管路的阀门,灭菌器的内室压力应在大气压状态,压力表指针在“0”的位置。

(6)有效处理故障,及时上报灭菌器出现的隐患。根据制定的故障分类级别,明确采取紧急处理的措施和程序,并及时上报。

(7)规范故障处理原则。①分级处理:根据设备厂商维护手册,划分故障的级别。一般分为故障和报警提示两类。故障类问题,可直接影响设备安全运行或直接影响灭菌质量,必须停止使用,立即检修。此类故障应建立预案,操作人员须紧急报告、联系主管人员和工程维护人员。并采取权限规定的处理措施。一般报警提示时设备仍可运行。经过培训的操作人员可采取权限规定的处理措施。或报告、联系主管人员和工程维护人员及时维护和修理。②预案及处理:明确规定发生故障问题的处理流程,利于快速处理解决问题。如制定设备管线蒸汽爆裂或发生较大的蒸气泄露时,处理流程等。③记录故障问题和处理结果,利于设备的维护与保养。

(8)灭菌工作岗位应备有常用的维修工具,如扳子、钳子、螺丝刀等。

2.维护及检查要求

压力蒸汽灭菌的维护及保养是确保设备正常运行的前提,操作人员应认真执行灭菌器维护制度,根据灭菌器厂商提供的使用说明进行设备维护及保养。并建立灭菌器维护、修理记录,灭菌器维护包括以下内容。

(1)每天进行灭菌器门、仪表的表面擦拭,灭菌器设备间地面的清洁至少1次。

(2)每天清理灭菌室内排泄口处滤网的杂质,避免灭菌器运行中杂质进入真空泵。

(3)每天运行前检查灭菌器门封是否平整、完好,无脱出和破损。

(4)每天应检查仪表指针的准确度,观察灭菌器运行停止后,温度仪表、压力仪表指针是否归在“0”位;观察打印记录笔是否完好,并备有使用量的打印纸;观察蒸汽、水、压缩空气等介质管路和阀件有无泄漏;观察灭菌器运行指示灯是否完好。一旦发现以上部件出现问题,不应使用灭菌器,经维护修理后使用。

(5)每周进行灭菌室内的清洁擦拭,彻底擦拭清理。

(6)每季度进行灭菌设备外部的清洁,避免积尘,缩短空气滤器的使用寿命。应避免元器件与连线和水接触,一旦湿水应擦干后方可接通电源。

(7)每季度应根据厂商建议,检查各连线的插座、接头是否松动,松动的应插紧。

(8)每6个月清理安全阀表面,根据厂商建议和提供的方法进行检查。

(9)每周检查清理蒸汽管路过滤器1次,记录结果。

(10)每年灭菌器进行年检1次,安全阀、压力表、温度表每年效验至少1次,检查结果记录并留存。空气滤器应定期更换,并根据厂商的建议制定相应的更换制度。

(八)压力蒸汽灭菌器操作技能

1.灭菌器运行前操作(预真空)

(1)操作前准备。①人员准备:操作人员个人防护符合WS310.2-2009附录A要求。②环境准备:在消毒供应中心清洁区,环境整洁、光线充足。③物品准备:操作台、器械灭菌篮筐、灭菌器装载车架、灭菌记录本、监测用品等。

(2)灭菌器操作步骤。

1)灭菌器安全检查:①接通电源;待机指示灯开启。②接通供应蒸汽管线阀门或开启自发蒸汽;检查蒸汽管线、阀门无漏气。③检查仪表完好,总汽源的压力表显示蒸汽指标为 0.3～0.6 kPa;灭菌器压力表指针在“0”位。④检查灭菌器门缝是否平整、完好,无脱出和破损。⑤灭菌设备处于备用状态。

2)灭菌预热:①观察仪表变化。②当夹层压力表达到 205.8 kPa、温度表达到 132 ℃～134 ℃时,预热程序结束。③BD 测试、仪表观察、监测结果判定并记录。

2.灭菌物品装载操作

(1)操作前准备。①人员准备:操作人员个人防护符合 WS310.2-2009 附录 A 要求。②环境准备:在消毒供应中心清洁区,环境整洁、光线充足。③物品准备:操作台、器械灭菌篮筐、灭菌器装载车架、灭菌记录本、监测用品等。

(2)灭菌器操作前评估:①评估灭菌器已预热、运行前监测合格。②评估灭菌方法于所装载的物品适用性。

(3)器械装载检查:①具体操作见灭菌设备操作程序。②下排气式灭菌器的装载量不应超过柜室容积 80%。③预真空式灭菌器和脉动真空压力蒸汽灭菌器的装载量不应超过柜室容积的 90%。④抽检每层架 3 个或每个篮筐中 1 个物品包,检查包装标签应完整、字迹清晰;包装清洁,闭合完好。填写灭菌记录表相关内容,记录灭菌物品和数量;灭菌锅号等信息。⑤将物品缓慢推入灭菌器,关闭灭菌器柜门,启动灭菌程序。

(4)操作注意事项:①灭菌物品摆放平稳。②避免超载,防止湿包问题。③根据需要,使用标识牌分类物品,利于灭菌后无菌物品发放和储存。

3.预真空式灭菌器运行操作

(1)操作前准备。①人员准备:操作人员个人防护符合 WS310.2-2009 附录 A 要求。②环境准备:在消毒供应中心清洁区,环境整洁、光线充足。③物品准备:操作台、器械灭菌篮筐、灭菌器装载车架、灭菌记录本、监测用品等。

(2)灭菌器操作前评估:①评估灭菌器预热、运行前监测合格。②评估灭菌方法于所装载的物品适用性。③评估灭菌柜门关闭没有警示提示。

(3)操作步骤:①根据所灭菌物品选择灭菌程序键。②按启灭菌器运行键,灭菌器开始运行。第 1 阶段(开始第 1 次预真空):抽真空系统将约 90%的空气抽出。压力达到负压,此时灭菌室压力表达到 8 kPa,曲线图达到下限。第 2 阶段(准备开始/条件形成):蒸汽在几秒内进入腔体中,因此开始加热灭菌物品,并帮助把难以到达的区域中的空气排出。此时,停止抽气向柜室内输入饱和蒸汽,使柜室内压力上升,曲线图达到脉动上限达到 49 kPa,温度表指示温度达到 106 ℃～112 ℃,蒸汽阀门关闭。第 3 阶段(准备/第 2 次预真空):抽气,再次输入蒸汽,再次抽气,再使用抽真空系统去除剩余空气的约 90%。两个真空阶段一共去除几乎原来空气的 99%。从曲线图中可以看到曲线在脉动上限和下限波动。如此反复 3～4 次。第 4 阶段(暴露):最后一次输入蒸汽,使灭菌室内达到预设温度,此时观察压力表达到 205.8 kPa,温度达到 132 ℃,开始计算灭菌时间,并维持 4 min 或在预设的灭菌时间内,保持温度、压力相对不变。灭菌器通过自动排出冷却蒸汽和灭菌室的冷凝水并在从蒸汽入口注入新鲜蒸汽,保持其温度稳定。第 5 阶段(完成):灭菌期结束后,打开排气口排出灭菌室内蒸汽。第 6 阶段(烘干):消除灭菌室内的大部分蒸汽压力后,进入物理降温、烘干过程。此时停止输入蒸汽,使用抽真空系统再次达到 90%的真空，然后仍运行真空系统，进行抽气，压力曲线降到 8 kPa。计时器开始为烘干期计时。这段时间，通过夹层的蒸汽，灭菌室内壁的干热温度，使多余的水分从包装中排出。烘干阶段结束时，进气阀打开，使空气经高效滤气进入柜室内，灭菌室内与外界大气压力平衡，空气进入灭菌室内解除真空，周期完成，此时压力表指向“0”位，曲线图结束在大气压限位。记录灭菌第 4 阶段达到的灭菌压力、灭菌温度。

(4)操作注意事项。①防止超热现象：温度不宜超过预设温度±3 ℃；超过临界温度 2 ℃时蒸汽不易凝结，穿透力减低影响灭菌质量。②禁止超压运行，符合安全操作原则。

4.灭菌后物品卸载操作

(1)操作前准备。①人员准备：操作人员个人防护符合 WS310.2-2009 附录 A 要求。②环境准备：在消毒供应中心清洁区无菌物品储存间，环境整洁、光线充足。③物品准备：操作台、器械灭菌篮筐、灭菌器装载车架、灭菌记录表格等。

(2)灭菌物品卸载操作前评估：①评估灭菌器运行已结束。②评估灭菌柜门可以打开，没有警示提示，灭菌室内压力表归“0”位。③评估灭菌过程物理监测结果合格。

(3)操作步骤：①打开灭菌器柜门。如是双门灭菌器，应打开灭菌卸载一侧的柜门，戴防护手套进行卸载。②从灭菌器卸载取出的物品。放置冷却标识牌。冷却时间应>30 min。③如灭菌批次进行生物监测，应取出监测包及时培养。④确认灭菌器物理监测合格，填写物理监测记录表。⑤及时卸载快速灭菌程序物品。⑥及时进行移植手术器械生物监测，并设置监测中的标识。监测结果合格后才能够卸载存放或发放。急用移植手术器械，按紧急放行监测要求及时卸载发送物品，放入清洁的封闭箱中传送到使用部门。⑦初步确认包外、包内化学指示物合格；检查有无湿包现象，防止无菌物品损坏和污染。⑧卸载冷却后物品时必须检查每个包上的化学指示带颜色变化、有无湿包、包装是否清洁，闭合是否完好。

(4)注意事项：①灭菌后物品在冷却时，应避开空调设施冷风口，避免湿包。②卸载时无菌包掉落地上或误放到不洁处应视为被污染，须重新灭菌。③卸载前清洁洗手，戴防护手套，卸载中尽量避免用手直接接触无菌物品。④灭菌物品必须冷却后才能使用塑料防尘罩(无菌保护罩)或其他封闭运送用具。

5.灭菌器运行观测、记录

(1)操作前准备。①人员准备：操作人员个人防护符合 WS310.2-2009 附录 A 要求。②环境准备：在消毒供应中心清洁区灭菌岗，环境整洁、光线充足。③物品准备：灭菌器运行记录表、灭菌打印记录、监测产品、记录笔等。

(2)灭菌物品卸载操作前评估：①确认灭菌器运行已结束。②确认灭菌生物、化学、生物监测与灭菌器设备序号一致。③确认灭菌监测与灭菌器运行批号一致。

(3)操作步骤与记录内容。①预热阶段准备阶段：在灭菌器运行记录表格中填写灭菌日期、灭菌设备号、灭菌程序、灭菌方法、灭菌物品数量、操作者。移植物灭菌填写专用灭菌记录单。

②灭菌器运行阶段：进入灭菌阶段时，记录观察的压力(一般设定 205.8 kPa)和温度(一般预设为 132 ℃～134 ℃)。灭菌结束后复核物理监测的打印记录，复核以下内容：灭菌器脉动真空次数和曲线；脉动真空的高限和低限；灭菌阶段的温度、压力、时间；灭菌干燥时间；灭菌器运行开始和结束的时间。对照物理监测打印记录，可在灭菌器运行记录单填写以下信息：灭菌器运行时间；灭菌器运行结束时间、灭菌锅次、灭菌序号、灭菌程序号、灭菌开始时间、灭菌结束时间。填写灭菌监测结果，包括化学(BD)监测、生物监测或化学(PCD)监测结果，经质检员复核并签字。整

合灭菌文档：将每天填写的灭菌器运行记录单；化学(BD)监测结果，生物监测结果(指示物化学标识)或化学(PCD)监测结果记录单；灭菌器运行曲线图表整合并存档。整理移植物灭菌记录单，填写记录监测结果。

(4)注意事项：①字迹工整，记录表整洁。②信息的填写须准确，无误。③监测结果必须经由质检员复检并签字。④参照灭菌记录单(表 14-10)填写。

表 14-10　灭菌物品记录单

<table>
<tr><td colspan="2" rowspan="2">灭菌日期</td><td colspan="2">灭菌设备号：</td><td colspan="2">操作人/复检人</td></tr>
<tr><td>灭菌程序</td><td>灭菌器运行数</td><td colspan="2"></td></tr>
<tr><td colspan="3">灭菌参数设定
温度　时间　压力</td><td colspan="3">BD 测试
生物测试</td></tr>
<tr><td colspan="3">灭菌阶段观测
温度　压力</td><td colspan="3">打印记录观测
灭菌开始时间灭菌结束时间</td></tr>
<tr><td>物品名称/编号</td><td>数量</td><td>物品名称/编号</td><td>数量</td><td>物品名称/编号</td><td>数量</td></tr>
<tr><td></td><td></td><td></td><td></td><td></td><td></td></tr>
<tr><td></td><td></td><td></td><td></td><td></td><td></td></tr>
</table>

二、干热灭菌器

干热的灭菌能力差，因此灭菌所需要的温度高，时间长。干热灭菌周期所需要的时间包括：①烤箱升温时间与物品升温时间，直到物品全部达到要求温度；②持续时间(即杀菌时间)；③冷却时间。灭菌时间是从灭菌升温时间结束后开始计算。

干热灭菌器有两种基本类型，为重力对流灭菌器和机械对流灭菌器。在重力对流灭菌器中，空气按腔内温度的差异被动循环。热空气从腔底的加热元件上升，遇装填物和腔壁损失部分热量，然后因冷却而下沉。从腔顶排气口排出的空气被从腔底入气口进入的新鲜空气所替代。由于这一空气流通方法相对较慢且被动，所以重力对流灭菌器使灭菌物品达到预期温度需要较长的时间(与机械对流灭菌器相比)，才能达到腔内温度分布均匀。因此，重力对流灭菌器只用于不需精确温度控制的物品。机械对流灭菌器提供强制性空气流动。它对空气速度、流动方向及加热强度的控制更精确，使其中的灭菌物品温度分布更一致。

(一)作用原理

干热灭菌是通过高温氧化作用致细菌死亡，并能够灭活热原。

(二)适用范围

由于干热可对大部分医疗器械、物品造成损坏，所以干热灭菌只用于特定目的物品灭菌。例如，在高温下不损坏、不变质、不蒸发的物品，不能被水分渗透或会被水分损坏又不能进行压力蒸汽或低温灭菌的器械、器具和物品。总之，干热灭菌适用于耐热、不耐湿、蒸汽或气体不能穿透物品的灭菌，如玻璃、油脂、粉剂等物品的灭菌。

(三)灭菌操作(灭菌程序的选择)

1.灭菌前准备

(1)干热灭菌器操作因其设备设计模式不同而各异。必须依据产品操作手册和规程使用。

(2)使用时应调整及监测所有干热灭菌器的温度,以确保装载物既不会过热(可能造成损坏),也不会不够热(可能造成灭菌失败)。干热灭菌器灭菌参数见表 14-11;有机物品灭菌时,温度应≤170 ℃,如凡士林纱布条等。

表 14-11 干热灭菌器灭菌参数

灭菌温度	所需最短灭菌时间
160℃	2 h
170℃	1 h
180℃	30 min

2.灭菌装载

(1)摆放的灭菌物品与腔壁相隔一定距离,使空气能自由流动。

(2)灭菌物品包体积不应超过 10 cm×10 cm×20 cm。

(3)油剂、粉剂的厚度≤0.6 cm,凡士林纱布条厚度≤1.3 cm。

(4)装载高度不应超过灭菌器内腔高度的 2/3,物品间应留有空隙。

3.灭菌

(1)将装填物放入灭菌器后,检查温度计,使其正确地插在腔顶。将调整气流调节器到中间位置,打开部分进气口和排气口。将温度调节装置设定为预期灭菌温度范围,然后开始加热。

(2)灭菌器达到设定灭菌温度时,开始灭菌时间的计算。在灭菌暴露期不要打开门,因为腔内会迅速冷却。

(3)灭菌质量监测应符合 CSSDWS310.3 有关灭菌质量监测和追溯的要求。

(4)灭菌周期结束,温度降到 40 ℃以下再打开灭菌器的门。卸载时操作人员应戴防护手套,避免烫伤。

4.注意事项

(1)设置灭菌温度应充分考虑灭菌物品对温度的耐受力。有机物品灭菌时,温度应≤170 ℃。

(2)遵循厂商说明书使用灭菌器。

(3)由于干热穿透性差,灭菌物品包装不宜过大,保证灭菌的有效性。

(4)棉织品、合成纤维、塑料制品、橡胶制品、导热性差的物品、不锈钢器械等不能使用干热灭菌器灭菌。

5.灭菌器保养与维护

按厂商的说明保养干热灭菌器。

6.表格记录及使用

记录项目主要包括设定的灭菌温度和时间,以及灭菌运行中测试的灭菌温度和时间(表 14-12)。其他监测项目可借鉴热力灭菌记录方法。

三、环氧乙烷灭菌器

医疗机构中最常用的环氧乙烷(EO)灭菌器有两种:通常使用 100%EO“单次剂量”药筒的设备,或使用混合 EO 罐或缸的设备。EO 灭菌器最好安在单独房间,隔离灭菌器的目的是尽量减少人员暴露的风险。

表 14-12 干热灭菌物品记录单

<table>
<tr><td rowspan="2">灭菌日期：</td><td>灭菌设备号：</td><td>操作人/复检人</td></tr>
<tr><td>灭菌器运行数：</td><td></td></tr>
</table>

灭菌参数设定：温度时间

灭菌测试点：温度时间

物品名称/编号	数量	物品名称/编号	数量	物品名称/编号	数量

(一)环氧乙烷灭菌的原理

环氧乙烷(EO)是一种无色气体，气味(浓度＞500 ppm)与乙醚相似，但浓度低时无味。EO气体通过对微生物的蛋白质、DNA 和 RNA 产生非特异性的烷基化作用，使微生物(包括细菌芽孢)失去了新陈代谢所需的基本反应基，而对微生物进行杀灭。

EO 灭菌的优点：气体易于渗透常用包装材料，且能迅速扩散，能穿透并灭菌形状不规则物品，接触到物品的所有表面。EO 对塑料和橡胶无腐蚀性也不会造成损坏。EO 灭菌是一种非常有效的灭菌剂，具有成熟的监测手段，用于证实灭菌是否有效。

EO 灭菌也有一些缺点：需通风时间；和其他低温灭菌器一样，灭菌成本比蒸汽灭菌成本高，这也是提倡日常灭菌首选压力蒸汽灭菌方法的因素之一。纯 EO 易燃易爆。正因如此，医疗机构中选用小筒装的 100%EO，并配合设备自身安全特性，减少易燃易爆的风险；EO 有毒，若长期接触超过急慢性损伤的阈值时间和浓度，可能对人体有害。

(二)适用范围

EO 灭菌适用于不耐热，不耐湿的诊疗器械、器具和物品的灭菌，如电子仪器、光学仪器、纸质制品、棉纤和化纤制品、塑料制品、木制品、陶瓷以及金属制品等诊疗用品。不适用于食品、液体、油脂类、滑石粉等的灭菌，以及器械厂商特别说明要用 EO 灭菌的物品。

(三)灭菌操作(灭菌程序的选择)

消毒供应中心所用的 EO 灭菌器，必须严格遵守厂商的特定操作说明，以确保灭菌有效性和工作人员的安全。

1.灭菌器运行前检查

(1)检查灭菌设备电源保持在接通状态。检查压缩空气源的压力值，应达到厂商要求的技术标准。

(2)根据所用设备进行特定的设备检查。

2.灭菌物品装载检查

(1)灭菌物品需彻底清洁和漂洗，清除黏膜、血渍和其他有机物，并烘干物品、去除水滴。选用适合环氧乙烷灭菌的包装材料对灭菌物品进行打包。

(2)待灭菌物品应放在灭菌器金属网篮中灭菌。金属不吸收 EO，使用金属架或篮能够更安全。

(3)装载的灭菌物品应留有间隙，物品装载量应依照厂商的推荐进行操作。较重的物品不能叠放；纸塑包装袋子应竖放。

3.运行程序(周期)

环氧乙烷灭菌器的特定周期大多是由以下阶段组成:准备阶段(预热、预真空、预湿);灭菌阶段(刺破气罐、灭菌排气);通气阶段;灭菌过程完成、通气(图 14-4)。

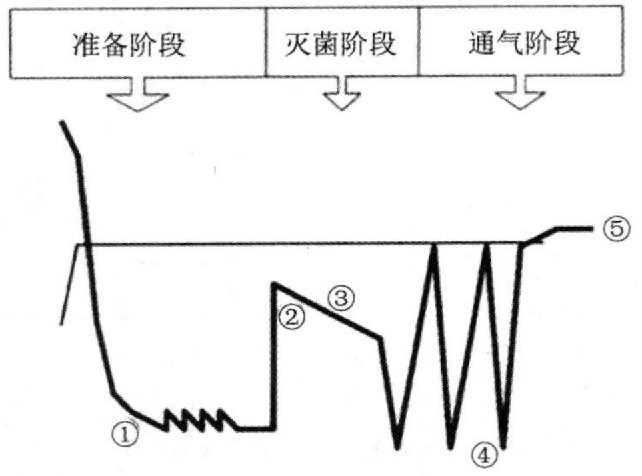

①抽真空;②灭菌剂进入腔内;③灭菌阶段暴露;④通气阶段;⑤运行结束

图 14-4　EO **灭菌曲线**

(1)准备阶段。①真空:在短期内抽部分真空,从腔内和装填物品包装内去除大部分残留空气,达到真空时,将水蒸气注入腔内,扩散到整个装填物中,开始一段时间的调节期,此期间装填物达到的相对湿度和预设温度。②充气:EO 气体或气体混合物作为灭菌剂进入腔内,并达到灭菌浓度等条件。

(2)灭菌阶段暴露:灭菌器维持预定时间的暴露期。在此期间,腔内装填物保持灭菌浓度、相对湿度、温度及适当压力。暴露期结束后,进行最终的抽真空(被称为清除周期),从腔内去除气体或气体混合物,并将其排到外部大气中,或排到设备中将 EO 转化为无毒化学品。

(3)通气阶段:EO 排空后,灭菌器将新鲜空气经可滤除细菌的空气滤器,抽入灭菌室内,置换 EO 的残留气体并重复进行。空气置换持续至少 10 min。这时一些机器开始腔内通风换气阶段,不用移动灭菌包到单独的通风腔就可完成通风。

(4)运行结束:在空气清洗或腔内通风期结束时,机器回到大气压。可听见或可看见的指示物发出周期结束的信号。有些灭菌器会在门打开之前一直继续过滤空气清除的过程。

4.卸载

(1)EO 灭菌的物品都必须通风解析后使用。典型的通风时间及温度是 50 ℃时 12 h、55 ℃时 10 h,60 ℃时 8 h。解析时设备输入的空气应经过高效过滤(滤除≥0.3 μm 粒子 99.6%以上)。大部分由 EO 灭菌的物质都会不同程度地吸收 EO 气体(除金属及玻璃以外),有些物质会比其他物质吸收和残留更多的 EO。一般来说,通风时间是在给定温度下根据最难通风的物品及包装材料来设定的。即使金属和玻璃材质的器械本身不吸收 EO,因为包装会有残留也需确认 EO 排出通风时间。紧急状态(危及患者生命和肢体),金属和玻璃材质的器械可采用设备厂商推荐的最短通风时间和程序,经通风排残后即可使用。若在灭菌失败时必须对器械重新灭菌,重新包装时,必须在处理前通风。

(2)每个周期结束时,必须检查灭菌运行打印记录的所有灭菌参数,包括时间、温度、湿度以及通风时间等,并由检查者记录。100%纯环氧乙烷的灭菌器灭菌参数见表 14-13。其他类型环氧乙烷灭菌器灭菌参数符合《医疗机构消毒技术规范》的规定。

表 14-13 环氧乙烷灭菌器灭菌参数

环氧乙烷作用浓度	灭菌温度	相对湿度	灭菌时间
450～1 200 mg/L	37 ℃～63 ℃	40%～80%	1～6 h

(3)操作人员应始终依据设备及灭菌器/通风装置厂商的说明。许多较新型的EO灭菌器都可进行腔内通风,解析过程可在环氧乙烷灭菌柜内继续进行,这一步骤是在灭菌周期结束后立即发生的。

(4)使用通风设备不要超载,物品之间和物品与灭菌器内壁之间都要留出2.5 cm的空间,利于空气自由循环。操作者应将通风周期的日期及完成时间记录下来。在整个周期完成前不能打开通风装置。

(5)对于使用100%EO气筒的灭菌器,每次周期用过的空气筒都必须从灭菌器中取出并在处理前通风。若灭菌物品是在灭菌器室内通风的,则将其留在腔中。通气结束后,气罐可作为非易燃废弃物丢弃。

(6)全部卸载工作完成后,操作人员应洗手,以去除可能残留的EO。

5.监测

(1)环氧乙烷灭菌质量监测包括物理监测、化学监测、生物监测。有关物理监测、化学监测、生物监测,操作符合CSSD310.3的规定。

(2)灭菌器运行过程中均受到设备自动系统的监控,每次循环结束打印出记录的过程参数及运行状况。打印记录的参数可满足物理监测的要求,以及证明灭菌装置提供的灭菌保证水平的稳定性。

6.注意事项

(1)金属和玻璃材质的器械,灭菌后可立即使用。

(2)残留环氧乙烷排放应遵循生产厂家的使用说明或指导手册,设置专用的排气系统,并保证足够的时间进行灭菌后的通风换气。

(3)应根据厂商建议定期进行工作环境等残留物测试。在每天8 h工作中,环氧乙烷浓度应不超过1.82 mg/m^3(1 ppm)。灭菌后应经过解析物品残留环氧乙烷应≤10 μg/g。不应采用自然通风法进行解析,防止医疗工作者过度暴露于EO气体。

(4)环氧乙烷灭菌器及气瓶或气罐应远离火源和静电。气罐不应存放在冰箱中。

(5)环氧乙烷灭菌设备应安装排气管道系统。灭菌器必须连接在独立的排气管路上;排气管材料应为环氧乙烷不能通透如铜管等;排气管应导至室外,并于出口处反转向下;距排气口7.6 m范围内不应有任何易燃易爆物和建筑物的入风口如门或窗;排气管的垂直部分长度超过3 m时应加装集水器。

(6)职业者吸入EO气体超过暴露时间和浓度会有导致健康危害的危险,其中包括可能致癌、致畸、致突变。此外,急性的过度暴露可导致眩晕、呼吸窘迫、恶心、呕吐及头痛。

(7)使用环氧乙烷气体灭菌应在密闭的环氧乙烷灭菌器内进行,灭菌器应取得卫生主管部门的卫生许可批件。应符合WS.310-1,2,3和《医院消毒技术规范》等规定。

(8)应对环氧乙烷工作人员进行专业知识和紧急事故处理的培训。

7.表格记录及使用

环氧乙烷灭菌监测记录主要包括灭菌器设定的温度和灭菌时间;记录生物监测、(标准测试包)包内卡监测结果；记录灭菌结束后记录仪打印结果中复核灭菌开始时间和灭菌结束时间(表 14-14)；记录内容和监测结果存档。

表 14-14　EO 灭菌物品记录单

<table>
<tr><td rowspan="2" colspan="2">灭菌日期</td><td colspan="2">灭菌设备号：</td><td colspan="2">操作人/复检人</td></tr>
<tr><td>灭菌程序</td><td>灭菌器运行序号：</td><td colspan="2"></td></tr>
<tr><td colspan="3">灭菌参数设定：温度　　时间</td><td colspan="3">包内卡监测结果：</td></tr>
<tr><td colspan="3">打印记录：
灭菌开始时间灭菌结束时间</td><td colspan="3">生物监测结果：</td></tr>
<tr><td>物品名称/编号</td><td>数量</td><td>物品名称/编号</td><td>数量</td><td>物品名称/编号</td><td>数量</td></tr>
<tr><td></td><td></td><td></td><td></td><td></td><td></td></tr>
<tr><td></td><td></td><td></td><td></td><td></td><td></td></tr>
</table>

8.设备维护及故障排除

(1)设备维护及故障排除参考设备厂商操作、维护手册。

(2)每天进行灭菌设备灭菌室内壁、灭菌室出口处边缘、灭菌器门的内面、灭菌器的外面、门封条的清洁擦拭和清理。

(3)压缩空气管道的过滤器每天工作开始之前，排去积存在过滤器集液瓶中的水和油。根据厂商建议更换油水分离器的粗滤芯和细滤芯。不洁净的压缩空气，将导致过滤器的滤芯早期失效，并有可能导致灭菌器故障，严重的将有可能造成 EO 泄漏，使操作人员接触到环氧乙烷气体。

(4)100％EO 气体的新型灭菌器，使用一套报警故障显示系统和代码检索表，为操作人员提供灭菌器的状态信息。如果出现报警代码，灭菌器不会中断运行，只是警示操作人员灭菌器处于特殊的状态。如果出现故障代码，灭菌器将中断灭菌过程。

四、过氧化氢等离子体低温灭菌器

(一)过氧化氢等离子体低温灭菌的原理

过氧化氢等离子体灭菌属于低温灭菌技术，等离子体是某些气体在电磁场作用下，形成气体放电及电离而产生的。低温过氧化氢气体等离子体灭菌装置，首先通过氧化氢液体经过弥散变成气体状态后对物品进行灭菌，然后再通过产生的等离子体进行第 2 阶段灭菌。等离子过程的另一个作用是加快和充分分解过氧化氢气体在物品和包装材料上的残留。

目前常用的过氧化氢等离子体低温灭菌器，工作温度为 45 ℃～55 ℃，灭菌周期为 28～75 min，具有液晶屏显示、报警装置和打印功能。排放产物为水和氧气。灭菌后物品可以直接使用。

(二)适用范围

可用于金属和非金属器械灭菌处理，包括内镜、某些陶瓷和玻璃制品及其他不耐湿热器材的处理，外科使用的电线、电极和电池等。灭菌管腔器械的内径一般＞1 mm，或参照公司对处理最低内径的要求。过氧化氢等离子体低温灭菌器尚存一些有待深入研究的问题，如过氧化氢等离子体不能用于处理植物纤维素制品(如棉布、亚麻布、纸)；不能处理粉类和液体。待灭菌物品要用推荐的包装材料。包括使用杜邦特卫强(Tyvek®)医用包装灭菌材料或聚丙烯灭菌包装材料、器械盒或硬质灭菌容器等。

过氧化氢等离子体低温灭菌过程关键参数直接影响灭菌的效果。其灭菌的关键参数为过氧化氢的浓度、灭菌时腔体内的压力、温度和时间。影响灭菌参数的关键因素是过氧化氢注入量的精确度、灭菌器抽真空时间及灭菌周期可控能力。器械不经过清洗或清洗不彻底,就会降低灭菌效果。由于有机物在微生物的表面形成一层保护层,妨碍灭菌因子与微生物的接触或延迟其作用;血清、蛋白和盐可使等离子体灭菌器的灭菌效果减弱。因此,有机物存在时,会降低灭菌效果。

(三)灭菌操作(灭菌程序的选择)

1.灭菌前准备

(1)供电:电压 220 V 或 380 V,具体请参阅厂家说明。

(2)辅助设施情况:无(水,气)辅助设施特别要求。

2.灭菌器运行前检查

(1)电气检查:确保设备的电气连接正常并按厂家的要求;正确连接电源,切勿使消毒灭菌装置拔下插头或关闭的时间超过 24 h 或按照厂商要求执行。如果关闭消毒灭菌装置超过24 h,那么请致电厂家获取指导。

(2)过氧化氢卡匣或罐装液体检查:在启动循环前应按照消毒灭菌装置显示器上的信息所指导更换空的或过期的卡匣。如果过氧化氢卡匣外包装上的化学监测指示条是红色的,那么切勿拆除卡匣包装的塑料外包装。红色表示卡匣可能已损坏,为了确信卡匣的质量请致电厂家;切勿从卡匣收集箱上取出用过的卡匣,请根据当地废物处理法规弃置密封的卡匣收集箱。未使用过的过氧化氢卡匣也是危险废物,因此也应依法规弃置。如果需要操作使用过的卡匣,那么应戴乳胶、PVC(乙烯基)或腈纶手套。切勿使手套接触脸或眼睛。对于罐装的过氧化氢液体,要保证过氧化氢储存在适合的环境条件下(有些需冷藏保存),并有足够的过氧化氢量来保证灭菌成功。

(3)灭菌舱检查:切勿用磨料擦拭灭菌舱门部位。灭菌柜密封圈是保持灭菌舱处于真空状态的关键部件,切勿在门座或灭菌舱组件上使用粗糙的清洁工具,如线刷或钢制毛刷等,这可能会损坏密封圈真空密封。

3.灭菌物品的装载

(1)装载前检查:请参考厂家说明和推荐以确定物品是否可通过过氧化氢等离子体低温灭菌装置进行灭菌;切勿试图对不能在本产品中灭菌的物品或材料进行灭菌,将所有物品装载至消毒灭菌装置中之前必须彻底清洗、干燥。潮湿会减弱和影响电子和自由基杀灭微生物的作用,装载潮湿的物件可导致灭菌失败或循环取消;正确准备器械盒、包装袋及器械可最大限度降低或避免由装载相关的问题引起的循环取消。推荐选择杜邦特卫强(Tyvek®)医用包装灭菌专用材料。切勿在器械盒中使用泡沫垫。泡沫垫可能会吸收过氧化氢影响灭菌过程;进行软式内镜灭菌前,请与内镜制造厂商联系获取正确的清洗、灭菌信息,包括灭菌方式的确认和压力帽、防水盖的正确使用等,并参照灭菌器厂家的说明指引进行正确的灭菌模式选择。金属物品不能与灭菌器腔侧壁接触,否则灭菌过程将受到干扰。

(2)装载:有间隔地排列物品确保过氧化氢的充分扩散。不正确装载灭菌装置可能会使循环取消和(或)生物指示剂阳性结果灭菌失败;切勿堆叠器械盒;切勿使任何物体等任何物品接触灭菌舱内壁、门或电极,接触可能会有损消毒灭菌装置或器械。在电极与装载物之间至少提供

25 mm的空间。

4.灭菌监测

(1)过氧化氢等离子灭菌循环中的监测包括物理监测、化学监测、生物监测。物理监测的参数见表14-15。

表14-15 过氧化氢等离子体低温灭菌参数

过氧化氢作用浓度	灭菌腔壁温度	灭菌周期
>6 mg/L	45 ℃～65 ℃	28～75 min

(2)灭菌器运行过程中均受到监控,每次循环结束打印出记录的过程参数及运行状况。打印记录的参数可满足物理监测的要求,以及证明灭菌装置提供的灭菌保证水平的稳定性。

5.灭菌后卸载

(1)灭菌循环完成后即可打开门,灭菌后的物品不要求通风。确认灭菌监测结果合格后,即可使用灭菌物品。

(2)取出装载物后关闭舱门,以利于保持灭菌舱操作温度并使灭菌舱保持清洁。

6.注意事项

(1)灭菌前物品应彻底清洗、充分干燥。

(2)注意选择推荐灭菌产品种类。过氧化氢等离子可用于绝大部分材质产品的灭菌。对管腔类医疗器械的尺寸有要求,具体可见各厂家的说明书。对不符合要求的器械不应采用此种灭菌方法。

(3)不推荐灭菌的材质和产品:①任何没有完全干燥的器材或者器械;②任何液体的灭菌;③任何油剂;①任何粉剂;⑤任何液体吸收性材料或者带有液体吸收性材料的器械或者器材;⑥任何植物性纤维材质制造的器械或者器材,如棉布、纸、碳、纤维、纱布、棉球类等任何含有木浆材质(纤维素)的物品;⑦任何有内部构件,如封闭性轴承,不能承受真空的器械或者器材。

(4)灭菌物品不能叠放,不应接触灭菌器的内壁。

(5)灭菌器应取得卫生主管部门的清毒产品卫生许可批件。

(6)过氧化氢本身具有较大刺激性,尤其在浓度较高时。按照美国职业健康协会(OSHA)的规定:过氧化氢 8 h 时间加权平均暴露浓度≤1 ppm。灭菌后过氧化氢如果没有很彻底的分解和排出而仍然残留在包裹外甚至是器械上,将对医务工作者和患者造成职业暴露和健康的直接危害。

(7)过氧化氢直接接触眼睛可能造成无法治愈的组织损伤。如不慎入眼,用大量的水冲洗15～20 min。如戴隐形眼镜,请取下,然后继续冲洗眼睛。冲洗眼睛后应立即就医。

(8)吸入过氧化氢雾可能使肺、咽喉和鼻受到严重刺激。如不慎吸入,应将吸入者移到空气新鲜的地方。

(9)过氧化氢直接接触皮肤可能造成严重刺激。完成循环后发现物品带有水分或液体时,应戴上耐化学药品腐蚀的乳胶、PVC(乙烯基)或腈纶手套。如衣服沾染过氧化氢,应立即脱下并用水彻底冲洗。

7.表格记录及使用

表格记录及使用见表14-16。

表 14-16　**过氧化氢灭菌物品记录单**

<table>
<tr><td rowspan="2">灭菌日期</td><td colspan="2">灭菌设备号：</td><td>操作人/复检人</td></tr>
<tr><td>灭菌程序</td><td>灭菌器运行数</td><td></td></tr>
<tr><td colspan="2">灭菌参数设定</td><td colspan="2">生物测试</td></tr>
<tr><td colspan="2">灭菌阶段观测</td><td colspan="2">打印记录观测
灭菌开始时间灭菌结束时间</td></tr>
</table>

物品名称/编号	数量	物品名称/编号	数量	物品名称/编号	数量

8.设备维护及故障排除

(1)据设备厂商提供的操作手册和制度进行设备维护和故障排除。

(2)每天使用清水或中性清洁剂进行灭菌器门、仪表的表面擦拭，注意勿使用研磨剂或粗糙的清洁工具，也勿使用乙醇或其他高强度的清洁剂；每天清理灭菌器柜室内杂质。每天进行灭菌器设备间的台面、地面等环境清洁至少 1 次。

(3)每月进行灭菌设备柜体的清洁，避免积尘。应避免元器件与连线和水接触，一旦湿水应擦干后方可接通电源。根据厂商建议，检查各连线插座、接头是否松动，松动的应插紧。

(4)每年根据厂商的建议制定相应的元器件更换或再生制度，进行设备的定期维护保养。

(5)使用灭菌系统信息解决消毒灭菌装置故障。通常系统会提供不同的错误信息代码提示，根据代码可了解到错误信息的大致情况，并根据故障处理权限要求，由专职操作人员、专业工程技术，人员或厂家的技术人员解决故障。

(朱晓艳)

第十五章

社区护理

第一节　社区健康教育

一、健康教育的基本概念

（一）健康的内涵

世界卫生组织将健康定义为："健康不仅仅是没有疾病或不虚弱，而是身体的、精神的健康和社会适应的完美状态。"在《阿拉木图宣言》中，世界卫生组织不但重申了该定义，还进一步指出："达到尽可能高的健康水平是世界范围内一项最重要的社会性目标，而其实现则要求卫生部门及社会各部门协调行动。"我国也在宪法中明确规定，维护全体公民的健康和提高各族人民的健康水平，是社会主义建设的重要任务之一。这些均说明健康是人们的基本权利，促进人群的健康是政府及相关部门所应承担的责任。社区卫生服务机构作为卫生部门的基层单位，在维护和促进人群健康的工作中起着举足轻重的作用。社区护士也应当学习和掌握相关知识，做好居民健康"守门人"。

对于健康的理解，应当注意以下两个方面内容。首先，健康是一个全方位的概念，包括生理健康、心理健康及社会适应能力良好。每一个人都是一个完整的整体，不应将其割裂成不同的部分。同样的，一个人的健康也应当是身体、精神的健康和社会适应完好状态，而不仅仅是不得病。基于这种理解，社区护士在工作中应当努力促进居民各方面健康水平的提高，而不仅仅将工作重点放在对躯体疾病的管理上。其次，从健康到疾病是一个连续变化的过程，即健康与疾病之间不存在明确的界限。真正绝对健康和极重度疾病的人在人群中都是极少数，绝大多数人是在两个极端之间的位置上不断地变化。换句话说，健康与疾病的状态是可以相互转化的。如果有适宜的干预，人们就能向更健康的水平发展，反之则可能向疾病的方向变化。因此，社区护士可以积极地采取健康教育、健康促进等干预措施，以便提高人群的健康水平。

（二）影响健康的因素

影响健康的因素种类繁多，基本可以归纳为以下 4 类。

1.行为和生活方式因素

行为和生活方式因素是指因自身不良行为和生活方式，直接或间接给健康带来的不利影响。

如冠心病、高血压、糖尿病等均与行为和生活方式有关。

(1)行为因素:行为是影响健康的重要因素,许多影响健康水平的因素都通过行为来起作用。因此,改变不良行为是健康教育的根本目标。按照行为对自身和他人健康状况的影响,健康相关行为可以分成促进健康的行为与危害健康的行为两种。促进健康行为指朝向健康或被健康结果所强化的基本行为,客观上有益于个体与群体的健康。促进健康行为可以分成基本健康行为、预警行为、保健行为、避开环境危险的行为和戒除不良嗜好5种。基本健康行为指日常生活中一系列有益于健康的基本行为。如平衡膳食、合理运动等。预警行为指预防事故发生和事故发生以后正确处置的行为,如交通安全、意外伤害的防护等。保健行为指正确合理地利用卫生保健服务,以维持身心健康的行为。例如,定期体检、患病后及时就诊、配合治疗等。避开环境危险的行为指主动地以积极或消极的方式避开环境危害的行为。例如,离开污染的环境、避免情绪剧烈波动等。戒除不良嗜好指戒除生活中对健康有危害的个人偏好,如吸烟、酗酒等。危害健康的行为是指偏离个人、他人乃至社会的健康期望,客观上不利于健康的行为。危险行为可以分成不良生活方式与习惯、致病行为模式、不良疾病行为和违反社会法律、道德的危害健康行为4种。不良生活方式是一组习以为常、对健康有害的行为习惯,常见的有高脂饮食、高盐饮食、缺乏锻炼等。这些不良生活方式与肥胖、心血管系统疾病、癌症和早亡等密切相关。致病行为模式是指导致特异性疾病发生的行为模式。常见的是A型行为模式和C型行为模式。A型行为模式是与冠心病密切相关的行为模式,其特征为高度的竞争性和进取心,易怒,具有攻击性。而C型行为模式是与肿瘤发生有关的行为模式,核心行为表现是情绪过分压抑和自我克制。疾病行为指个体从感知到自身有病到完全康复这一过程中所表现出的一系列行为,不良疾病行为多为疑病、讳疾忌医、不遵从医嘱等。违反社会法律、道德的危害健康行为,如吸毒、药物滥用、性乱等。

(2)生活方式:生活方式是一种特定的行为模式,是建立在文化、社会关系、个性特征和遗传等综合因素及基础上逐渐形成的稳定的生活习惯,包括饮食习惯、运动模式、卫生习惯等。生活方式对健康有巨大影响。有资料显示,只要有效控制不合理饮食、缺乏体育锻炼、吸烟、酗酒和滥用药物等不良生活方式,就能减少40%～70%的早死,1/3的急性残疾,2/3的慢性残疾。

2.环境因素

人的健康不仅仅包括个体的健康,还包括个体与环境的和谐相处。良好的环境可以增进健康水平,反之可能危害健康。一般环境可以分为内环境和外环境。内环境指机体的生理环境,受到遗传、行为和生活方式以及外环境因素的影响而不断变化。外环境则包括自然环境与社会环境。自然环境包括阳光、空气、水、气候等,是人类赖以生存和发展的物质基础,是健康的根本。良好的自然环境对于维持和促进健康具有重要意义。社会环境包括社会制度、法律、经济、文化、教育、人口、职业、民族等与社会生活相关的一切因素。这些因素对健康的影响主要通过影响个体的健康观念、健康行为来实现。

3.生物学因素

常见的生物学因素包括遗传因素、病原微生物以及个体的生物学特性。

(1)遗传因素:遗传因素主要影响了个体在某些疾病上的发病倾向。有些人由于遗传缺陷而在出生时即表现为某些先天遗传病,也有些人则由于某些基因的变化而更容易罹患某些慢性疾病,如高血压、糖尿病和肿瘤。

(2)病原微生物:病原微生物导致的感染曾经是引起人类死亡的主要原因,而随着社会的发展,生活方式因素对健康的影响越来越大。但是,在儿童和老年人中间,病原微生物导致的感染仍然十分常见。

(3)个人的生物学特征:个人的生物学特征包括年龄、性别、健康状态等。不同的生物学特征导致个体对疾病的易感性不同。例如,结核病在老人、儿童和体弱的人群中更容易发生。

4.健康服务因素

健康服务又称卫生保健服务,是维持和促进健康的重要因素。社区卫生服务机构就是提供卫生保健服务的重要部门。健康服务水平的高低直接影响到人群的健康水平。

(三)社区健康教育

1.社区健康教育的概念和目标

健康教育是通过有计划、有组织、有系统的社会和教育活动,促使人们自愿改变不良的健康行为和影响健康行为的相关因素,消除或减轻影响健康的危险因素,预防疾病,促进健康和提高生活质量。社区健康教育是在社区范围内,以家庭为单位,社区居民为对象,以促进居民健康为目标,有计划、有组织、有评价的健康教育活动。其目的是发动和引导社区居民树立健康意识,关心自身、家庭和社区的健康问题,积极参与社区健康教育活动,养成良好的卫生行为和生活方式,以提高自我保健能力和群体健康水平。

社区健康教育的目标是:①引导和促进社区人群健康和自我保护意识。②使居民学会基本的保健知识和技能。③促使居民养成有利于健康的行为和生活方式。④合理利用社区的保健服务资源。⑤减低和消除社区健康危险因素。健康教育的核心目标是促使个体或群体改变不健康的行为和生活方式。然而,改变行为和生活方式是一项艰巨而复杂的任务。很多不良行为受到社会习俗、文化背景、经济条件和卫生服务状况的影响。仅凭社区卫生服务人员一己之力是很难达到理想效果的。因此,真正的健康教育除了包括卫生宣传,还要提供改变不良行为所必需的条件以便促使个体、群体和社会的不良行为改变。因此,社区护士在工作中,除了要出色地完成健康教育讲座等卫生宣传工作,还要有意识地与社区中各种部门或组织合作,努力创造适宜的环境与完备的条件,以便提高健康教育的效果。

2.社区健康教育的重点对象及主要内容

社区健康教育是面对社区全体居民的,因此,社区健康教育的对象不仅仅包括患者群,还包括健康人群、高危人群及患者的家属和照顾者。

(1)健康人群:健康人群是社区中的主体人群,他们由各个年龄阶段的人群组成。对于这类人群,健康教育主要侧重于促进健康与预防疾病的知识与技能。目的是帮助他们保持健康、远离疾病。由于年龄段不同,各个群体的健康教育重点也不尽相同。儿童的主要健康教育内容包括生长发育的促进、常见病的预防、意外伤害的防治、健康生活习惯的建立等。成年人的主要健康教育内容包括良好生活习惯的维持、避免不良生活刺激、老年期疾病的早期预防、心理健康保健等。女性则还要增加生殖健康、围产期保健、更年期保健等。老年人的主要健康教育内容包括养生保健、老年期常见病的预防以及心理健康等。

(2)具有致病危险因素的高危人群:高危人群主要是指那些目前仍然健康,但本身存在某些致病的生物因素或不良行为及生活习惯的人群。这一类人群发生某些疾病的概率高于一般健康人群,如果希望减少疾病发生率,这类人群是干预的重点。对高危人群的健康教育重点依然是健康促进与疾病预防,但与高危因素有关的疾病预防应当作为首选教育内容。高危人群主要健康教育内容包括对危险因素的认识、控制与纠正。

(3)患者群:患者群包括各种急、慢性病患者。这类人群依据疾病的分期可以分为临床期患者、恢复期患者、残障期患者及临终患者。对前三期患者的健康教育重点是促进疾病的康复，主要健康教育内容是与疾病治疗和康复相关的知识与技能。临床期患者更侧重于与治疗相关的内容，恢复期及残障期患者更侧重于康复的内容。对于临终患者，健康教育重点是如何轻松地度过人生的最后阶段，主要健康教育内容包括正确认识死亡、情绪的宣泄与支持等。

(4)患者的家属和照顾者：患者家属和照顾者与患者长期生活在一起，一方面他们可能是同类疾病的高危人群，另一方面长期的照顾工作给他们带来了巨大的生理和心理压力，因此对他们的健康教育也十分必要。对于这类人群，健康教育的重点是提供给他们足够的照顾技巧以及自我保健知识。主要健康教育内容包括疾病监测技能、家庭护理技巧以及自我保健知识等。

3.社区医护人员的健康教育职责

健康教育是社区医护人员向社区居民提供社区卫生服务的一项重要手段，社区医护人员是社区健康教育的主要实施者，其具体任务如下。

(1)做好辖区内的社区诊断，掌握影响社区居民健康的主要问题。

(2)依据市、区健康教育规划和计划要求，结合本社区的主要健康问题，制订社区健康教育工作计划和实施方案。

(3)普及健康知识，提高社区居民健康知识水平，办好社区健康教育宣传。

(4)针对社区不同人群，特别是老人、妇女、儿童、残疾人等重点人群，结合社区卫生服务，组织实施多种形式的健康教育活动。

(5)负责社区疾病预防控制的健康教育，针对社区主要危险因素，对个体和群体进行综合干预。

(6)对社区居民进行生活指导，引导社区居民建立科学、文明、健康的生活方式。

(7)对社区健康教育效果进行评价。

(8)指导辖区学校、医院、厂矿、企业、公共场所的健康教育工作。

二、健康教育计划的制订

健康教育计划是社区卫生服务人员根据实际情况，通过科学的预测和决策，制定出的在未来一定时期内所要达到的健康教育目标以及实现这一目标的方法、途径的规划表。同时，健康教育计划也应当是质量控制的标尺和效果评价的依据。制订健康教育计划的步骤与护理程序的实施步骤相仿，包括需求评估、确认问题、制定目标、制订计划与评价标准。

(一)健康教育需求评估

社区健康教育需求评估是社区护士通过各种方式收集有关教育对象和教育环境的资料，并对此进行分析，了解教育对象对健康教育的需求，为健康教育诊断提供依据。当社区护士希望在一个社区开展健康教育工作之前，一般需要进行以下两个方面的评估。

1.教育对象的评估

在社区中，健康教育的对象可以是人群、小组或个人。对教育对象进行评估的主要目的是掌握教育对象的一般状况、各种健康问题及相对应的各种危险因素的发生率、分布、频率、强度，并了解教育对象的学习能力、学习态度和动机等。教育对象的一般状况包括年龄分布、性别构成、职业状况、受教育程度、家庭经济条件以及一般的生活习惯等，这部分资料可以通过问卷调查的方式获得。健康问题与危险因素则可以通过健康体检和相关因素调查来获得。学习能力可以通过观察、测量、考核等方式确定，学习态度和动机可以通过访谈、问卷调查等方式进行考察。

除了上述常用指标外，在对社区人群进行评估时，还可以调查居民对健康知识的了解程度、对相关信息的信任程度以及健康相关行为实施情况。例如，社区护士希望将高血压的防治作为下一步的健康教育内容，则可以通过访谈或调查问卷的方式了解社区居民是否了解高血压防治的相关知识，他们是否相信自己可以控制高血压，他们是否愿意通过改变自己的生活方式来防治高血压，他们实际的生活方式是什么样的等问题。通过对居民健康知识、健康信念和健康行为现状的评估，还可以发现他们真正的健康教育需求，为进一步开展健康教育工作做好准备。

2.社区环境评估

主要是指对社区的社会环境进行评估，以此了解居民的生产生活环境及可能存在的健康风险。一般包括两方面内容：①社区物理环境，常用的有明确社区边界范围；医疗保健服务地点距离居民居住地的远近，提供的服务是否及时；自然环境是否适宜居住，有无污染源或危险环境；人工建筑是否与自然环境协调，是否会威胁社区安全等。②人文社会环境，主要包括各种社会系统，如保健系统、福利系统、教育系统、经济系统、宗教系统、娱乐系统、沟通系统、安全与运输系统等。

单独依靠社区护士一般难以进行全面详细的社区环境评估，此时就需要借助社区内的其他资源，如居委会、业主委员会等机构，通过它们的协助了解社区基本的生活设施、卫生条件、交通状况及周边单位的性质等。社区护士通过分析获得的信息，可以发现社区内的健康风险并提供相应的健康指导。例如，通过环境评估，社区护士发现某小区有大量建设年代久远的楼房，走廊内的照明条件较差而且楼梯较陡，而在其中又居住了大量离退休老人。通过分析，护士认为这些老人发生跌落伤的可能性高于其他地区的老人，因此，在对这些老人进行合理运动的健康教育时，可以适当增加一些改善关节灵活性的运动方法，以减少老人发生跌落伤的概率。

社区护士在进行健康教育需求评估时，需要注意的问题是，所谓的健康教育需求，并不仅仅指社区居民主动提出希望了解的健康知识，还包括一些隐性的健康教育需求，即通过调查分析所发现的健康问题或健康风险。

(二)确认优先进行健康教育的问题

社区护士通过社区健康教育需求评估，常常会发现社区的需求是多方面的，此时就需要明确优先进行健康教育的问题。它应当是社区居民最迫切需要的，并且教育效果最为明显的问题。确认优先问题的基本原则如下。

1.依据对社区居民健康威胁的严重程度选择

优先选择致残致死率高者进行健康教育；优先选择发病率高者进行健康教育；优先选择相关危险因素影响面大者进行健康教育；优先选择与疾病转归结局有密切联系的内容进行健康教育。以本章开始案例中的社区为例，该社区经过评估，发现社区居民高血压患病率为25%，冠心病为13%，高血脂为11%，糖尿病为10%，脑卒中为3%。在这5类疾病中直接致残致死的疾病应当为糖尿病和脑卒中，但发病率最高者却是高血压，而且与另外几种疾病之间又有一定的联系，因此可以将高血压定为需要优先选择的健康教育问题。

2.依据危险因素的可干预性选择

优先选择明确的致病因素进行健康教育；优先选择可测量可定量评价的项目进行健康教育；优先选择可以预防控制、有明确健康效益的项目进行健康教育；优先选择社区居民能够接受、操作简便的项目进行健康教育。以我国老年人群常见的慢性病为例，高血压、冠心病、高血脂、糖尿病都与肥胖有密切联系，已有的大量研究资料都证实了肥胖与这些疾病的关系。此外，肥胖程度的变化可以通过测量身高体重和腰围等方法进行定量评价，因此，可以选择控制体重作为优先选择的健康教育内容。控制体重的方法有很多，最为简便易行的方法就是改变饮食习惯与适度运动，所以社区护士可以选择从这两方面内容开始进行健康教育活动。

3.按照成本-效益估计选择

优先选择能用最低成本达到最大的效果的项目进行健康教育。

4.分析主客观因素选择

优先选择居民最迫切希望了解而且外部客观环境较为理想的项目进行健康教育。

（三）制定健康教育目标

任何一个健康教育计划都必须有明确的目标，这是计划实施和效果评价的依据，如果目标制定不当，将直接影响健康教育计划的执行效果。

1.计划的总体目标

总体目标是计划希望达到的最终结果，是总体上的努力方向。如社区糖尿病管理的总体目标可以是“人人保持正常血糖”。这个目标一般较为宏观，需要长时间的努力才能达到，有时计划制订者本人并不能看到其实现，但正是因为总体目标的存在，可以使健康教育工作具有连续性和明确的方向。

2.计划的具体目标

具体目标是为实现总体目标而设计的具体、量化的指标。其基本要求是具体、可测量、可完成、可信并有时间限制。在实际工作中，经常出现的问题是目标不具体，如“通过健康教育使居民改变不良生活习惯”，这个目标就过于笼统。目标不具体的直接表现就是目标的可测量性较差。例如，在上述目标中，不良生活习惯的改变就难以测量。此外，可完成和可信也是容易受到忽视的方面。以某社区糖尿病干预计划为例，其目标是“通过一年的健康教育，降低该社区糖尿病患者的死亡率和并发症的发生率与致残率。”在这个目标中，降低糖尿病患者的死亡率与致残率已经属于三级预防的目标，单纯依靠社区医疗力量已经无法达到。另一方面，降低并发症的发生率虽然属于二级预防目标，但也不是仅仅依靠安排十几次讲座就可以达到的，而是需要综合运用讲座、社区护士个体化咨询、患者同伴教育等手段来完成的。因此，一个良好的具体目标应当可以回答“对谁？将实现什么变化？在多长时间之内实现这种变化？在什么范围内实现这种变化？变化程度多大？如何测量这种变化？”例如，“通过 1 年的健康教育，使社区内体质指数超过28 的老年人中有 30％体质指数下降到 24 以内”就是一个较好的具体目标的例子。在这个目标中明确回答了对谁（体质指数超过 28 的老年人），实现什么变化（体质指数控制在 24 以内），在多长时间之内实现这种变化（1 年），在什么范围内实现这种变化（社区内），变化程度多大（30％的目标老人）等问题；对于如何测量的问题则可以在计划中详细阐述。

（四）制订健康教育计划

当健康教育目标确定以后，就需要制订健康教育计划了，其目的是准确地阐明健康教育的内容，即确定具体培训哪些内容，给予多少知识和技能以及如何培训这些技能。健康教育计划的制订主要是通过任务分析的方法来完成。

1.任务分析

设计健康教育的具体内容，首先应对教育对象所要完成的任务进行分解剖析，从分解后的每一部分任务中去寻找需要进行教育的具体内容。其基本原则就是把每一项工作看成是由一系列任务组成的，每一个任务包含不同的子任务，每个子任务的执行都需要一定的能力和技能，而这些能力与技能就是需要进行健康教育的内容。换而言之，健康教育的实质就是培训那些为完成任务所必须具备的知识、态度、交流技能、操作技能和决策技能，而后三者又可以看作为行为技能（图 15-1）。

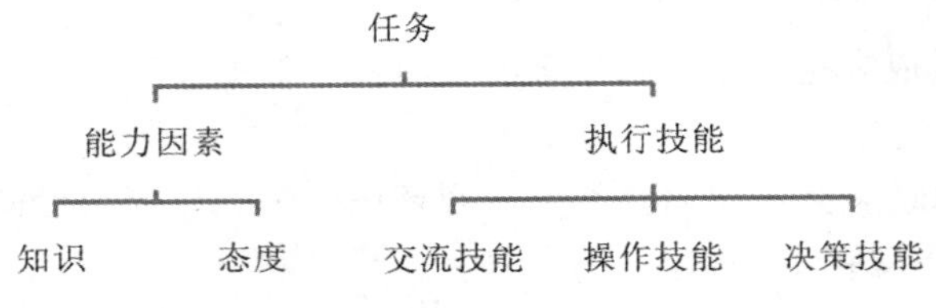

图 15-1 任务分析图示

下面以对社区糖耐量受损人群进行健康教育为例进行任务分析和确定健康教育内容的示例。

依据《中国糖尿病防治指南》中的要求，为减少糖耐量受损人群糖尿病的发生率，需要完成的任务包括重点人群筛查、生活方式干预和药物干预。其中，生活方式干预这一任务又包含下列子任务：使体质指数达到或接近 24，或体重减少 5%～7%；减少每天总热量为 1 674～2 093 kJ（400～500 kcal）；饱和脂肪酸摄入占总脂肪酸摄入的 30%以下；体力活动增加到每周 250～300 min。根据任务分析可以确定培训内容。

(1)知识：体质指数的定义；食物的热量和饱和脂肪酸的含量；食物烹调方法对热量摄入的影响；有益于减少热量摄入和饱和脂肪酸摄入的食品；体力活动的定义。

(2)态度：相信减低体质指数可以降低糖尿病的发生率；认为可以通过调整饮食和适度运动来控制体重；相信自己可以改变以往的生活习惯。

(3)交流技能：能够向医护人员描述自己目前的生活习惯；能够与同伴交流改变不良健康行为的好处；能够正确寻求医护人员的协助。

(4)操作技能：学会/掌握正确的体重称量方法；正确的食物烹调方法；正确的运动方法。

(5)决策技能：正确选择低热量、低饱和脂肪酸的食品；正确选择适宜的运动；合理安排每天运动时间以便长期坚持。

如果觉得这样的分析还是较为笼统，可以进一步分析子任务的子任务，如在上述例子中可以再进一步分析“饱和脂肪酸摄入占总脂肪酸摄入的 30%以下”这个子任务所需要的能力因素和技能因素，以便使健康教育的内容更为具体化。

2.选择评价方法

通过任务分析得出教育内容之后，可以根据需要培训的内容选择评价方法。知识性的内容可以通过让社区居民复述、解释、判断正误及举例说明的方法来评价其对知识的掌握程度。态度方面的内容可以通过访谈、观察等方法进行评价。交流技能可以通过实例示范或访谈的方法来评价。操作技能可以通过让居民实际操作演示的方法评价。决策技能则可以通过观察、示范、判断正误的方法来评价。

3.完成健康教育计划

明确的健康教育计划可以帮助社区护士准备教学内容、用具以及合理安排时间及准备评价用具，同时还可以使不同的护士在进行相同的健康教育内容时保持一致。

三、社区健康教育方法与技巧

所谓“工欲善其事，必先利其器”，要想获得良好的健康教育效果，必须合理选择教育方法。在社区中进行健康教育可以针对个人、家庭和群体，采取多种多样的方法。社区护士常用的健康教育方法有健康教育专题讲座、健康咨询、发放健康教育宣传材料等。社区护理人员掌握健康教育的基本方法和技能，将大大促进社区卫生服务中健康教育的开展，不断提高为社区居民健康服务的水平。

(一)健康教育专题讲座

健康教育专题讲座是专业人员就某一专题向社区的相关人群进行理念、知识、方法、技能等的传授。如糖尿病患者的饮食治疗、高血压患者的家庭用药指导等。在健康教育专题讲座中可能用到的方法和技巧主要有讲授、提问与讨论、角色扮演与案例分析、示教与反示教等。在具体实践过程中，社区护士可以根据教育对象的特点和教育内容的不同，综合选择这些技巧和方法。

1.讲授

讲授适用于传授知识，是最常用的教育方法，常常用来传授机制、定义或概念性的知识等，用其他方法不容易表达清楚，必须使用讲解、逻辑推理等方法方能阐明的部分。社区健康教育中的讲授最好能满足短小精悍、重点突出、直观生动的特点。

(1)短小精悍：是指讲座规模与讲座时间不宜过大过长。一般社区健康教育活动每次人数不超过30个，这样有利于护士和听课者之间的互动，能够提高居民听课的兴趣，也有利于护士观察居民的反应。每次讲授的时间也不要过长，最好不要超过 2 h，一般以 30～60 min 为宜。一般成年人注意力集中的时间大约在 1 h，过长的时间容易引起听课者的疲劳，降低讲授效果。

(2)重点突出：在制订健康教育计划时，应当明确所讲的核心知识点是什么。所谓核心知识点，就是在任务分析中确定的为了达到目标所必须掌握的各种知识与技能。讲授时要给重点内容留出充分的讲授时间，以保证居民可以充分理解所讲的内容。需要的话还可以结合其他的方法反复强调或解释重点内容。

(3)直观生动：讲授时选用的教具以直观教具为宜，如挂图、模型等。直观的教具可以加深居民的理解，提高讲授效果。讲课的语言则应当生动鲜活。用居民可以理解的生活用语代替专业用词，用居民身边的例子代替枯燥的说教的方式可以起到提高讲授效果的作用。

以讲解高血压的监测为例，可以先用小区里高血压患者发生的危险情况作为开端，吸引居民关注高血压的危害性。接下来讲解什么是高血压，此时注意用“高压”“低压”代替“收缩压”“舒张压”这样的专业术语。接下来就是有关血压监测的意义和方法的讲解，这应当是这一次课的重点，至少要将一半以上的时间留给这部分内容。此外，还可以辅助以常用的血压监测仪器的实物或照片，以便加深居民的印象。

讲授时容易出现的问题是护士单方面向居民灌输知识，此时教育效果不如启发居民学习的动机、与居民产生双向互动的效果好。在上面的例子里，讲授开始时使用的实际例子就是启发居民学习动机的方法，而在讲解血压测量的方法时，还可以向居民提问或请居民协助做示范，这种互动既可以提高居民的学习兴趣，又可以改善居民的注意力，提高讲课效果。

2.提问与讨论

提问和讨论是鼓励居民参与到健康教育互动中来的最常用的方法。一般由护士提出希望大家回答或讨论的问题，然后通过居民的反馈或讨论来了解其对相关内容的认知程度、态度或其他相关技能的掌握程度。提问既可以用于讲授或讨论前的评估，也可以用于健康教育后的评价手段。而讨论则可以通过居民之间的互相交流、互相启发，起到调动居民学习积极性、丰富教学内容、提高教学效果的作用。提问和讨论适用于培训知识、态度、交流技能、决策技能，是使用广泛的健康教育方法。

(1)提问的要点：①问题应当是经过精心准备的，或者能够激发学习兴趣，或者可以开启思路，或者用于评估或评价。②提问之后要给居民留有充分的时间进行思考和反馈，让听众有时间消化问题才能强化认识、加深思考，问题与答案连接过分紧密会降低提问的效果。③当居民对问题进行反馈或讨论时，不要急于评价正确与否，应当为居民提供充分发表自己意见的机会。过快地对居民的看法进行评价容易打消其思考和表达的积极性，对以后类似的活动造成阻碍。④不要过度使用提问。每一次提问都可以吸引居民的注意力，提高他们听课的兴奋性，但过度使用会导致听众疲劳，减弱教育效果。

(2)讨论的要点：①控制分组讨论的人数。如果希望讨论气氛热烈、每个人都能够发表看法，则应控制每组讨论人数以 5～6 人为宜，最多不要超过 15 人。②明确需要讨论的内容。要提前充分准备，对需要讨论的内容和中间可能出现的问题要做到心中有数，以便控制讨论的节奏与方向。③讨论的时间要充分。根据讨论内容决定讨论时间，一般需要 5～10 min。这样才能保证每个人都能有时间思考和表达。④护士在讨论中起到主持的作用。由护士根据讨论的内容和预期的目的来引导讨论的方向与节奏，同时可以做记录。注意在讨论过程中也不要评价居民反映正确与否，以防阻碍讨论的进行。⑤在讨论结束后要及时总结。每一次讨论都有其预期的目的。如果是评估，则在讨论后要将评估的结果予以小结；如果是评价，则在讨论后应当对居民的反应予以评判，说明其对知识或技能的掌握程度如何，应当如何保持或改进。

以促进母乳喂养的健康教育为例，在开始课程之前可以先提问，“请各位妈妈们都说说你们现在用的是哪种喂养方法呀？为什么你们愿意使用这种方法喂养孩子呢？”这是对喂养现状的评估。根据评估结果，护士可以讲授母乳喂养与人工喂养相比所具有的优点。之后，可以组织妈妈们讨论：目前导致她们不愿意母乳喂养的原因是什么？那些选择了母乳喂养的妈妈是如何克服这些困难的？此时应当鼓励听众踊跃表达自己的看法，护士仅仅起到记录和鼓励所有人都发言的作用。在讨论之后护士还应当总结大家的意见，针对干扰母乳喂养的因素提出一些解决的方法或建议。整体时间控制在 1 h 左右，根据参加人数，保证讨论时间不少于 5 min。

3.角色扮演与案例分析

角色扮演是一种独特的教学方法，它主要用于改善态度和交流技能，培训决策技能时也可以使用这种方法。而案例分析主要用于培训决策技能和解决问题的方法。这两种方法有很多相似的地方，在实际工作中有时会混合使用。为完成一次角色扮演或案例分析，一般经过下列几个步骤。

(1)编写脚本或案例：编写的内容必须与教育内容密切相关，同时应当具有典型的背景、人物、人物关系。为提高教育效果，可以准备正反两个脚本，或者可以选择社区中实际发生的案例进行改编。

(2)组织角色扮演或案例分析：首先，确定角色时本着自愿的原则，决不能强迫。接下来护士需要给表演者解释剧情和各自扮演的角色的特点，保证其能够按照角色的特点表演。之后向观众解释他们需要观察的内容。整体表演时间以 5～10 min 为宜，过于冗长会令人厌烦。表演结束后，护士可以提问观众对表演的反应，或者请扮演者陈述自己的感受，最后进行小结。组织案例分析的过程一般包括介绍案例、讨论案例、汇报与总结 3 个步骤，与分组讨论的方法相似，在此不再加以赘述。

4.示教与反示教

要达到最好的教育效果，必须同时提供给受教育者听、看和动手实践的机会，示教与反示教就是这样一种教育方法。所谓示教与反示教是指由教育者为教育对象演示一个完整程序及正规的操作步骤，然后由教育对象在教育者的帮助指导下重复这一正确操作的全过程。示教与反示教是培训操作技能的最重要的方法。在进行示教与反示教时应当注意以下几个问题。

(1)充分准备：教育者在进行示教前必须对所示教的内容有充分了解。以示教血压测量为例，护士不但要能够正确进行血压测量的步骤，还要对血压测量过程中容易出现的问题和需要注意的地方有深刻认识，这样在示范的时候才能够既准确又有针对性。此外，在社区开展的健康教育活动一定要立足于居民实际生活情景。还以测量血压为例，护士不但要能够正确使用水银血压计，还要能够使用家庭中常见的电子血压计。因此在准备教具的时候，不能仅仅准备医院里常见的，更应当准备家庭中常见的用具。还要注意的是，为保证练习效果，需要准备数量充足的教具，以便每个受教育者都有机会练习。

(2)分解示范：对居民不太熟悉的各种操作，尤其是较为复杂的操作，或者教育对象是年纪较大的老人，应当把整个操作过程分解成一个个简单的步骤，让受教育者掌握每一个分解步骤之后，再连贯操作。护士可以先连贯地将操作过程示范一次，然后分解示范每一个步骤，并同时讲解每个步骤的操作要点，最后再连贯示范全过程一次。

(3)指导反示教：在护士讲解和示范完毕后，应当让居民进行反示教，即练习。当居民在反示教的过程中，护士需要仔细观察居民每一个步骤是否正确，及时给予指导或纠正。首先可以让居民对每一个步骤单独练习，当每一个步骤都正确无误之后，则开始连贯地进行全部操作的反示教，此时主要是增加受教育者的熟练度。

(二)健康咨询

咨询就是通过帮助咨询对象分析明确他们的问题和提供正确的信息，帮助咨询对象自己做出正确的决定。健康咨询则是围绕健康问题展开的咨询。作为健康教育的形式之一，社区护士进行的健康咨询常常是一对一、面对面的咨询，此时护士不但要有丰富的医学护理知识，还要能够正确运用人际交流技巧。

1.健康咨询的基本步骤

健康咨询有 6 个基本步骤，而每一步骤又都需要不同的交流技能，各步骤间是相互衔接并需要不断地反复循环使用于咨询过程中。

(1)问候：咨询中的问候不是一般的寒暄，而是与咨询对象建立良好关系的关键性开始，特别是初次见面时的问候。护士不仅要衣着整洁、热情、大方，还要态度真诚。此时，要合理运用语言与非语言沟通技巧，尤其是非语言沟通技巧，让居民产生亲切和信任的感觉，这样才会将自己的真实问题告诉护士。需要注意的是，护士不要将自己的情绪带进咨询过程中，在整个咨询过程中都应该保持积极、宽容的心态，这样才能使健康咨询顺利进行。

(2)询问：询问先从一般性问题问起，逐渐深入到问题的本质。此时宜多使用开放性问题。如“今天感觉如何？”“这两天血糖控制得如何？”在交谈中，护士要认真倾听，不要随便打断对方的讲话，以免导致其不能充分表达自己的问题。当居民提出问题之后，护士还要注意自己的反应，应当以正面、积极的反应为主，尽量不要简单评价对与错。

例如，一名新近诊断为糖尿病的老人对护士倾诉："自从诊断为糖尿病以后，我就什么都不敢吃了。以前我一顿可以吃四两米饭，现在最多吃一两，饿的我好难受！"护士适宜的反应可以是："是呀，饭量从一顿四两一下子减到一顿一两，这样恐怕谁都难以适应。可是糖尿病患者也可以吃饱呀。您如果有时间的话，我就给您说说怎么才能吃得饱又不会影响血糖，好不好？"在这段话中，护士首先理解了患者的感受，让他感觉到自己被接纳，之后又提出建议，进而引导患者学习食品交换份法。如果护士说的是："谁让您什么都不吃的？糖尿病患者也不是什么都不能吃呀？来，我给您说说怎么吃。"与上一种方式相比，护士这样的表达会让对方感到自己的行为受到了否定，这种情况下，护士即便给患者讲解，也不容易引起对方的共鸣。

(3)讲解基本知识及方法：讲述和介绍一些基本知识与技能需要利用健康教育的手段。但由于此时教育对象比较单一，常常就只有 1 个居民在听，因而要针对前来咨询的人的具体情况给予讲解，做到有的放矢。例如，有位居民前来询问母乳喂养的方法，护士就可以不必从母乳喂养的优点谈起，而是直接介绍母乳喂养的具体方法。常用的教育手段可参见前面健康教育方法的介绍。

(4)帮助咨询对象做出合理的选择：咨询是帮助咨询对象做出选择，而不是强迫和劝告。这是护士在进行健康咨询中需要注意的重要问题。作为专业人士，护士常常会下意识地认为自己的建议都是正确的，因而忽略了居民才是真正最了解自己生活的人。要知道，一个人如果不是自觉自愿地做出改变，那么即便是暂时发生的改变，也无法持续很久。在社区健康教育与咨询的内容中，改变生活方式的内容占了很大的比重。对这一类的知识，如果居民不是发自内心的认可接受的话，是很难真正持久地改变自己的习惯的。因而，护士此时要做的是，客观地从各个方面为居民分析利弊，最终让居民自己做出决定。当然，护士此时可以有一定的倾向性。例如，一名高血压患者对是否有必要每天监测血压有疑问，则护士可以向其介绍监测血压的重要性，同时询问是什么原因使他觉得不需要每天监测，然后针对这些原因提出解决的方法。如果最终居民还是没有接受建议，护士也不应该批评对方，而是可以通过主动为其测量血压的方法来完成血压监测。

(5)解释如何使用这些方法：如果希望知识真正转化为行为，则如何运用知识是很重要的问题。同样的，在健康咨询中护士除了讲解基本知识以外，还需要教导居民如何运用这些知识。尤其需要注意的是，知识的运用方法一定要符合居民本身的实际情况。如介绍家庭消毒方法时，应当以家庭内已有的设施为基础，如蒸煮、微波消毒、阳光暴晒等，而不一定非要使用消毒柜。只有符合居民实际条件又简便易行的方法才最容易被居民接受。

(6)接受反馈：接受反馈实际上发生在咨询的每一个步骤当中，每当护士讲解时或讲解后应当注意倾听和观察居民的反应。根据对方的反馈调整下一步要咨询的内容。例如，某位老人因为血压一直控制不稳定前来咨询，经询问，他一直没有改善饮食习惯。于是，护士开始向其讲解高血压患者饮食调节的方法，可是老人表示对此已经很熟悉，并且能够准确说出具体方法。此时护士就应当及时调整咨询方向，转而询问究竟是什么原因使老人无法改善饮食习惯，进而提出相应的解决方案。此外，对咨询对象的随访与追踪也是接受反馈的方法之一，尤其是慢性病管理中，长期连续的追踪有利于调节咨询方案，以便更好地为居民服务。

2.健康咨询的特点

成功而有效的咨询往往具有以下特点，也是护士在健康咨询中需要遵循的。

(1)良好的人际关系：信任是良好人际关系的基础，成功的健康咨询也是以信任为基础的。

为建立良好的人际关系，护士必须合理运用沟通技巧，从初次见面开始就发展出相互信任和接纳的关系。

(2)宽松的沟通氛围：在健康咨询中应当允许居民充分地表达自己的意见，无论其问题如何，护士都应该保持着开放与接纳的态度，让对方感到无论自己有什么问题都不会被批评否定。此外，护士的咨询建议也不应该是强迫对方必须执行的，而是充分尊重居民的选择权，由居民自己做决定。开放宽松的沟通氛围有利于咨询的顺利进行。

(3)准确地发现问题：发现问题是解决问题的基础。社区护士在健康咨询中要保持一颗敏感的心，要能对居民的情况感同身受，这样才能准确发现对方的问题。尤其是对于一些隐藏的问题，可能居民本人也说不清楚，这时就需要护士利用专业技能来帮助居民分析和确认问题了。如一位脑卒中患者的家属告诉护士该患者不配合康复。评估后护士发现，一方面这名患者十分迫切地希望康复，另一方面又总是不愿意进行训练。为找出问题所在，护士连续几天上门为患者进行康复训练，还亲自为其进行示范。最终发现，原来家属使用的一些辅助器械与患者的身体不相称，导致患者在使用过程中肢体疼痛，而他本人语言表达又有困难，无法与家属沟通，最后只好选择抵制康复训练的方法来表达。在这个例子中，正是由于护士能够亲自尝试患者的训练过程，才发现了问题。因而，切实体验居民的感受是发现问题的关键。

(4)合理建议：健康咨询的建议应当是针对咨询对象的实际情况、能够确实解决其问题而又简便易行的方法。千篇一律、笼统模糊的建议是难以被接受的，只有结合实际情况、可操作性强的建议才会受到居民的欢迎。如在有关均衡膳食的咨询中，说明每天应当摄入多少热量、蛋白质、脂肪、糖不算好的建议，只有把这些数字转化成相当于多少菜、多少饭、几个鸡蛋、几两肉这样具体的食物时，才是真正解决问题的建议。

(5)保密：由于健康咨询与居民的生活密切相关，因而可能会涉及一些个人隐私问题，所以护士一定要注意遵守保密原则，不可以把居民的情况随便告诉给其他人。这是建立信任的基础。

(三)健康教育资料的设计制作

在进行健康教育时，如何选择和制定合适的教育资料是一项关键性的工作。在社区工作中，除了利用现有的健康教育资料以节省时间和经费外，很多情况下需要制作新的材料。制作健康教育资料应当注意以下的问题。

1.正确选择健康教育资料的媒介

按照媒介的特性不同，教育资料可以分成印刷类媒介和电子类媒介两大类型。基于制作简便、费用低廉的优点，印刷类媒介是最常见的类型。所谓印刷类媒介，就是一般所说的文字性资料，常见的有标语、宣传册或宣传单、宣传画等。其主要的优点是可以让居民享有阅读的主动权，不会产生强迫对方接受的感觉。此外便于保存也是印刷类媒介的一大优点。但由于阅读的主动权在居民手中，为提高阅读兴趣和效果，社区护士需要结合社区居民的特点及需求制作宣传资料，以保证受众的范围。相比较而言，电子媒介，也就是所谓的视听性资料，受众面就比较广，而且传播迅速、生动逼真，因而成为现代社会广为使用的传播手段。但其缺点是需要专业人员制作、费用高昂，因而在一般社区内的小型健康教育中并不经常使用。

2.合理安排健康教育资料的内容和形式

电子媒介的健康教育资料制作过程比较复杂，专业性强，因此通常不是由社区护士制作完成。此处仅介绍印刷类媒介的设计制作。

(1)标语：是最简练和最富有宣传性的一种健康教育形式。为吸引居民的注意，标语应当颜色鲜艳、字体醒目。而标语的内容则应当言简意赅而又具有鼓动性。例如,在小区门口张贴黄底红字的大标语“每天运动一小时,健康长寿过百岁”。要注意的是,由于字数有限,标语最主要的目的就是要告诉居民该做什么。如果还有空间,则可以说明为什么这么做以及如何去做。如“均衡饮食好”就说明了要求做什么。而“均衡饮食保健康”则说明了做什么和为什么这么做。“膳食宝塔为基础,均衡饮食保健康”中则包含了全部3个方面的信息。

(2)宣传册或宣传单:是印刷类宣传品中最常用而效果较好的一种。一般适用于内容较多、文字较长的情况。宣传单(册)常常被作为讲座的辅助资料,因而内容应当与讲座密切相关,既可以是讲座重点内容的总结或再现,也可以是讲座内容的补充。例如,讲解糖尿病食品交换份法时,宣传册的内容可以是食品交换份法的具体操作步骤,也可以是常见食物的食品交换份值。在形式方面,图文并茂的宣传单(册)更容易吸引居民的学习兴趣。制作出的宣传单(册)文字与纸张的对比应当强烈,字体应当清晰、大小适中,方便居民,尤其是老年人阅读。

(3)宣传画:是利用直观形象的方式进行健康教育,而且不受文化水平的影响,突破文字和语言的限制,是社区居民喜闻乐见的宣传方式。好的宣传画应当主题突出、色彩鲜明、清晰易懂。如果要配以文字,则注意不可喧宾夺主。

(赵迎春)

第二节　社区居民健康档案

健康档案是社区卫生机构和乡村卫生院为城乡居民提供社区卫生服务过程中的规范记录,是以居民个人健康为核心、家庭为单位、社区为范围,贯穿整个生命过程、涵盖各种健康相关因素的系统化文件记录。是居民享有均等化公共卫生服务的重要体现,也为各级政府及卫生行政部门制定卫生服务政策提供重要的参考依据。基层医务人员以健康档案为载体,为城乡居民提供连续、综合、适宜、经济的公共卫生服务和基本医疗卫生服务。

一、居民健康档案的建立及内容

(一)建立居民健康档案的意义

居民健康档案是开展基本公共卫生服务和基本医疗服务的重要记录资料,在保证服务质量、科研教学等方面均有十分重要的作用,其意义在于以下方面。

(1)掌握居民一般状况,包括健康水平、危险因素、家庭问题以及可以利用的家庭和社区资源;为制订治疗方案、预防保健计划提供依据。

(2)及时汇总医疗卫生服务信息、更新健康档案,动态记录居民健康状况评价居民、家庭健康状况。

(3)评价社区卫生服务质量和技术水平的工具之一。

(4)系统而规范的居民健康档案为医学教学、科研提供实践依据。

(二)居民健康档案的建立方法

1.建档对象

以辖区内常住居民,包括居住半年以上的户籍及非户籍居民,以0～6岁儿童、孕产妇、老年人、慢性病患者和重性精神疾病患者等人群为重点。

2.建档方法

为居民建立健康档案的方法很多，入户建档是常用的方法，尤其是为上班族建档，但更应该充分利用各种机会首先为重点人群建立健康档案。比如辖区居民到乡镇卫生院、村卫生室、社区卫生服务中心(站)接受服务时，或通过入户服务(调查)、疾病筛查、健康体检时等，应及时宣传建档的意义，并为之建立健康档案。

3.建档原则

首先应以政策引导、居民自愿为原则，其次要突出重点、循序渐进。优先为老年人、慢性病患者、孕产妇、0～6 岁儿童等建立健康档案。建档时更应资源整合、信息共享，以基层医疗卫生机构为基础，充分利用辖区相关资源，共建、共享居民健康档案信息，逐步实现电子信息化。

4.建档流程

居民在利用社区卫生服务常规门诊时建立健康档案，并进行建档后的第一次健康体检。

(三)居民健康档案的内容

在我国，健康档案内容分成 3 个部分，即居民健康档案、家庭健康档案、社区健康档案。从下面案例中可以了解到居民健康档案、家庭健康档案内容。规范的健康档案应包括以下基本内容。

1.居民健康档案

个人健康档案的内容包括个人基本信息、健康体检、重点人群健康管理记录和其他医疗卫生服务记录。

(1)个人基本情况。①人口学资料：姓名、年龄、性别、住址、电话、受教育程度、职业、婚姻、种族、经济状况、身份证号、医疗保险号等。②健康行为资料：吸烟、饮酒、饮食习惯、运动、就医行为等。③临床资料：疾病史、心理状况和家族史等基础信息。

(2)健康体检：周期性健康体检，含一般物理检查及部分辅助检查项目，了解健康状况，进行健康评价，目的是早期发现常见的疾病及危险因素及时采取防治措施，提高生活质量。

(3)重点人群健康管理：包括国家基本公共卫生服务项目要求的 0～6 岁儿童、孕产妇、老年人、慢性病和重性精神疾病患者等各类重点人群的健康管理记录。

(4)其他医疗卫生服务记录：包括上述记录之外的其他诊疗、会诊、转诊记录等。

总之与居民健康管理有关的资料均应归入居民健康档案中，如非药物干预记录、老年自理评估记录、老年居家环境安全评估记录等均应归入居民健康档案中。

2.家庭健康档案

家庭健康档案是以家庭为单位，记录其家庭成员和家庭整体有关健康基本状况、疾病动态、预防保健服务利用情况的系统资料。

家庭健康档案包括家庭基本资料、家系图、家庭生活周期、家庭主要问题目录、问题描述等。

(1)家庭基本资料：包括家庭住址、电话、人数及家庭其他成员基本信息，与户主关系，按照年龄大小依次填写。

(2)家系图：以绘图的方式表示家庭结构及各成员的关系、健康状况等，是简单明了的家庭评价综合资料。

(3)家庭生活周期：从建立家庭至家庭成员死亡，通常家庭生活经过 8 个阶段，每个阶段包含了正常和可预见的转变，但还会遇见不可预见的危机，如夭折、离婚、失业、患上慢性病等，因此会使家庭生活的阶段发生变异，如离婚、再婚，独生子女离家上学、工作使家庭立即进入空巢家庭等。

(4)家庭主要问题目录:记录家庭生活周期各个阶段存在或发生的重大生活压力事件。记载家庭生活压力事件及危机的发生日期、问题。按发生的年代顺序逐一编号记录。

3.社区健康档案

社区健康档案是以社区为基础的卫生保健服务的必备工具,是了解社区卫生工作状况、确定社区中主要健康问题及制订卫生保健计划的重要资料。

通过居民卫生调查、现场调查和现有资料收集等方法记录反映社区主要环境特征、影响居民健康问题以及解决问题可利用的资源,确定社区的疾病防治重点和健康优先解决的问题。

社区健康档案包括社区基本资料、卫生服务资源、卫生服务状况、居民健康状况等几个部分。

二、健康档案的应用与管理

(一)健康档案的应用

按照国家基本公共卫生服务规范要求,下列情况均应使用健康档案。

(1)已建档居民到乡镇卫生院、村卫生室、社区卫生服务中心(站)复诊时,应持居民健康档案信息卡(或医疗保健卡),在调取其健康档案后,由接诊医师根据复诊情况,及时更新、补充相应记录内容。

(2)入户开展医疗卫生服务时,应事先查阅服务对象的健康档案并携带相应表单,在服务过程中记录、补充相应内容。已建立电子健康档案信息系统的机构应同时更新电子健康档案。

(3)对于需要转诊、会诊的服务对象,由接诊医师填写转诊、会诊记录。

(4)利用健康档案中提供的信息进行生活方式、家庭存在问题等干预,并记录于健康档案中。

(二)健康档案的管理

健康档案应统一存放于城乡基层医疗卫生机构。根据有关法律法规,城乡基层医疗卫生机构提供医疗卫生服务时,应当调取并查阅居民健康档案,及时记录、补充和完善健康档案。做好健康档案的数据和相关资料的汇总、整理和分析等信息统计工作,了解和掌握辖区内居民健康动态变化,并采取相应的适宜技术和措施,对发现的卫生问题有针对性地开展健康教育、预防、保健、医疗和康复等服务。以居民健康档案为平台,促进基层医疗卫生机构转变服务模式,实现对城乡居民的健康管理。

基层医疗卫生机构应建立居民健康档案的调取、查阅、记录、存放等制度,明确居民健康档案管理相关责任人,保证居民健康档案的正确使用和保管。

居民健康档案的管理要遵守档案安全制度,不得损毁、丢失,不得擅自泄露健康档案中的居民个人信息以及涉及居民健康的隐私信息。除法律规定必须出示或出于保护居民健康目的,居民健康档案不得转让、出卖给其他人员或机构,更不能用于商业目的。

(三)社区护士对健康档案的利用

在开展社区护理工作中,社区护士通过利用社区居民健康档案,为居民提供及时、有效的护理。

1.社区护士对个人健康档案的利用

(1)建立、完善健康档案:在社区居民首次就诊时,社区护士收集个人的一般资料、健康状况、健康问题等信息,为社区居民建立个人及家庭档案。如果是儿童,应记录免疫接种情况,以便查漏补种;如果是孕妇,应记录孕期检查时间、内容等;慢性病患者的记录内容包括就诊时状态、医疗史、家族史、病情及治疗用药效果、饮食及运动习惯、嗜好等。当个人、家庭的基本情况(如住址、电话等)发生变动时,根据情况及时修订,以完善档案记录。

(2)追踪、补充随访记录:将社区居民接受护理照顾或疾病监测等动态信息及时录入健康档案,使个人健康信息动态、完整,为全科医师的诊疗提供依据。

2.社区护士对家庭健康档案的利用

(1)家庭健康评估:社区卫生服务是“以家庭为单位”的管理,通过对家庭健康档案的信息查询,使社区护士了解家庭的基本特征,家庭内、外环境,家庭结构和功能,从而对家庭的健康状态及影响健康的因素做出整体的评估,制订出护理管理计划。

(2)协助家庭成员适时调整角色,促进家庭支持:通过家庭健康档案,了解家庭成员的特点,动员家庭成员调整内、外资源来改善家庭功能,对慢性病患者在情感、经济、平衡膳食、合理运动等方面给予支持,缓冲慢性病患者的精神压力,解决健康问题。

3.社区护士对社区健康档案的利用

(1)社区健康评估:通过社区卫生诊断,评估社区人口群体特征,包括人口数量、构成、健康状况、职业和医疗保障等,掌握社区资源,根据社区健康问题,为制订社区健康教育计划、社区护理计划提供参考。

(2)对特殊人群进行干预管理:利用社区健康档案中的信息,对特殊群体进行健康管理,可以使工作效率显著提高。通过对健康档案中的慢性病高危人群、空巢老人、低保人群、职业人群等标识的检索,了解特殊人群的特点、生活方式、存在的躯体、心理等方面的问题,追踪、记录特殊人群的身体功能及精神变化,以便提供持续性的照顾和护理。

(3)开展流行病学调查,进行科学研究:健康档案可以提供完整、详尽、客观的居民健康资料,是流行病学调查和护理研究的重要参考资料。

(赵迎春)

第三节　社区老年人的健康管理

一、我国社区老年人护理模式展望

随着社会经济的快速发展及人类平均寿命的延长,人口老龄化现象日益明显。我国是世界老龄化人口数量最多的国家,目前人口老龄化所带来的各种社会问题越来越明显,对老年护理提出了新的挑战。如何维护好老年人的健康,提高老年人的生活质量,需要社区护理人员探索符合我国实际情况的社区老年人健康服务模式。

(一)社区老年人护理现状

1.社区老年人服务内涵不断扩展

近年在政府统筹规划下,逐步建立了以社区为基础的老年人社会服务体系,组建了老年经济、老年医疗和护理、老年教育、老年精神文化生活、老年社会参与、老年法律、老年心理等多种老年社会服务体系。

2.社区老年护理形式和内容有待拓展与完善

社区护士为老年人服务的形式逐步从基本医疗服务向公共卫生服务拓展，主要形式有社区卫生服务中心(站)、家庭病床等，服务主要涉及家庭访视、慢性病监测、老年人健康管理、社区健康教育等。但目前家庭健康护理体系不健全，社区护士与社区其他为老年服务人员联系松散，没有发挥应有的培训、指导等作用。

3.社区老年护理研究有待深入

以老年人心理和社会健康为主的研究有待加强，一些交叉学科的研究少见报道。

(二)未来社区老年护理模式展望

1.以社区为基础的老年人长期照护模式的建立

为应对老龄化日益突出的问题，缓解老龄化带给社会、家庭及医疗保健的巨大压力，社区卫生服务应探索建立以居家养老为主体，社区为依托的为老年人长期照护需求与服务提供对接的信息沟通平台，对老年人社区保健提供有针对性的服务。

2.建立有中国特色的社区老年护理服务体系

政府机构应加大对社区养老服务的投入，合理配置卫生资源，为社区老年人提供的服务形式主要有：家政服务、养老服务、家庭护理及互助服务等。

二、社区老年人健康管理规范

《老年人健康管理服务规范》规定服务对象为辖区内 65 岁及以上常住居民，社区每年为老年人提供一次健康管理服务，内容包括生活方式和健康状况评估、体格检查、辅助检查和健康指导等。

(一)服务内容

(1)每年进行一次老年人健康管理，包括健康体检、健康咨询指导和干预。

(2)生活方式和健康状况评估：包括体育锻炼、饮食、吸烟、饮酒、慢性疾病常见症状和既往所患疾病、治疗及目前用药等情况。

(3)体格检查：包括体温、脉搏、呼吸、血压、体重、腰围、臀围、皮肤、淋巴结、心脏、肺部、腹部等检查以及视力、听力和活动能力的一般检查。

(4)辅助检查：每年检查一次空腹血糖。有条件的地区建议增加血常规、尿常规、大便潜血、血脂、B 超、眼底检查、肝功能、肾功能、心电图检查等以及认知功能和情感状态的初筛检查。

(5)告知居民健康体检结果并进行相应干预：①对发现已确诊的原发性高血压和 2 型糖尿病等患者纳入相应的慢性病患者健康管理；②对存在危险因素且未纳入其他疾病健康管理的居民建议定期复查；③告知居民进行下一次健康检查的时间。

(6)对所有老年居民进行慢性病危险因素和疫苗接种、骨质疏松预防及防跌倒措施、意外伤害和自救等健康指导。

(二)服务流程

(1)预约 65 岁及以上常住居民。

(2)进行体格检查、一般检查、询问相关问题。

(3)根据评估结果进行分类处理。

(4)对所有居民告知健康体检结果，进行健康教育，危险因素干预，疫苗接种，骨质疏松预防，意外伤害预防，告知下次体检时间。

(三)服务要求

(1)加强与居委会、派出所等相关部门的联系,掌握辖区内老年人口信息变化。

(2)加强宣传,告知服务内容,使更多的老年居民愿意接受服务。

(3)预约65岁及以上居民到社区卫生服务中心接受健康管理。对行动不便、卧床居民可提供预约上门健康检查。

(4)每次健康检查后及时将相关信息记入健康档案,具体内容详见《城乡居民健康档案管理服务规范》健康体检表。

(5)积极应用中医药方法为老年人提供养生保健、疾病防治等健康指导。

(四)考核指标

(1)老年居民健康管理率=接受健康管理人数/年辖区内65岁及以上常住居民数×100%。

(2)健康体检表完整率=填写完整的健康体检表数/抽样的健康体检表数×100%。

三、社区健康管理机构中的护士角色

(一)健康评估者

生活方式和健康状况评估。

(二)健康指导者

社区护士详细了解老年人的基本生活功能,指导老年人养成健康的生活方式,教导其注意个人卫生、衣着舒适、饮食搭配合理、居室安全、养成良好的起居习惯,提高生活质量。

(三)直接护理服务者

提供医疗、护理、康复、保健服务及舒缓治疗服务等。

(四)心理保健指导者

指导老年人保持良好心态,避免情绪强烈波动,学会自我疏导和放松,养成良好生活规律与睡眠习惯,培养兴趣爱好,适度人际交往,定期接受心理健康教育和心理咨询,学会控制情绪和调节心理。

(赵迎春)

第四节 社区慢性病患者护理的相关理论与应用

在社区慢性病管理的护理实践中,需要理论与模式来指导实践,以提高实践的科学性、可行性和有效性。本节主要介绍在慢性病管理中常用的理论和模式。

一、社会认知理论

(一)理论产生的背景与主要观点

早在20世纪60年代,美国著名心理学家班杜拉提出了社会认知理论,主要用于帮助解释人类复杂行为的获得过程。班杜拉认为,人们对其能力的判断在其自我调节系统中起主要作用,并由此于1977年首次提出自我效能感的概念。班杜拉在总结前人的研究时发现,过去的理论和研究把主要注意力集中于人们知识获取或行为的反应类型方面,而忽视了支配这些知识和行为之

间相互作用过程。班杜拉提出的社会认知理论认为，通过操控个体的个人因素、行为归因以及环境因素来影响行为本身的变化，其核心思想是强调人类的行为是个体与环境交互作用的产物。可归纳为以下四个观点。

1.观察学习

班杜拉认为，人类大多数的行为是个体通过观察他人（榜样或示范）对所受刺激发生反应并得到强化而完成的学习，即观察学习。观察学习包括四个基本过程：注意过程、保持过程、产出过程和动机过程。注意过程是指个人对外部环境的一些事物引起了兴趣；保持过程是个人将观察到的信息符号化，并将他们编码后储存在记忆中；在产出过程中，个人将储存的记忆符号选择、转化和表现为具体的操作和行为的外显过程；动机过程是个人通过记忆中的符号表征预计行动产出的结果，并在诱因的驱动下产出某种行为的愿望。班杜拉特别强调，行动的发生只有在内在意愿（动机）的前提下，并且这种内在意愿在很大程度上决定了观察、保持和行为再生成过程。

2.强化行为

强化行为形成后其巩固或终止取决于行为的强化（外部强化和内部强化）。外部强化来自他人的反应或其他的环境因素，若是正面反应，此种行为就会受到正强化，继续实行；反之，则终止。内部强化即自我调节，即人能依照自我确立的内部标准来调节自己的行为。自我调节包括自我观察、自我评价和自我体验三个阶段，它体现了在行为形成中个体具有主观能动性。

3.自我效能感

自我效能感是指人们关于自己是否有能力控制影响其生活的环境事件的信念，即个体对自己能否在一定水平上完成某一活动所具有的能力判断、信念或主体自我把握与感受。自我效能感是社会认知理论的核心内容。该理论认为，从个体的认知到行为的转变主要取决于自我效能感和预期结果。预期结果是指对采纳健康行为的益处的感知。自我效能感对行为的形成、改变极为重要，效能感越强，行为形成、改变的可能性就越大。

班杜拉认为有四个方面的因素影响自我效能感的形成和改变。

(1)个体的行为结果：以往的成功经验能够提升个人的自我效能感，而多次的失败会使之降低。

(2)模仿或替代：在社会生活中，许多知识经验不是通过亲身实践获得，而是通过观察与模仿他人行为而习得。榜样的行为和成就给观察者展示了达到成功所需要采取的策略，以及为观察者提供了比较与判断自己能力的标准。当看到与自己接近的人成功能促进自我效能感的提高，增加了实现同样目标的信心。

(3)他人评价及言语劝说：在直接经验或替代经验的基础上进行劝说和鼓励的效果最大，而缺乏事实依据的言语劝告对形成自我效能感效果不明显。

(4)身心状态：个体对生理、心理状态的主观知觉影响着自我效能感的判断。疲劳或疼痛、焦虑、害怕或紧张等易降低个体的自我效能感。其他如个人的性格、意志力等对自我效能感也有影响。

4.交互作用

根据社会认知论的观点，个体的行为既不是单由内部因素驱动，也不是单由外部刺激控制，而是由行为、个人、环境三者之间交互作用所决定的，因此社会认知理论又被称作交互决定论。交互决定论认为人有能力影响自己的命运，同时也承认人不是自己意愿的自由行动者。

(二)理论的应用

社会认知理论阐述了健康行为改变的社会心理学机制及促进其行为改变的方法,从理论上解释了人类复杂的行为,强调了认知性因素在行为改变中的作用。该理论作为一个实用的理论框架,广泛应用于解释健康行为的发生及影响因素,以及设计、实施改变健康行为的干预项目。该理论已被广泛应用于戒烟、成瘾行为、体育锻炼、疾病预防和康复等各行为干预领域。例如,某社区护士想帮助一组肥胖妇女减肥,护士指导她们要减少食物的摄入量,选择健康食品,以及加强体育锻炼。通过介绍有关均衡饮食和积极锻炼方面的可靠信息、一起分享真实的案例和成功减肥先后的照片对比,以此帮助她们形成减少食物摄取量和增加运动量能够达到减肥的预期结果,并维持其动机水平,以促成她们的目标行为。

自我效能感的提高广泛应用于关节炎、糖尿病、心脑血管疾病、高血压、终末性肾病、癌症、精神疾病等慢性病的康复治疗和护理中。目前国内外许多学者认为在自我效能感的基础上,进行慢性病的自我管理很重要,包括发展基础练习、认知训练、解决问题能力、思想交流能力等各个方面。如对慢性病患者进行健康教育时,以自我效能感理论为依据,帮助患者学习自我管理知识、技能和提高自信心,以及针对患者自我效能感水平和活动表现来制订个体化的护理干预措施等。

从班杜拉对自我效能感的定义可以看出,自我效能感可通过特定的任务、活动或具体的情景来测量。以自我效能理论为框架编制的一般自我效能感量表(GSES)是应用最为广泛的测量工具。该量表是由德国临床和健康心理学家 Ralf Schwarzer 和他的同事最早于 1981 年编制的,共 20 个测试题,后经修改缩减为 10 个测试题,现已被译成 25 种文字得以广泛使用,并被证实有较高的信度和效度,在不同的文化背景中具有普遍性。

二、Orem 自理缺陷护理理论

(一)理论产生的背景与主要观点

Orem 自理缺陷护理理论是由美国著名护理理论家 Orem(Dorothea E. Orem)提出的。20 世纪 50 年代末,Orem 在美国健康-教育-福利部教育工作办公室从事护理咨询工作,曾参加了如何完善及提高护理教育的研讨会,并深受启发和鼓舞,开始了对护理现象及本质的探讨。她逐渐认识到,当人们无法照顾自己时就需要护理。正是基于这种思想,Orem 创立和发展了自理缺陷护理理论,并在 1971 年出版的《护理:实践的概念》(Nursing: The Concept of Practice)一书中首次公开阐述,并多次再版使该理论内容更加完善。Orem 理论由三个相互联系的理论组成:即自理理论、自理缺陷理论和护理系统理论,分别阐明了什么是自理,何时需要护理,以及如何提供护理三个方面的问题。

1. 自理理论

解释了什么是自理,人有哪些自理需求,以及影响满足自理需求的因素。自理理论主要包括以下概念。

(1)自理:自理即自我护理,指个体为维持生命和健康所采取的一系列调节活动。正常成年人能进行自理活动,对于依赖他人照顾的个体,如婴幼儿、老年人和残疾人等则需要他人协助或代替完成自理活动。

(2)自理能力:指个体完成自理活动的能力。个体的自理能力通过学习和实践而不断得到提升。自理能力存在个体差异,同一个人在不同的生命阶段或处于不同的健康状况下,自理能力也会有所改变。

(3)治疗性自理需求:指个体应该采取行动以满足自己当前正面临的维持生命和健康的所有自理需求。自理需求包括三个方面。①普遍的自理需求:是指所有人在生命周期的各个发展阶段都存在的,与维持自身正常结构和完整功能有关的需求,如摄入足够的空气、水和食物,维持正常的排泄功能等;②发展的自理需求,指人生命发展过程中,各阶段特定的自理需求或在某特定的情况下出现的新需求,如婴儿期或失业时的特殊自理需求等;③健康不佳时的自理需求:指个体在疾病受伤或残疾时,或者在诊断或治疗过程中产生的需求,如高血压患者要定时测量血压、遵医嘱服药等。

2.自理缺陷理论

自理缺陷是指个体受到部分或全部的限制,而使个体自理能力无法满足部分或全部的自我照顾。这是Orem护理理论的核心部分,阐明了个体什么时候需要什么样的护理。Orem认为,在某一特定的时期内,个体有特定的自理能力和治疗性自理需求,当这种自理需求大于自理能力时就需要护理活动的参与。自理缺陷是这部分的核心,当个体的自理需求超过了自理能力或依赖性照顾能力时,就出现了自理缺陷。由于自理能力与自理需求之间的平衡被破坏,个体需要借助外界力量——护士的帮助来恢复平衡。因此,自理缺陷的出现是个体需要护理的原因。

3.护理系统理论

Orem在理论中阐明了如何通过护理帮助个体满足其治疗性自理需求。护士根据个体的自理需求和自理能力的不同,分别采用三种不同的护理系统,即全补偿系统、部分补偿系统和辅助-教育系统。对于同一个患者,可能会在不同的阶段,依据其自理能力和治疗性自理需求的变化而选择不同的护理系统。

(1)全补偿系统:指个体不能参与自理活动,由护士完成其治疗性自理需求,个体处于完全被动状态。在此系统中,需要护士进行全面的帮助,以满足个体在氧气、水、营养、排泄、个人卫生、活动及感官等各个方面的需求。该系统适用于病情危重需绝对卧床休息、昏迷、高位截瘫的患者等。

(2)部分补偿系统:指在满足患者治疗性自理需求的过程中,患者有能力进行部分自理活动,其余部分需要由护士提供护理来完成。如会阴侧切产后,产妇可以自己进食,但需要护士提供会阴伤口消毒等。

(3)辅助-教育系统:指患者能进行自理活动,但必须在护士提供咨询、指导或教育的条件下才能完成。如高血压患者,需要在护士的帮助下,正确监测血压、遵医嘱服药、控制体重等。

(二)理论的应用

在应用Orem理论的实践中,社区护士应注意发挥理论的指导作用,全面评估慢性病患者的自理需求和自理能力,才能根据个体的不同状况采取不同的护理系统。如对于社区中患有高血压、糖尿病等慢性病患者的护理中,社区护士应侧重发挥教育、支持和指导等作用,帮助患者树立自理意识,积极调动和激发其主观能动性,最大限度地挖掘其自理潜能,尽可能让其作为一个独立自主的个体参与到家庭和社会生活中去。Orem理论的应用有利于发挥慢性病患者在维持、促进和恢复健康中的主体作用,提高自理能力,进而使其通过有效的自我护理达到控制疾病、预防并发症和提高生活质量的目标。

三、行为改变的相关理论与模式

(一)理论与模式产生的背景与主要观点

随着健康心理学领域对疾病的关注点从治疗和干预转向对疾病的预防,以及全球性和区域性健康促进战略的全面制定和实施，健康行为以及健康行为改变理论越来越受到护理学、心理学、公共卫生学、社会学等多学科研究者的重视。健康行为指个体为了预防疾病、保持自身健康所采取的行为，包括改变健康危险行为（如吸烟、酗酒、不良饮食以及无保护性行为等）、采取积极的健康行为（如经常锻炼、定期体检等）以及遵医行为。行为改变理论可指导行为干预和健康教育，逐步改变人们的不良行为，建立健康的行为习惯，最终达到提高健康的目的。从心理社会角度构建的健康行为改变理论对健康行为的预测、预防和干预起到极其重要的作用，而有效的行为干预必须建立在相应的理论基础之上。自 20 世纪 50 年代研究者建立健康信念理论模式以来，健康行为改变理论经历了蓬勃发展的时期，经过专家学者们的不断探索和扩展，先后提出了多种理论或模式，有代表性的健康行为改变理论有理性行动理论/计划行为理论、健康信念模式、健康促进模式和跨理论模式，目前广泛应用于各个领域之中。

1.理性行动理论及计划行为理论产生的背景与主要观点

理性行动理论（TRA）/计划行为理论的理论源头可以追溯到菲什拜因（Fishbein）的多属性态度理论。该理论认为行为态度决定行为意向，预期的行为结果及结果评估又决定行为态度。后来，美国学者菲什拜因和阿耶兹（Ajzen）发展了多属性态度理论，于 1975 年提出了理性行动理论。理性行动理论认为行为意向是决定行为的直接因素，它受行为态度和主观规范的影响。由于理性行动理论假定个体行为受意志控制，严重制约了理论的广泛应用，因此为扩大理论的适用范围，阿耶兹于 1985 年在理性行动理论的基础上，增加了知觉行为控制变量，初步提出计划行为理论。阿耶兹于 1991 年发表了《计划行为理论》一文，标志着计划行为理论的成熟。

计划行为理论有以下几个主要观点：①非个人意志完全控制的行为不仅受行为意向的影响，还受执行行为的个人能力、机会以及资源等实际控制条件的制约，在实际控制条件充分的情况下，行为意向直接决定行为；②准确的知觉行为控制反映了实际控制条件的状况，因此它可作为实际控制条件的替代测量指标，直接预测行为发生的可能性，预测的准确性依赖于知觉行为控制的真实程度；③行为态度、主观规范和知觉行为控制是决定行为意向的三个主要变量，态度越积极、重要他人（如配偶、家人、朋友等）支持越大、知觉行为控制越强，行为意向就越大，反之就越小；④个体拥有大量有关行为的信念，但在特定的时间和环境下只有相当少量的行为信念能被获取，这些可获取的信念也叫突显信念，它们是行为态度、主观规范和知觉行为控制的认知与情绪基础；⑤个人以及社会文化等因素（如人格、智力、经验、年龄、性别、文化背景等）通过影响行为信念间接影响行为态度、主观规范和知觉行为控制，并最终影响行为意向和行为；⑥行为态度、主观规范和知觉行为控制从概念上可完全区分开来，但有时它们可能拥有共同的信念基础，因此它们既彼此独立，又两两相关。下面具体解释计划行为理论三个主要变量的含义，以进一步阐明理论的内涵。

(1)行为态度：是指个体对执行某特定行为喜爱或不喜爱程度的评估。依据菲什拜因和阿耶兹的态度期望价值理论，个体拥有大量有关行为可能结果的信念，称为行为信念。行为信念包括两部分，一是行为结果发生的可能性，即行为信念的强度，另一个是行为结果的评估。行为强度和结果评估共同决定行为态度。

(2)主观规范：是指个体在决策是否执行某特定行为时感知到的社会压力，它反映的是重要他人或团体对个体行为决策的影响。与态度的期望价值理论类似，主观规范受规范信念和顺从动机的影响。规范信念是指个体预期到重要他人或团体对其是否应该执行某特定行为的期望；顺从动机是指个体顺从重要他人或团体对其所抱期望的意向。

(3)知觉行为控制:是指个体感知到执行某特定行为容易或困难的程度,它反映的是个体对促进或阻碍执行行为因素的知觉。它不但影响行为意向,也直接影响行为本身。知觉行为控制的组成成分也可用态度的期望价值理论类推,它包括控制信念和知觉强度。控制信念是指个体知觉到的可能促进或阻碍执行行为的因素,知觉强度则是指个体知觉到这些因素对行为的影响程度。

2.健康信念模式产生的背景与主要观点

健康信念模式(health belief model)是由霍克巴姆(Hochbaum)于 1958 年在研究了人的健康行为与其健康信念之间的关系后提出的,1974 年经贝克(Becker)及其同事修改、发展、完善成为健康信念模式。健康信念模式强调信念是人们采取有利于健康的行为的基础,人们对健康、疾病持有什么样的信念,就会采取相应的行为,从而影响个体健康。此模式主要用于预测人的预防性健康行为和实施健康教育,健康信念模式成为欧美国家健康促进的最常用理论模式之一。健康信念模式主要包括三部分内容:个人感知、修正因素、行为的可能性(图 15-2)。

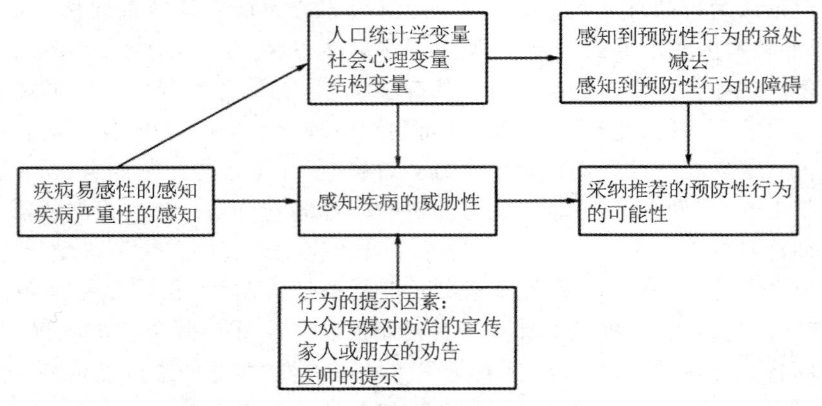

图 15-2 健康信念模式示意图

(1)个人感知:包括对特定疾病易感性、严重性和威胁性的认识。个体对疾病的易感性和严重程度的认识共同决定了个体对疾病威胁性的感知,当个体相信有严重后果时,才会感到该疾病对自己的威胁,进而才有可能采取健康行为。个体对疾病威胁性评价越高,采取健康行为的可能性就越大。

(2)修正因素:是指影响和修正个体对疾病感知的因素,包括人口统计学变量,如年龄、性别、民族等;社会心理变量,如个性、社会阶层、同伴间的影响等;结构变量,如个体所具有的疾病和健康知识、此前对疾病的了解等;修正因素还包括行为的提示因素,即健康行为产生的诱发因素,如媒体对疾病防治的宣传、家人或朋友的劝告、医师的警示等。修正因素越多,个体采纳健康行为的可能性就越大。

(3)行为的可能性:个体是否采纳预防性健康行为,取决于感知到行为的益处是否大于行为的障碍。其理论的中心是个体信念影响个体的行为。一个人如果认为某一疾病的易感性及严重程度高,预防措施的效果好,采取预防性措施的障碍少,则其健康信念强,易采取医护人员所建议的预防性措施。

3.健康促进模式产生的背景与主要观点

健康促进模式由美国护理学者娜勒·潘德(Nolar J Pender)于 1982 年提出,并分别于

1996 年和 2002 年进行了修订。该模式提出了影响个人进行健康促进活动的生物－心理－社会因素，强调了认知因素在调节健康行为中的作用。模式中包含三大要素：个人特征和经验、对行为的认知和情感以及行为结果（图 15-3）。

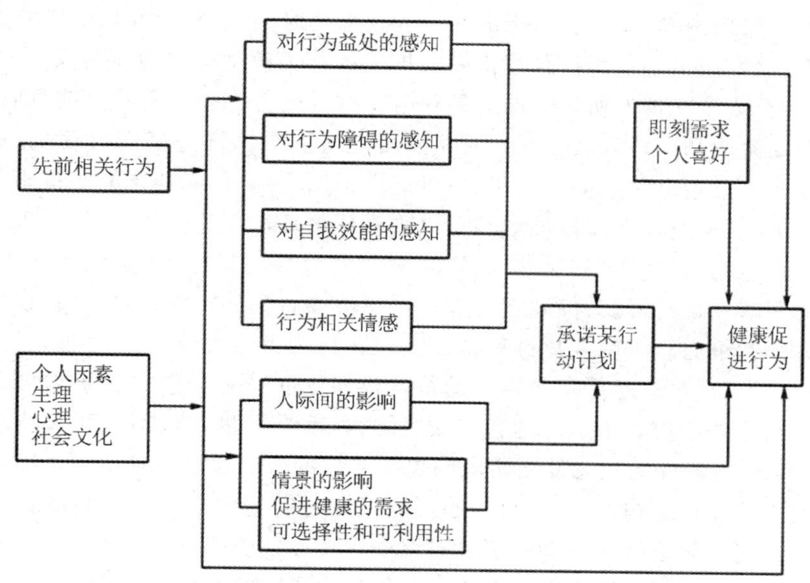

图 15-3　健康促进模式示意图

（1）个人特征和经验：包括先前相关行为和个人因素。先前相关行为是指通过感知的自我效能、益处、障碍及与该活动相关的情感来影响后续的行为；而个人因素则分为生理、心理和社会文化三个方面，如年龄、性别、种族、文化程度、自我激励、对健康的定义等。

（2）对行为的认知和情感：在该模式中，这部分是最主要的行为促成因素，由对行为益处的认知、对行为障碍的认知、对自我效能的认知、行动相关情感、人际间的影响及情景的影响共同组成，包括了个人、社区和社会在健康促进中的地位和影响方式，这些因素可以由护理活动来修正，从而影响健康促进行为。

（3）行为结果：包含了行动计划的承诺、即刻需求和个人喜好、健康促进行为。整个健康促进模式的最终目标是使个体形成健康促进行为，并整合为健康促进生活方式。

4.跨理论模式产生的背景与主要观点

跨理论模式（TTM）是由美国心理学教授普洛查斯卡（Prochaska）于 20 世纪 80 年代初，在整合了若干行为干预理论的基本原则和方法的基础上提出的。跨理论模式是一个有目的的行为改变的模式，它把重点集中在行为改变方面的个体决策能力，而非社会的、生物学的影响力。它是在综合多种理论的基础上，形成的一个系统地研究个体行为改变的方法。该理论模式提出，个体的行为变化是一个连续的过程而非单一的事件，人们在真正做到行为改变之前，是朝向一系列动态循环变化的阶段变化过程发展。对所处不同阶段的个体应采取不同的行为转换策略，促使其向行动和保持阶段转换。该理论模式试图去解释行为变化是如何发生的，而不仅仅是为什么会发生。它描述了人们如何改变一个不良行为和获得一个积极行为的过程。

跨理论模式的内容架构分为四个部分：变化阶段、变化过程、自我效能和决策平衡。跨理论模式的四个组成部分结合了三个维度的变化，即变化阶段、变化过程和变化水平。通过变化阶段反映了人们在何时产生行为改变，通过变化过程体现了人们的行为改变过程，通过贯穿于变化阶段和变化过程中的自我效能和决策平衡反映影响人们行为改变的因素，这些因素体现了不同的变化水平。

(1)变化阶段：跨理论模式的核心，指的是行为发生的时间，各行为变化阶段的划分参考了行为改变的时间性、动机和恒心层面。跨理论模式把人的行为改变过程分为五个主要行为变化阶段，揭示了被其他行为改变理论所忽略的关键环节。这5个行为变化阶段是前意向阶段、意向阶段、准备阶段、行动阶段和保持阶段。这些变化阶段反映了个体行为变化的意图，不同个体可能会以不同的变化率通过各个阶段向前变化，也可能会退回，并且可能会选择在行为变化统一体的不同变化点重新进入，通过这些阶段的运动可以被看作循环往复的。

(2)变化过程：包括内隐性与外显性的活动，是个人为修正其行为所运用的认知、情感、行为和人与人之间的策略和技巧，既为问题行为者提供了改变行为的重要策略，也提供了群体健康行为产生的干预方法和策略。了解变化过程是促使问题行为者成功进行行为变化的关键，是了解个体处在哪个行为变化阶段，然后运用恰当的策略或变化过程来促进其行为转变。

(3)自我效能：跨理论模式中运用的自我效能结构，整合了班杜拉的自我效能感理论和施夫曼(Shiffman)的对行为改变的故态复萌阶段与保持阶段的应对模型。环境性诱因与自信心是自我效能中两个重要的伴随结构。其中，自信心代表了在特定情景下人们拥有的信心使其能应对高危险而不是回退到不健康行为或者高危险习惯中。环境性诱因反映在中等困难情形下参与一个特定行为的欲望强度。环境性诱因和自信心在变化阶段中的作用是相反的。环境性的自信心在预测个体进入准备阶段和行动阶段的能力上胜过其他人口统计学变量。环境性诱因始终是预测行为的故态复萌和退回到早期变化阶段的最好变量。

(4)决策平衡：描述了个体行为改变发生与否的原因及其重要性，它是跨理论模型的决策部分。跨理论模型通过经验测试，逐渐形成了决策平衡的稳定结构，即正面因素和负面因素，也称为行为改变的知觉益处和知觉障碍，这是跨理论模式中两个重要的中间结果变量。知觉益处是行为改变的积极方面，或者是行为改变的益处和理由(行为改变的原因)；知觉障碍是行为改变的消极方面，或者是行为改变的障碍(不发生改变的原因)。一般来说，个体决定从一个阶段发展到下一个阶段的行为变化是建立在对采取健康行为的知觉益处和知觉障碍权衡的基础之上。在行为变化阶段的早期，对健康行为的知觉益处较低，并且随着行为变化阶段的发展而增长，知觉障碍在行为变化的早期则较高，并且随着阶段的发展而降低。

(二)理论与模式的应用

1.理性行动理论及计划行为理论的应用

理性行动理论主要用于分析态度如何有意识地影响个体行为，关注基于认知信息的态度形成过程，其基本假设认为人是理性的，在做出某一行为前将综合各种信息来考虑自身行为的意义和后果。例如，某糖尿病患者如果认为她的丈夫或孩子希望她进行体育锻炼，而她又有遵从他们意愿的动机，使她坚信体育锻炼对控制自身的病情有积极的效果，她就会早点儿起床，每天从繁忙的日程安排中抽出时间锻炼。

计划行为理论不仅可以用来解释和预测行为，还可以用来干预行为。在应用计划行为理论的研究中发现，行为态度、主观规范和知觉行为控制对行为意向的预测率保持在40%～50%，行为意向和知觉行为控制对健康行为改变的贡献率为20%～40%。该理论已经在饮食、锻炼、吸烟、饮酒等健康相关行为的研究中得到了广泛的应用，并成功地预测了佩戴汽车安全带、定期体检和自我检查乳腺等健康行为的发生。

2.健康信念模式的应用

该模式最初用于解释人们的预防保健行为,特别是分析哪些因素影响慢性病患者的遵医行为,后被广泛应用于各种健康相关行为的改变上,如饮食控制、个人卫生行为、乳腺癌及宫颈癌的常规检查等领域。此模式考虑了个体的认知水平和影响个体认知的内外因素,也考虑了传媒和医护工作者对个体的影响。社区护士的目标和职责是使个体对自身及所患的慢性病有正确的和充分的认识,促进慢性病患者实施健康行为。

3.健康促进模式的应用

这个模式可以用来解释生活方式或探究特定的健康促进行为,并对健康促进行为的决定因素提出实证的支持。健康促进生活方式包含的健康行为有两种:一种是健康保护行为,其目的是消除或降低疾病发生的概率如交通事故的预防、环境污染的控制等;另一种是健康促进行为,其目的是积极地增加个体健康、自我实现和自我满足,以促使个体趋于正向且适度的安适状态。健康促进行为包括规律运动、休闲活动、休息、适当营养、压力管理、负起健康责任、发展适当的社会支持系统以及达到自我实现等。

4.跨理论模式的应用

跨理论模式改变了传统的一次性行为事件的干预模式,为分阶段的干预模式,根据行为改变者的需求提供有针对性的行为干预策略和方法。该模式应用于慢性病管理领域主要包括两个方面:一方面,用于改变人们的不良行为如戒烟、戒酒、戒除药物滥用、控制体重、减少饮食中的高脂肪的摄入量等;另一方面,用于帮助人们培养有益健康的行为如定期锻炼身体、合理膳食、压力管理等。

行为改变理论存在广泛的适用领域,在解释和预测行为方面有非常重要的指导作用。但是,每种理论都只是从某一角度来阐明行为改变的规律,不可能解决行为干预的所有问题,在行为预测和预防干预上均存在一定的不足和局限。现在越来越多的研究已经尝试将两种或者多种理论结合,并开始逐步应用于行为改变上。如有研究提出,综合运用健康信念模式和理性行动理论解释结核病筛检行为。因此,在进行行为干预时应先分析可能影响目标行为的因素,找出能更好解释这一行为的一种或几种理论模型,从而在这些理论模型的指导原则下进行行为干预,以取得更有效的干预结果。此外,各种行为是受社会、文化、经济等诸多因素影响的,理论在实践中应用时,需要充分考虑到各种影响因素的差异,制定出适合我国或当地情况的理论框架。

(赵迎春)

第五节　社区慢性病患者的自我管理

慢性病自我管理是指患者学会管理自身所患疾病必需的一些技能之后,在卫生专业人员的支持下,承担一些管理慢性病的医疗和预防性保健活动。慢性病自我管理的主要内容包括:①所患疾病的医疗和行为管理:如按时服药、加强锻炼、就诊、改变不良饮食习惯等;②角色管理:即患者应维持日常的角色,像正常人一样,要承担一些任务,如工作、做家务并进行一定的社会交往等;③情绪的管理,应如何控制自己的情绪等心理方面的护理。有效的自我管理,能够使慢性病患者积极主动地参与到自己的健康管理中，借助互动式的帮助使参与者成功地树立管理自我健康和保持主动及充满意义的生活能力的信心，在卫生保健专业人员的协助下，依靠自己解决慢性病给日常生活带来的各种躯体和情绪方面的问题，从而改善患者的生活质量和提高他们独立生活能力，以达到促进人群健康的目的。

一、社区慢性病患者的自我管理过程

在自我管理过程中，护士的责任是进行患者自我管理的指导，并监督患者自我管理过程中，对疾病的系统观察、反应的处理和疗效评价等。另外，护理人员还应研究激发患者自我管理的动机和积极性。自我管理方法的实施者是患者，所涉及的有关知识和技能需要护士进行讲授、训练和反复强化。

（一）评估阶段

1.健康体检

定期健康体检可以全面了解各器官功能，为早期健康行为干预提供科学依据。体检的次数和项目根据个人的身体状况和医疗条件决定。自我管理要求慢性病患者通过阅读体检报告知道自己哪项检查正常，哪项检查处于边缘状态，哪项检查不正常，通过与社区卫生服务人员沟通，了解自己的患病情况，目前存在的危险因素有哪些等。此外，应指导慢性病患者对自身所患疾病的自我监测方法，如糖尿病患者的自测血糖、高血压患者自我监测血压等，以提高患者对自我健康管理的信心。

2.健康危险因素

评估自身存在哪些慢性病危险因素，包括不健康的生活习惯、环境因素、精神心理因素和个体固有因素等。

（二）制订计划阶段

1.制订计划的方法

社区护士应指导慢性病患者通过健康评估，了解自己的身体状况，根据其严重程度，明确哪些问题是最先需要解决的，哪些问题是最容易解决的，哪些问题是需要观察的。然后按照主次的优先次序进行排序。如果护士发现患者对自己的能力持怀疑态度，应指导其将最容易解决的问题放在前面，通过对问题的解决过程来提高自我管理的信心；如果发现其自我管理能力较强，就将最迫切需要解决的问题放在首位。然后，可将健康问题分类，如营养、运动、心理等，找出生活中需要改变的不利于健康的行为，根据掌握的预防保健知识，结合个人的饮食习惯、生活方式和健康意愿，制订出适合患者的健康计划。

2.制订计划的原则

（1）切合实际的原则：在制订计划时，社区护士要指导患者结合自身情况，制订出通过努力可以实现的目标，避免制订脱离实际、无法做到的计划。如让每天吸一盒烟的患者突然完全戒烟，多数人很难做到，其戒烟计划应该是每天吸烟量逐渐减少，直到彻底戒除。

（2）循序渐进的原则：改变多年的不良生活习惯不是一蹴而就的。如果平时不喜欢运动的患者，应逐渐增加运动量，以达到应有的主动运动标准。

（3）持之以恒的原则：开始自我管理慢性病时会遇到一些困难，社区护士应帮助患者认识到，为了改善其健康状况，实施健康计划是贯穿一生的行为，只有坚持下去形成习惯，才能达到促进健康和提高生活质量的目的。

(4)相互支持的原则:社区护士指导慢性病患者的家庭成员,在患者改变不良生活习惯的过程中,应及时给予支持和鼓励,切忌责怪抱怨。对正在戒烟的患者不能责备“你怎么还吸烟?”,而应鼓励患者“你这阶段吸烟量减少了,下一步的计划一定能顺利完成”。有了家庭的支持和帮助,自我管理计划才能圆满完成。

(三)实施阶段

1.社区动员

与街道有关领导、社区卫生服务中心领导面谈及会议讨论,以获得社区领导、社区卫生部门的参与和支持。可聘请有关专家分别对社区卫生干部和社区医务工作者培训有关“慢性病自我管理”的内容。使他们对这部分工作内容深入了解,并能积极参与和支持患者的自我管理活动。动员活动包括人与人之间的口头宣传,社区居委卫生干部对慢性病患者的动员,以及发放慢性病自我管理宣传单等。

2.开展培训和授课

对社区慢性病患者进行慢性病自我管理知识和技能的培训和指导,授课内容包括学习如何进行慢性病自我管理,指导慢性病患者完成自我管理的任务,照顾好自己所患的疾病(按时服药、加强锻炼、就诊、改变饮食习惯);完成自己的日常活动(做家务、工作、社会交往等);管理自己因患病所致的情绪变化等。

(四)效果评价阶段

自我管理是一个漫长的过程,社区护士应指导慢性病患者通过写日记的方式,把自己日常生活中已经改变的行为,有待改变的行为分别记录下来,以督促自己按计划完成。每次查体后进行小结,重新修订其自我管理计划。对目前的自我管理效果评价。国内外研究将效果评价分成患者疾病控制和医疗服务利用两大方面,评价因疾病不同往往采用其中一种或多种指标。

1.患者疾病控制的评价指标

包括临床和实验室评价(如糖化血红蛋白,肺功能测定等)、自觉症状评价(如疼痛、气短等)、自我功能评价(如健康评估和日常活动能力评估等)、心理状态评价(如抑郁、焦虑、生活质量中有关心理方面的内容)、生活质量和行为评价(如锻炼、饮食、预防措施等)。

2.医疗服务利用的评价指标

主要指是否减少卫生资源的利用,如患者急诊就诊次数减少、住院时间缩短、住院次数减少等。

3.患者生活质量的评价指标

健康调查简表,广泛用于评价慢性病患者与健康相关的生活质量改善情况,包括总分和 9 个项目分,分别是躯体功能、身体状况、躯体疼痛、总体健康、生命活力、社会功能、情绪状况、心理健康和自述健康状况。总分越高表明健康状况越好。SF-36 用于评定与多种慢性疾病相关的生活质量,具备较好的信度及效度。大量研究表明,慢性病患者由于病症对躯体和心理的长期影响,与健康相关的生活质量受到相应影响和降低,加之活动减少、心理抑郁、治疗和控制疾病等诸多生活限制等,加重患者日常生活的负担和内容,扰乱患者的生活秩序。

二、社区慢性病患者疾病自我监测与就医指导

慢性病的治疗是一个长期、连续和动态的过程。为了提高慢性病患者的自我管理能力,社区护士应指导他们主动与医务人员配合做好自身所患疾病的监测,合理安排日常生活,并依病情变

化及时就诊。

(一)慢性病患者的疾病自我监测

1.用药的监测

慢性病患者通常需要长期服用某些药物,社区护士应指导患者将用药的时间、药名、剂量、效果等情况记录下来。因为患者即使是严格"遵医嘱服药",由于长期服药后体内产生的耐药性或抗药性各自差异很大,如果患者能够通过自己长期而细心的监测,把服药的情况提供给医务人员,就能达到安全用药和提高疗效的目的。

2.临床表现和体检结果的监测

指导患者监测慢性病的临床表现,如糖尿病的"三多一少"、全身乏力、低血糖症状等。因为许多慢性病的体征都会在生理的各方面得到表现,它是医师对症治疗的重要依据。在家庭环境中,患者自己可以监测的生理项目,如心率、体温、排便与排尿等。有些项目需要通过医院的技术与设备才能获得监测结果,如定期到医院做心电图,肝功能、血常规、尿常规等检查。这些资料积累起来,就是非常详细的有依据的病史,正确地向医师提供病情变化对医师的诊断和治疗有很大帮助。

3.生活方式的监测

指导患者每天记录饮食量、营养量、工作量、活动量等。对一些反常气候造成的身体不舒服,也应予以记录在案。饮食起居、生活方式往往是反映疾病的一面镜子。患者通过对生活内容的监测,可以及时判断自己的身体状况和病情,以便医师采取相应的治疗措施。

(二)慢性病患者的就医指导

1.慢性病患者就诊时的注意事项

(1)要备用一份当地各大医院相关科室、专家门诊时间表、预约挂号电话以及相关网上信息等,以了解各大医院专家出诊的时间,有目的性地进行咨询、电话预约及网上预约等。

(2)慢性病患者一般病情比较稳定,可以自主选择就诊时间,避开门诊上午以及每周一、二的高峰时间,可选择周三下午的时间看病;而且没有必要非得选择专家门诊,除非病情出现大的变化。

(3)既然慢性病患者初诊已在大医院诊断明确,可以选择社区医院继续诊治、检查、复查,带上在大医院专家诊治的病历。

(4)在平日诊疗过程中,向医师汇报自己的健康情况,如疾病的诊断、药物剂量、效果、饮食习惯等,使医师加深了对自己病因、病情的了解,还能得到他们及时、正确的指导和帮助。

2.慢性患者急诊就医指征

慢性病在某些因素的影响下,可以出现一些急诊指征,护士指导患者一旦发现应及时去医院急诊就医。

(1)糖尿病患者:当患者发生感染、手术、心肌梗死、脑血管意外(脑卒中)、暴饮暴食、中断或突减胰岛素等降糖药治疗时,均可诱发病情危重的酮症酸中毒,需要及时抢救。指导患者认识酮症酸中毒的特征:①软弱无力,精神极差、表情淡漠、嗜睡;②病情突然加重,多饮、多尿;③原来食欲较好,突然食欲下降,并有轻度恶心、呕吐;④患者出现高热;⑤少数患者腹痛剧烈,酷似急腹症。

(2)高血压患者:患者在情绪波动、酒后、饱餐、劳累、寒冷刺激等影响下,可能会出现高血压危象,需要及时抢救。指导患者认识高血压危象的特征:①明显头晕,剧烈头痛;②鼻出血、视物模糊；③短暂意识不清；④一侧肢体麻木，活动障碍；⑤语言混乱；⑥恶心、呕吐等。

(3)冠心病患者：指导患者认识下列冠心病危急情况的特征。①睡眠中突然呼吸困难；②不能平卧，坐起症状稍缓解；③喘息伴咳嗽；④咳泡沫样痰或粉红色泡沫样痰（左心衰竭）；⑤持续性胸前区绞痛、压榨感，伴呼吸困难、出冷汗、脉律不齐（急性心肌梗死）等。当出现上述症状之一时，及时去医院急诊就医。

(4)慢性肾炎患者：指导患者认识下列慢性肾炎危急情况的特征。①头痛剧烈，血压明显升高；②水肿加重，尤其是全身水肿明显，伴呼吸困难，多为心力衰竭；③患者高烧，呼吸急促；④消化道症状加重，频繁恶心、呕吐、厌食、呃逆；⑤尿量显著减少，每天尿量 400 mL 以下；⑥皮肤出现瘀斑、鼻出血、牙龈出血等；⑦精神极差，神志蒙眬或不清。当出现上述症状之一时，及时去医院急诊就医。

(5)慢性阻塞性肺疾病患者：指导患者认识下列慢性阻塞性肺疾病危急情况的特征。①发热；②咳嗽加剧，咳脓样痰；③气促加重；④下肢水肿；⑤精神极差，嗜睡等。

当出现上述症状时，及时去医院急诊就医。

三、社区慢性病患者的用药指导

社区护士在指导慢性病患者进行服药自我管理时，重点要帮助患者理解服药的种类越多其不良反应和危险性越大，患者切记按医嘱服药，不能擅自服药。服药时要记住自己服用药物的名称，包括商品名称和化学名称，了解服用药物的机制和不良反应，正确进行自我服药的管理。

（一）慢性病患者服药特点

慢性病患者往往服用多种药物，而且服药的时间较长，所以容易产生药物的不良反应及药物中毒等不良反应，因而患者难以坚持连续服药，或忘服、漏服以及不能按要求时间服药等现象。此外，由于药物种类复杂，含有同种成分的药物较多，如果自行购买药物服用，不注意药物成分，很有可能导致重复用药，使累加用药量增大，这样会产生更大的不良反应，严重时甚至会威胁患者的生命。总之，社区护士要评估慢性病患者服药存在的问题，帮助患者认识这些问题，以提高患者用药的依从性和安全性。

（二）慢性病患者服药的注意事项

1.服药与饮水

任何口服药物无论是片剂、胶囊、丸剂等，都要溶解于水中才易于吸收产生药效。特别是长期卧床的患者和老年人，应指导在服药时和服药后多饮水（不少于 100 mL），以防止药物在胃内形成高浓度药液而刺激胃黏膜。有的患者行动不便，服药干吞或喝水很少，如入睡前或深夜采用这种方法服药就更危险，因为药物会黏附在食管壁上或滞留在食管的生理狭窄处，而食管内的黏液可使药物部分溶解，导致药物在某一局部的浓度过高，有些药物在高浓度时对黏膜有很大的刺激和腐蚀作用。慢性病患者常用的药物，如阿司匹林、维生素 C、碳酸氢钠等，如黏附于食管壁的时间过长，轻者刺激黏膜，重者可导致局部溃疡。

2.抗酸药物与某些药物的相互作用

胃酸分泌过多者常服用的抗酸类药物，如复方氢氧化铝片、碳酸氢钠等，不能与氨基糖苷类抗生素、四环素族、多酶片、乳酶生、泼尼松、地高辛、普萘洛尔（心得安）、维生素 C、地西泮（安定）、铁剂等合用，因为合用后有的可使药物疗效降低甚至丧失药效，有的会增强药物的毒性作用。

3.服药间隔

服药时间间隔不合理也会对疗效产生不良影响，要做到延长药效，保证药物在体内维持时间的连续性和有效的血药浓度，必须注意合理的用药间隔时间。尤其是抗生素类药物，如口服每天3次或4次，应安排为全天24 h均匀分开，以8 h给药1次为例，可将用药时间定在早7时，下午3时及晚上11时（或睡前）。

4.口服药物与食物的关系

一般服用西药不用忌口，但有的食物中的某些成分能与药物发生反应，会影响药物的吸收和利用，应给予指导。如补充钙剂时不宜同时吃菠菜，因菠菜中含有大量草酸，后者与钙剂结合成草酸钙影响钙的吸收，而使药物疗效降低。更不能单纯依赖药物，忽视生活调节。

四、社区慢性病患者的运动指导

生命在于运动。规律的运动可增强心肺功能，抑制血栓的形成，促进骨骼的健康，加快脂肪代谢，缓解紧张、焦虑和抑郁等不良情绪，以及增强机体的抵抗力。国内外多项研究表明，积极的运动对健康具有诸多益处，包括减少过早死亡的危险，降低各类慢性病的患病风险，如心血管疾病、脑卒中、2型糖尿病、高血压、癌症（如结肠癌、乳腺癌）、骨质疏松和关节炎、肥胖、抑郁等。因此，加强体育锻炼，提高人群健康水平，也是慢性病患者自我健康管理的重要内容。

（一）慢性病患者运动的种类及特点

慢性病患者运动锻炼选择有氧运动，主要分为三种类型。其一是侧重于身体柔软性的运动锻炼，身体柔软性是指关节和肌肉在正常活动领域内灵活运动的能力。这种运动锻炼常见的有体操、舞蹈、太极拳、五禽戏等。其二是侧重于增强肌力的运动锻炼，如果坚持锻炼，低下的肌力能逐渐恢复。常见的运动锻炼有举杠铃、仰卧起坐、腰背肌练习等。其三是增强机体耐力的运动锻炼，这种锻炼可通过增加肺活量，来维持活动的能力。常见的运动锻炼有慢跑、快步行走、骑车、游泳等。

（二）慢性病患者运动的指导

1.选择适合慢性病患者的运动项目

社区护士应指导慢性病患者依据自己的年龄、身体状况、爱好、经济文化背景等选择适宜的有氧运动项目，如步行、慢跑、爬楼梯、骑自行车、游泳、健身操、打太极拳、跳交谊舞、扭秧歌等。下面介绍几种常见的运动项目。

（1）步行：步行是一种既简便易行又非常有效的有氧运动。步行可在上下班或工作之余进行，步行的动作柔和，不易受伤，非常适合慢性病患者，一般速度应控制在80～100 m/min。

（2）慢跑：有运动基础者，可以参加慢跑锻炼。一般慢跑的速度为100 m/min比较适宜，锻炼时步幅要小，要放松，尽量采用使全身肌肉及皮下组织放松的方式跑步，不主张做紧张剧烈的快跑。运动时间在30 min以上，跑步和走路可以交替进行。

（3）爬楼梯：每天爬楼梯不但能增强心肺功能，而且能增强肌肉与关节的力量，还能提高髋、膝、踝关节的灵活性。这是由于爬楼梯时加强了心肌的收缩，加快了血液循环，促进了身体的新陈代谢。另外，静脉血液回流的加快，可以有效防止心肌疲劳和静脉曲张。以正常的速度爬楼梯，其热量消耗是静坐的10多倍，比散步多3倍，因此，爬楼梯也是值得推荐的运动方式。

（4）太极拳：是一种合乎生理规律轻松柔和的健身运动。练习太极拳除全身各个肌肉群和关节需要活动外，还要配合均匀的呼吸，以及横膈运动。在打太极拳时还要求尽量做到心静，精力集中，这样可对中枢神经系统起到积极的放松作用。同时，由于有些动作比较复杂，需要有良好的支配和平衡能力，从而提高了大脑和神经的调节功能。慢性病患者可依据自身的具体情况选择拳术动作的快慢和重心的高低。

2.慢性病患者参加体育锻炼应掌握的原则

(1)在参加体育锻炼前，要进行体格检查，以了解身体发育和健康情况，尤其是心血管系统和呼吸系统功能状况和疾病的组织器官情况。

(2)在制订体育锻炼计划时，要根据自己的年龄、性别、身体健康状况、兴趣爱好、体格检查结果、锻炼基础以及气候条件等选择运动的种类，适当安排运动方式和运动量，有条件时请专业人员帮助设计。

(3)必须遵守循序渐进的原则，体育锻炼的运动量要由小到大，动作由易到难，使身体逐渐适应。运动量应在自己的承受能力之内，运动结束后，有轻松爽快的感觉。如果突然做大运动量的活动，容易损害患者的身体功能，甚至加重病情。

(4)坚持锻炼，持之以恒。长期坚持，规律进行，建立良好的锻炼习惯，才能使疗效逐渐积累，以恢复和提高自理能力。

(5)慢性病患者应当按照运动处方锻炼或在医务人员的监督指导下进行锻炼；在锻炼时要特别注意自身疾病征象的变化，发现不良反应，应立即停止运动并及时咨询医务人员改变锻炼方法或调整运动量；还要接受定期检查，以了解和评定治疗效果。

3.慢性病患者运动锻炼的要求

(1)自由选择有氧运动，有效而简便易行的运动方式有步行、慢跑、爬楼梯、骑自行车、打太极拳等。身体活动量的调整应循序渐进，逐渐增加活动量，如每两周增加一定的活动量。定期检查身体，以观察锻炼的效果或是否有不良影响。

(2)运动场地要平坦，运动环境中要保持一定的空气对流，一般选择在空气新鲜的室外。避免在过冷或过热环境中运动，注意补充水分。一般选择在进餐后 30～60 min 进行运动，避开饥饿或饱餐后的运动。

(3)运动前热身，做 5～10 min 的准备活动。运动结束时至少有 5～10 min 的放松运动，做舒展动作如散步等。在运动时要注意穿松颈、宽袖、宽身和棉织物等有利于散热的衣裤，选择适合于步行、慢跑的运动鞋。

(4)运动持续时间可自 10 min 开始，逐步延长至 30～40 min。运动频率和时间为每周至少 150 min，如 1 周运动 5 d，每次 30 min。运动强度为 110～130 步/分钟，心率 110～130 次/分钟。运动过程中如果身体感到不适，应立即停止运动。参与某项运动时，遵守该项运动的基本规则，掌握运动的基本技术，如出现运动损伤时，及时处理。

五、社区慢性病患者的饮食指导

合理的膳食和营养是预防和治疗慢性病的重要手段之一。社区护士应指导慢性病患者科学地调配饮食，帮助他们依个人的疾病情况、饮食习惯、经济状况等制订合理的膳食计划。

(一)甲状腺病患者的饮食指导

1.甲状腺功能亢进症患者的饮食指导

(1)高热量和高蛋白饮食：结合临床治疗需要和患者进食情况而定，一般总热量约为 12 550 kJ/d，蛋白质供给量为 1.5～2.0 g/(kg·d)。

(2)少食多餐、饮食搭配合理:注意补充B族维生素和维生素C,钾、镁、钙等矿物质;适当控制高纤维素食物,尤其腹泻时。补充充足的水分,每天饮水量2 500 mL左右。忌暴饮暴食,忌烟酒、咖啡、浓茶、辛辣食物等。

(3)禁食含碘高的食物:禁食海带、紫菜、海鱼、海蜇皮、海参、虾等海产品。对于含碘食盐,由于碘在空气中或受热后极易挥发,故只需将碘盐放在空气中或稍加热即可食用。

2.甲状腺功能减退患者的饮食指导

(1)补充适量碘:食用碘盐,国内一般采用每2～10 kg盐加1 g碘化钾的浓度用以防治甲状腺肿大,使发病率明显下降,适用于地方性甲状腺肿流行区。此外,对生育妇女更要注意碘盐的补充,防止因母体缺碘而导致子代患克汀病。

(2)供给足量蛋白质:保证充足的蛋白质摄入量,才能维持机体蛋白质平衡,氨基酸是组成蛋白质的基本成分,甲状腺功能减退的患者消化吸收功能下降,酶活力下降,故应补充必需氨基酸,供给足量蛋白质,改善病情。

(3)膳食调配合理:选用适量海带、紫菜,可用碘盐、碘酱油。炒菜时要注意,碘盐不宜放入沸油中,以免碘挥发而影响碘摄入。蛋白质补充可选用蛋类、乳类、肉类、鱼类;优质植物蛋白,如各种豆制品等。摄入新鲜蔬菜及水果补充维生素。有贫血者应摄入富含铁的饮食、补充维生素B_{12},如动物肝脏、瘦肉、绿色蔬菜等,必要时还要供给叶酸等。

(4)限制和忌选食物:甲状腺功能减退患者常伴有高脂血症,故应限制脂肪摄入。每天脂肪供给量占总热量20%左右,并限制富含胆固醇的饮食,如动物内脏、鱼子、蛋黄、肥肉等。忌食生甲状腺肿物质,如卷心菜、白菜、油菜、木薯、核桃等。

(二)痛风患者的饮食指导

1.限制嘌呤类食物的摄取

禁用高嘌呤食物,每100 g食物含嘌呤100～1 000 mg的高嘌呤食物有肝、肾、心、脑、胰等动物内脏;肉馅、肉汤;鲤鱼,鲭鱼、鱼卵、小虾、蚝、沙丁鱼等;限用含嘌呤中等量的食物,每100 g食物含嘌呤90～100 mg中等量嘌呤的食物有牛肉、猪肉、绵羊肉、菠菜、豌豆、蘑菇、扁豆、芦笋、花生、豆制品等。

2.鼓励摄入碱性食物

增加碱性食品摄取,可以降低血清尿酸的浓度,甚至使尿液呈碱性,从而增加尿酸在尿中的可溶性,促进尿酸的排出。应鼓励患者多摄入蔬菜和水果等碱性食物,既能促进排出尿酸又能供给丰富的维生素和无机盐,以利于痛风的恢复。

3.避免烟酒及刺激性食物

乙醇可刺激嘌呤合成增加,升高血清和尿液中的尿酸水平。辣椒、咖喱、胡椒、芥末、生姜等食品调料,浓茶、咖啡等饮料均能兴奋自主神经,诱使痛风急性发作,应尽量避免应用。

4.摄入充足水分,保持足够尿量

如患者心肺功能正常,应维持尿量每天2 000 mL左右,以促进尿酸排泄。伴肾结石者最好能达到每天尿量3 000 mL,痛风性肾病致肾功能不全时应适当控制水分。因此,一般患者每天液体摄入总量应达2 000～3 000 mL。液体应以普通开水、茶水、矿泉水、汽水和果汁为宜。

(三)慢性肾脏病患者的饮食指导

1.控制蛋白质的摄入

慢性肾脏病应根据肾功能减退程度决定蛋白质的摄入量及性质。肾功能正常时,蛋白质一般不宜超过 1 g/(kg · d)；轻度肾功能减退，蛋白质 0.8 g/(kg · d)；中重度肾功能减退，蛋白质摄入严格限制，0.4～0.6 g/(kg · d)左右。在低蛋白饮食中约 50%蛋白质应为优质蛋白，如鸡蛋、牛奶、鱼及精肉。低蛋白饮食时，可适当增加糖的摄入，以满足机体能量需要。低蛋白饮食是慢性肾脏病治疗的重要手段，低蛋白饮食可以改变慢性肾脏病的病程，延缓慢性肾脏病的进展速度，减少并发症。

2.限制盐和脂肪的摄入

摄入盐过多会使血压增高，而高血压是慢性肾脏病及肾功能不全进展的主要原因。有高血压或水肿的患者应限制盐的摄入，建议低于 3 g/d，特别注意食物中含盐的调味品，少食盐腌食品及各类咸菜。高脂血症是促进肾脏病变加重的独立危险因素，慢性肾脏病易出现脂质代谢紊乱，因此应限制脂肪摄入，尤其应限制含有大量饱和脂肪酸的肥肉、脑、蛋黄等。

3.适当补充维生素及叶酸

补充维生素尤其是 B 族维生素、维生素 C 以及叶酸等，每天饮食中摄入足够的新鲜蔬菜和水果等。

(四)骨质疏松症患者的饮食指导

1.补充钙质

指导患者从膳食中补充钙，每天摄取钙不少于 850 mg，以满足机体骨骼中钙的正常代谢。含钙丰富的食物有牛奶、酸奶及其他奶制品，饮用牛奶不但钙含量丰富、吸收率高，而且还可提供蛋白质、磷等营养成分，是一种良好的补钙方法。牛奶最好饮用脱脂奶或低脂肪奶，因为饮食中热量和脂肪过量会干扰钙的吸收。其次，排骨、脆骨、豆类、虾米、芝麻酱、海藻类、深绿色蔬菜也是钙的良好来源。

2.饮食结构合理

应荤素搭配、低盐为准。蛋白质是组成骨基质的原料，可增加钙的吸收和贮存，应摄入足够的蛋白质如肉、蛋、乳及豆类等。多食碱性食物，如蔬菜、水果，保持人体弱碱性环境可预防和控制骨质疏松症。不吸烟、不饮酒，少饮咖啡、浓茶，不随意用药，均可避免影响机体对钙的吸收。

3.补充维生素 D

维生素 D 能促进食物中钙磷的吸收，促进骨骼的钙化。含维生素 D 较高的食物有鱼肝油、海鱼、动物肝脏、蛋黄、奶油等。

六、社区慢性病患者压力应对的指导

由于社会竞争的日趋激烈，生活节奏的不断加快，人们受到的心理、社会因素的挑战也明显增加，各种类型压力在慢性病的发生、发展及控制过程中具有重要的影响。压力一方面引起慢性病患者的心理痛苦，另一方面通过影响神经内分泌的调节和免疫系统的功能等，使机体产生器官结构改变和功能障碍。社区护士应帮助慢性病患者认识压力并有效应对压力，以维护和促进其心理健康。

(一)慢性病患者常见的压力源种类

一切使机体产生压力反应的因素均称为压力源，包括生理、心理、环境和社会文化因素等多方面。慢性病患者常见的压力源有三类，其一是与生活环境改变相关的压力源，如患病打乱了家庭正常的生活节奏、患病不得不改变的饮食习惯等；其二是与医护行为相关的压力源，如不清楚

治疗的目的和效果而对预后的担心、侵入性操作带来的恐惧以及对医务人员过高的期待等；其三是与疾病相关的压力源，如长期用药、需要经常监测病情、医疗费用使家庭支出增加、不清楚疾病的预后、疾病致自我概念变化与紊乱等。

(二)压力对慢性病患者的影响

1.生理影响

由于压力源的影响，慢性病患者机体产生一系列的生理变化，肾上腺释放大量的肾上腺素进入血液，表现为心跳加快、血压升高、呼吸加快、血糖增加、胃肠蠕动减慢、肌张力增加、敏感性增强等。如机体持久或重复地面临压力源，又不能很好地适应，导致器官功能更加紊乱，机体抵抗力进一步下降，加重原有疾病或产生新的不适或疾病。

2.心理影响

压力对心理的影响，由于个体的遗传、个性特征、年龄、文化、健康和情绪的不同，其对压力产生的心理反应和应对也不同，大致可分为两类：有的患者具有坚定的意志品质能够面对现实，采取适当对策，改变对压力的认识，稳定自己的情绪，从而较快适应患者角色，并积极配合治疗。而有的患者出现消极的心理反应，表现为焦虑、震惊、否认、怀疑、依赖、自卑、孤独、羞辱、恐惧、愤怒等，常采取无效的应付行动。由于神经-体液调节的作用，生理反应必然影响到情绪，而人的情绪又影响生理反应，生理反应所引起的躯体症状，反过来又加重情绪的恶化，两者互为因果并形成恶性循环，导致疾病更加复杂。

(三)帮助慢性病患者正确应对压力的指导策略

应对是人们持续地通过意识和行为的努力去应付某些来自内部和(或)外部的、超过了个人原有储备能力的特殊需求的过程，是处理问题或缓解由问题带来的情绪反应的过程。当人们面对某种压力时，总要采用各种方式来缓解自身的压力感。社区护士要首先评估慢性病患者所承受压力的程度、持续时间、过去所承受压力的经验以及可以得到的社会支持等，协助其找出具体的压力源，然后指导其采取有效的应对措施。

1.协助适应患者角色

社区护士不仅自身做到也要指导其家属对患者表现出接纳、尊重、关心和爱护。患者通常容易对自身所患疾病有很多顾虑和担忧、害怕和不安，或将疾病看得过于严重，看不到希望。社区护士要向患者详细介绍病情，要设法了解患者的真实感受，倾听他们的诉说，并给予适当的解释、诱导和安慰。通过心理疏导，启发患者接受现实，找出对自己有利的方面，劝导患者以积极的态度和行为面对疾病，还可以介绍成功战胜疾病的真实案例，以促进其积极主动地进行自我健康管理。当患者理解并积极去做时，其焦虑程度会减轻、自信心也会逐渐提升，并由依赖向独立转变。同时，还应鼓励患者自立，对过度安于“患者角色”者，社区护士要启发其对生活与工作的兴趣，逐渐放松保护，使患者感受到医务人员及家人对他的信任和鼓励。

2.协助患者保持良好的自我形象

慢性病患者经常处于不舒适的状态，其穿着、饮食、活动等受到一定限制，由于疾病影响不能自我照料时，更会使患者感到失去自我而自卑。社区护士应尊重患者，主动真诚地与患者交谈，了解他们的需求，帮助患者改善自我形象。如协助患者保持整洁的外表，适当照顾患者原来的生活习惯和爱好，使患者身心得到一定的满足，从而使患者获得某种自尊和自信。

3.尊重患者的选择

慢性病患者在患病过程中，总会面临各种问题和困境，在不断应对各种压力因素的活动中，每个人都有自己的经验和教训。当患者再次面临疾病所带来的压力时,他们仍然会针对自己的身心状态和环境条件做出选择。社区护士有责任评估患者采取措施的有效性,并尊重患者的选择。还应帮助患者认识到人生中的压力是不可避免的,促使患者坚定而自信地采取行动,在成功地应对压力的过程中积累经验,进而增强自身的压力管理能力。

4.指导患者采用积极的应对方式

患者所采取的措施有积极和消极两种,乐观、积极面对、寻求支持、依赖自我等都是积极的应对方式,而逃避、听天由命、掩饰等都是消极的应对方式。研究表明,积极的应对方式更有利于身心健康。因此,社区护士应指导和帮助患者充分认识自身的状况,提供治疗、护理、疾病预后等方面的相关信息,增强患者的自我控制感。同时,帮助患者保持乐观的心态,采取积极的应对方式,以获得更大的应对有效性。

(赵迎春)

参考文献

[1] 兰洪萍.常用护理技术[M].重庆:重庆大学出版社,2022.
[2] 杨亚娟,羊海琴,高春燕,等.实用手术室护理配合[M].上海:上海科学技术出版社,2023.
[3] 李娟,郭颖,彭骄英.临床疾病的诊疗与综合护理[M].武汉:湖北科学技术出版社,2021.
[4] 于翠翠.实用护理学基础与各科护理实践[M].北京:中国纺织出版社,2022.
[5] 陈朝亮,兰庆新,班华琼.外科护理[M].武汉:华中科技大学出版社,2023.
[6] 马英莲,荆云霞,郭蕾,等.临床基础护理与护理管理[M].哈尔滨:黑龙江科学技术出版社,2022.
[7] 吴雯婷.实用临床护理技术与护理管理[M].北京:中国纺织出版社,2021.
[8] 陈晓燕.儿科护理[M].北京:北京师范大学出版社,2023.
[9] 张秀兰.现代医学护理要点[M].武汉:湖北科学技术出版社,2021.
[10] 李春蓉,王艳艳.外科护理[M].开封:河南大学出版社,2023.
[11] 张晓艳.临床护理技术与实践[M].成都:四川科学技术出版社,2022.
[12] 莫苗,韦柳华,兰芳芳.护理技术[M].武汉:华中科技大学出版社,2023.
[13] 高淑平.专科护理技术操作规范[M].北京:中国纺织出版社,2021.
[14] 王霞,李莹,连伟,等.专科护理临床指引[M].哈尔滨:黑龙江科学技术出版社,2022.
[15] 尉伟,郭晓萍,杨继林.常见疾病诊疗与临床护理[M].广州:世界图书出版广东有限公司,2021.
[16] 兰才安.儿科护理[M].重庆:重庆大学出版社,2023.
[17] 韩典慧,王雪艳,冯艳敏,等.常见疾病规范化护理[M].哈尔滨:黑龙江科学技术出版社,2022.
[18] 赵雪莲.综合护理技术与专科实践[M].北京:中国纺织出版社,2022.
[19] 杨红艳.临床护理[M].北京:北京大学医学出版社,2023.
[20] 张锦军,邹薇,王慧,等.临床实用专科护理[M].哈尔滨:黑龙江科学技术出版社,2022.
[21] 徐凤杰,郝园园,陈萃,等.护理实践与护理技能[M].上海:上海交通大学出版社,2023.
[22] 任丽,孙守艳,薛丽.常见疾病护理技术与实践研究[M].西安:陕西科学技术出版社,2022.
[23] 王美芝,孙永叶,隋青梅.内科护理[M].济南:山东人民出版社,2021.
[24] 谭锦风.临床专科护理实践[M].南昌:江西科学技术出版社,2021.
[25] 潘红丽,胡培磊,巩选芹,等.临床常见病护理评估与实践[M].哈尔滨:黑龙江科学技术出版

社,2022.

[26] 王秀萍.临床内科疾病诊治与护理[M].西安:西安交通大学出版社,2022.

[27] 杨青,王国蓉.护理临床推理与决策[M].成都:电子科学技术大学出版社,2022.

[28] 张文娇,宗娜,梁文静,等.临床护理规范与护理管理[M].哈尔滨:黑龙江科学技术出版社,2021.

[29] 刘丹,徐艳,计红苹.护理理论与护理实践[M].北京:中国纺织出版社,2023.

[30] 宋鑫,孙利锋,王倩,等.常见疾病护理技术与护理规范[M].哈尔滨:黑龙江科学技术出版社,2021.

[31] 秦月玲,古红岩,朱林林,等.实用专科护理技术规范[M].哈尔滨:黑龙江科学技术出版社,2022.

[32] 任秀英.临床疾病护理技术与护理精要[M].北京:中国纺织出版社,2022.

[33] 肖芳,程汝梅,黄海霞,等.护理学理论与护理技能[M].哈尔滨:黑龙江科学技术出版社,2022.

[34] 宋桂珍,吴小霞,刘莎,等.现代护理理论与专科护理[M].上海:上海交通大学出版社,2023.

[35] 李艳.临床常见病护理精要[M].西安:陕西科学技术出版社,2022.

[36] 何茜,樊朝凤.结构式心理护理干预在三叉神经痛术后患者护理中的应用[J].海军医学杂志,2023,44(2):186-190.

[37] 冯奕璐,王丽娟,王月霞.综合护理措施在地塞米松治疗小儿病毒性心肌炎中的应用效果观察[J].临床研究,2023,31(4):182-185.

[38] 谢珍惠,朱玉宸.PDCA 循环延续护理对糖尿病足患者足部护理知识与自我管理能力的影响[J].中国医药导报,2023,20(2):164-167.

[39] 刘雯.针对性护理对甲状腺功能亢进合并糖尿病患者的作用[J].中国医药指南,2023,21(8):161-163.

[40] 牛春牧.转变体位护理干预对新生儿肺炎肺功能及智能发育指数的影响[J].中国医药指南,2023,21(1):34-37.